Köneke
Craniomandibuläre Dysfunktion

Christian Köneke

Craniomandibuläre Dysfunktion

Interdisziplinäre Diagnostik und Therapie

Mit Beiträgen von:
H.-N. Büntemeyer
I. El Bably
F. Friedrich
G. Groot Landeweer
W. v. Heymann
Ch. Kahler
H. Kayser
K. Kieseritzky
Ch. Kohrs
A. Köneke
Ch. Köneke
M. Konermann
S. Neumann
A. Pohl
K. Schauß-Golecki
E. Schnakenberg
V. Thieme
A. Wolkenhauer
G. Zech

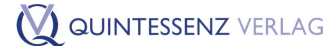

Berlin, Chicago, Tokio, Barcelona, Istanbul, London, Mailand, Moskau,
Neu-Delhi, Paris, Peking, Prag, São Paulo, Seoul und Warschau

Bibliografische Informationen der Deutschen Bibliothek. Die Deutsche Bibliothek verzeichnet diese Publikation in der deutschen Nationalbibliografie; detaillierte bibliografische Daten sind im Internet über <http://dnb.ddb.de> abrufbar.

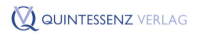

Postfach 42 04 52; D-12064 Berlin
Komturstraße 18, D-12099 Berlin

Copyright ©2010 Quintessenz Verlags-GmbH, Berlin

Dieses Werk ist urheberrechtlich geschützt. Jede Verwertung außerhalb der engen Grenzen des Urheberrechts ist ohne Zustimmung des Verlages unzulässig und strafbar. Dies gilt insbesondere für Vervielfältigungen, Übersetzungen, Mikroverfilmungen und die Einspeicherung und Verarbeitung in elektronischen Systemen.

Lektorat: Quintessenz Verlags-GmbH, Berlin
Herstellung: Janina Kuhn, Quintessenz Verlags-GmbH, Berlin
Reproduktionen: Quintessenz Verlags-GmbH, Berlin
Druck: Bosch Druck, Landshut-Ergolding

ISBN: 978-3-938947-78-4
Printed in Germany

Geleitwort

Der Unterschied zwischen dem Experiment und der Expedition ist nicht nur ein semantischer. Die Expedition ist das Substrat, die Voraussetzung.

Expedire: jemand hinausschicken um Neuland zu erkunden, neue Erfahrungen zu gewinnen (experiri).

Der Autor dieses Buches, Dr. med. dent. Christian Köneke, geht seit Jahren auf Expedition.

Forschung treiben, Neuland betreten – Maximen, die sich unsere heutige Gesellschaft kaum mehr setzt. Verantwortung tragen, unkonventionell und mit viel Kritik leben – nicht einfach. Dazu kommt der tiefe Wunsch, einem kranken Menschen dabei zu helfen, wieder zurückzukehren ins „Leben".

Robert Peroni*

---

*Robert Peroni ist Expeditions-Abenteurer, Buchautor, Träger des Weitsichtpreises für Menschenrechte 2002. Er lebt seit 1983 in Ammassalik (Tasiilaq), Grönland, im Kampf für die Lebensqualität und Menschenrechte der Inuit.

Vorwort

Fünf Jahre nach Erscheinen unseres gemeinsamen ersten Buches über die interdisziplinäre Therapie der Craniomandibulären Dysfunktion sind wir im Therapeutenteam weiter gegenseitig an uns und unseren Patienten gewachsen und betrachten die CMD in ihrer Therapie heute noch offener und differenzierter. Vieles ist als Fundament geblieben, manches hat sich gewandelt, einiges hat sich auch als nicht sinnvoll herausgestellt. „Ausbalancieren statt austherapieren" ist die kürzeste Beschreibung unserer derzeitigen Sicht der CMD-Therapie. Die Komplexität der interdisziplinären Diagnostik und Therapie der CMD wird allein schon aus der gegenüber dem ersten Buch erheblich gestiegenen Anzahl an Autoren deutlich. Möge das kontinuierlich gesammelte und hier zusammengetragene Fachwissen zu einer fachlich und ethisch zeitgemäßen CMD-Therapie in möglichst vielen Behandlungszentren führen und möglichst vielen Patienten helfen, ihr Gleichgewicht wiederzufinden.

Bremen, im August 2009   Christian Köneke

Aus dem Vorwort zum ersten Buch

Die Craniomandibuläre Dysfunktion (synonym: Myoarthropathie des stomatognathen Systems, Costen-Syndrom) ist eine Erkrankung, die sich aus einem Symptomkomplex zusammensetzt, der als deutliches Zivilisationsproblem angesehen werden kann. Es gibt in der traditionellen Medizin keine Überlieferungen, die diesen Symptomkomplex in seiner Zusammensetzung beschreiben oder therapeutisch adäquat beherrschen. Sicher gibt es eine Reihe von überlieferten Verfahren, die jeweils die einzelnen Symptome entsprechend symptomatisch verbessern können, ohne jedoch ursächlich einzugreifen. Vielleicht erklärt sich daraus die therapeutische Ohnmacht, mit der vielerorts der CMD begegnet wird. Die erste Beschreibung des Erkrankungsbildes geht auf den Hals-Nasen-Ohren-Arzt Costen zurück und stammt aus den 30er-Jahren des vergangenen Jahrhunderts. Sie ist damit im Vergleich zum Alter der medizinischen Tradition sehr jung.

Zahnärzte, die oft die zentrale Ursache beheben könnten, sind aufgrund fehlender Lehrinhalte im Rahmen der schulzahnmedizinischen Ausbildung insbesondere im interdisziplinär-übergreifenden Bereich zu medizinischen Fachdisziplinen sowie aufgrund fehlender Lehrinhalte im paraschulzahnmedizinischen Bereich (Kinesiologie, Manuelle Medizin, Osteopathie) oft mit CMD-Patienten überfordert und übergeben diese wegen der psychischen Begleiterscheinungen schließlich regelmäßig dem Psychotherapeuten. Der Psychotherapeut steht dann am Ende einer möglicherweise längeren Überweisungskette und ist aufgrund der organischen Komponente der CMD als alleiniger Therapeut ebenfalls überfordert.

Neben dem verantwortungsvollen Umgang mit sowohl schulmedizinischen als auch paraschulmedizinischen Heilverfahren und sowohl somatischen als auch psychischen Therapiebemühungen ohne

Aus dem Vorwort zum ersten Buch

Berührungsängste untereinander ist der interdisziplinäre Austausch unterschiedlichster medizinischer Fachdisziplinen für die Therapie des Erkrankungsbildes der Craniomandibulären Dysfunktion notwendig. Wenn sich Mediziner zukünftig gemeinsam darüber einig werden können, dass weder Fach- oder Lehrmeinungsarroganz noch Missionierung zum Glauben an entweder „nur Schulmedizin" oder „nur Naturheilverfahren" dem Patienten dienlich sein können, wird unsere Zivilisation einen weiteren medizinischen Fortschritt errungen haben. Patienten, die sich heute mit einem Erkrankungsbild wie der Craniomandibulären Dysfunktion oft „zwischen den Stühlen" einzelner Therapeuten befinden, wird dieser Fortschritt sehr zugute kommen.

Dieses Buch möchte einen Beitrag zu mehr Verständnis unter verschiedenen medizinischen Fachdisziplinen und Denkweisen leisten und die Verdeutlichung der Grenzen des einzelnen Therapeuten mit dem Ausblick auf die Chancen der interdisziplinären Therapie der Craniomandibulären Dysfunktion verbinden. Es ergänzt damit das Norddeutsche CMD-Curriculum, das jährlich stattfindet und in dessen Verlauf u. a. die Autoren dieses Buches über den aktuellen Stand ihres Fachgebietes referieren.

Bremen, im März 2004   Christian Köneke

Danksagung

Für die äußerst konstruktive Mitarbeit bei der Erstellung dieses Buches darf ich meinem gesamten Autorenteam meinen herzlichen Dank sagen. Ihre stete Bereitschaft zu unvoreingenommener Kooperation und ihr ausgeprägtes Verständnis für die jeweils fachfremden Disziplinen stehen exemplarisch für die immer wieder zu motivierenden Behandlungsergebnissen führende interdisziplinäre Therapie am Patienten.

Für ihren außerordentlichen Einsatz beim primären Lektorat des Buches, das von hoher fachlicher Kompetenz und von viel Einfühlungsvermögen in die Aussagen der einzelnen Autoren zeugt, danke ich ganz besonders Frau Dr. Doreen Jaeschke. Sie hat sich um das geschriebene Wort in diesem Buch in einer Weise verdient gemacht, die hohe Anerkennung verdient.

Dem Quintessenz-Verlag, namentlich Herrn Wolters, Herrn Rudolf und Herrn Rauschenbach, danke ich für die hohe Kooperationsbereitschaft und die Unterstützung bei der Umsetzung der Idee dieses Buches.

Allen denjenigen, von denen ich lernen und meine Erfahrungen sammeln durfte – seien es meine fachlichen Lehrer, meine Vorbilder oder meine Patienten – gilt mein respektvoller Dank. An erster Stelle stehen hier Prof. Engelhardt als mein akademischer Lehrer, der in mir sehr früh die Begeisterung für die CMD-Therapie wecken konnte, sowie Gert Groot Landeweer und Dr. Wolfgang von Heymann, die mir heute wichtige Mentoren in meiner Betrachtung der CMD sind. Die beiden letztgenannten haben maßgeblich dazu beigetragen, diesen aktuellen Überblick über die Therapie der CMD zu erstellen. Möge er dem Wohle vieler Patienten dienen, die auf der Suche nach der Wiederherstellung eines lebenswerten Gesundheitszustandes sind.

Bremen, im Juni 2009　　　　　　　Christian Köneke

Autoren

Dr. med. Hanns-Norbert Büntemeyer
Facharzt für Hals-Nasen-Ohren-Heilkunde
Fedelhören 54
28203 Bremen

Dr. med. Ihab El-Bably
Facharzt für Augenheilkunde
Thomas-Mann-Str. 47
53111 Bonn

Falk Friedrich
Facharzt für Allgemeinmedizin
Chirotherapie/Manuelle Medizin, Akupunktur
Heinrichstr. 24
30175 Hannover

Swantje Gerbatsch
Thomas-Mann-Str. 47
53111 Bonn

Gert Groot Landeweer
Physiotherapeut
Geschäftsführender Gesellschafter
Upledger Institut Deutschland
Alte Bundesstr. 70
79194 Gundelfingen

Dr. med. Wolfgang von Heymann
Orthopäde, Manuelle Medizin
Schwachhauser Heerstr. 367
28211 Bremen

Christiane Kahler
Physiotherapeutin
Grünenstraße 7
28199 Bremen

Dr. med. Hubertus Kayser
Arzt für Anästhesiologie
Sonneberger Straße 6
28329 Bremen

Dipl.-Psych. Christoph Kohrs
Psychologischer Psychotherapeut
In der Runken 9
28203 Bremen

Dr. med. dent. Andreas Köneke
Kieferorthopäde
Friedrichsorter Straße 10
24159 Kiel

Dr. med. dent. Christian Köneke
Zahnarzt
Spezialist für zahnärztliche
Funktionsdiagnostik und -therapie (DGFDT)
Partnerschaft für interdisziplinäre ZahnMedizin
Lüder-von-Bentheim-Straße 18
28209 Bremen

Prof. Dr. med. Martin Konermann
Arzt für Innere Medizin, Kardiologie,
Angiologie, Intensivmedizin, Schlafmedizin
Marienkrankenhaus
Marburger Str. 85
34127 Kassel

Dipl.-Psych. Karin Kieseritzky
Psychologische Psychotherapeutin
Schmerzzentrum Unterweser
St. Joseph-Hospital
Wiener Str. 1
27568 Bremerhaven

Dr. med. Stefan Neumann
Facharzt für Radiologie
Schwachhauser Heerstraße 54
28209 Bremen

Andreas Pohl
Logopäde, Entwicklungs- und Lerntherapeut n. PäPKi®
Plantage 13
28215 Bremen

Kerstin Schauß-Golecki, BA
Logopädin
IBAF Schule für Logopädie
Kieler Schloss/Burgstraße 3
24103 Kiel

Dr. rer. nat. Eckart Schnakenberg
Institut für Pharmakogenetik und
Genetische Disposition (IPGD)
Ostpassage 9
30853 Langenhagen

Doz. Dr. Dr. med. habil. Volker Thieme
Mund-, Kiefer- und Gesichtschirug
MKG-Chirurgische Gemeinschaftspraxis
Sternklinik
Carl-Ronning-Straße 4-6
28195 Bremen

Alfred Wolkenhauer
Heilpraktiker, Osteopath
Unter den Linden 11
28759 Bremen

Gisa Zech
Physio- und Manual-Therapeutin,
Crafta®-Therapeutin
Waldstraße 47b
23568 Lübeck

Inhaltsverzeichnis

Teil I CMD in der Übersicht

Kapitel 1 CMD-Therapie – Quo Vadis? 1
Gert Groot Landeweer

Teil II CMD und Kausystem

Kapitel 2 Funktions- und Strukturanalyse des stomatognathen Systems, Schienentherapie 31
und interdisziplinäre Patientenführung
Christian Köneke

Kapitel 3 Klassifikation klinischer Formen der CMD aus kieferchirurgischer Sicht 85
Volker Thieme

Kapitel 4 Kieferorthopädische Rehabilitation des CMD-Patienten 103
Andreas Köneke

Teil III CMD und Körperstatik

Kapitel 5 CMD und Wirbelsäule – Aspekte der Wechselwirkungen 131
Modell einer kybernetischen und neuromuskulären Integration
Wolfgang von Heymann

Kapitel 6 Physiotherapeutische Behandlung von CMD-Patienten 157
Christiane Kahler

Kapitel 7 Die Bedeutung von aufsteigenden Ursache-Folge-Ketten für die 185
Dysfunktion von Kiefergelenken
Alfred Wolkenhauer

Kapitel 8 Frühkindliche Symmetriestörungen und deren Folgen für die Steuerung des Kopfes 197
Gisa Zech unter Mitarbeit von Wolfgang von Heymann

Kapitel 9 Der neuromotorische Aufrichtungsprozess beim Säugling und seine 217
Bedeutung für die Entstehung einer CMD
Andreas Pohl unter Mitarbeit von Wolfgang von Heymann

Kapitel 10	Logopädie bei CMD-Patienten
Kerstin Schauß-Golecki	235

Teil IV — Weitergehende interdisziplinäre CMD-Diagnostik und -Therapie

Kapitel 11	Radiologische Differenzialdiagnostik bei CMD-Patienten
Stefan Neumann	249
Kapitel 12	Schmerzentstehung, Chronifizierung von Schmerz und medikamentöse Begleittherapie bei CMD
Hubertus Kayser	269
Kapitel 13	Psychotherapeutische Möglichkeiten bei Patienten mit CMD
Karin Kieseritzky	283
Kapitel 14	Die Tranceinduktion bei der Behandlung der CMD
Christof Kohrs	309
Kapitel 15	Diagnose und interdisziplinäre Therapie der CMD
Falk Friedrich	323
Kapitel 16	Otalgie, Tinnitus und Gleichgewichtsstörungen in differenzialdiagnostischer Abgrenzung zur CMD
Norbert Büntemeyer	339
Kapitel 17	Schlaf, Schnarchen und schlafbezogene Atmungsstörungen
Martin Konermann	357
Kapitel 18	Okulärer Einfluss bei CMD-Patienten
Ihab El-Bably und Swantje Gerbatsch	393
Kapitel 19	Genetische Variabilität bei zahnmedizinischen Erkrankungen unter besonderer Berücksichtigung der CMD
Eckart Schnakenberg	409
Anhang	Fragen für einen Patientenfragebogen, die eine Hilfestellung zur interdisziplinären Diagnostik und Überweisung eines CMD-Patienten geben	421
Sachregister		425

Dem Idealismus, der die Hoffnung für unsere Kinder trägt.

Teil I

CMD in der Übersicht

Kapitel 1

CMD-Therapie – Quo Vadis?

Gert Groot Landeweer

1.1 Einleitung

In den letzten 20 Jahren hatte ich Gelegenheit, viele CMD-Patienten in verschiedenen Arbeitsgruppen zu behandeln. Neben persönlich und therapeutisch bereichernden Erlebnissen waren diese Jahre jedoch auch von Misserfolgen geprägt. Gerade diese Misserfolge haben meine Sicht auf die CMD immer wieder verändert und tun dies weiterhin. Als Therapeut muss man dabei oft Spannungsfelder aushalten, beispielsweise zwischen wissenschaftlichen Erkenntnissen auf der einen Seite und patientenindividuellen Parametern auf der anderen. Überholte Herangehensweisen müssen als solche erkannt, geeignet ersetzt, verändert oder komplementiert werden. Der Relativität gebührt ein fester Platz, denn die Therapeuten sind gehalten, eher mit momentanen Plausibilitäten als mit rundum gesicherten Größen zu arbeiten. Sie sollen allgemeine Erkenntnisse anwenden können, aber auch in der Lage sein, diese zu jedem Zeitpunkt der Behandlung zu verwerfen. Bis heute besteht für die CMD weder hinsichtlich der Begrifflichkeit noch der Diagnostik und Therapie Einheitlichkeit. Dies erschwert die Kommunikation, die klinische Forschung, forensische Aspekte in Regressfällen, die eindeutige Position der Kostenträger und vor allem die Transparenz und das Verständnis für die Patienten.

Quo vadis? Woher wir kommen, lässt sich – trotz unterschiedlicher Ausgangspunkte – beschreiben, wohin wir gehen werden jedoch nicht. Über allem steht aus meiner Sicht, dass wir es mit leidenden Menschen zu tun haben und weniger mit der Frage nach der Richtigkeit oder Ausschließlichkeit in der Betrachtung eines theoretischen Phänomens.

Ohne Anspruch auf Vollständigkeit trage ich hier aus wissenschaftlichen Arbeiten und eigenen Erfahrungen Aspekte zusammen, die meines Erachtens momentan in der Frage bestimmend sind, wohin der Weg in der Behandlung des heute so „populären", doch auch schwierigen Beschwerdebildes CMD führt. Dabei soll es nicht um die Darstellung einzelner Techniken gehen. Dieser Aspekt wird von meinen Mitautoren ausführlich dargestellt. Vielmehr werde ich die folgenden, mir wesentlichen Punkte betrachten:
- Definition und Diagnose,
- Diagnostik,
- Therapie mit Stadieneinteilung,
- Quo Vadis: eine persönliche Betrachtung.

1.2 Standortbestimmung Definition und Diagnose

Als ich Mitte der 80er-Jahre erstmalig mit CMD in Kontakt kam, wurde sie im deutschsprachigen Raum mit der Myoarthropathie (MAP) im Kausystem gleichgesetzt. Im Laufe der Zeit hat sich die Bedeutung des Begriffes immer wieder gewandelt und tut dies noch bis in die Gegenwart, in der CMD immer wieder auch Diagnose bei Patienten ist, die beispielsweise unter Rückenschmerzen leiden und durch die Behandlung mit Aufbissschienen und/oder weiteren Okklusionskorrekturen eine Linderung ihrer Beschwerden oder Beschwerdefreiheit erlangen. Hier liegt das erste grundlegende Problem in der Diagnostik und Therapie von CMD: Es gibt derzeit keinen Konsens darüber, ob es sich bei der CMD um eine vom Behandler diagnostizierte Störung handelt – auch ohne subjektive Beschwerden des Patienten im Kausystem – oder ob grundsätzlich Beschwerden im kraniomandibulären System vorhanden sein müssen. Betrachtet man die Patienten aus der Sicht der Praxis, lassen sie sich mindestens drei verschiedenen Gruppen zuordnen:
- Patienten mit manifesten myoarthrogenen Symptomen im kraniomandibulären System: Die im Alltag vorhandenen Schmerzen und/oder Funktionsbehinderungen des Patienten, die einer Behandlung bedürfen, lassen sich während der Befunderhebung verifizieren – der typische Myoarthropathie-Patient.
- Patienten mit orthopädischen Problemen: Patienten, die über Schmerzen oder Funktionsbehinderungen im Körper klagen und bei denen diese Be-

schwerden durch Maßnahmen gelindert werden, die ein habituelles Zusammenbeißen der Zähne verhindern. In der Folge wird das Kausystem häufig einer umfangreichen Behandlung mit okklusaler Rehabilitation unterzogen, weil die Behandler von einer vorliegenden Verkettung ausgehen, die durch die Arbeit am Kausystem behandelbar wäre. Auf diesen Punkt werde ich in Abschnitt 1.1.2 vertiefend eingehen.

Gilt jede dieser drei Gruppen gleichermaßen als CMD, gestaltet sich eine Kommunikation zwischen den verschiedenen Behandlern oft schwierig und wird infolge unterschiedlicher Auffassungen bezüglich der Kausalfaktoren in der Entstehung der CMD zusätzlich erschwert.

Am sinnvollsten hat es sich für mich erwiesen, die Craniomandibuläre Dysfunktion und die Myoarthropathie als Einheit zu betrachten. Unter Berücksichtigung des Begriffes „Pathos" in der Bezeichnung der Myoarthro*pathie* plädiere ich für folgende Definition:

> Die Begriffe CMD oder MAP können verwendet werden, wenn bei Patienten manifeste oder latente Symptome im Kopf-Kiefer-Gesichtsbereich vorhanden sind, die nachweislich aufgrund eines geweblichen Defektes an einer Kaumuskel- und/oder Kiefergelenkstruktur entstehen.

Warum diese strikte Definition? Meine Kinderstube im medizinischen Bereich war die Hochschule für Physiotherapie in Enschede in den Niederlanden, deren Schwerpunkt Ende der 70er-Jahre und Anfang der 80er-Jahre die Untersuchung und Behandlung mit orthopädisch-chirurgischen Methoden war. Die Hauptklientel waren Patienten mit Störungen im muskuloskelettalen System. Uns wurde regelrecht „eingetrichtert" – und dafür bin ich immer noch dankbar – dass eine exakte gewebliche Analyse mittels Stressmethoden unabdingbar ist, um eine exakte Diagnose zu stellen. Gebräuchliche Diagnosen wie „Cervicalsyndrom" wurden schnell mit Unfähigkeit assoziiert. Konsequent wurden wir mit Fragen wie „Was ist mit der Bandscheibe, dem Foramen intervertebrale, den Intervertebralgelenken, den Bändern?" in die Enge gedrängt. Der Weg hinaus führte nur über die weitere Analyse. Schmerzhaft stellten wir fest, wie wichtig es ist, diese Analysen durchzuführen und im Test-Retest-Verfahren anzuwenden, denn Nachlässigkeit bedeutete Unklarheit und ungenaue Differenzierung. Früh lernten wir, dass diese Vermischung durch ungenaue Differenzierung zu erheblichen Problemen in der Behandlung führen konnte. Wenn ich heute in meinen „therapeutischen Leichenkeller" schaue, finde ich darin auch diese Patienten. Vor diesem Hintergrund wird vielleicht eher verständlich, dass die CMD für mich ein Sammelbegriff für viele verschiedene Diagnosen ist und dass erst die spezifische Untersuchung klärt, wo exakt der gewebliche Defekt lokalisiert ist.

1.2.1 „Kausalität"

In der Behandlung von Störungen im muskuloskelettalen System gibt es verschiedene Ebenen der Therapie – das durfte ich bereits in Enschede erfahren. So lernten wir, dass es möglich ist, Schmerzen entweder am Ort des Rezeptors oder auf seinem gesamten Weg zur Wahrnehmungsstelle im Gehirn oder schließlich durch allgemeine bzw. spezifische entlastende Maßnahmen (typisch ist hier die Verbesserung der Wirbelsäulenhaltung und -bewegung) zu behandeln. Später wurde mir deutlich, dass wir in der Hochschule zwar von exakten Diagnosen ausgingen, jedoch schon damals keine wirkliche Kausalitätsaussage trafen. Von Beginn an durfte ich sozusagen damit aufwachsen, dass viele verschiedene Einflüsse zu einer lokalen Störung führen können. Bei der Behandlung von Störungen im muskuloskelettalen System war sowohl die Notwendigkeit der exakten geweblichen Diagnosestellung klar als auch das Vorhandensein verschiedener Einfluss-

Erkrankung		
• lokal	Biochemische Problematik	Biomedizinische Problematik
• systemisch		
Traumatischer Kontinuitätsverlust		
• Knochen	Genesung binnen 150 bis 500 Tagen	
• Weichgewebe		
Fehlbelastung		
• nach Erkrankung (lokal, entfernt, systemisch)		
• nach Trauma (lokal, entfernt)		Psychoemotionale Problematik
• bei Fehlsteuerung (hirnorganisch, zentrale Koordinationsstörung, nerval, Störung der Rezeption)		
• bei Fehlfunktion (Schmerz, psychosomatisch/Vulnerabilität)		
• bei Mobilitätsveränderung		
Überreizung des Aktivierungssystems mit drohender zeitlicher und räumlicher Ausbreitung!		

Abb. 1-1 Einteilung der Myoarthropathie.

ebenen. Klar war damit auch, dass es prospektiv unmöglich ist, die Bedeutung einer Einflussebene festzulegen und dass es einen deutlichen Unterschied gibt zwischen „meinem Befund" und „deinem Befinden".

Dass es nur in bestimmten Situationen prospektiv möglich ist, den Zusammenhang zwischen dem geweblichen Defekt im muskuloskelettalen System und der „Ursache" klinisch zu bestimmen, durfte ich in den letzten zehn Jahren intensiver Zusammenarbeit mit TherapeutInnen vieler verschiedener Disziplinen lernen. Eine Übersicht zur Einteilung der Myoarthropathie bietet Abbildung 1-1.

Erstens können Muskeln und Gelenke lokal oder systemisch erkrankt sein. Tumore, Zysten oder Polyarthritiden sind dafür typische Beispiele.

Traumatischer Kontinuitätsverlust mit Rissen oder Brüchen ist eine zweite Situation, die sich mit allgemeinen oder spezifischen standardisierten Untersuchungsmethoden (Anamnese, Inspektion, klinische Untersuchung, bildgebende Verfahren, Laboruntersuchungen) präzise erfassen lässt. Adäquate Therapien für diese beiden Situationen sind exakt beschrieben und variieren je nach dem Ausmaß der Schädigung. Je kleiner (z. B. Knochenbruch) desto begrenzter, je größer (z. B. chronische Polyarthritis) desto umfangreicher sind die verschiedenen Therapieangebote. Bei diesen „Erkrankungen" und „traumatischen Kontinuitätsverlusten" ist eine Kausalitätsaussage möglich.

Defekte an Muskeln und Gelenken können auch durch Fehlbelastungen auftreten. Die Defekte dieser dritten Gruppe entstehen durch anhaltende Dauerbelastung des bindegewebigen Anteils der Muskeln oder Gelenke, durch Dauerhaltungen oder Daueranspannungen (Abb. 1-2). Beide münden in eine mechanische Überbelastung des „Halteapparates" und wahrscheinlich auch in eine Veränderung der Zellernährung. Welche Einflüsse konkret zu einer Fehlbelastung führen, ist individuell

Gert Groot Landeweer

> **Räumlich-mechanische intrapersonale Ausbreitung**
>
> **Dauerhaltung – Statik (im Schwerkraftfeld)**
> - Asymmetrien der Kraftlinien
>   (Wichtig bei Fehlsteuerungen!)
>
> **Dauerspannung – Dynamikverlust (Muskelketten)**
> - Tonus- / Anspannungsanteile
> - Verhärtungsanteile
>   - Grobmotorik
>   - Asymmetrien der Kraftvektoren
>
> **Wichtig:** Eine Muskelkette ist NICHT physiologisch, hat nur SCHEINBAR eine Richtung und muss IMMER als GANZES im Mittelpunkt der Therapie stehen!

Abb. 1-2 Fehlbelastungen.

sehr verschieden und prospektiv nicht vorhersagbar. Eine Kausalitätsaussage ist hier nicht möglich.

In den letzten Jahren haben sich zwei Erklärungsmodelle zur Entstehung der CMD als hilfreich erwiesen. Das modifizierte bio-psycho-soziale Modell (Abb. 1-3) geht davon aus, dass für die Entstehung der Fehlbelastung im kraniomandibulären System drei Faktoren gegeben sein müssen. Der „neuromuskuläre Faktor" beinhaltet die parafunktionelle Komponente und die „innere Kraft", wobei die zu hohe Muskelspannung oder die Muskelhyperfunktion eine dauerhafte Belastung der bindegewebigen Strukturen darstellt. Sie ist als Stressausdruck zu betrachten und somit eine direkte Folge des „psycho-emotio-sozio-spirituellen Faktors" – des Überforderungsfaktors. Typisches Anzeichen sind starke Attritionen, teils bis auf Gingivaniveau, ohne jegliches Anzeichen einer myoarthrogenen Komponente. Die Okklusion ist in diesem Gefüge als verstärkender Stressfaktor anzusehen. Die von den Muskeln ausgeübte Kraft kann zwar zu Belastungen führen, ohne eine verminderte Belastungs- oder Adaptationsfähigkeit bewirkt sie jedoch keine MAP oder CMD. Eine geringe vorhandene oder erworbene Anpassungsfähigkeit ist neben der inneren Kraft somit der zweite Faktor, der für die Entstehung der MAP oder CMD verantwortlich ist.

Vergleichbar, aber eher funktionell-zeitlich ausgerichtet ist das muskelmechanische Modell, das ich Anfang der 90er-Jahre entwickelt habe (Abb. 1-4). Ähnlich wie beim modifizierten bio-psycho-sozialen Modell, steht auch hier der Stressfaktor am Beginn. Nach *Janda* kennzeichnet der Begriff „limbische Dysfunktion" die Problematik sehr gut, was durch die moderne Literatur gestützt wird.[1] Der erfahrene Überforderungsstress sorgt automatisch für eine Veränderung in den Aktivitäten des limbischen Systems, was wiederum auf die Gamma- und Alphaaktivität der Muskulatur wirkt. Bestimmte Muskelgruppen sind hyperaktiv und hyperton (im Kausystem die Kieferschließer und Mundbodenmuskeln) und die im Sinn der Funktion antagonistisch arbeitende, also phasische (im Gegensatz zur tonischen) Muskulatur (im Kausystem die Mm. pterygoidei laterales) wird reziprok gehemmt und zeigt eine Dyskoordination. Diese Muskelfunktionsstörung bewirkt eine muskuläre Dysbalance und im Resultat Dauerbelastungen durch die „inneren Kräfte", die zu Überdehnungen und Verkürzungen führen können.

CMD-Therapie – Quo Vadis?

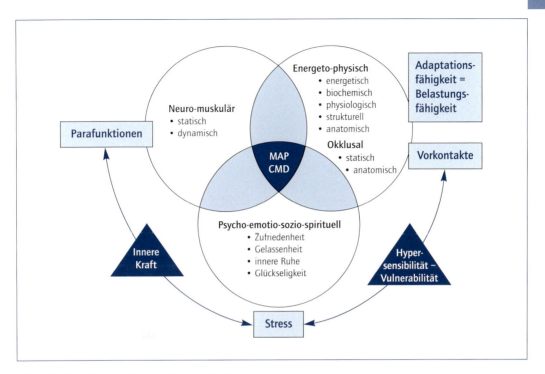

Abb. 1-3 Modifiziertes bio-psycho-soziales Modell.

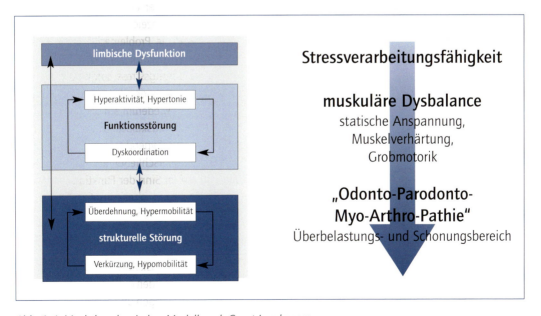

Abb. 1-4 Muskelmechanisches Modell nach Groot Landeweer.

Gert Groot Landeweer

Einflussfaktoren

I = induziert
(Restitution ad integrum)

A = assoziiert
(chronisch rezidivierend)

U = unabhängig
(chronisch persistierend)

Klare Bestimmung notwendig!

Abb. 1-5 Einteilung der Einflussfaktoren.

Fehlbelastungen

Für Fehlbelastungen gibt es verschiedene Anlässe, so z. B. eine dauerhafte Schonung oder Veränderung der statischen oder dynamischen Kraftlinien während bzw. nach einer lokalen bzw. systemischen Erkrankung oder nach einem Trauma mit Kontinuitätsverlust. Schmerzen oder Narben können zur Schonung und damit zur Haltungs- oder Mobilitätsveränderung führen. Fehlsteuerung kann ebenso in Fehlbelastung münden, wenn hirnorganische, nervale oder rezeptive Störungen oder zentrale Koordinationsstörungen vorliegen. Schließlich können Fehlfunktionen aufgrund reaktiver Zellernährungs- und Muskelspannungsveränderungen bei Schmerzen oder aufgrund energetischer, emotionaler, sozialer und spiritueller Umstände zu Fehlbelastungen führen. Für den klinischen Alltag ist es legitim anzunehmen, dass eine Fehlbelastung als Einflussfaktor vorliegt, wenn keine Erkrankungen oder akuten physischen Traumata erkennbar sind. Die Mehrzahl der Fälle in allgemeinen zahnärztlichen und physiotherapeutischen Praxen sind Defekte aufgrund von Fehlbelastungen und stellen den Einzelbehandler vor ein Problem: Für Fehlbelastungen gibt es keine wirkliche „Ursache" im Sinne der Kausalität. Das Geschehen ist multifaktoriell. An dieser Stelle ist es nicht mehr möglich, eine prospektive Aussage über die Bedeutung eines einzelnen Einflussfaktors zu machen.

Klinisch sind Einflussfaktoren auf drei Ebenen zu beschreiben (Abb. 1-5):

- Ein „induzierter" Zusammenhang besteht, wenn es posttherapeutisch zur Adaptation oder „Restitutio ad integrum" kommt und keine weitere Therapie nötig ist. Beispiele sind die okklusionsinduzierte- und die kopfgelenkinduzierte CMD. Im ersten Fall sorgt die Optimierung der Okklusion im zweiten Fall die Deblockierung der Kopfgelenke für eine vollständige und dauerhafte Beschwerdefreiheit.
- Beim „assoziierten" Zusammenhang treten posttherapeutisch chronisch rezidivierend Symptome auf, die eine konsequente Wiederholung therapeutischer Anwendungen verlangen. Eine okklusionsassoziierte CMD liegt demnach vor, wenn ein Patient nach Optimierung der Okklusion (Aufbissschiene, Einschleifen, Prothetik oder Kieferorthopädie) wiederkehrend mit weiteren Maßnahmen versorgt werden muss, um den Erfolg zu halten. So kann bspw. bei rezidivierenden Muskel- und Gelenkschmerzen das nächtliche Tragen einer Aufbissschiene in Phasen mit Dysstress (Probleme im psychosozialen Bereich, bei körperlichen Erkrankungen usw.) zu einer Verbesserung oder gar zur Beschwerdefreiheit führen. Viele Patienten sind mit diesem Zustand zufrieden. Andere streben eine weitere Besserung der Beschwerden an, was eine Fortsetzung der Behandlung erforderlich macht, die zusätzlich zur Weiterführung der Okklusionstherapie (z. B. Okklusionsoptimierung mittels Kieferorthopädie) gleichwertige parallele Maßnahmen (z. B. Behandlung der Wirbelsäule oder Entspannungstechniken) einschließt.
- Besteht ein „unabhängiger" Zusammenhang, hat die Therapie keine Verbesserung zur Folge, sondern chronisch persistierende oder rezidivierende Symptome (möglicherweise mit akuten Rezidiven), die nicht auf die angewandte Therapie reagieren, entstehen oder bleiben. Bei der okklusionsunabhängigen CMD verändern sich die Beschwerden nicht durch okklusale Behandlungsmaßnahmen. Sie sollten abgesetzt, weitere Maßnahmen auf dieser Ebene nicht durchgeführt werden – obwohl sich unter Umständen die okklusalen Befunde verbessern.

An dieser Stelle werden die Grenzen von Behandlungsmaßnahmen deutlich. Mein exakter lokaler Befund und die dazugehörige exakte Behandlung waren nicht immer von Erfolg gekrönt. Übergeordnete Mechanismen können den behandelten Bereich „verschließen". Auf die Wirbelsäule bezogen können sowohl allgemeine muskuläre Veränderungen (Tonus und Härtegrad), als auch der Ernährungs- und der emotionale Zustand des Patienten die lokale Behandlung boykottieren. Beim CMD-Patienten können z. B. autonome Parafunktionen die okklusale Behandlung zunichtemachen. Umgekehrt jedoch kann eine lokale Störung in einem abgegrenzten Bereich auch Veränderungen auf allgemeiner Ebene verhindern.

Kausalität vs. Einflussfaktoren – erweitert

Es hat sich als wesentlich herauskristallisiert, bei Fehlbelastungen auf eine Kausalitätsaussage zu verzichten. Ich habe in den letzten 20 Jahren mit vielen Patienten gearbeitet, die davon überzeugt waren, dass ihre Beschwerden „nur" von der Okklusion, „nur" von der Blockierung der Halswirbelsäule oder „nur" von einer solchen der Iliosakralgelenke herrührten, um nur einige Beispiele zu nennen. Ihr subjektives Erklärungsmodell bezog sich auf einen einzigen Punkt. Eine typische Aussage lautet: „Wenn Sie doch nur den Biss so machen, wie dass der Herr Doktor Müller damals auf der Schiene hingekriegt hat, dann ist alles gut!" Tatsächlich hatten diese Patienten die subjektive Erfahrung gemacht, dass z. B. die optimierte Okklusion zur temporären Verbesserung oder Beschwerdefreiheit führte. Ergänzt durch die Kausalaussagen des Behandlers entwickelte sich aus einer vorübergehenden okklusionsassoziierten CMD eine okklusionsunabhängige CMD. Viele Patienten glauben dann weiterhin der getroffenen Aussage des Behandlers, beginnen jedoch an seinen Fähigkeiten zu zweifeln: „Anfangs hat er es ja gut hingekriegt, ich war sogar komplett beschwerdefrei – aber dann nicht mehr. Ich musste ihm sogar sagen, wo er den Biss korrigieren soll!" Oft blasen Folgebehandler ins gleiche Horn, versuchen die „Fehler" des Vorbehandlers aufzuheben. Aus eigener Erfahrung weiß ich, wie schwer es ist, auf eine solche Aussage zur Kausalität zu verzichten. Hat man als niedergelassener Physiotherapeut hauptsächlich mit fehlbelasteten Patienten zu tun und fragen diese immer wieder nach der Ursache ihrer Beschwerden, scheinen sich Erklärungen wie die folgenden anzubieten: „Wissen Sie, wenn sich die Arbeitshaltung verbessert, sind Sie ihre Probleme los!" oder „Habe ich es doch gewusst, es lag an der Blockierung der Brustwirbelsäule!" Dem Patienten ist damit nicht immer gedient, denn spätestens beim Rezidivieren der Beschwerden muss relativiert oder revidiert werden. Manche Patienten sind dann jedoch nicht in der Lage, dies anzunehmen und man hört aus dem Kollegenkreis, dass der nächste Behandler aufgesucht wurde – oft eine neverending story.

> **Fazit:** Bei Fehlbelastungen ist nur eine Beschreibung des momentanen Zusammenhanges zwischen Einflüssen (Befund) und Symptomen (Befinden), nicht jedoch der Kausalität möglich. Schade, aber gesund!

„Kausalität" – Zusammenfassung

Eine CMD oder MAP liegt vor, wenn ein geweblicher Defekt in den Kaumuskeln und/oder Kiefergelenken vorhanden ist und dieser Defekt zu störenden Symptomen führt. Der Defekt kann durch Erkrankung oder Trauma entstehen oder aber, wenn eine Fehlbelastung eine mechanische Überlastung der Geweben bewirkt. Typische Symptome, über die ein CMD-Patient klagt sind: Schmerzen oder unangenehme Empfindungen im Kopf-Kiefer-Gesichts-Bereich (dazu gehören auch Ermüdung und Verhärtung der Muskulatur beim intensiven Kauen), Einschränkung der Unterkieferbeweglichkeit und schmerzhafte Reibegeräusche. Rühren diese Symptome nicht von einer „Erkrankung" oder von einem „traumatischen Kontinuitätsverlust" her, sondern von einer Fehlbelastung, ist das System im Ungleichgewicht und es ist nur sehr schwer, prospektiv den Behandlungserfolg zu beurteilen. Gleiches gilt für die retrospektive Kausalitätsaussage.

1.2.2 Verkettungen/ Hypersensibilisierungen – ein gravierendes Problem

Im Zusammenhang mit der Kausalität darf die Verkettung, auch als Hypersensibilisierung benannt, nicht unberücksichtigt bleiben. Betrachtet man Situationen, in denen Schmerzen oder Funktionsbehinderungen durch einen (mehr oder minder weit) entfernten mechanischen Eingriff verbessert oder behoben werden, entsteht oft die Annahme, dass zwischen diesem Ort und den Beschwerden ein Kausalzusammenhang besteht. Es gibt jedoch für die Zusammenarbeit einzelner Systemanteile zumindest zwei Möglichkeiten – die Abhängigkeit und die Verbundenheit. In der Abhängigkeit hängen die Teile wie „Pech und Schwefel" aneinander, sind sozusagen auf Gedeih und Verderb verwoben. In der Verbundenheit sind adaptative Räume vorhanden, die ein konstruktives Auffangen von Störungen ermöglichen. In einem adaptativ funktionierenden System – und das sind Menschen glücklicherweise fast immer – haben Störungen keinen negativen Einfluss auf entferntere Teile. Im Alltag knicken wir um, fallen hin, verbrennen uns, verderben uns den Magen, bekommen eine Zahnbehandlung oder kämpfen mit anderen Einflüssen – all das verarbeitet unser System adaptiv und entspannt sich in der Regel scheinbar ohne große Probleme. Schafft es dies jedoch nicht mehr, zeigt sich eine Abhängigkeit, eine damit einhergehende erhöhe Gewebespannung sowie eine Verstärkung der Reaktionsphänomene: die Hypersensibilisierung. Das banale Umknicken oder die neue Okklusion münden neben lokalen Problemen z. B. auch in Kopfschmerzen. Man könnte nun davon ausgehen, dass eine präzise Behandlung (Fuß/Okklusion) zur endgültigen Besserung führt. Ist die Behandlung ausreichend, um eine Abnahme der Spannung herbeizuführen, stimmt dies. Die hohe Grundspannung, die sich durch das Entstehen der entfernten Beschwerden gezeigt hat, lässt sich jedoch nicht über die Behandlung des Fußes oder der Okklusion verändern. Die initiale Behandlung mit temporärer Lösung des Problems bietet dem Behandler möglicherweise den therapeutischen Freiraum um zu betrachten, ob, welche und möglicherweise auch wie viele Behandlungen zur Behebung der Verkettung notwendig sind.

1.3 Standortbestimmung Diagnostik

Nach allgemeinem Konsens umfasst die Diagnostik die folgenden drei Bereiche:
1. Differenzialdiagnostik:
    - Anamnese, Fragebögen, klinische Untersuchung, Labor, Bildgebende Verfahren, instrumentelle Verfahren (z. B. EMG)
2. Methodische Therapieplanung:
    - Ziele/Wünsche/Erwartungen des Patienten, Berufs-/Methodenspezifische Befunde
3. Biologische Therapiekontrolle:
    - Überprüfung der Provozierbarkeit, der Funktionsfähigkeit und des Therapieplans

Aus meiner Sicht ist die Diagnostik im myoarthrogenen Bereich ein Hilfsmittel um festzustellen:
- ob der Patient sich in einer (geweblichen oder psychischen) Krise befindet bzw. ob Symptome oder Begleiterscheinungen vorhanden sind, die in der allgemeinen oder individuellen Betrachtung eine höhere Priorität haben als die Veränderungen, die durch die behandlerindividuellen Möglichkeiten und Grenzen vorgegeben sind (differenzialdiagnostische Maßnahmen),

- welche Befunde vorhanden sind, die mit den behandlerindividuellen Möglichkeiten und Grenzen veränderbar wären (behandler- oder methodenspezifische Befunderhebung),
- welche klinischen Parameter zur Verfügung stehen, um die durchgeführte Behandlung auf ihre Effektivität hin zu überprüfen (Therapiekontroll- oder Outcome-Test-Maßnahmen). Hier findet unter anderem die reproduzierbare Provokation der Symptome mit klinischen Belastungs- oder Stresstests der Gewebe ihren Platz – auch als direkte Kontrollmöglichkeit.

Aufgrund der bereits beschriebenen Definitionen und Diagnosen differieren die diagnostischen Vorgänge, was zum Problem der Über-, Unter- und Fehldiagnostik führen kann. Wenig Anlass zur Kontroverse gibt es in Bezug auf die differenzialdiagnostischen Maßnahmen. Jeder Behandler hat die Aufgabe, den Zustand und die Symptome des Patienten so einzuschätzen, dass mit hoher Wahrscheinlichkeit keine Kontraindikation für ein funktionell therapeutisches Handeln oder für ein Abwarten (im Übrigen manchmal auch eine durchaus effektive „Intervention") vorliegen. Unstrittig sind Maßnahmen zur Therapiekontrolle im myoarthrogenen Bereich: Neben der reproduzierbaren Provokation der Beschwerden mit klinischen Tests sind die anamnestischen Angaben des Patienten in Bezug auf den Beschwerdeverlauf ausschlaggebend.

Problematisch stellt sich hingegen die behandler- oder methodenspezifische Befunderhebung dar, kurz: die behandlerindividuelle Betrachtung. Hier ist die Differenz zwischen Befund und Befinden klassisch. Ohne die Möglichkeit, das Befinden mit klinischen Tests zu erfassen, können wir uns in diesem Punkt nur auf die Veränderung der methodeneigenen Befunde stützen. Die Methoden gründen sich jedoch auf Philosophie und Paradigma des Behandlers (entstanden durch Herkunft, Aus- und Weiterbildung, Erfahrung – um einige wichtige zu benennen) und differieren daher erheblich.

Es erscheint hilfreich, möglichst präzise Ein- und Ausschlussverfahren anzuwenden, um damit die Wahrscheinlichkeit und Plausibilität eines Behandlungserfolgs zu erhöhen, denn obwohl homöostatische Vorgänge die Physiologie eines jeden Patienten prägen, kann deren natürliche Varianz zu unberechenbaren Komplikationen führen. Im Folgenden führe ich einige in diesem Zusammenhang für mich wesentliche Aspekte auf.

1.3.1 Anamnestische Symptome/ Symptomatologie

In der Diagnostik der geklagten Symptome sind grundsätzlich zwei große Gruppen zu unterscheiden: Patienten mit (manifesten oder latenten) „spezifischen" myoarthrogenen Symptomen innerhalb des kraniomandibulären Systems und Patienten mit „unspezifischen" Symptomen innerhalb und außerhalb des kraniomandibulären Systems. Ich gehe hier ausschließlich auf die erste Gruppe ein.

Die „spezifischen" myoarthrogenen Symptome innerhalb des kraniomandibulären Systems beziehen sich auf Schmerzen und Funktionsbehinderungen bei Unterkieferbewegungen.

- Schmerzen werden im Kopf-Kiefer-Gesichts-Bereich teils als „Verkrampfung", teils als „Ermüdung" angegeben. Sie können als lokales (z. B. „nur vor dem Ohr") oder als sich ausbreitendes bzw. ausstrahlendes Phänomen (z. B. „Es fängt vor dem Ohr an und danach breitet es sich zur Schläfe hin aus.") wahrgenommen werden. Sie haben sowohl sensorische (brennend, pochend usw.) als auch affektive Komponenten (mörderisch, erdrückend, niederschmetternd usw.). Sie können temporär, intermittierend oder dauerhaft vorhanden sein. Je weniger veränderlich die Schmerzen des Patienten sind, desto weniger plausibel ist, dass sie hauptsächlich oder ausschließlich von einer myoarthrogenen Störung herstammen.
- Funktionsbehinderungen beziehen sich auf hakende oder blockierende Phänomene während der Kie-

ferbewegungen oder auf deren Einschränkung. Steifigkeit oder Zähigkeit sind weitere Angaben, die auf eine Funktionsbehinderung hinweisen können. Sie können theoretisch unterteilt werden in Behinderungen durch mechanische Einflüsse (das Kieferköpfchen wird mechanisch behindert, z. B. dadurch, dass es sich hinter dem Discus articularis befindet) oder durch kinetische Einflüsse (der Unterkiefer kann aufgrund einer koordinativen, psychischen oder neurologischen Störung die notwendigen Bewegungen nicht ausführen). Der Unterschied ist in der Anamnese nicht sicher feststellbar.
- Sensorische Missempfindungen können gelegentlich mit einer myoarthrogenen Störung zusammenhängen. Hyperalgesien, die hierbei im Vordergrund stehen, können jedoch auch von neurogenen Störungen herstammen. Auch diese sind anamnestisch nicht sicher differenzierbar – manchmal auch klinisch nicht ...

Und die Gelenkgeräusche? Sie werden nicht als behandlungsbedürftig angesehen, wenn Schmerzen oder Funktionsbehinderungen bzw. Einschränkungen fehlen. Geräusche weisen ausschließlich auf das Vorhandensein von Belastungsfaktoren hin und bedeuten für den Behandler, dass er das kraniomandibuläre System zu prüfen hat. Stellt er jedoch nur diese Geräusche ohne schmerzhafte oder funktionsbehindernde bzw. einschränkende Belastungen fest, werden diese nicht behandelt oder berücksichtigt.

Je weniger Symptome direkt im kraniomandibulären System vorhanden sind oder direkt damit zusammenhängen, desto weniger plausibel ist die Wahrscheinlichkeit, die Beschwerden könnten aus dem Defekt einer Kaumuskel- oder Kiefergelenkstruktur stammen.

1.3.2 Mechanische Auslösbarkeit

Ein wesentlicher Faktor ist die mechanische Auslösbarkeit der oben genannten und vom Patienten angegebenen Symptome. Symptome, die nicht über einen mechanischen Auslöser im Alltag verfügen, rühren eher nicht von einem myoarthrogenen Defekt her. Klagt der Patient jedoch über die Provokation seiner Beschwerden während oder nach Aktivitäten (Alltagsbewegungen oder parafunktionelle Tätigkeiten), die eine mechanische Belastung des kraniomandibulären Systems darstellen, ist die Wahrscheinlichkeit des Vorhandenseins eines myoarthrogenen Defekts sehr viel größer.

Je schwerer sich die Symptome mechanisch auslösen lassen, desto unplausibler ist die Annahme, dass die Beschwerden aus einem Defekt einer Kaumuskel- oder Kiefergelenkstruktur stammen, was wiederum weitere gewebliche und/oder psycho-emotio-soziale Untersuchungen erfordert.

1.3.3 Aktualitätsstadien

Das Aktualitätsstadium als dritter Aspekt beinhaltet sowohl die vom Patienten subjektiv empfundene als auch die vom Behandler klinisch testbare Reizbarkeit bzw. die Empfindlichkeit bei provozierenden Tests. Für den klinischen Alltag unterscheidet man:
- Skalen, welche die Schmerzintensität aufzeichnen können (ein Beispiel hierfür ist die 11er-Skala zur Selbstbeurteilung der Schmerzintensität, wo „0" keinem Schmerz und „10" unerträglichen Schmerzen entspricht)

von der
- Reaktion des Patienten auf mechanischen Druck. Eine hohe Aktualität liegt dann vor, wenn bei geringem Druck eine sehr starke Reizantwort erfolgt, eine niedrige Aktualität, wenn die Reizantwort auf starken Druck schwach ausfällt.

Die Reizbarkeit ist ein wichtiges Kriterium dafür, ob eine funktionelle konservative Therapie durchgeführt werden kann oder nicht. Hohe Aktualität verlangt dabei weitere differenzialdiagnostische (z. B. bildgebende Verfahren) oder stark entlastende therapeutische Maßnahmen.

Tab. 1-1 Möglichkeiten der räumlichen Ausbreitung der Beschwerden bei CMD.

Intrapersonale Verkettungen und Isolationen	Interpersonale Verkettungen und Isolationen
– energetisch	– Familie
– somato-physisch	– Freunde
– emotional	– Arbeit
– spirituell	– Gruppierungen
	– im Gesundheitssystem
	– weitere unterstützende oder pflegende Systeme

1.3.4 Zeitliche und räumliche Ausbreitung der Beschwerden

Nach dem Aktualitätsstadium ist die zeitliche und räumliche Ausbreitung der Beschwerden der vierte Aspekt in der Diagnostik. Zeitliche Ausbreitung ist dabei zu verstehen als die Gesamtdauer, in der die Beschwerden vorhanden sind.

Die räumliche Ausbreitung beinhaltet sowohl intrapersonelle als auch interpersonelle Räume (Tab. 1-1). In der Person (intrapersonell) können sich die Beschwerden innerhalb des Körpers ausbreiten, im Falle der CMD z. B. vom Kopf über den Nakken in die rechte Schulter und über den Rücken bis in die linke Gesäßhälfte hinein. Zudem können die Beschwerden einen Einfluss nehmen auf das Denken, Fühlen, Empfinden (psychoemotional) oder Handeln (z. B. die Einnahme von Schmerzmitteln oder Muskelrelaxantien). Die interpersonelle Ausbreitung umfasst Einflüsse auf die Beziehungen zur Familie, zu Freunden, Bekannten, Kollegen usw. und zu den Personen oder Instanzen/Institutionen der medizinischen Welt (z. B. ungezieltes Wechseln der Behandler, häufige erfolglose Klinikaufenthalte). Das Prinzip der Verkettung, das an dieser Stelle seine Wichtigkeit zeigt, wurde bereits in Abschnitt 1.1.2 beschrieben.

Die Aktualitätsstadien sowie die zeitliche und räumliche Ausbreitung der Beschwerden bieten dem Behandler die Möglichkeit, vier Gruppen zu differenzieren:
- hochakut
- akut–subakut (vgl. Situationen bis einschließlich Chronifikationsstadium I nach *Gerbershagen*)
- subakut–chronisch (vgl. Chronifikationsstadium I bis einschließlich II nach *Gerbershagen*)
- chronifiziert (vgl. Chronifikationsstadium III nach *Gerbershagen*)

Mit fortgeschrittener zeitlicher und räumlicher Ausbreitung reduziert sich die Möglichkeit, den Patienten allein oder als Team in der niedergelassenen Praxis zu behandeln. Diese Dynamik ist differenzialdiagnostisch zur Erfassung behindernder Faktoren bedeutungsvoll.

1.3.5 Nachweis der myoarthrogenen geweblichen Defekte oder Veränderungen

Die Erfassung des möglichen geweblichen Defekts ist der fünfte Aspekt in der Diagnostikreihe und ermöglicht im Anschluss die Zuordnung in eine klinisch einfach verständliche ätiologische Einteilung.

Unter den Untersuchungstechniken, die einen geweblichen Defekt nachweisen, machen die bildgebenden Verfahren oder Laboruntersuchungen

Gert Groot Landeweer

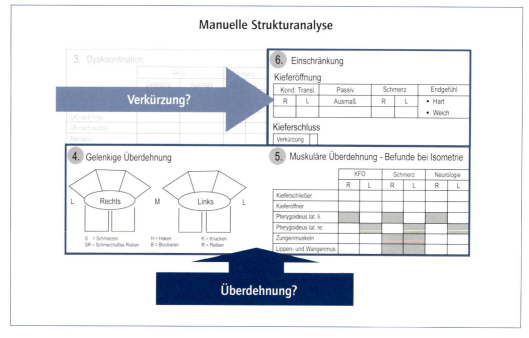

Abb. 1-6 Manuelle Strukturanalyse.

nur einen Teil aus. Anzuwenden sind sie vor allem in der Differenzialdiagnostik bei Verdacht auf Frakturen/Rupturen, Tumoren, Zysten, Impressionsphänomenen oder Entzündungen/Infektionskrankheiten. Zur Feststellung eines geweblichen Defekts im myoarthrogenen Bereich nutzt man Untersuchungstechniken, die einen gezielten mechanischen Zug oder Stress auf so präzise wie möglich ausgewählte Geweben zulassen. Diese Untersuchungstechniken wurden in den 80er-Jahren von mir entwickelt und sowohl von mir als auch später von vielen anderen Autoren veröffentlicht (Abb. 1-6).

Zur Erfassung myogener Defekte im kraniomandibulären System stehen Palpationen und isometrische Anspannungstechniken zur Verfügung, arthrogene Defekte können mit dynamischen Tests und Kompressionstests erfasst werden. Zur Feststellung möglicher myoarthrogener Einschränkungen kann der Behandler die Freiheit der Kondylenbewegung während der Kieferöffnungsbewegungen und die Länge der Mundbodenmuskeln beurteilen. Auf weitere Details soll an dieser Stelle nicht eingegangen werden, da hierzu umfangreiche Literatur vorhanden ist.

Ausdrücklich plädiere ich für eine Einteilung auf der Grundlage von reproduzierbaren Provokationen und damit für die Unterscheidung in myogene Defekte, arthrogene Defekte und myoarthrogene Einschränkungen. Andere Autoren oder Arbeitsgruppen unterteilen ebenfalls in „myogen" und „arthrogen", jedoch eher auf der Grundlage anamnestischer Angaben und klinischer Untersuchungsmethoden zur Erfassung eher unspezifischer Zeichen (z. B. dem einer nicht weiter spezifizierten Druckdolenz verschiedener Geweben). Es ist für den Behandler unabdingbar, Patienten mit muskulären oder gelenkigen Defekten bzw. Einschränkungen auf reproduzierbare Provokation hin zu überprüfen, denn erst dieser Nachweis „rechtfertigt" aus meiner Sicht die Bezeichnung „Myoarthropathie" oder „Craniomandibuläre Dysfunktion".

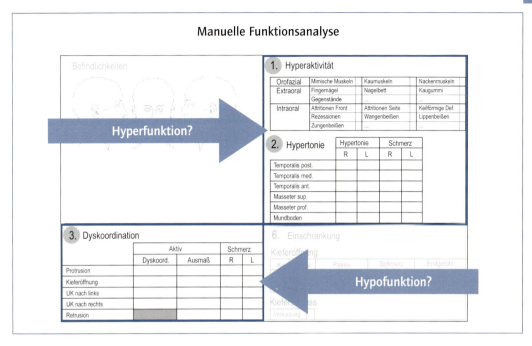

Abb. 1-7 Manuelle Funktionsanalyse.

1.3.6 Beurteilung funktioneller Komponenten

Mit dem sechsten Aspekt, den funktionellen Komponenten, sind die muskulären Aspekte der Hyperaktivität (mittels Inspektion) und Hypertonie (durch Muskelpalpation) sowie die intra- und intermuskuläre Koordination (mithilfe von aktiven Bewegungen und isometrischer Anspannung) gemeint (Abb. 1-7). Wenn wahrscheinlich therapierbare gewebliche Defekte oder Veränderungen vorhanden sind, ist die Kenntnis über die Funktionsfähigkeit der Kaumuskulatur im Laufe des therapeutischen Prozesses von wesentlicher prognostischer Bedeutung. Neben der Verbesserung der subjektiven Beschwerden und des Wohlbefindens, bietet die Beobachtung der Veränderung der funktionellen Komponenten dem Behandler die Möglichkeit zur Aussage über die Stabilität der Veränderungen. Steigert sich die funktionelle Fähigkeit der Kaumuskeln nicht (keine Detonisierung/Entspannung bzw. Koordinationsverbesserung), nimmt die natürliche freie Funktion nicht zu. Es ist somit für jeden Behandler von essenzieller Bedeutung, über Kenntnisse und Fähigkeiten in der Beurteilung von funktionellen Komponenten zu verfügen.

1.3.7 „Kausalität"

Der siebte und letzte Aspekt bezieht sich auf die „Kausalität". Wie bereits besprochen (s. Abschnitte 1.1 und 1.2) ist nur im Falle einer Erkrankung oder eines traumatischen Kontinuitätsverlusts eine Kausalaussage möglich, bei Fehlbelastungen hingegen nicht. Bei diesen können lediglich mögliche Einflussfaktoren ermittelt werden, die dann im therapeutischen Prozess nach ihrer Bedeutung (induziert, assoziiert oder unabhängig; s. Abschnitt 1.2.1, Fehlbelastungen) beurteilt werden müssen.

1.3.8 Diagnostik – Zusammenfassung

Ziel der Diagnostik ist der Erhalt von Informationen über vom Behandler
- nicht therapierbare lokale oder allgemeine Zustände,
- therapeutisch veränderbare Befunde und
- anwendbare, reproduzierbar provozierende Testmethoden.

Darüber hinaus sollte der Behandler verfügen über
- einen gesunden Menschenverstand,
- Kenntnisse in Bezug auf die Erfolgswahrscheinlichkeit in der Anwendung allgemeiner und spezieller Behandlungstechniken und
- die Fähigkeit, die Behandlungsstrategie entsprechend der patientenindividuellen Parameter zu modifizieren.

Auf der Grundlage und nach Abwägen dieser Informationen wird vom Behandler möglicherweise die Entscheidung zur Therapie der vorhandenen Craniomandibulären Dysfunktion getroffen.

1.4 Standortbestimmung Therapie

Angesichts der Fülle zu berücksichtigender Faktoren, ist eine „Standortbestimmung Therapie" kein leichtes Unterfangen. Die CMD-Therapieangebote sind extrem divers, sodass ich zunächst versucht habe, Einteilungen vorzunehmen, um das Spektrum zu erfassen. Eine übergeordnete Einteilung anhand der Betrachtung der prinzipiellen Vorgänge oder Bezogenheiten sowie anhand der Maßnahmen bei verschiedenen Chronifikationsstadien halte ich für möglich. Dementsprechend beschreibe ich zuerst die prinzipiellen Handlungsweisen und den Umgang mit dem Patienten, danach werden die einzelnen Maßnahmen kategorisiert dargestellt und beschrieben. Anwendbar ist diese Einteilung, wenn der Behandler ausreichend differenziert und selektiert hat, sodass eine Therapie durch den Behandler oder das Team mit hoher Wahrscheinlichkeit und Plausibilität Erfolg verspricht.

Therapie ist ein dynamischer Prozess. Diagnostik und Einschätzung der Befunde münden in therapeutische Handlungen, die ihrerseits mit den Reaktionen des Patienten abgeglichen und gegebenenfalls variiert werden.

- Tritt während dieses Prozesses eine Restitutio ad integrum ein und zeigt sich der Patient zufrieden, sind weitere Maßnahmen nicht notwendig, die Therapie kann beendet werden. Laut meiner Nomenklatur ist in diesem Fall tatsächlich eine Therapie erfolgt, hat sich doch dank der angewandten Maßnahmen das System des Patienten auf einem höheren Organisationsniveau eingestellt, auf dem es sich selbständig und mit weniger Energieaufwand als zuvor dauerhaft halten kann.
- Führen die Behandlungen zur Zufriedenheit und zu einer Besserung, die mit einer Tendenz zur Rezidivierung behaftet ist, können zusätzliche Maßnahmen ausbleiben, die angewandten Maßnahmen sollten jedoch fortgesetzt werden. Diese Situation sehe ich als Pflege an, denn das System kann sich ohne weiteren Input nicht selbst auf dem neuen Organisationsniveau halten.
- Sollten die Behandlungsmaßnahmen zwar zu einer leichten Verbesserung der Beschwerden, nicht jedoch zur Zufriedenheit oder zu einer Steigerung des Wohlbefindens führen, dann sollte der Behandler zu den vorhandenen Maßnahmen parallele Behandlungsmaßnahmen anwenden oder anordnen. Die angewandten Maßnahmen können auch als passive Stabilisierung des Systems im Sinne der Vorbereitung auf therapeutische oder pflegerische Maßnahmen gelten. Typisch in der Orthopädie ist z. B. das Einsetzen von (totalen) Endoprothesen. Ohne sie wäre eine Verbesserung der Beweglichkeit und Koordination undenkbar. Die Endoprothesen an sich bewirken diese jedoch nicht, sie bieten lediglich die Grundlage. Bei der CMD muss eine Schmerzmedikation oder eine ver-

änderte Okklusion unter bestimmten Bedingungen auch als stabilisierende Maßnahme gesehen werden. Die eigentliche Therapie findet durch andere Maßnahmen statt.
- Führen die Behandlungsmaßnahmen zu einer Verschlechterung, sind sie unbedingt abzusetzen – unabhängig von eventuell veränderten methodenspezifischen Befunden.

1.4.1 Einteilung der therapeutischen Vorgänge/Prinzipien

Anhand der Art und Weise, wie therapeutische Interventionen erfolgen, ist folgende Einteilung denkbar:
1. Methodenbezogenheit
2. Wahrscheinlichkeitsbezogenheit
3. Plausibilitätsbezogenheit

Methodenbezogenheit

Der Behandler wendet – oft dogmatisch – standardmäßig durchgeführte Behandlungstechniken an. Den Hintergrund für dieses methodenbezogene Vorgehen bilden möglicherweise monokausale Betrachtungsweisen. Der spezielle Befund und seine Veränderungsmöglichkeiten mittels selbst durchführbarer Behandlungen werden über das Befinden des Patienten gestellt, das Ausbleiben einer Verbesserung wird als persönliches, häufig als psychoemotionales Versagen des Patienten gewertet. Nicht selten gerät der Patient dabei unter Druck. Zudem besteht die Tendenz, zunehmend zu invasiven Maßnahmen zu greifen, wenn erwartete Verbesserungen ausbleiben. Der Behandler verfügt über große Erfahrung in der Anwendung der stark abgegrenzten Spezialtechniken oder ist auf dem Wege, diese durch häufiges Anwenden zu erwerben. Nur wenige oder gar keine Parameter über die selbst erfassten Befunde hinaus sind in der Lage, den Therapieplan zu verändern. Für den „ausbehandelten Patienten" gibt es in dieser Form des behandler- oder methodenzentrierten Umgangs keinen Platz.

Der „spezialisierte" Einzelbehandler betrachtet dabei oft weder ausreichend differenzialdiagnostische Kriterien noch weitere Behandlungsmöglichkeiten. Der US-Psychologe Abraham Maslow schrieb hierzu: „Wenn das einzige Werkzeug ein Hammer ist, sieht jedes Problem wie ein Nagel aus." (Ich wurde darauf hingewiesen, dass dieses Zitat möglicherweise von Mark Twain stammt.) Der Zahnarzt neigt oft zur Überbewertung der Okklusion, in der Physiotherapie werden Kopfgelenkblockaden oder die Beckenstellung eher zu stark gewichtet. Auch innerhalb eines Behandlungsteams kann die Behandlung eines Symptomkomplexes zu standardisierten und dogmatisierten Behandlungsabfolgen führen. Hier sind die Verkettungs- oder die Störfelderprinzipien häufig Grundlage der Zusammenarbeit.

Wahrscheinlichkeitsbezogenheit

Behandlungstechniken werden in dieser Gruppe auf Grundlage der größten statistischen Erfolgswahrscheinlichkeit angewendet oder verordnet. Der Behandler analysiert den Fall wissenschaftlich und sachlich-neutral. Patientenindividuelle Faktoren werden den statistischen Größen untergeordnet. Misserfolge werden weder dem Behandler noch dem Patienten zugeschrieben – der „ausbehandelte Patient" kann sich innerhalb des Wahrscheinlichkeitsschemas ohne Konsequenzen aufhalten.

Plausibilitätsbezogenheit

Der plausibilitätsbezogene Behandler wendet Behandlungstechniken an oder verordnet diese auf der Grundlage der größten Wahrscheinlichkeit sowie situativer und patientenindividueller Faktoren. Somatische und psycho-emotio-soziale differenzialdiagnostische Möglichkeiten, methodenspezifische Befunde und Therapieerfolgstest sowie deren Analyse auf statistische Wahrscheinlichkeit und individuelle Plausibilität stehen während der diagnostischen Phasen

Tab. 1-2 Einteilung der Aktualitätsstadien.

Aktualistätsstadium	Therapie
hochakut–akut	Notfall-/Schmerztherapie
akut–subakut (I)	systematisierter Vorgang
subakut–chronisch (II)	individueller Vorgang
chronifiziert (III)	teilstationärer/stationärer Vorgang

im Vordergrund, der Coaching-Aspekt ist während der therapeutischen Phase am wichtigsten. Diagnostische und therapeutische Phasen stehen in einem dynamischen Prozess sowohl dem Behandler als auch dem Patienten zur Verfügung. Die Form des Umgangs ist patienten-/klienten- und prozesszentriert.

Misserfolge werden im dynamischen Prozess betrachtet und haben weder für den Patienten noch für den Behandler eine wertende Bedeutung. Der Ansatz ist nicht „täter- oder ursachen-", vielmehr „lösungs- und ressourcenorientiert". Innerhalb dieses Schemas gibt es den „ausbehandelten Patienten" nicht, weil die Prozesszentriertheit ihn nicht vorsieht. Somit ist zu jeder Zeit für jeden Patienten in jedem Stadium ein sinnvoller Platz gegeben.

1.4.2 Einteilung der Maßnahmen im Rahmen des Chronifikationsstadiums

Die Auswahl der Techniken oder Methoden wird bestimmt vom Ausmaß des Chronifikationsprozesses bzw. von der Aktualität des Geschehens. Wir unterscheiden in: hochakut, akut–subakut, subakut–chronisch und chronifiziert (Tab. 1-2, s. Abschnitt 1.3.4)

Das hochakute Stadium bedarf einer „notfallmedizinischen Versorgung". Der CMD-Patient ist z. B. vor der Praxistür mit dem Rad gestürzt, hat erhebliche Schmerzen und gegebenenfalls Schwellungen, ein traumatischer Kontinuitätsverlust ist möglich. Angezeigt sind bildgebende Verfahren und eine Erstversorgung, funktionelle Therapien haben in dieser Phase meist keinen Platz. Zuerst muss die gewebliche Krise angegangen werden – selbstverständlich unter funktionellen Gesichtspunkten.

Auch das chronifizierte Stadium ist „einfachen" funktionellen Methoden nicht gut oder gar nicht zugänglich. Diese Patienten leiden an einer erheblichen zeitlichen und räumlichen Ausbreitung ihrer Beschwerden und haben häufig das Vertrauen in die eigenen Ressourcen verloren. Nicht selten zweifeln sie an den Möglichkeiten der Behandler, denn sie haben bereits eine Vielfalt an Therapiemethoden oder Techniken mehr oder minder erfolglos durchlebt. Im Vordergrund stehen Frustration, Resignation und manchmal Idealisierung, ergänzt um den Glauben an ein monokausales Modell zur Entstehung und Behandlung ihrer Beschwerden. Die entscheidende Frage ist, ob der niedergelassene Behandler über genügend Mittel verfügt, diese Patienten aufzufangen, denn häufig wirken psycho-emotio-soziale Faktoren so stark, dass funktionelle Interventionen nicht wirken können.

Unser Körper kann über sogenannte „homöostatische Prozesse" jede Form von Reizung oder Einwirkung auffangen, verarbeiten und ausleiten, wie die physiologische Wundheilung zeigt. Bereits nach einigen Tagen ist der Bereich funktionell benutzbar, nach Wochen abgeheilt und nach Monaten (manchmal Jahren) ist die Stelle nicht mehr sichtbar. Eine bleibende Narbe ist selten, da alle Heilungsprozesse auf eine Reduktion der Symptome hinwirken und schließlich bei Null enden. Für alle hochakuten und subakuten Stadien gehen wir von einem reibungslosen Ablauf dieser Prozesse aus, wobei der Behandler den Ablauf des Prozesses einschließlich eventueller Behinderungen überwacht.

In den Stadien chronisch/chronifiziert kann der Prozess nicht oder nicht vollständig genug ablaufen, was von außen betrachtet wie eine Unterbrechung aussieht. Die Reizkurve nimmt nicht (mehr) ab, manchmal sogar zu! Irgendetwas verursacht ein „Hängenbleiben" des „physiologischen Prozesses". Diese Faktoren, die den natürlichen Prozess behindern oder unmöglich machen, müssten beseitigt oder verändert werden. Von therapeutischer Bedeutung für den niedergelassenen Behandler sind also hauptsächlich die beiden mittleren Stadien.

Akut–subakut

Wie erwähnt, gehen wir für akute und subakute Stadien davon aus, dass die autoregulierenden, physiologischen homöostatischen Prozesse vollständig ablaufen werden. Die genaue Ablaufdauer ist dabei nicht prospektiv zu ermitteln. Behandlungsziel ist eine Unterstützung für die selbstheilenden Mechanismen oder das Beseitigen möglicher Hindernisse. Angesichts der Natur der Myoarthropathie als nachweislichen Defektes an Muskel- oder Gelenkgewebe bieten sich dazu folgende Möglichkeiten (Tab. 1-3):

- *Behandlung der lokalen Gewebetrophik* (Gewebeernährung): Diese erfolgt durch lokal wirksame Reize, die Blutzufuhr, -abfuhr und Lymphzirkulation verbessern können (physikalische Reize und gegebenenfalls Medikation). Dazu gehören auch Techniken, die lokal im Gewebe störende (Kohlen-)Wasserstoffbrücken auflösen (z. B. Querfriktionen nach *Cyriax*), den interstitiellen Gewebezustand von Gel nach Sol verändern und kontraktile Filamente im Bindegewebe detonisieren können (z. B. Dauerdruck). Dadurch wird (ebenfalls) der lokale gewebliche Schmerz behandelt. Indirekt oder direkt ist hier auch die Medikation, z. B. mit Analgetika und Antiphlogistika, angesiedelt.

Tab. 1-3   Therapiebausteine der akuten und subakuten Phase.

Therapiebausteine (sub)akut
Trophik
Hyperaktivität und Hypertonie
Verklebungen und Verkürzungen
intra- und intermuskuläre Koordination
Aufklärung, Wahrnehmung und Selbstreflexion

- *Behandlung der Hyperaktivität und Hypertonie:* Hyperaktivität ist gekennzeichnet durch zu hohe Aktivität des Gamma- und gegebenenfalls des Alphasystems und kann sowohl als Reaktion auf lokale gewebliche Störungen (z. B. bei Schmerzen) als auch durch ein zentrales Steuerungsproblem (z. B. bei emotionalen oder neurologische Störungen) auftreten. Die Aktivitätsproblematik geht der Tonusproblematik voraus, sodass Hypertonien als zeitliche Folge der Aktivität anzusehen sind. Die Aktivität kann sowohl über Veränderungen der sensorischen oder rezeptorischen Aktivität reduziert werden (nicht bewusst/reflektorisch, oft irreführend als „Entspannung" statt korrekterweise als „Detonisierung" benannt), als auch durch bewusste Senkung der Aktivität, was die tatsächliche Entspannung darstellt. Der Unterschied zwischen der Detonisierung und der Entspannung von Aktivitäten ist gewaltig. Vereinfacht gilt: Ein Mensch kann von einem äußeren Reiz nur detonisiert und nur von einem inneren Reiz entspannt werden. Ein Mensch kann einen anderen nicht entspannen. Das kann er nur selbst tun.
Sowohl Aufbissschienen und Okklusionskorrekturen als auch manuelle geweblich-manipulative Techniken können zur Behandlung der Hyperaktivität angewendet werden. Beide bieten über ihre Wirkung auf Rezeptoren/Sensoren dem Nervensystem an, den Aktivitätsstrom zu den Muskeln zu reduzieren. Bleibt der baldige Erfolg jedoch aus, stehen die

angesprochenen Rezeptoren oder Sensoren nicht zur Regulation zur Verfügung. So verhindert bspw. starker Bruxismus oft die regulierende Möglichkeit okklusaler Veränderungen. Sehr erfolgreich ist häufig die Anwendung von sogenannten „Annäherungstechniken", bei denen Ansatz und Ursprung eines Gewebes einander angenähert werden und dadurch die Aktivität spürbar (und gegebenenfalls messbar) abnimmt.

Die Anwendung von Dauerdruck spielt eine führende Rolle bei der manuellen Behandlung von Hypertonien. Der quer auf das Gewebe wirkende Druck bietet diesem die Möglichkeit nachzugeben und damit für den Behandler tastbar „weiter und weicher" zu werden. Die Technik bewegt auf sehr behutsame Art und Weise Ansatz und Ursprung geringfügig auseinander. So umgeht der Behandler die häufig einsetzende Schutzspannung, die das verletzte oder angespannte Gewebe auf Reizung erzeugt.

- *Behandlung von Verklebungen oder Verkürzungen:* Verklebungen oder Verkürzungen sind zu sehen als Teile der Gewebetrophikproblematik, der Hyperaktivitäts-/Hypertonieproblematik und darüber hinaus auch als Problem tatsächlicher geweblicher Veränderung durch Einlagerung von Kollagenfasern oder Knochengewebe. Letzterer Zustand ist eher unwahrscheinlich und nur sehr langfristig erreichbar. Verklebungen oder Verkürzungen werden mit Dehnungstechniken behandelt, Ansatz und Ursprung voneinander entfernt. Die Betrachtung und gegebenenfalls die Behandlung von Hyperaktivitäten und Hypertonien ist Voraussetzung für die Durchführbarkeit von Verlängerungstechniken/ Dehnungen.

  Kombinationstechniken bestehen in der Anwendung von neurophysiologischen Prinzipien im Zusammenhang mit einer Dehnungstechnik. Postisometrische Relaxation (Abkürzung: PIR) beinhaltet die Aktivitätssenkung des zu dehnenden Muskels nach isometrischer Anspannung. In dieser Phase der Aktivitätssenkung kann der Muskel etwas leichter gedehnt werden. Zur Dehnung der Kieferschließer werden diese vorher isometrisch angespannt. Effektiv Anwendung findet auch das Prinzip der reziproken Hemmung (Abkürzung: RH), wobei bei Aktivierung der Agonisten eine Aktivitätshemmung der antagonistisch arbeitenden Muskulatur auftritt. Zur Dehnung der Kieferschließer lässt der Behandler während des Verlängerungsversuchs die Kieferöffner isometrisch anspannen.

- *Behandlung der intra- und intermuskulären Koordination:* In der CMD-Therapie hat sich die Koordinationsverbesserung des M. pterygoideus lateralis bereits in den 70er-Jahren als von herausragender Bedeutung erwiesen. Hierzu werden aktive Übungen ohne Gegendruck sowie isometrische und isotonische Übungen genutzt. Alle isometrischen Übungen sind hauptsächlich als intramuskulär anzusehen. Die isotonischen Übungen: Kieferbewegungen in Öffnungs- und Schließrichtung, während konstanter seitlicher Druck für die Anspannung des M. pterygoideus lateralis sorgt, sind typische Vertreter für das intermuskuläre Training – schließlich ist die Abstimmung der verschiedenen Muskeln entscheidend.

- *Aufklärung / Wahrnehmung / Selbstreflexion:* Dieser Aspekt in der Behandlung von akuten und subakuten Zuständen ist unspezifisch. Durch Aktivierung der Hirnrinde über eine Aktivierung der Kognition soll eine Hemmung auf die nicht bewusste Aktivität der tiefer liegenden Hirnstrukturen (meiner Meinung nach hauptsächlich Strukturen des limbischen Systems) bewirkt werden. „Gefühltes Verstehen" oder „selbst-empathisches Verstehen" sind Zielformulierungen. Teils reicht eine sachliche Information aus, in den meisten Fällen jedoch ist eine tiefere Einsicht in vorhandene Mechanismen und ein „selbstverzeihender Umgang" vonnöten.

Subakut–chronisch

In der subakut–chronischen Phase kann der Behandler leider nicht mehr davon ausgehen, dass die physiologischen selbstregulierenden Prozesse vollständig ablaufen werden. Er kann nicht mehr gut

auf lokale Regulationsmechanismen zurückgreifen und muss deshalb übergeordnete Prinzipien im Sinne des Ausgleichs anwenden. An dieser Stelle sind unter anderem folgende Aspekte zu berücksichtigen:
- Ernährung und Nahrungsstoffe (z. B. diätetische Umstellungen, Nahrungsergänzungsmittel),
- Atmung (z. B. Atemtherapie im weitesten Sinne),
- Reduktion von Allergenen jeglicher Art,
- Balance des Energiehaushalts (z. B. Akupunktur und -pressur, Lösen von Energiezysten und Arbeiten mit energetische Vektoren nach *Upledger*),
- Gewebeentspannung und -dehnung (z. B. Reflex-Impuls Techniken und gelenkige Zentrierungen mittels Kompression nach *Groot Landeweer*, Upledger CranioSacrale Therapie, Osteopathie, Rolfing, Manuelle Therapie, progressive Muskelentspannung, autogenes Training, Feldenkrais, Yoga, Meditation),
- psychoemotionale Entspannung (z. B. somatoemotionale Entspannung, Arbeit mit therapeutischen Bildern und dem therapeutischen Gespräch),
- Koordination (zeitlich und räumlich, auch im neuromuskulären Sinne).

Erst an dieser Stelle also wende ich die übergeordneten Prinzipien an. Meine praktische Erfahrung hat gezeigt, dass ein zu frühes Anwenden dem viel zitierten Kanonenkugelschießen auf Spatzen vergleichbar ist.

In dem Maße, in dem die Entwicklung über die akut-subakute Phase hinausgeht, wächst der Anteil, den der Patient selbstverantwortlich zu tragen hat stetig. Da übergeordnete Mechanismen dem natürlichen Ablauf der Heilung entgegenwirken, spielen die Kognition und Realbezogenheit eine wichtige Rolle. Ganz pragmatisch gesehen, muss der Patient seine innere Zustimmung geben, diese stets wieder überprüfen und korrigieren. So kann ein Patient z. B. ignorieren, dass er mit den Zähnen presst und dabei an großer innerer Unruhe und Angstgefühlen leidet oder dass die Gefühle zu einem bestimmten Zeitpunkt nicht in einen reellen Bezug zur momentanen Situation gebracht werden können.

Man stelle sich vor, ich hätte Angst während ich dies schreibe und brächte diese Angst in Zusammenhang mit der momentanen Situation. Das wäre nicht korrekt, denn obwohl die von mir gefühlte Angst an sich real sein kann, ist die Situation doch keineswegs beängstigend. Vielmehr sitze ich in aller Ruhe hinter meinem Schreibtisch, im Hintergrund läuft angenehme Musik und ich bin frei von jeder tatsächlichen äußeren Bedrohung. Das Problem besteht darin, dass mein Inneres dies nicht so bewertet, sondern die tatsächlich verspürte, aber durch die momentane reale Situation nicht begründete Angst unmittelbar mit dieser verknüpft. Die Realbezogenheit des Angstgefühles ist fraglich, das Gefühl ist jedoch in dem Moment, in dem es gefühlt wird sehr wohl real, unabhängig davon, wie realbezogen es ist.

Die in der subakut-chronischen Phase anwendbaren Maßnahmen (Tab. 1-4) lassen sich folgendermaßen unterteilen:
- *Passive Maßnahmen* in der therapeutischen Praxis: Die eingesetzten Techniken zielen darauf ab, ohne gezielte Mitaktivität des Patienten zu einem energetischen, fluidalen oder geweblichen Ausgleich zu gelangen. Der Patient ist dabei bewusst passiv, der Therapeut der aktive Part.
- *Aktive Maßnahmen* in der therapeutischen Praxis: Die angewandten Techniken haben das Ziel, zu einem bewusst gefühlten Kontakt mit Anteilen des Körpers oder des Selbst zu gelangen, um intra- und interpersonelle Vorgänge beobachten, annehmen und gegebenenfalls verändern zu können. Der Patient ist dabei der aktive Teil, der Therapeut begleitet die Selbstwahrnehmung des Patienten.
- *Heimübungen:* Zu Hause durchgeführt vertiefen diese Übungen die weitere Selbstwahrnehmung (Koordination und Entspannung), führen zur Verlängerung oder Dehnung von Geweben bzw. zu verbesserten Fließaktivitäten von Flüssigkeiten oder Energie.

Gert Groot Landeweer

Tab. 1-4 Einteilung der in der subakut-chronischen Phase anwendbaren Maßnahmen.

A) Passive Maßnahmen – Praxis
• Reflex-Impuls-Techniken
• Zentrierungen
• Upledger CranioSacrale Therapie
• Osteopathie
• Rolfing
• Manuelle Therapie
B) Aktive Maßnahmen – Praxis
• SomatoEmotionale Entspannung
• therapeutische Bilder
• therapeutisches Gespräch
C) Aktive Maßnahmen – Zu Hause
• Entspannung
• Dehnung – Mobilisation
• Koordination

1.4.3 Therapie – Zusammenfassung

Die Therapie von Patienten mit CMD ist abhängig von vielen diagnostischen Schritten. Prinzipiell entscheidet der Behandler, wie er vorgehen wird. Dies bedeutet, dass er seine erlernte oder entwickelte Methode anwendet, eher wissenschaftlich vorgeht oder dazu noch momentane individuelle Aspekte des Patienten mitberücksichtigt.

Die Anwendung der verschiedenen Behandlungstechniken und -methoden variiert entsprechend der Stadieneinteilung von hochakut bis chronifiziert. In der niedergelassenen Praxis stehen für das akut–subakute Stadium Techniken zur Behandlung der Trophik und Hyperaktivität/Hypertonie, von Verkürzungen/Verklebungen, der Koordination und Wahrnehmung/Selbstreflexion zur Verfügung. Das subakut–chronische Stadium kann in der therapeutischen Praxis mit passiven und aktiven Maßnahmen in Kombination mit Heimübungen behandelt werden.

Wichtig ist die dynamische Herangehensweise im therapeutischen Prozess. Bewusste und reaktive Veränderungen der Beschwerden oder Handlungen des Patienten werden stets in einen realbezogenen Kontext gebracht. Ausgehend davon wird erwogen, welcher nächste diagnostische oder therapeutische Schritt zu gehen ist.

1.5 Quo vadis: eine persönliche Betrachtung

Wohin wird es wohl in Zukunft gehen in der Diagnostik und Therapie von Patienten mit Craniomandibulärer Dysfunktion? Mir erscheint in dieser Frage insbesondere wichtig, wie die zentralen Anforderungen aussehen, die an alle Beteiligten gestellt werden und auf welchem Wege sie umzusetzen sind. Nicht nur die aufrechte, vertrauensvolle Kommunikation mit den Patienten ist eine unabdingbare Voraussetzung. Wichtiger noch erscheint die intrapersonelle Kommunikationsfähigkeit eines jeden Behandlers und die interpersonelle Kommunikationsfähigkeit innerhalb eines Behandlungsteams. All das zusammen kann zu einer „dienenden Kommunikationsmedizin" führen.

1.5.1 Anforderungen an den Therapeuten

Denkbare neue Anforderungen an den Therapeuten (Tab. 1-5) wären:
- *Erfahrung:* Der Behandler muss über Erfahrung in der Behandlung der Craniomandibulären Dysfunktion verfügen. Aus eigener Erfahrung ist dazu eine ausführliche Supervision notwendig. An das passive Zuschauen in Hospitationen sollten sich erste Schritte mit einem erfahrenen Behandler als direktem Beobachter und Korrektor anschließen, ehe zum Schluss in regelmäßigen Abständen Behandlungen inter- und supervisorisch betrachtet werden.

- *Einsicht, Wissen und Kenntnis:* Wie bereits dargestellt sind diese Aspekte für eine Wahrscheinlichkeitsbezogene Betrachtung der CMD nötig.
- *Empathie und Einfühlungsvermögen:* Sie sind als grundlegende Aspekte unabdingbar für eine stabile Patienten-Therapeuten-Beziehung und ermöglichen dem Behandler, sich in das Erleben des Patienten hineinzuversetzen und so zu einem gefühlten Verständnis zu gelangen. Das Einfühlungsvermögen ist die Brücke zwischen dem Behandler und dem Patienten.
- *Resonanzfähigkeit und Lernbereitschaft:* Einfühlungsvermögen ist Voraussetzung für die Resonanzfähigkeit der Therapeuten, das „Mitschwingen" des Behandlers. So können Nebeninformationen oder solche, die noch verborgen liegen, aufgespürt und benutzt werden, um daraus zu lernen. Die Resonanzfähigkeit kann so dabei helfen, zwei identisch erscheinende Patienten als eigenständige Fälle betrachten zu können.
- *Intuition:* Die Intuition integriert alle oben genannten Aspekte und ermöglicht dem Behandler, auf der Grundlage von Erfahrung, Wissen und Resonanz zu einer gefühlsmäßigen Richtung zu gelangen, die wieder in einem dynamischen Prozess „geprüft" werden kann.
- *Absichtsvolles Handeln:* Der vorläufig letzte Aspekt in der Betrachtung des Therapeuten bezieht sich auf die Handlungsebene. *Upledger* vertritt die Meinung, dass die kürzeste Strecke zwischen zwei Punkten eine Absicht (Intention) ist. Ohne Absicht kann eine Handlung nicht genügend Kraft beinhalten, wobei diese Absicht selbstverständlich auf Erfahrung, Wissen, Resonanzfähigkeit und Intuition beruht. Da das Einfühlungsvermögen die grundlegende Brücke zwischen Patient und Behandler darstellt, ist die zentrale Absicht stets: „Beabsichtige dich einzufühlen!".

Tab. 1-5 Neue Anforderungen an den Therapeuten und Patienten.

Neue Anforderungen an den Therapeuten
• Erfahrung
• Einsicht, Wissen und Kenntnis
• Empathie und Einfühlungsvermögen
• Resonanzfähigkeit und Lernbereitschaft
• Intuition
• absichtsvolles Handeln
Neue Anforderungen an den Patienten
• Übernahme der eigenen Verantwortung
• Öffnungs- und Berührungsbereitschaft
• Veränderungsbereitschaft und -motivation

1.5.2 Anforderungen an den Patienten

Die möglichen neuen Anforderungen an den Patienten (Tab. 1-5) sind:
- *Übernehmen eigener Verantwortung:* Mancher denkt vielleicht: ‚Das ist nicht neu!' und hat damit in gewisser Weise Recht. Gemeint ist an dieser Stelle der Verzicht auf das Abgeben der Verantwortung dadurch, dass der Patient jemanden oder etwas für sein Leiden oder seine Situation verantwortlich macht. Das Ziel ist nicht die Tätersuche, sondern zu einer konstruktiven Lösung zu gelangen. Dies ist nicht einfach, zeigen doch viele Menschen automatisch die Tendenz, einen „Schuldigen" zu suchen und zur Verantwortung zu ziehen. Das Problem ist damit keineswegs gelöst und auch die Heilung schreitet nicht unbedingt voran.
- *Öffnungs- und Berührungsbereitschaft:* Mit der Übernahme der Verantwortung bietet sich dem Patienten die Möglichkeit, sich zu öffnen und sich berühren zu lassen. Er ermöglicht sich und dem Behandler Einblicke in seine Biografie, sein Denken, Fühlen und Handeln.
- *Veränderungsbereitschaft und -motivation:* Mithilfe des eben Genannten, kann sich über eine neutrale

Tab. 1-6 Neue allgemeine Anforderungen an Behandler und Patienten.

Neue allgemeine Anforderungen
• Selbstreflektion und Neutralität
• Vertrauen und Aufrichtigkeit/ Authentizität
• Kommunikation: Zuhören, Mitteilen, Beschreiben und Nachfragen
• Achtung/Würdigung und Demut

Selbstreflexion die Bereitschaft und die Motivation zur Veränderung einstellen. Selbsteinsicht oder Selbsterkenntnis, Selbstwissen und Selbsterfahrung können so dazu führen, dass die Notwendigkeit zur Veränderung gefühlt wird.

1.5.3 Allgemeine Anforderungen

Die allgemeinen Anforderungen gelten sowohl für den Behandler als auch für den Patienten (Tab. 1-6):

- *Selbstreflexion und Neutralität:* Selbstreflexion entspricht hier der Fähigkeit, die eigenen Anteile am Gelingen oder Scheitern einer therapeutischen Beziehung zu betrachten. Jeder hat dabei die Aufgabe „Ich"-Aussagen zu tätigen und auf „Du"-Aussagen zu verzichten sowie zu verstehen, dass Wahrnehmungen stets sehr persönlich sind. Die Neutralität ist dabei sowohl Hilfsmittel und Zweck als auch Ziel. Eine Atmosphäre von Nicht-Wertung und Nicht-Urteilen ist die Grundlage für Vertrauen und damit für Aufrichtigkeit/Authentizität.
- *Vertrauen und Aufrichtigkeit/Authentizität:* Unabdingbare Vorraussetzung für jede Form von Beziehung. Beide brauchen diese Aspekte vom Anderen und beide haben die Verantwortung, diese Aspekte in die therapeutische Beziehung einzubringen. Die Authentizität beinhaltet dabei, innerhalb der Beziehung Wahrnehmung, Denken, Fühlen und Handeln in Übereinstimmung zu bringen.
- *Kommunikation:* Zuhören, Mitteilen, Beschreiben und Nachfragen: Vertrauen und Aufrichtigkeit/Authentizität finden ihren sichtbaren Weg in der Kommunikation. Jeder Partner bemüht sich bspw., seine Aussagen so zu wählen, dass sie mit seiner Wahrnehmung sowie mit seinem Denken und Fühlen konform sind. Wichtig sind dabei Zuhören, Mitteilen, Beschreiben und Nachfragen.
- *Achtung/Würdigung und Demut:* Die oben genannten allgemeinen Anforderungen führen meines Erachtens zum Fundament unseres Daseins: Achtung/Würdigung und Demut. Bereits im Grundgesetz ist festgehalten, dass die Würde des Menschen unantastbar ist. Ich plädiere dafür, genau zu betrachten, wann wir dieses Grundrecht nicht anwenden. Es ist nicht einfach, Patienten zu begleiten und dabei manchmal nicht mehr als der „große Retter" oder „Veränderer" dazustehen. Demütig das Schicksal eines jeden zu respektieren gehört für mich zur Achtung und Würde. Es heißt auf gar keinen Fall, die Hände in den Schoß zu legen und nichts zu tun. Es gilt Ansprechpartner zu sein, Verständnis zu haben und offen zu bleiben für alle Gedanken, Ideen, Emotionen und Gefühle des Patienten – eine große Herausforderung!

1.5.4 Mögliche neue Schritte

Was wären nun die möglichen neuen Schritte, die sich ergeben könnten? Die folgenden Punkte könnten einen zukunftsorientierten Ansatz bieten (Tab. 1-7):

- *Differenzierung:* Wir sollten uns darüber einig werden, welche Situationen für einen Behandler oder ein Behandlerteam behandelbar, bedingt behandelbar oder nicht behandelbar sind und auf dieser Grundlage handeln.
- *Hypersensibilisierung* sollte rechtzeitig erkannt und behandelt werden.
- *Wahrheit:* Irrealitäten, Realitäten und Realbezogenheit sollten rechtzeitig angesprochen, differenziert und eingesetzt werden.

- *Ressourcenorientiertes Handeln:*
  - Das Wohlbefinden steht an erster Stelle und soll erfasst werden,
  - dabei öffnet sich das Gewebe oder System und wird spürbar weiter und weicher,
  - was mit einer inhärenten systemischen Funktionsverbesserung (Kommunikation/Koordination) einhergeht
  - und so zu einer Optimierung von organisierbaren Energien führt.
- *Gleichberechtigung:* Der Patient soll anerkannter Teil des Teams sein, nicht Mittelpunkt – diesen Platz hat das Problem inne.
- *Absicht:* Neue, zeitgemäße Ziele anerkennen, wobei Selbstverantwortung, -bestimmung und -verwirklichung einen zentralen Platz einnehmen.

Tab. 1-7 Mögliche neue Schritte bei CMD.

1. Differenzieren
2. Hypersensibilisierung
3. Irrealitäten, Realitäten und Realbezogenheiten
4. Ressourcenorientiertes Handeln • Wohlbefinden • weiter und weicher • inhärente Funktionsverbesserung • Optimierung organisierbare Energien
5. Gleichberechtigung
6. Neue zeitgemäße Ziele • Selbstverantwortung • Selbstbestimmung • Selbstverwirklichung

In der Betrachtung der CMD und möglicher „Ursachen" können wir posttherapeutisch oder retrospektiv sehr wohl Patienten mit okklusions-, kopfgelenks-, energie-, ernährungs- und haltungsinduzierten Craniomandibulären Dysfunktionen (um nur einige zu nennen) eruieren. Ebenso gibt es Patienten mit okklusions-, kopfgelenks-, energie-, ernährungs- und haltungsinduzierten Rückenschmerzen. Diese Einflüsse können jedoch ebenso gut assoziiert wie unabhängig vorhanden sein, und dafür müssen wir alle offen bleiben. Es ist nötig zu sehen, dass wir als „Spezialisten" für einen Bereich – sei es für die Behandlung eines Abschnittes oder der „Ganzheit" – aufgrund unserer persönlichen Grenzen stets nur einen Teil erfassen können. Wir können das Glück haben, dass der Patient, der zu uns kommt, zu diesem Zeitpunkt genau die Behandlung braucht, die wir ihm anzubieten haben. Es kann jedoch genau so gut nicht der Fall sein, und dann sollte der Patient für andere Behandlungsmethoden „entlassen" werden. Wer z. B. eine Veränderung des energetischen Systems braucht, dem ist mit einer veränderten Okklusion einfach nicht gedient. Ein anderer benötigt statt einer Umstellung der Ernährung vielleicht eine Korrektur der Okklusion. Deshalb plädiere ich für die Behandlung der Patienten innerhalb eines Teams, dessen gleichwertiges Teammitglied der Patient ist und in dem alle Teammitglieder verstehen sollten, dass die „Wahrheit" oder das „Wissen um den Sinn" im Patienten liegt. Ich habe erfahren dürfen, wie förderlich es ist, der „inneren Weisheit" des Patienten die Führung zu überlassen. Deshalb ist es wichtig, dass das gesamte Team die notwendige „Energie" aufbringt, den Kontakt zu dieser „Weisheit" herzustellen und den Patienten zu ermuntern, sich wieder auf sich zu verlassen und die Verantwortung für sich selbst zu übernehmen. Allerdings darf die „innere Weisheit" nicht mit der Persönlichkeit oder dem Ego des Patienten verwechselt werden. Niemand außer dem Patienten wird Ausmaß und Bedeutung einer Störung wirklich ganz erfassen können. Das gilt meines Erachtens wie für alle Probleme, mit denen der Patient zu uns kommt, so auch für Craniomandibuläre Dysfunktionen. In diesem Sinn sollten wir unsere Arbeit so gut wie möglich machen und uns doch gleichzeitig dafür offen halten, den Patienten auch dann zu unterstützen, wenn im therapeutischen Prozess deutlich wird, dass er einer anderen als der angeschlagenen Behandlung bedarf.

Ich freue mich auf die kommende lehrreiche Zeit!

1.6 Weiterführende Literatur

1. Bauer J. Das Gedächtnis des Körpers, wie Beziehungen und Lebensstile unsere Gene steuern. München: Piper; 2006.
2. Groot Landeweer G. Einführung in die CranioSacrale Therapie, wie man körperliche Blockaden selbst lösen kann. Kreuzlingen, München: Irisiana; 2007.
3. Jantsch E. Die Selbstorganisation des Universums, vom Urknall zum menschlichen Geist. München, Wien: Hanser; 1992.
4. Upledger JE. Auf den inneren Arzt hören, Einführung in die CranioSacrale Therapie. Kreuzlingen, München: Irisiana; 2003.

Teil II

CMD und Kausystem

Kapitel 2

Funktions- und Strukturanalyse des stomatognathen Systems, Schienentherapie und interdisziplinäre Patientenführung

Christian Köneke

2.1 Einleitung

In diesem Kapitel werden zunächst Kurztests für die Funktions- und Strukturanalyse (FSA) des stomatognathen Systems gezeigt, die allen mitbehandelnden Fachpraxen schnell und einfach eine erste Orientierung über das Erkrankungsbild erlauben. Anschließend wird der komplette Untersuchungsgang einer Manuellen Funktions- und Strukturanalyse des stomatognathen Systems dargestellt, wie er überwiegend in der zahnärztlichen Praxis durchgeführt wird.

Unter interdisziplinären Gesichtspunkten wird die Schienenbehandlung zur Einstellung der neuromuskulären Zentrik betrachtet, abgerundet durch Erfahrungen und Anregungen zur interdisziplinären Patientenführung.

Die gezeigten Untersuchungstechniken basieren auf den von *Groot Landeweer* und *Bumann* beschriebenen Untersuchungstechniken sowie eigenen Modifikationen (Stand: Mai 2009). Die ständig fortschreitende kritische Auseinandersetzung mit der Diagnostik erfordert allerdings mittelfristig eine weitere Veränderung, die zurzeit gemeinsam zwischen *Groot Landeweer* und dem Autor dieses Artikels erarbeitet wird. Im Mittelpunkt steht dabei, eine wirklich evidenzbasierte und ausschließlich therapierelevante diagnostische Vorgehensweise zu etablieren. Der interdisziplinäre Aspekt soll noch stärker als bisher berücksichtigt werden. Für dieses Buch können die Änderungen nicht mehr berücksichtigt werden, sodass diese weiter modifizierte Diagnostik einer dritten Auflage des Buches vorbehalten bleiben muss. In dem in der nächsten Zeit erscheinenden EDV-gestützten Diagnoseprogramm von *Groot Landeweer* und *Köneke*, *easy C.M.D.* wird das neue Diagnoseschema bereits umgesetzt sein und darf so als Ergänzung zu diesem Buch gelten.

Das vorliegende Kapitel versteht sich als Übersichtsdarstellung über den zahnärztlichen Anteil im Rahmen der Behandlung einer Craniomandibulären Dysfunktion. Zum genauen Erlernen der Techniken der Manuellen Funktions- und Strukturanalyse sei hier auf spezielle Seminare verwiesen, wie sie beispielsweise in das jährlich stattfindende CMD-Curriculum des Autors integriert sind. „Hands on"-Kurse zum taktilen Erlernen und „Begreifen" der manuellen Techniken sind unverzichtbar, da vergleichende Tastergebnisse in der Lernphase, ergänzt durch umfassende Informationen zur interdisziplinären Einordnung der CMD-Therapie, zwingend nötig sind.

2.2 Kurzbefunde

Die Kurzbefunde sind gleichermaßen für die zahnärztliche wie für die orthopädische, physiotherapeutische, internistische oder otologische Praxis sowie für alle Praxen, in denen CMD-Patienten vorstellig werden geeignet, da in kürzestmöglicher Zeit (max. 3 Min.) ein erster Eindruck über die Manifestation einer CMD im stomatognathen System gewonnen werden kann. Die exakte Diagnostik und Therapie obliegt dann dem jeweiligen Facharzt oder den Facharztgruppen, in deren Zuständigkeitsbereichen sich die Manifestationsorte befinden. Für die zahnärztliche Praxis ist bei positivem Befund die Aufnahme einer Manuellen Funktions- und Strukturdiagnostik erforderlich. Diese wird im Anschluss an die Kurzdiagnostik beschrieben. Die Kurzdiagnostik wird heute zunehmend mit EDV-Unterstützung durchgeführt. *Easy C.M.D.* der Autoren *Köneke* und *Groot Landeweer* ist ein solches Programm zur systematischen Erfassung der Diagnostik und zur anschließenden Auswertung der Befunde und Befindlichkeiten des Patienten. Ein kostenloser Download der Schnelltest-Version von *easy C.M.D.* ist im Internet unter www.easyCMD.de möglich.

2.2.1 Generelle Schnelltests

Im generellen Schnelltest werden kurze Abfragen, die vollkommen unabhängig von der okklusalen Kurztestung stehen, durchgeführt. Diese ermöglichen es dem nicht zahnärztlichen Kollegen, in kürzester

Zeit eine Einschätzung vorzunehmen, ob mindestens differenzialdiagnostisch eine Manuelle Funktions- und Strukturanalyse des stomatognathen Systems durchgeführt werden muss. Letztlich handelt es sich bei den hier beschriebenen Abfragen um hirnstammvermittelte Symptome, die bei Vorhandensein eines Hirnstamm-Irritations-Syndroms (von Heymann und Köneke 2009) auftreten. Das Hirnstamm-Irritation-Syndrom (von den Autoren v. Heymann und mir selbst in Zusammenarbeit mit Groot Landeweer und A. Köneke als Arbeitstitel aktuell (9/09) als Hirnstamm-Sensitisierungs-Syndrom bezeichnet) selbst kann Ausdruck von Störungen in einem oder mehreren Hirnnervenarealen sein, jedoch die gleichen Symptome mit sich führen wie eine einzeln im stomatognathen System lokalisierte Störung (vgl. Kap. 5). Aus diesem Grund ist bei Vorhandensein eines dieser Symptome die Manuelle Strukturanalyse des stomatognathen Systems gegenwärtig als erforderlich anzusehen.

Folgende Abfragen dienen als Schnelltests zur Auslösung einer Manuellen Funktions- und Strukturanalyse des stomatognathen Systems:

	Ja	Nein
Kopf-/Gesichtsschmerzen	❏	❏
Nacken-/Rückenschmerzen	❏	❏
Ungeklärter Zahnschmerz	❏	❏
Schwindel	❏	❏
Tinnitus	❏	❏
Beschwerden bei Kopfbewegungen	❏	❏
Beschwerden bei Kieferbewegungen	❏	❏

2.2.2 Schnelltests im stomatognathen System

Die Schnelltests im stomatognathen System werden vorwiegend vom Zahnarzt durchgeführt. Sie sind allerdings kein weitergehendes Entscheidungskriterium für den Zahnarzt, ob eine Manuelle Funktions- und Strukturanalyse durchgeführt werden muss, sofern der generelle Schnelltest bereits diese Notwendigkeit gezeigt hat. Sie dienen vorrangig der Information des Patienten über die Notwendigkeit, weil hier möglicherweise erstmals für den Patienten offensichtlich wird, dass das harmonische Zusammenspiel im stomatognathen System gestört sein könnte. Die Tests sind im weitesten Sinne angelehnt an den von *Ahlers* und *Jakstat* beschriebenen CMD check.

Kurzbefund Okklusion (Abb. 2-1 bis 2-3)

Generell unterscheiden wir zwischen zwei therapeutisch wichtigen Zahnkontaktpositionen: dem *aktuellen maximalen Vielpunktkontakt (aMVP)* und der *aktuellen zentrischen Kontaktposition (aZKP)* (s. Abb. 2-61), also der Bisslage, die bei entspannter Kaumuskulatur ohne Steuerung durch Kontaktsituationen der Zähne entsteht, wenn der Patient aus dieser Position selbst und ohne Berührung durch den Therapeuten den ersten Zahnkontakt aufsucht. Aktuell deshalb, weil die Kontaktpositionen durch Veränderungen bestimmter Gewebe im Körper eine Veränderung erfahren können, gegebenenfalls auch ohne pathologisch zu werden oder gerade im therapeutischen Bestreben nach Beseitigung einer pathologischen Position. Das gilt sowohl für den aMVP als auch für die aZKP. Die Zeitachse ist diejenige, die viele bisherige Definitionen der Bisslage unberücksichtigt gelassen haben, die aber nach aktuellem Stand des Wissens unbedingt berücksichtigt werden muss. Stimmen diese beiden Positionen (aMVP und aZKP) überein und ist die vertikale Dimension gleichzeitig korrekt eingestellt, finden wir das heutige Idealbild einer physiologischen Bisslage vor. Weichen aMVP und aZKP voneinander ab, müssen jedoch nicht zwangsweise Beschwerden vorliegen. Therapiebedürftig sind grundsätzlich nur mit weiteren CMD-Symptomen verbundene Abweichungen des aMVP von der aZKP.

Von der Verwendung des Begriffes *habituelle Interkuspidationsposition (HIKP)*, also einer postulierten gewohnheitsmäßig eingenommenen Bisslage,

Funktions- und Strukturanalyse des stomatognathen Systems, Schienentherapie und interdisziplinäre Patientenführung

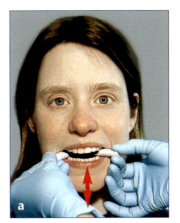
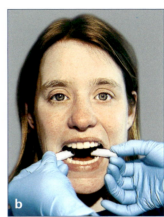

Abb. 2-1a, b Prüfung der Vorkontakte in aZKP.

wird bewusst Abstand genommen, weil diese zu stark zeitlichen Schwankungen unterliegen kann. Niemand wird diagnostizieren können, wann der Patient in welcher Position gewohnheitsmäßig zubeißt. Vielleicht ist sogar im Einzelfall die gewohnheitsmäßige Okklusion beim Autofahren eine andere als beim Spazierengehen. Die irrige Annahme, der Patient würde gewohnheitsmäßig immer im maximalen Vielpunktkontakt zubeißen hatte auch in eigenen Vorträgen und Veröffentlichungen zur Beschreibung der HIKP geführt. Der Begriff *Zentrik* wird zur Beschreibung einer Okklusionsposition nicht mehr verwendet, weil diese im heutigen Verständnis nicht mit einem Kontakt der Zähne verbunden sein muss. Der Begriff der Zentrik soll zukünftig nur für die Beschreibung der physiologischen (zentrischen) Kondylenposition verwendet werden. Der Begriff der *retralen Kontaktposition (RKP)* wurde schon vor Langem verlassen, weil diese therapeutisch und deskriptiv völlig ohne Wert ist. Ein Kondylus, der in der RKP liegt, darf nicht das Ziel einer oder die Indikation für eine Therapie sein. Hier würde die Brücksichtigung der anderen Gewebe des stomatognathen Systems komplett fehlen. Irrtümlich sind früher Patienten, die im Zusammenhang mit einer therapeutischen Kondylenpositionierung in RKP zum Teil schwer lokalisierbare Schmerzsymptome entwickelt haben, als psychisch krank definiert worden. Heute wissen wir, dass Schmerzfreiheit im stomatognathen System nur bedingt etwas mit der unbedingten Einstellung einer bestimmten Bisslage zu tun hat, dass vielmehr Pathologie aus der unbedingten Einstellung einer behandlerdefinierten Bisslage (wie der RKP) entstehen kann. Die RKP wurde als therapeutische Bisslage wegen der erheblichen Gefahr der Überbelastung bestimmter Gewebe des stomatognathen Systems verlassen.

Test der aktuellen zentrischen Kontaktposition (aZKP) (Abb. 2-1)

Der Patient wird aufrecht sitzend gelagert, sodass er seinen Kopf in einer entspannten Position halten kann. Er öffnet und schließt den Mund ca. 15-mal ohne Zahnkontakt (Kurzentspannung durch gesteigerte Vaskularisierung der Kaumuskulatur). Anschließend schließt der Patient zügig aber gefühlvoll den Mund und versucht zu tasten, welche Zähne sich zuerst berühren. Diese Position gibt die aZKP an. Es wird nicht mehr von *Vorkontakten* gesprochen, weil eine Wertung vermieden werden soll. Ein gewisses Maß an Körpergefühl ist für diesen Test Voraussetzung. Liegt dieses nicht vor, kann der Test nur durch Anfertigen von Modellen der Zähne verbunden mit dem Einartikulieren in einem

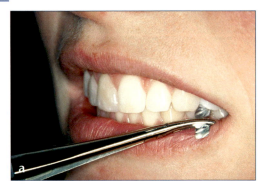
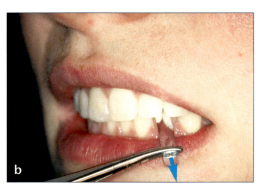

Abb. 2-2a, b Prüfung des aMVP.

Artikulator nach vorheriger Registrierung der aZKP mit einem Bissregistrat bestimmt werden.

Die aZKP wird sich bei Therapienotwendigkeit eines funktionell dysbalancierten Patienten unter der Therapie mit großer Wahrscheinlichkeit verändern, sodass sich die aZKP im ausbalancierten Zustand von der aZKP zu Therapiebeginn teils erheblich unterscheidet.

Weisen in aZKP nur einzelne Zähne oder Zahngruppen Kontakt auf, kommt es zu einer Zwangsbisslage bei gezielter Einnahme des aMVP. Die Folge können multiple muskuläre Verspannungen, HWS-Funktionsstörungen, Triggerpunktschmerzen oder Bruxismus, aber auch Tinnitus, Schwindel und viele weitere Symptome sein.

Gegebenenfalls ist bei Vorliegen solcher bisslageinduzierter Symptome eine Bisslagekorrektur nach adäquater Schienenvorbehandlung notwendig.

Test des aktuellen maximalen Vielpunktkontaktes (aMVP) (Abb. 2-2)

Zwischen jedes Ober- und Unterkieferzahnpaar wird eine sehr dünne Folie (Shimstockfolie, Stärke 8 μm) gelegt. Bei forciertem maximalem Zahnkontakt wird dann versucht, die Folie herauszuziehen. Kann sie nicht gehalten werden, liegt eine Nonokklusion der entsprechenden Zähne vor. Die heutige Idealvorstellung des aMVP sieht ein Halten der Folie im Prämolaren- und Molarenbereich, ein schwaches Halten im Eckzahnbereich und ein Nichthalten im Frontzahnbereich vor. Es besteht auch hier nur dann und nur in sorgfältiger differenzialdiagnostischer Abgrenzung gegebenenfalls die Notwendigkeit einer Bisslagekorrektur durch oder nach Schienenvorbehandlung, wenn bei Abweichen von dieser therapeutischen Idealvorstellung weitere CMD-Symptome vorhanden und therapiebedürftig sind.

Hinweise auf Parafunktionen

Schliff-Facetten an den Zähnen, Gingivarezssionen, keilförmige Defekte an den Zähnen oder Lockerung einzelner Zähne können Hinweise auf Parafunktionen sein. Diese können eine entscheidende Rolle in der Entstehung einer symptomatischen CMD spielen. Es wird geprüft, ob Hinweise dieser Art im Bereich der Zähne gefunden werden können.

Mittellinienvergleich (Abb. 2-3)

Die Mittellinien des Gesichtes, des Oberkieferzahnbogens und des Unterkieferzahnbogens werden abschließend miteinander verglichen. Abweichungen der Oberkiefermitte von der Gesichtsmitte erzwingen häufig eine Schwenkung des Unterkiefers, die dann an einer ebenfalls von der Gesichtsmitte

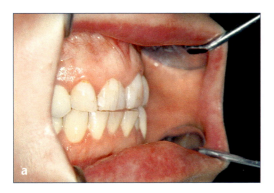 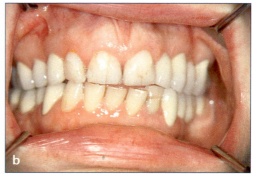

Abb. 2-3a, b Prüfung der Mittellinie und der Bisslage.

abweichenden Unterkiefermittellinie zu erkennen ist. Unter den Mittellinienverschiebungen sind im Unterkiefer alveoläre Mittellinienverschiebungen eher selten, im Oberkiefer jedoch die Regel. Daher wird mit dem Vorliegen einer von der Gesichtsmitte abweichenden Unterkiefermitte (bei sonst symmetrischer Unterkieferbezahnung) der Verdacht einer Zwangsbisslage bei Unterkieferschwenkung diagnostiziert. Es kann sich aber ebenso um eine für eine beschwerdefreie Bisslage notwendige Abweichung handeln, wenn strukturelle Gegebenheiten wie z. B. unterschiedlich lange Unterkieferseiten das erzwingen.

Zur weiteren Differenzierung der Bisslage und der Kaubewegungen ist eine instrumentelle Strukturanalyse möglich, die computergestützt eine dreidimensionale Abbildung der Kaubewegungen und der Kondylenposition zulässt (s. u.).

Bei einem positiven Befund in einem der Kurztests ist die Durchführung einer differenzierten Manuellen Funktions- und Strukturanalyse angezeigt. Die Therapie erfolgt wenn notwendig interdisziplinär (Augenarzt – HNO-Arzt – Internist – Kieferchirurg – Kieferorthopäde – Logopäde – Orthopäde – Physiotherapeut – Osteopath – Psychotherapeut – Radiologe – Schmerztherapeut – Zahnarzt). Fast nie jedoch werden zur Therapie eines einzigen Patienten alle Disziplinen parallel benötigt.

Kurzbefund Kiefergelenke

Test von Gelenkgeräuschen (Abb. 2-4)

Die Kiefergelenkköpfe werden extraoral, direkt vor dem äußeren Gehörgang getastet. Leichte Öffnungs- und Schließbewegungen des Mundes erleichtern das Auffinden der Gelenkköpfe.

Bei der Mundöffnung werden Knack- oder Reibegeräusche geprüft. Diese sind in der Regel sehr gut tastbar. Knackphänomene weisen häufig auf eine Fehlstellung der Kondylen und daraus resultierende Verdrängung des Discus articularis aus dem physiologischen Gelenkspalt hin. Je nach dem Zeitpunkt beim Öffnungsablauf und der Form des Diskus ist eine Therapie des Knackens möglich. Heute ist aber nicht mehr die Therapie des Kiefergelenkknackens primäres Ziel der CMD-Therapie, sondern nur unter bestimmten Bedingungen (s. u.) eine Stellungskorrektur der Kondylen. Bei einem während der Öffnungsphase initial auftretenden Knacken ist eher mit einer Beseitigung im Rahmen des Kondyleneinstellung zu rechnen als bei einem intermediären oder terminalen Knacken, weil die Kondylen dann meistens deutlich näher an der physiologischen Position bei geschlossenem Mund liegen. Eine gut ausgeprägte Pars posterior des Discus articularis ermöglicht eher eine stabile Reposition des Diskus im Rahmen einer korrekten Einstellung der Kondylen als eine schwach ausge-

Christian Köneke

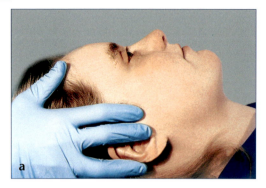
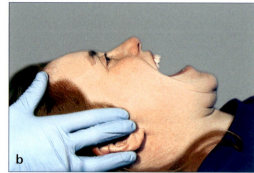

Abb 2-4a, b Test der Gelenkgeräusche.

prägte. Ob die Gelenkgeräusche im Laufe einer CMD-Therapie zu beseitigen sind, kann entgegen früheren Vorstellungen generell (auch bei Durchführung einer aufwändigen Differenzialdiagnose) nicht ausreichend präzise vorhergesagt werden. Es steht heute nicht mehr die Beseitigung von Gelenkgeräuschen im Vordergrund, da diese in vielen Fällen bereits einige Wochen nach ihrem Auftreten aufgrund struktureller Veränderungen im betroffenen Kiefergelenk irreversibel werden können. Eine Therapienotwendigkeit besteht bei schmerzhaften Gelenkgeräuschen oder bei solchen, die mit Bewegungseinschränkungen verbunden sind. Selten und nur wenn der Patient sich durch das Geräusch selbst in seiner sozialen Kontaktfähigkeit massiv eingeschränkt sieht ist das rein akustische Phänomen des Knackens oder Reibens Indikation zum Versuch einer Verringerung oder Beseitigung des Geräusches. Beobachtet werden auch Fälle in denen Knackphänomene durch eine therapeutische Kondylenstellungskorrektur entstehen. Das ist gelegentlich dann der Fall, wenn ein verlagerter Discus articularis, der sich primär während der Mundöffnung nicht mehr repositionieren kann, durch die therapeutische Kondylenverlagerung partiell (oder vollständig) wieder in den Gelenkspalt gelangen kann und sich in der Folge bei einer resultierenden partiellen Verlagerung während der Öffnungsbewegung repositionieren kann. Trotz und wegen der neu auftretenden Knacksymptomatik kann bei diesen Patienten von einem Therapieerfolg gesprochen werden, da mit ihr ein eindeutiges Zeichen der gelungenen therapeutischen Kondylenverlagerung mit Erweiterung des Gelenkspaltraumes vorliegt. Oft nehmen Schmerzsymptome zeitgleich ab. Fällt eine solche Diskusverlagerung diagnostisch vor einer notwendigen therapeutischen Kondylenverlagerung auf, sollte man den Patienten vorab über ein unter der Therapie möglicherweise auftretendes und gegebenenfalls irreversibel bleibendes Knackphänomen aufklären.

Reibegeräusche in den Kiefergelenken sind meist Zeichen von arthrotischen Veränderungen infolge von (häufig bereits lange) bestehender vollständiger Verlagerung des Discus articularis. Notwendig ist hier mindestens die Entlastung des entsprechenden Kiefergelenkes durch eine Relaxationsschiene oder die Neupositionierung der Kondylen durch eine Bisslage-Korrektur-Schiene. Hingegen kommt eine kausale Therapie in diesen Fällen meistens zu spät.

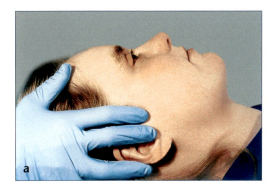
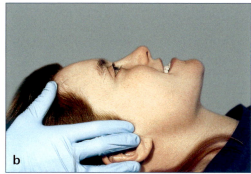
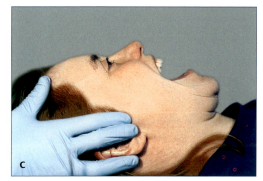

Abb. 2-5a–c Test der Gelenkkapsel (nach Groot Landeweer).

Orientierender Test der Gelenkkapsel (Abb. 2-5)

Die Kiefergelenkköpfe werden wiederum direkt vor dem äußeren Gehörgang getastet.

Der Patient wird instruiert, den Unterkiefer nach vorn zu bewegen, bis die unteren Schneidezähne maximal weit vor den oberen liegen. Aus dieser Position 1 wird dann eine Öffnungsbewegung ausgeführt. Dabei wird die Vorwärtsbewegung der Kiefergelenkköpfe getestet. Eine geringe oder keine Vorwärtsbewegung deutet auf eine Verkürzung der Gelenkkapsel bei einer schon länger bestehenden Kondylenretral-/-kranialverlagerung hin, allerdings ohne sicheren Anspruch auf eindeutige Diagnostik. Es handelt sich hier um eine orientierende Voruntersuchung im Rahmen eines Kurztests.

Häufige Begleitsymptomatik von Kondylenfehlstellungen sind Kaumuskelverspannungen (gegebenenfalls auch mit Triggerpunktschmerzproblematik in bestimmten Zähnen), Kopfschmerzen (auch migräneartig), Kiefergelenkschmerzen, Ohrenschmerzen, Druckausgleichsstörungen (oft als erstes Symptom bei Tauchern beobachtet), Schwindel oder Tinnitus. Die otologische Differenzialdiagnostik beschäftigt sich vorrangig mit der Abgrenzung gegen Kondylenfehlstellungen, was diesen Test besonders für HNO-Ärzte interessant macht.

Die gegebenenfalls notwendige Stellungskorrektur der Kondylen kann zunächst durch Eingliederung einer Bisslage-Korrektur-Schiene (s. u.) erreicht werden. Bei erfolgreichem Therapieverlauf kann im späteren Verlauf die Neueinstellung der Okklusion mittels Neuüberkronung oder funktionsorientierter Kieferorthopädie, gelegentlich auch durch Einschleifen oder Kieferchirurgie oder durch Kombination dieser Verfahren erfolgen. Die einfachste und dabei genau so wirkungsvolle okklusale Therapie besteht in dem langfristigen Weitertragen

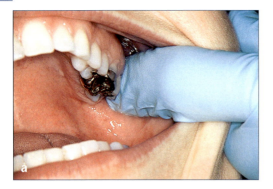 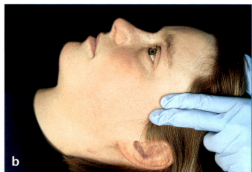

Abb. 2-6 Kurzbefund M. temporalis: **(a)** intraoral, **(b)** extraoral.

der Schiene oder in einigen Fällen auch im progressiven Absetzen der Schienentherapie bei erfolgreicher paralleler Reduzierung von muskelkontraktionsfördernden Pathologien (z. B. Stress oder Stoffwechselstörungen im Elektrolythaushalt). Betroffene Patienten müssen vor einer invasiven okklusalen Restauration generell darauf hingewiesen werden, dass eine Verbesserung des Beschwerdebildes gegenüber der Situation mit der optimal eingestellten Schiene nicht eintreten wird. Es handelt sich hier um eine Verbesserung im okklusalen Komfort, aber nicht mehr um einen medizinisch notwendigen Therapie-Schritt.

Die differenzierte Manuelle Strukturanalyse unterschied in ihrer ursprünglichen Beschreibung nach *Bumann* und *Groot Landeweer* die Knack- und Reibegeräusche zusätzlich nach dem Zeitpunkt und der Art sowie nach der Beeinflussbarkeit durch verschiedene Kompressionen und Translationen der Kiefergelenke während der Öffnungs- und Schließphase. Diese Tests wurden mittlerweile von *Groot Landeweer* in ihrer Bedeutung relativiert und neu definiert (siehe Software *easy C.M.D.*). Die Kapselstrukturen werden differenziert durch verschiedene Kompressions-, Translations- und Traktionstests sowie durch das Austasten der Endgefühle bei einigen dieser Tests (s. Abschnitt 2.3 und Abb. 2-16).

Kurzbefund Kaumuskulatur (Abb. 2-6 bis 2-8)

Für die orientierende Voruntersuchung ist die Beschränkung auf die Untersuchung des M. temporalis anterior und des M. masseter sinnvoll. Diese Muskeln können als Indikatoren für anterior bruxierende Patienten (Überbelastung des M. temporalis anterior) und stark zähnepressende Patienten (Überbelastung des M. masseter) gelten. Reagieren diese Muskeln schmerzhaft auf Palpation, kann vom Vorhandensein weiterer myogener Probleme im stomatognathen System ausgegangen werden.

M. temporalis anterior (Abb. 2-6)

Intraoraler Test: Der Zeigefinger wird zwischen Tuber maxillae und Processus muscularis der Mandibula geführt. Mit leichtem Druck auf den Processus muscularis wird anschließend die Druckschmerzhaftigkeit des intraoralen Schmerzfeldes des Muskels überprüft.

Die anterioren Anteile des M. temporalis reagieren häufig bei Patienten druckschmerzhaft, die über ihre Frontzähne bruxieren. Schlifffacetten sind dort häufig zu sehen. Begleitend reagieren häufig der M. pterygoideus lateralis und die kurze Nackenmuskulatur druckschmerzhaft und es kommt oft zu Kopfschmerzen.

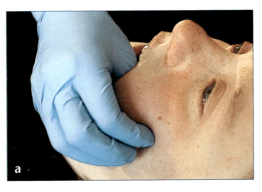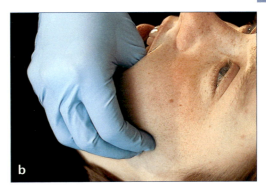

Abb. 2-7 Kurzbefund M. Masseter: **(a)** Pars superficialis, **(b)** Pars posterior.

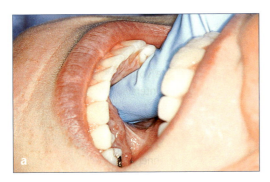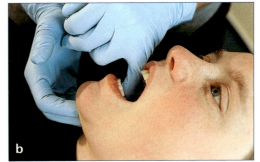

Abb. 2-8a, b Palpation des Mundbodens.

Triggerpunktschmerzen sind nach der ursprünglichen Beschreibung von Simon und Travell im gesamten Oberkiefer-Zahnbereich möglich. Die heutige Auffassung der Neurophysiologie weist auf das mögliche Auftreten von Triggerpunktschmerzen bis zu drei segmentalen Ebenen ober- oder unterhalb der eigentlichen Störung hin. Das bedeutet, dass Triggerpunktschmerzen der Kaumuskulatur bis zum Versorgungsbereich des 3. Halswirbelsegmentes auftreten können.

M. masseter (Abb. 2-7)

Der Muskelbauch wird im hinteren Bereich der Wange mit Daumen und Zeigefinger umfasst. Mit leichtem Druck und kreisenden Bewegungen wird anschließend die Druckschmerzhaftigkeit des Muskels überprüft.

Der M. masseter reagiert häufig bei Patienten druckschmerzhaft, die ihre Zähne unbewusst nachts oder tagsüber in Belastungssituationen stark aufeinanderpressen. Man sieht bei diesen Patienten Zungen- und Wangenimpressionen von den Zähnen.

Triggerpunktschmerzen bestehen in der ursprünglichen Beschreibung nach *Simon* und *Travell* häufig im Ober- und Unterkieferseitenzahnbereich, in der Jochbeinregion oder über den Augen. Für die aktuelle Auffassung des Ausbreitungsgebietes des Triggerpunktschmerzes gilt dasselbe wie beim M. temporalis anterior.

Die differenzierte Manuelle Strukturanalyse beschreibt sämtliche Muskeln des stomatognathen Systems in Bezug auf Qualität und Quantität der Missempfindungen bei Palpation und isometrischer Anspannung sowie die Differenzierung provozierbarer Triggerpunktphänomene. Nach aktueller Auffassung obliegt die vollständige Differenzierung aller einzelnen Muskeln des stomatognathen Systems in ihrer Diagnostik, wenn notwendig, dem mitbehandelnden Physiotherapeuten oder Osteopathen, da für diese Therapeutengruppen eine Therapierelevanz gegeben sein kann. Für Zahnärzte wird sich die Form der Therapie nicht durch eine vollständige Diagnostik aller Muskeln des stomatognathen Systems verändern. Zahnärzte können sich daher auf die Palpation bestimmter Muskelgruppen konzentrieren (s. 2.3.3).

Mundboden (Abb. 2-8)

Der Palpation der Mundbodenmuskulatur kommt neben der Tatsache, dass es sich bei ihr um eine Mundöffnungsmuskulatur handelt, eine besondere Bedeutung in der psychosomatischen Diagnostik zu. Patienten mit unverarbeiteter Trauer weisen häufig eine deutliche Verhärtung der Mundbodenmuskulatur auf. Die in diesem Fall oft parallel zur verhärteten Mundöffnungsmuskulatur kompensatorisch bedingte Verspannung der Mundschließmuskulatur ist nicht durch eine okklusale Therapie welcher Art auch immer zu lösen. Verhaltenstherapeutische oder analytische psychotherapeutische Verfahren können hier viel mehr gefragt sein. Andererseits ist es aber auch denkbar, dass eine Kiefergelenkstörung die Mundöffnungsmuskulatur durch eine reflektorische Antagonistenkontraktion der Mundschließer verspannen läßt. Eine Kondylenpositionskorrektur durch okklusale Verfahren kann hier angezeigt sein. Den Aufschluss bringt die Differenzialdiagnostik im Rahmen der kompletten Funktions- und Strukturanalyse des stomatognathen Systems und ganz besonders eine sorgfältige Anamnese.

2.3 Systematische Funktions- und Strukturanalyse des stomatognathen Systems

Die im Folgenden gezeigten Untersuchungen können ebenso wie die Schnelltestung EDV-assistiert mit *easy C.M.D.* (Abb. 2-9 und 2-10, Download im Internet über www.easyCMD.de möglich) durchgeführt werden. Regelmäßige Updates im Programm werden allerdings dazu führen, dass die im Programm gezeigten Techniken einen höheren Aktualisierungsgrad als dieses Kapitel besitzen. Der besondere Vorteil der Tablett-PC-fähigen Software liegt in der Mitlieferung der Diagnosehilfe, die aus den gesammelten Befunden eine wahrscheinliche Diagnose zusammenstellt. Der automatisierte Befundbericht ist zur weiteren Kommunikation mit Therapeuten und mit dem Patienten sinnvoll. Viele weitere kommunikationsverbessernde Features sind vorhanden.

2.3.1 Anamnese

Am Anfang der systematischen Funktions- und Strukturanalyse steht in jedem Fall die Anamnese (Abb. 2-10 und 2-11). Diese ist neben der Kenntnis der Krankheitsgenese wichtig für ein situationsbedingt vorsichtiges Herangehen während der Manuellen Untersuchungen und für die Therapieplanung. So können bei einem Patienten mit akuten HWS-Problemen gelegentlich nicht alle Tests durchgeführt werden, weil schmerzhafte und in Extremfällen auch riskante Belastungen der HWS auftreten können. Die Therapieplanung kann bei Kenntnis bestimmter nur anamnestisch zu erhebender Informationen über bestimmte Therapie-Hindernisse grundlegend anders ausfallen als ohne Kenntnis dieser.

Patienten müssen in jedem Fall nach allgemeinen Erkrankungen, Unfällen (genau nachfragen, da viele Unfälle von den Patienten für Bagatellen gehalten werden), der Situation am Arbeitsplatz (körper-

Funktions- und Strukturanalyse des stomatognathen Systems, Schienentherapie und interdisziplinäre Patientenführung

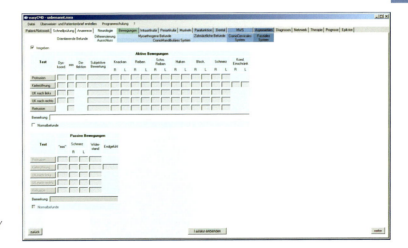

Abb. 2-9 Screenshot easy C.M.D.: Bewegungen.

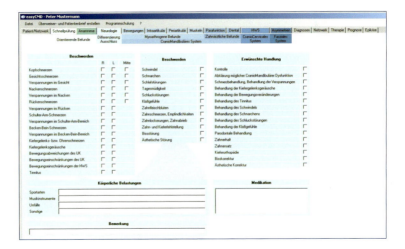

Abb. 2-10 Screenshot easy C.M.D.:Anamnese.

Anamnese

- allgemeine Erkrankungen
- Unfälle
  (Auto, Treppensturz, Sport - auch Bagatellen)
- Arbeitsplatzsituation
- Stressbelastungen
- Nackenverspannungen
- Kopfschmerzen
- ZE und KFO in der Vorgeschichte
- parodontologische Probleme

Abb. 2-11 Anamnese zur systematischen Funktionsdiagnostik.

> **Dentaler Befund**
>
> - fehlende Zähne
> - fehlende Stützzonen
> - Vorkontakte aZKP oder aMVP
> - Abweichung aZKP zu aMVP
> - Mittellinien
> - Bisslage
> - Zahnlockerungen
> - Stilman-Clefts
> - auffallend viele wurzelbehandelte Zähne

Abb. 2-12 Dentaler Befund.

liche und psychische Belastungen), Stressbelastungen (private und berufliche), auffallend häufigen Nackenverspannungen und Kopfschmerzen (HWS!), bestehenden auffälligen Belastungsschmerzen im Bereich der Extremitäten (besonders Schulter, Ellenbogen, Handgelenk, Hüfte, Knie, Sprunggelenk) sowie der Vorgeschichte zahnärztlicher und kieferorthopädischer Behandlungen (durchgeführte und geplante) befragt werden. Das Spielen von bestimmten Musikinstrumenten zum Beispiel kann eine orofaziale Dysfunktion bedingen und eventuell sogar zur perfekten Ausübung der Kunst notwendig machen. Einer „Therapie" sollte hier mit Vorsicht begegnet werden.

Die Aufnahme einer sorgfältigen Anamnese bei CMD-Patienten dauert regelmäßig zwischen 30 und 60 Minuten. Der Patient sollte in seiner Schilderung nur bei nicht mehr sachdienlicher Ausuferung unterbrochen werden, da auch die Art der Schilderung sehr aufschlussreich ist. Das Zeitmanagement der Praxis muss auf den erhöhten Zeitbedarf beim Anamnesegespräch abgestimmt sein. Anamnesebögen die der Patient vor dem ersten Termin ausfüllt können das Anamnesegespräch sehr gut ergänzen und auch dessen Basis sein. Eine gute Hilfe bieten hier auch die von Patienten in heimarbeit auszufüllenden Fragebögen im Programm *easy C.M.D*.

2.3.2 Dentaler Befund

Jeder mögliche Einfluss auf die Position der Kiefergelenke, Aufschlüsse zu einer eventuellen Zwangsbisslage oder zu bestehendem Bruxismus müssen im dentalen Befund sorgfältig dokumentiert werden (Abb. 2-12). Es empfiehlt sich in jedem Fall zusätzlich die Anfertigung von Dokumentationsmodellen der Ausgangssituation, da Patienten im Laufe einer CMD-Therapie für ihre orale Situation sensibilisiert werden. Häufig werden bereits lange existierende Mittellinienverschiebungen, Gingivarezessionen oder Zahnfehlstellungen vom Patienten als vermeintliche Nebenwirkung der Therapie benannt. Der Nachweis der Ausgangssituation ist in solchen Fällen sehr wichtig.

Die Ergebnisse des dentalen Befundes müssen mit dem Patienten eingehend besprochen werden. Häufig setzt die Vertrauensbildung für die geplante CMD-Therapie ein, wenn objektivierbare Auswirkungen einer Dysfunktion im Bereich der Zahnbögen oder der Muskulatur gezeigt werden können. Für den Zahnarzt ergeben sich im Rahmen der Aufnahme des gelenkrelevanten Kurzbefundes wichtige Erkenntnisse über die Genese der CMD.

2.3.3 Manuelle Untersuchungen

Es schließt sich der Untersuchungsgang zur Manuellen Funktions- und Strukturanalyse (MFSA) an, für den eine EDV-gestützte Dokumentation empfehlenswert ist (s. o.).

Aktive Bewegungstests

Zunächst werden die aktiven Bewegungen überprüft (Abb. 2-13 bis 2-15, s. auch Abb. 2-9). Der Patient wird aufgefordert, den Mund weit zu öffnen, die maximale Seitwärtsbewegung rechts und links auszuführen, den Unterkiefer weit vorzuschieben und zu versuchen, eine Rückwärtsbewegung des Unterkiefers durchzuführen (physiologisch nicht immer möglich). Stets sollte der Patient nach Einnahme der subjektiven Maximalbewegung aufgefordert werden, die Bewegung noch etwas zu verstärken. In nahezu allen Fällen ist eine weitere Bewegung möglich, als vom Patienten zunächst ausgeführt wird. Die Größe der Bewegung wird metrisch erfasst und dokumentiert. Die Mundöffnung sollte mindestens 35 mm betragen aber es sind auch geringere Werte beobachtet worden, die von den betroffenen Patienten nicht als Einschränkung empfunden wurden. Für entscheidend therapierelevant wird heute angesehen, wenn die aktiven Unterkieferbewegungen in Teilen oder vollständig vom Patienten subjektiv als eingeschränkt empfunden werden. Der Richtwerte für die „normale" Mediotrusion beträgt 8–12 mm. Retrusiv werden selten mehr als 1–2 mm erreicht.

Während der Öffnungs- und Schließbewegung auftretende Seitwärtsbewegungen (Deflexionen) werden notiert. Sie können muskulären oder arthrogenen Ursprungs sein.

Die Überprüfung einer Deflexion (einseitige Abweichung ohne Rückstellung bei maximaler Öffnung) erfolgt mittels Ausschlussdiagnostik der arthrogenen Ursache, indem die Mediotrusionsbewegungen verglichen werden. Dem liegt zugrunde, dass während der Mediotrusion der Mediotrusions-

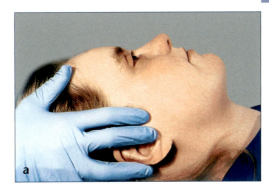
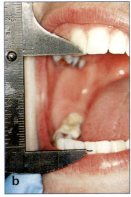
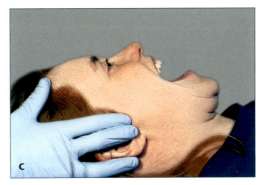

Abb. 2-13a–c Unterkieferbewegungen aktiv – Mundöffnung.

kondylus die gesamte Gelenkbahn abfahren muss. Ist beispielsweise eine Mediotrusion rechts uneingeschränkt möglich, während der Unterkiefer beim Öffnen nach rechts abweicht, wird mit hoher Wahrscheinlichkeit keine arthrogene Ursache vorliegen. Die Störung beruht in dem genannten Beispiel oft

Christian Köneke

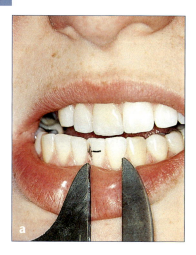 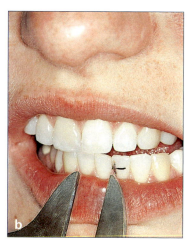

Abb. 2-14 Unterkieferbewegungen aktiv: Mediotrusion (a) links, (b) rechts.

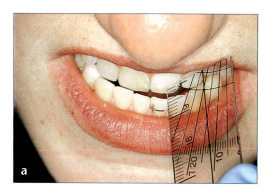 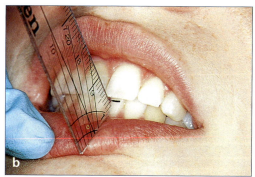

Abb. 2-15 Unterkieferbewegungen aktiv: (a) Protrusion, (b) Retrusion.

auf einer rechtsseitigen reflektorischen Antagonistenkontraktion während der Mundöffnung im Sinn einer Schonbewegung. Bei ebenfalls eingeschränkter Mediotrusion rechts im gleichen Ausgangs-Beispiel ist die Ursache mit großer Wahrscheinlichkeit arthrogen.

Deviationen (einseitige Abweichung während der Öffnung mit Rückstellung bei maximaler Öffnung) wird heute keine therapeutische Relevanz mehr beigemessen.

Eine eventuell auftretende Schmerzhaftigkeit bei der Ausführung der Bewegungen wird notiert. Schmerzhafte aktive Testbewegungen werden passiv auf eine Verstärkbarkeit hin überprüft. Im Gegensatz zu arthrogenen Schmerzen sind muskulär bedingte Schmerzen in der Regel durch das genannte Verfahren kaum zu beeinflussen.

Die Systematik der Ausschlusstests wird in Tabelle 2-1 beschrieben.

Bei der Messung der Protrusion muss stets der Abstand zwischen den oberen und den unteren Labialflächen der Inzisivi in aMVP zum gemessenen Wert bei Maximalbewegung addiert, bei der Messung der Retrusion davon subtrahiert werden.

Funktions- und Strukturanalyse des stomatognathen Systems, Schienentherapie und interdisziplinäre Patientenführung

> **UK-Bewegungen passiv – Endgefühle**
>
> Die Endgefühle werden nur bei Schmerzhaftigkeit getestet, sofern die Schmerzhaftigkeit das nicht verhindert. Bei Nichtschmerzhaftigkeit ist die Nennung eines Endgefühls unsinnig, weil keine Pathologie vorliegt. Aktuell wird im Schmerzfall nach Groot Landeweer zwischen „weicher" und „härter" unterschieden. Frühere Definitionen wie „hart-ligamentär" oder „zu hart" etc. wurden vom Erstbeschreiber Groot Landeweer ersetzt.

Abb. 2-16 Unterkieferbewegungen passiv: Endgefühle nach Groot Landeweer.

> **UK-Bewegungen passiv – Grundsätze**
>
> **Grundsätze für alle passiven Tests**
> - sichere Abstützung des Patientenkopfes zur Vermeidung von Überlastungen der HWS-Region
> - Bewegungen zunächst aktiv ausführen und nur im Endbereich kurz nachdrücken
> - Test bei Anzeichen von Schmerzen sofort stoppen

Abb. 2-17 Unterkieferbewegungen passiv: Grundsätze.

Passive Bewegungstests

Mit den folgenden passiven Bewegungstests ist eine Austestung der Gelenkstrukturen über die Endgefühle (Abb. 2-16 und 2-17) und provozierbare Schmerzen möglich (Tab. 2-1). Der Patient wird zunächst aufgefordert, die gleichen Bewegungen wie in den aktiven Tests durchzuführen. Diese werden bei Erreichen der aktiven Maximalbewegung mithilfe bestimmter Griffe (Abb. 2-18 bis 2-21) in einer kurzen und definierten Nachdruckbewegung des Behandlers verstärkt.

Mit der Testung des Endgefühls bei einer schmerzhaften passiven Bewegung erhält der Behandler einen weiteren Anhalt hinsichtlich der ligamentären und muskulären Situation des Patienten. Eine Übersicht über die Deutung der Endgefühle nach *Groot Landeweer* gibt die Abbildung 2-16.

Wichtig bei der Ausführung der passiven Mediotrusion ist die korrekte Abstützung des Kopfes, da im HWS-Bereich bei Nichtbeachtung zum Teil massive Schäden entstehen können. CMD-Patienten sind sehr häufig gleichzeitig HWS-Dysfunktions-Patienten und müssen in dieser Hinsicht besonders vorausschauend behandelt werden.

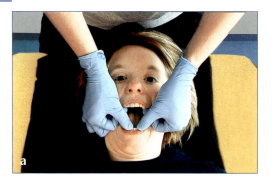
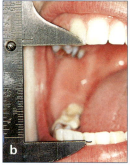

Abb. 2-18a, b Unterkieferbewegung passiv: Öffnung.

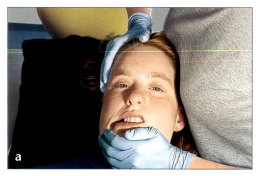
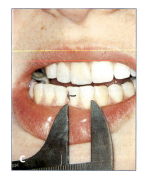

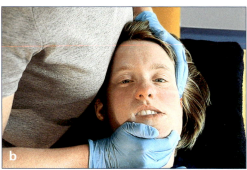
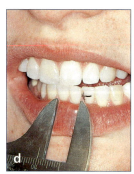

Abb. 2-19 Unterkieferbewegungen passiv: Mediotrusion (**a, b**) links, (**c, d**) rechts.

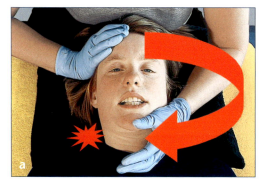
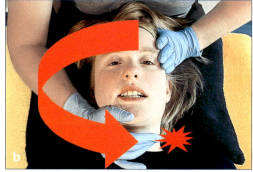

Abb. 2-20a, b Falsche Abstützung für passiven Bewegungstest.

Tab. 2-1 Differenzialdiagnostik verschiedener Kiefergelenkstrukturen (basierend auf den Ausführungen von Bumann, Groot Landeweer, Stelzenmüller und Wiesner). Getestet werden die Symptome: Schmerz, Geräusch und Bewegungseinschränkung. Beispiel für Belastungstests des rechten Kiefergelenks:

Belastung	KG-Kapsel	Stratum inf.	Strat. sup.	Discus artic.	Gel.-Fläche	Lig. Stylom.
aktive/passive Bewegungen						
Mundöffnung	+	–	+	+	+	
Mediotrusion links	+/–	+	+/–	–	(+)	
Mediotrusion rechts	+	–	+	+	+	
Protrusion	+	–	+	+	+	
Retrusion	+/–	+	+/–	–	–	
Dynamische Kompr. exc.	(+)	–	(+)	+	++	
Traktion rechts	+	–	–	–	–	
ventrale Traktion re.	+	–	+	+	+	+
passive Kompr. re.	(+)	+	+/–	+/–	+	
mediale Translat. li.	lat. Anteil: + med. Ant.: –					
mediale Translat. re.	lat. Anteil: – med. Ant.: +					
Palpation						+ bei Insertionstendopathie des Lig. Stylomandibulare

–:	Struktur wird nicht belastet		+:	Struktur wird belastet
+/–:	Struktur wird gering belastet		++:	Struktur wird stark belastet
(+):	Struktur wird nicht immer belastet			

Christian Köneke

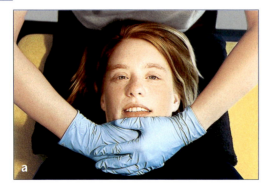
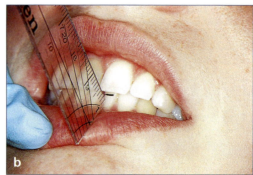
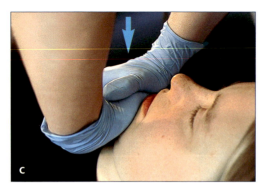

Abb. 2-21a–c Unterkieferbewegungen passiv: Retrusion.

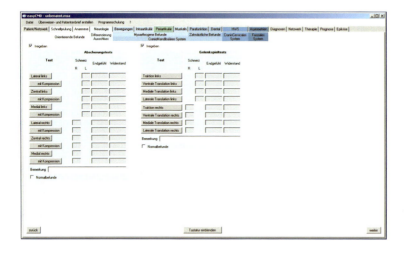

Abb. 2-22 Screenshot easy C.M.D.: periartikulärer Gelenkbefund.

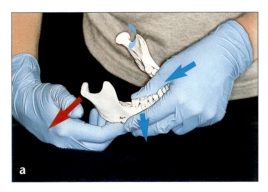 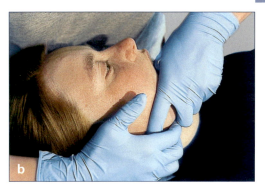

Abb. 2-23a, b *Lateral mit Kompression rechts.*

Periartikuläre Tests

An die Bewegungstests schließen sich Abscherungs- und Gelenkspieltests der Kiefergelenke an (Abb. 2-22 bis 2-28), in denen für die Diagnostik wichtige Informationen über Schmerzhaftigkeiten und Endgefühle gesammelt werden.

In den Abbildungen geben die blauen Pfeile die einzelnen Vektoren der Belastung und die roten Pfeile den resultierenden Belastungsvektor an.

Tabelle 2-1 fasst die möglichen Belastungen bei den einzelnen Tests zusammen. Im Rahmen der Untersuchung muss im Sinne eines Ausschlussverfahrens eruiert werden, welche Struktur eventuell geschädigt sein kann. Beispielsweise reagieren bei ventraler Translation eine überbelastete Gelenkkapsel, aber auch die Pars superior der bilaminären Zone schmerzhaft. Zur Differenzierung werden die Kaudaltraktion und die Retrusion passiv durchgeführt. Reagiert das Gelenk bei Kaudaltraktion schmerzhaft, ist die Gelenkkapsel mit hoher Wahrscheinlichkeit mindestens mitbeteiligt, reagiert es bei Retrusion passiv schmerzhaft, ist die bilaminäre Zone mit hoher Wahrscheinlichkeit beteiligt. Auch muskuläre Verspannungen können eine Schmerzantwort bewirken. Sie sind daher differenzialdiagnostisch immer abzugrenzen. Weiterhin lassen sich Informationen über die Richtung der Fehlposition der Kondylen sammeln. Die einseitige Schmerzhaftigkeit einer Gelenkkapsel im Rahmen des Tests der medialen Translation lässt oft auf eine laterale/mediale Fehlposition schließen, während eine schmerzhafte Kompression oft auf eine Fehlposition des Kondylus in retraler oder kranialer Richtung schließen lässt.

Differenzierung der Gelenkgeräusche

Das Kiefergelenk funktioniert als Dreh-Gleitgelenk. Die für die Öffnung des Mundes lange Zeit postulierte reine initiale Rotationsbewegung in den Kiefergelenken besteht nach kritischer Auffassung des Autors bereits aus einer Dreh-Gleitbewegung. Denn es ist nicht zu verstehen, wie zwei Scharniere mit einem nach vorn offenen Winkel von 150° eine gemeinsame Rotationsachse bilden könnten. Eine Tür mit in diesem Winkel zueinander starr angebrachten Scharnieren würde sich sicher nicht mehr öffnen lassen. Die instrumentell gemessene Drehachse in dieser Phase der Öffnungsbewegung ist bereits das Ergebnis eines gleichzeitigen Drehens und Gleitens der Kondylen, das auf einen Transferbogen übertragen wie eine Rotation erscheint. Die weitere Öffnungsbewegung besteht aus einer gemeinsamen anterior-inferioren Translation von Diskus und Kondylus.

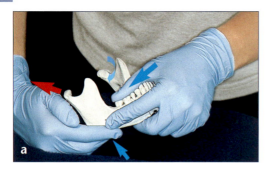 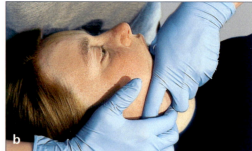

Abb. 2-24a, b Zentral mit Kompression rechts.

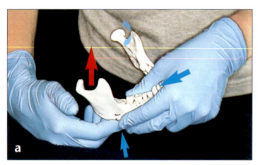 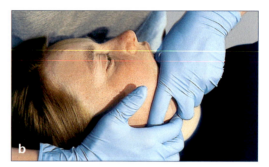

Abb. 2-25a, b Medial mit Kompression rechts.

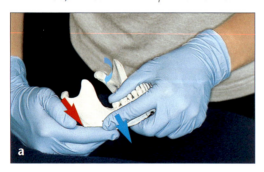 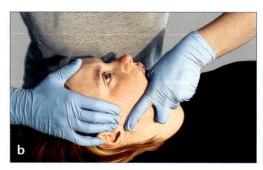

Abb. 2-26a, b Kaudale Traktion rechts.

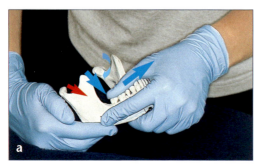 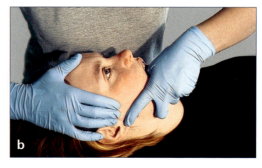

Abb. 2-27a, b Ventrale Traktion rechts (Synonym: ventrale Translation).

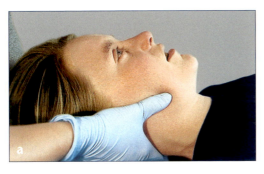 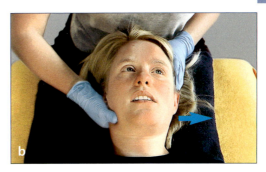

Abb. 2-28a, b Mediale Translation rechts und laterale Translation links.

Weiterhin unbedingt vorausgeschickt werden muss diesem Teil der Untersuchung, dass wir in unserem heutigen Verständnis der Gelenkgeräuschdiagnostik nicht mehr davon sprechen, eine etwaige Fehlposition des Discus articularis beheben zu wollen. Das Knackphänomen an sich interessiert uns vielmehr als Hinweis darauf, dass möglicherweise eine Fehlbelastung des Gelenkes vorliegt, die auf einer Fehlstellung des Kondylus beruht. Im Rahmen der Gelenkgeräusch-Diagnostik versuchen wir folglich, eine etwaige Fehlstellung des Kondylus oder strukturelle Veränderungen im Gelenk mit ihren Auswirkungen zu erfassen, um in der Konsequenz gegebenenfalls die Kondylusposition zu optimieren, nicht aber um den Diskus um jeden Preis zu repositionieren. Die Gelenkgeräusch-Diagnostik im Rahmen der Manuellen Funktion- und Strukturanalyse nach *Bumann* und *Groot Landeweer* wurde in dieser Hinsicht von *Groot Landeweer* erheblich modifiziert.

Die Differenzierung der Gelenkgeräusche beginnt mit der Unterscheidung zwischen Knacken und Reiben (Krepitation) bei der Mundöffnung (Abb. 2-29 bis 2-31).

Die Knackphänomene wurden klassisch nach *Bumann* und *Groot Landeweer* in vier Gruppen unterteilt (s. u.), die sich differenzialdiagnostisch unterscheiden ließen. Nur der historischen Vollständigkeit halber, nicht aber für die aktuelle Diagnostik, werden diese Tests in der Tabelle 2-2 und in den Abbildungen 2-33 bis 2-37 noch gezeigt. *Groot Landeweer* hat ein neueres Konzept vorgelegt (Abb. 2-32). Nicht mehr die Position des Diskus sondern die Position des Kondylus wird bewertet. Diese ist es, die bei einer Fehlstellung korrigiert werden muss. Ob das Knacken oder Reiben durch die Neupositionierung des Kondylus abnimmt oder verschwindet kann mehr oder weniger wahrscheinlich sein, ist aber diagnostisch nicht exakt zu erfas-

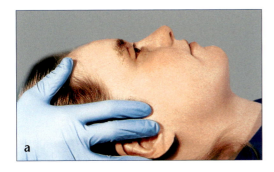 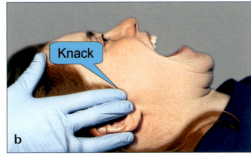

Abb. 2-29a, b Differenzierung der Gelenkgeräusche: Mundöffnung aktiv.

Tab. 2-2 Historische Differenzierung der Kiefergelenk-Knackgeräusche. (basierend auf den Ausführungen von Bumann, Groot Landeweer, Stelzenmüller und Wiesner):

Gruppe	1		2		3		4	
Diagnose	Diskus-hypermobilität	Knacken des Lig. lat.	part. ant. DV	totale ant. DV	Diskusadhäsion	Knorpelhyperplasie	totale ant. DV mit Repos.	Knacken des Tuberculum articulare
akt. Mundöff.	initial		initial/intermediär		intermediär		terminal	
dyn. Kompr. exc.	weg		lauter + später		lauter + gleichzeitig		lauter + später	lauter + gleichzeitig
dyn. Transl. lateral + Kompr.	gleich + lauter	weg						
dyn. Transl. medial			weniger	gleich				
dyn. Transl. lateral					deutlich lauter	leiser / weg		
dyn. Kompr. incursiv			Knacken: instab. Repos. kein Knacken: stab. Repos.				zeitungleich	gleichzeitig

sen. Grundsätzlich gilt: Je früher das Knacken in der Mundöffnungsphase einsetzt, desto besser ist die Prognose einer etwaigen späteren Besserung durch optimale Positionierung des Kondylus. Die Pars posterior des Discus articularis flacht als Folge einer Kondylenretral-/-kranialstellung ohne adäquate Therapie gelegentlich auch schon innerhalb einiger Wochen so weit ab, dass das Knacken sich manchmal sogar deutlich reduziert ohne therapiert worden zu sein und ohne dass die Pathologie dadurch an Relevanz verlieren oder gewinnen würde. Entscheidend sind nach der aktuellen Diagnostik das Vorhandensein von therapiebedürftigen Symptomen wie Bewegungseinschränkungen, Haken und Schmerzen oder schmerzhaftes Reiben in Verbindung mit Gelenggeräuschen während der Unterkieferbewegung.

Krepitationsgeräusche sind in der Regel nicht ursächlich therapierbar. Kurze Geräusche mit geringem Schmerzgrad scheinen die günstigste Prognose für ein Stoppen der Progredienz zu haben. Die Prognose operativer Verfahren ist hingegen unsicher, sodass sie ausschließlich extremen Fällen vorbehalten sein sollten. In jedem Fall ist die Entlastung der Gelenkflächen angezeigt, um einer weiteren Progredienz des Beschwerdebildes vorzubeugen.

Das Fehlen von Gelenkgeräuschen ist nicht immer Zeichen eines gesunden Kiefergelenks. Bei einer totalen anterioren Diskusverlagerung ohne Reposition oder bei einer Diskusperforation kann ebenfalls absolute Symptomlosigkeit herrschen, sofern noch keine arthrotischen Veränderungen oder muskulären Dysbalancen eingesetzt haben. Die

Funktions- und Strukturanalyse des stomatognathen Systems, Schienentherapie und interdisziplinäre Patientenführung

---

Differenzierung der Gelenkgeräusche

Knacken/Krepitation

- Knacken:
  meistens Verlagerung des Discus articularis, je nach Zeitpunkt beim Öffnungsablauf und Form des Discuss kann eine Therapie möglich sein
- Krepitation:
  Zeichen von zumeist arthrotischen Veränderungen im Kiefergelenk bei häufig vollständig verlagertem oder perforierten Discus articularis, kausale Therapie meist nicht möglich

Abb. 2-30 Differenzierung der Gelenkgeräusche: Knacken/Krepitation.

Differenzierung der Gelenkgeräusche

Wichtig

- kein Knacken:
  - Kiefergelenk gesund oder
  - totale DV ohne Reposition oder
  - Diskusperforation
- weitere Differenzierung oft nur mittels MRT oder CT/DVT möglich!

Abb. 2-31 Differenzierung der Gelenkgeräusche: Knackfreiheit.

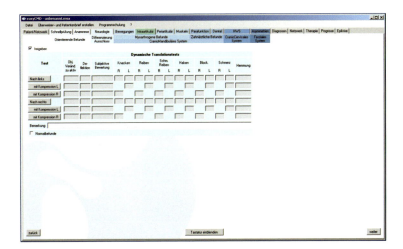

Abb. 2-32 Screenshot easy C.M.D. intraartikulärer Gelenkbefund.

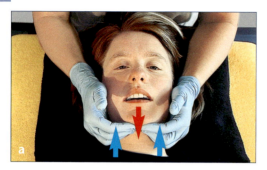 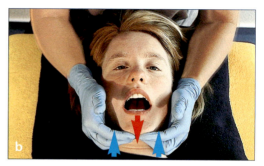

Abb. 2-33a, b Historische Differenzierung der Gelenkgeräusche: dynamische Kompression exkursiv.

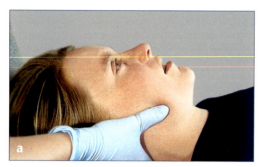 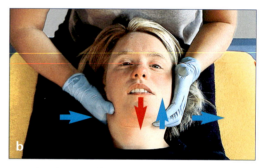

Abb. 2-34a, b Historische Differenzierung der Gelenkgeräusche: dynamische Translation lateral und Kompression (links).

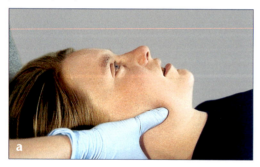 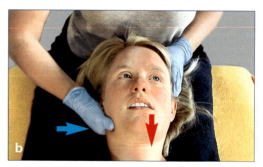

Abb. 2-35a, b Historische Differenzierung der Gelenkgeräusche: dynamische Translation medial (rechts).

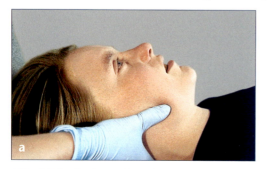 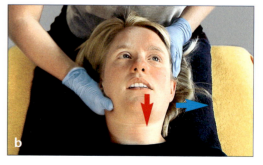

Abb. 2-36a, b Historische Differenzierung der Gelenkgeräusche: dynamische Translation lateral (links).

Funktions- und Strukturanalyse des stomatognathen Systems, Schienentherapie und interdisziplinäre Patientenführung

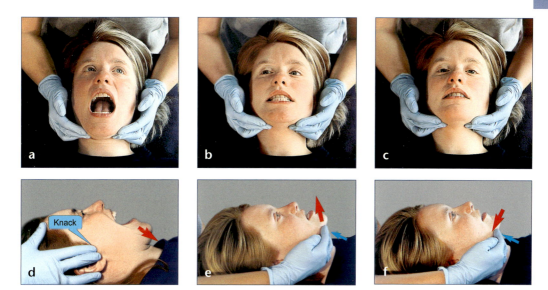

Abb. 2-37a–f Historische Differenzierung der Gelenkgeräusche: dynamische Kompression inkursiv.

Gelenkknorpelflächen gleiten dann ohne jedes Geräusch und ohne Schmerz aufeinander. Die weitere Differenzialdiagnostik kann in diesem Fall nur mithilfe eines MRT betrieben werden. Sie ist dann angezeigt, wenn die Untersuchungsergebnisse der Manuellen Strukturanalyse den Verdacht auf eine solche Veränderung ergeben und Symptome einer CMD bestehen.

Bei der dynamischen Kompression inkursiv (Abb. 2-37) wurde historisch getestet, ob sich der Discus articularis bei maximaler Mundöffnung mit dem Kondylus „einfangen" und sich dann unter leichtem Druck bis zum Schluss der Zahnreihen auf dem Kondylus zurückführen ließ. In diesem Fall sprach man von stabiler, andernfalls von instabiler Reposition.

Die aktuelle Beschreibung der Differenzierung der Gelenkgeräusche nach Groot Landeweer beinhaltet nach der Differenzierung in Knacken oder Reiben die Fragestellung nach Schmerz oder subjektiver Limitation der Bewegung (Abb. 2-32).

Muskelpalpation

Mit den im Folgenden vorgestellten Untersuchungen ist eine Differenzialdiagnostik der Muskulatur des stomatognathen Systems möglich (Abb. 2-38 bis 2-50). Muskuläre Verspannungen sind in der Lage, massive Schmerzen in anderen Körperbereichen hervorzurufen. Man spricht in diesem Fall von getriggerten Schmerzen. Häufige Triggerpunktschmerzen aus der Muskulatur des stomatognathen Systems finden sich nach der ursprünglichen Beschreibung von *Simon* und *Travell* in bestimmten, den einzelnen Muskeln gut zuzuordnenden Zahngruppen oder Gesichtsbereichen. Aktuelle Ergebnisse von Neuhuber beschreiben das Auftreten von Triggerpunktschmerzen bis zu 3 segmentalen Ebenen auf- oder abwärts vom Entstehungsort. Nicht selten kommen Patienten erst dann zur Funktionsuntersuchung, wenn andernorts bereits Extraktionen oder Wurzelfüllungen gesunder Zähne ohne Beseitigung der Schmerzen durchgeführt worden sind. Häufig erreichen

Christian Köneke

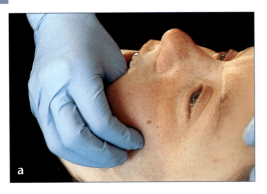 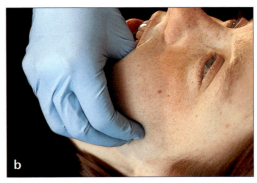

Abb. 2-38 Palpation des M. masseter: **(a)** Pars superficialis, **(b)** Pars profunda.

Palpation M. masseter

- Der M. masseter reagiert häufig bei Patienten druckschmerzhaft, die ihre Zähne unbewusst nachts oder tagsüber in Stresssituationen stark aufeinanderpressen. Häufig sieht man bei diesen Patienten auch Zungen- und Wangenimpressionen von den Zähnen.
- Triggerpunktschmerzen besonders im Ober- und Unterkieferseitenzahnbereich, in der Jochbeinregion oder über den Augen aber auch bis zum Versorgungsgebiet C3 möglich.

Abb. 2.39 M. masseter.

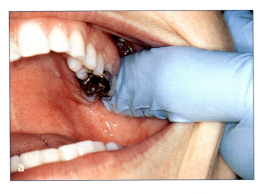 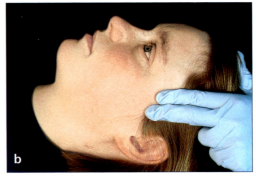

Abb. 2-40 Palpation der Pars anterior des M. temporalis: **(a)** intraorales Schmerzfeld, **(b)** extraoral.

Funktions- und Strukturanalyse des stomatognathen Systems, Schienentherapie und interdisziplinäre Patientenführung

M. temporalis anterior

- Parallel reagiert häufig die kurze Nackenmuskulatur, der M. masseter sf. und der M. pteryoideus lat. druckschmerzhaft und es kommt oft zu Kopfschmerzen
- Triggerpunktschmerzen im Oberkieferfrontzahnbereich und über der Augenbraue sowie bis ins Versorgungsgebiet C3 möglich
- Reagiert häufig bei anterior bruxierenden Patienten oder bei retralem Zwangsbiss druckdolent

Anmerkung: Es wird intraoral ein Schmerzfeld getastet, nicht der Muskel selbst. Das Schmerzfeld reagiert bei verspannter Pars anterior des M. temporalis anterior (und gleichermaßen bei verspanntem M. pterygoideus lateralis) schmerzhaft.

Abb. 2-41 M. temporalis, pars anterior.

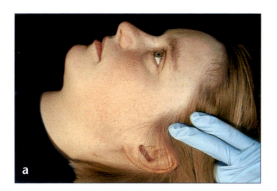
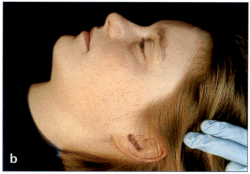

Abb. 2-42 Palpation des M. temporalis: **(a)** Pars media, **(b)** Pars posterior.

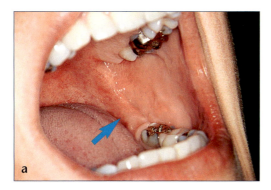
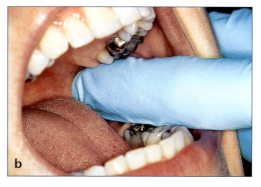

Abb. 2-43 **(a)** Taststelle des M. pterygoideus, **(b)** Palpation des M. pterygoideus medialis.

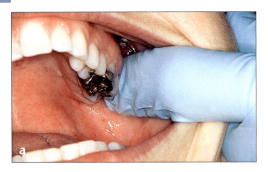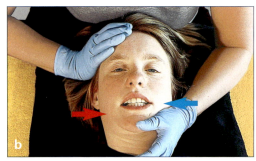

Abb. 2-44 (a) Palpation des M. pterygoideus lateralis, (b) Isometrietest M. pterygoideus lateralis.

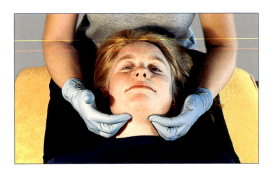

Abb. 2-45 Palpation der suprahyoidalen Muskulatur.

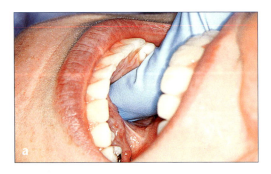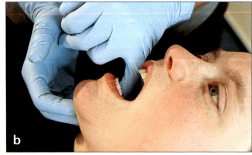

Abb. 2-46a, b Palpation des Venter anterior des M. digastricus.

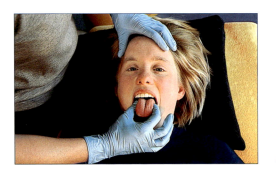

Abb. 2-47 Palpation der Zunge.

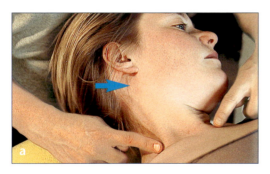 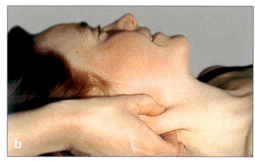

Abb. 2-48 Palpation des M. sternocleidomastodeus: *(a)* Lokalisation, *(b)* Palpationstechnik.

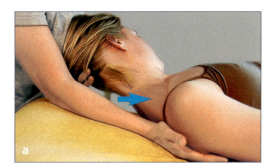 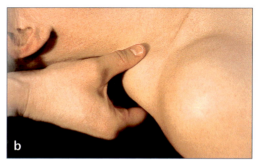

Abb. 2-49 Palpation des M. trapezius: *(a)* Lokalisation, *(b)* Palpationstechnik.

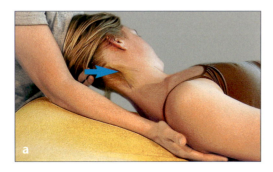 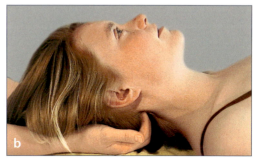

Abb. 2-50 Palpation der kurzen Nackenmuskulatur: *(a)* Lokalisation, *(b)* Palpationstechnik.

Patienten mit Verspannungen in der Kaumuskulatur den Zahnarzt auch auf dem Weg einer Überweisung durch den Otologen oder den Schmerztherapeuten. Die Zuordnung der Triggerpunktschmerz-Regionen zu den einzelnen Muskelgruppen in der ursprünglichen Beschreibung nach *Simon* und *Travell* wird in den folgenden Abbildungen neben der Palpationstechnik dargestellt. Hingewiesen wird aber ausdrücklich auf neuere Erkenntnisse, die eine weitaus größere Ausbreitung des Auftretens eines Triggerpunktschmerzes beschreiben als von *Simon* und *Travell* ursprünglich angenommen wurde.

Die qualitative Untersuchung der Muskulatur beruht auf einem Seitenvergleich hinsichtlich Muskeltonus, Muskelgröße und Schmerzhaftigkeit.

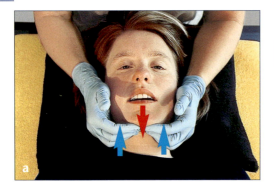
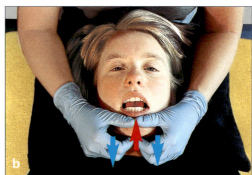

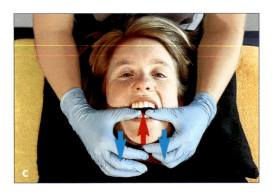

Abb. 2-51 Isometrie: (a) Abduktion, (b) extraorale Technik, (c) intraorale Technik. (Rote Pfeile: Druck des Patienten; blaue Pfeile: Gegenhalten des Diagnostikers.)

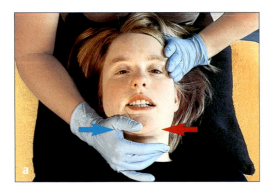
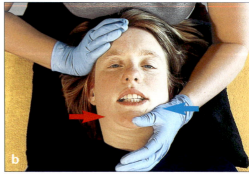

Abb. 2-52 Isometrie: Mediotrusion (a) links, (b) rechts. (Rote Pfeile: Druck des Patienten; blaue Pfeile: Gegenhalten des Diagnostikers.)

Isometrietests

Der Patient führt eine isometrische Muskelkontraktion der zu prüfenden Muskulatur gegen den externen Widerstand des Untersuchers durch (Abb. 2-51 und 2-52).

Reduzierte Kraft oder Schmerzhaftigkeiten bei den Isometrietests deuten auf Verspannungen hin. Regelmäßig berichten Patienten, beim Kauen ein- oder beidseitig das Gefühl zu haben, nur mit reduzierter Kraft zubeißen zu können. Der M. pterygoideus lateralis kann zuverlässig nur über den Isome-

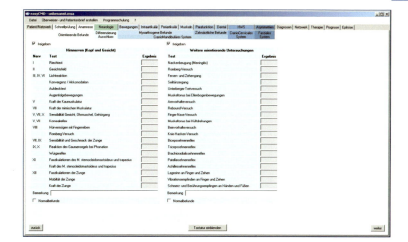

Abb. 2-53 Screenshot easy C.M.D.: neurologische Tests.

trietest der medialen Translation getestet werden, auch wenn es inzwischen gelungen sein sollte, im MRT die Palpationsfähigkeit dieses Muskels im Einzelfall nachzuweisen. Eine mediale Translation rechts testet dabei den M. pterygoideus rechts. Analoges gilt für die linke Seite.

Trigeminusdruckpunkt-Tests

Zur Differenzialdiagnose einer Trigeminusneuralgie wurden in der Vergangenheit die Austrittspunkte der Nn. V1, V2 und V3 mit leichtem Druck palpiert. Gelegentlich geben Patienten für sämtliche Trigeminusdruckpunkte Schmerzen an. Da hier ein gewisser Mangel an Glaubwürdigkeit resultiert, wird ein neutraler Druckpunkt aufgesucht. Gibt der Patient auch hier Schmerz an, kann von einer reduzierten Aussagekraft der Trigeminusdruckpunktdolenz ausgegangen werden.

Zu Recht hat *Ahlers* die Frage gestellt, worin in diesem Zusammenhang eigentlich der Sinn der sensorischen Untersuchung besteht. Schließlich treten bei einer Neuralgie anfallsartig einschießende Schmerzen in einem streng umschriebenen Versorgungsgebiet des betroffenen Trigeminusastes auf.

Diese wird ein Untersucher weniger aus einem Druckpunkttest erfahren. Viel wichtiger und aussagekräftiger ist die spezielle Anamnese.

Orientierende orthopädisch-manualtherapeutische Untersuchungen

Nach Abschluss der zahnärztlichen Untersuchung erfolgen ebenfalls in der Zahnarztpraxis orientierende orthopädisch-manualtherapeutische Untersuchungen zum variablen Beinvorschub nach Derbolowsky (cave: die Interpretation dieses Test bedarf großer Erfahrung und Sorgfalt, auch wenn er zunächst sehr einfach aussieht!) und zur HWS-Pathologie (s. Kap. 5).

Neurologische Untersuchungen

Abschließend werden neurologische Tests zu den 12 Hirnnerven zur Entscheidung einer eventuellen Überweisung durchgeführt (Abb. 2-53).

Christian Köneke

> **Ergänzende Diagnostik**
>
> ggf. Konsil mit:
> - Orthopädie
> - Physiotherapeut
> - HNO-Arzt
> - Internist
> - Radiologe
> - Logopäde
> - Neurologe
> - Pschotherapeut
> - Schmerztherapeut

Abb. 2-54 *Ergänzende Diagnostik.*

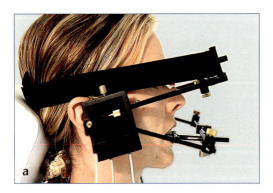
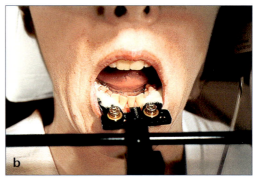

Abb. 2-55 *Instrumentelle Funktionsanalyse: (a) angelegtes Kondylografie-System, (b) paraokklusale Registrierlöffelgestaltung.*

2.3.4 Ergänzende interdisziplinäre Diagnostik (Abb. 2-54)

Aus den Untersuchungen ergibt sich häufig die Notwendigkeit einer weiterführenden Diagnostik bei einem Kollegen einer anderen ärztlichen Disziplin (z. B. Orthopädie, Physiotherapie, Osteopathie, HNO, Augenheilkunde, Innere Medizin, Radiologie, Neurologie, Logopädie, Psychotherapie, Schmerztherapie), einschließlich eines Konsils. Die Ergebnisse dieser Untersuchungen müssen unbedingt in die Therapieplanung und die Prognose einbezogen und mit dem Patienten ausführlich erörtert werden.

2.3.5 Therapievorschlag

Die Wahl des Therapievorschlages sollte in jedem Fall gründlich abgewogen werden. Wir müssen verhindern, dass Patienten „übertherapiert" werden. Die Option einer vollständigen Deprogrammierung der Bisslage und Neueinstellung der neuromuskulären Zentrik sollte nur in gut begründeten Fällen gewählt werden, da die Belastung der Patienten in zeitlicher und finanzieller Hinsicht erheblich ist. Bei vorrangig psychogen bedingten Symptomen könnte eine solche Therapie in einen Circulus vitiosus münden. Intrinsische und extrinsische Faktoren in der Genese des

Symptomenkomplexes müssen berücksichtigt werden. Interdisziplinäre kollegiale Zusammenarbeit und ausreichendes Wissen über die anderen an der Therapie beteiligten Disziplinen, ist die Conditio sine qua non für eine fundierte CMD-Therapie. Der Patient darf nie zwischen die Stühle der einzelnen Therapeuten geraten, sondern muss im Team therapiert werden und selbst als Teil des Teams, nicht als Mittelpunkt des Geschehens, (s. Kap.1) begriffen werden. Ko-Therapeuten, die sich der kollegialen Zusammenarbeit verschließen, sind zum Wohle der Patienten aus der Therapie auszugrenzen.

2.3.6 Prognose

Die Craniomandibuläre Dysfunktion ist ein vielschichtiges Krankheitsbild. Dieser Fakt muss in die Formulierung der Prognose einbezogen werden. Grundsätzlich gilt, dass durch intensive Therapiebemühungen das bestehende Beschwerdebild mit einiger Wahrscheinlichkeit gebessert werden kann. Ob eine vollständige Beseitigung aller Beschwerden gelingt, lässt sich jedoch nicht von vornherein beurteilen. Auch bei intensiver therapeutischer Bemühung um die Patienten kommt es regelmäßig zu Rezidiven, und zwar vor allem deshalb, weil der einzelne Patient in seiner Art der Mitarbeit als Teil des Therapeutenteams (s. Kap. 1) zunächst nicht einschätzbar ist. Lange chronische Beschwerdebilder sind deutlich schwerer zu behandeln als erst kürzlich aufgetretene akute Schmerzen. Es gibt Patienten, die aufgrund der Schwere des Krankheitsbildes auch nach vermeintlich korrekter Bisslageeinstellung und intensiver interdisziplinärer Bemühung ihre Schmerzen nur medikamentös lindern können, und es gibt viele Patienten, deren Beschwerden im stomatognathen System letztendlich nur ihren Manifestationsort gefunden haben, ohne hier ursächlich verankert zu sein. Ausführlich informiert über diese Problematik Kapitel 1. Eine Umdeutung des Manifestationsortes im Rahmen einer Hypnotherapie (s. Kap. 14) kann in solchen Fällen interessant sein.

2.4 Instrumentelle Strukturanalyse (Abb. 2-55 und 2-56)

Die Manuelle Funktions- und Strukturanalyse kann durch eine instrumentelle Strukturanalyse ergänzt werden. Sie gibt Aufschlüsse über die dreidimensionale Konfiguration der Kiefergelenkbahnen. Auch Abweichungen zwischen aMVP und aZKP können metrisch erfasst werden. Viele Autoren beschreiben zudem einen großen diagnostischen Wert der instrumentellen Strukturanalyse. Bei Kenntnis der Manuellen Funktions- und Strukturanalyse ist die instrumentelle Diagnostik allerdings klar als nachrangig einzuordnen. Kein Computer der Welt wird es schaffen, Aussagen über das Endgefühl oder über die Qualität des provozierbaren Schmerzes zu erfassen oder die Schmerzintensität zu messen. Kein Computer der Welt wird das Gefühl für den Patienten ersetzen oder messen, was nur manuell zu ertasten und im Zusammenhang für Behandler und Patienten gleichermaßen mental zu begreifen ist. Für die Schienenplanung ergeben sich nur untergeordnete Aufschlüsse aus der instrumentellen Diagnostik, wertvoll sind die Messergebnisse jedoch für die Einstellung einer definitiven Zahnersatz-Versorgung nach erfolgter Neueinstellung der aktuellen zentrischen Kontaktposition (aZKP, s. o.) im Anschluß an eine CMD-Therapie.

2.5 Zahnärztliche Schienentherapie

Heute sprechen wir bewusst nicht mehr von einer Schienenvorbehandlung, sondern von einer Schienentherapie. Nicht die okklusale Rehabilitation durch Prothetik oder Kieferorthopädie ist es, die eine CMD (bei Vorliegen der entsprechenden Indikation) therapieren kann, sondern die korrekte Einstellung der aZKP. Dieses Ziel wird durch die Schienentherapie bereits erreicht. Eine daran anschließende

PATIENTENDOKUMENTATION:

PATIENT: ____________ PRAXIS: ____________

GEBURTSDATUM: ____________ DATUM: ____________

CONDYLOGRAPHIE

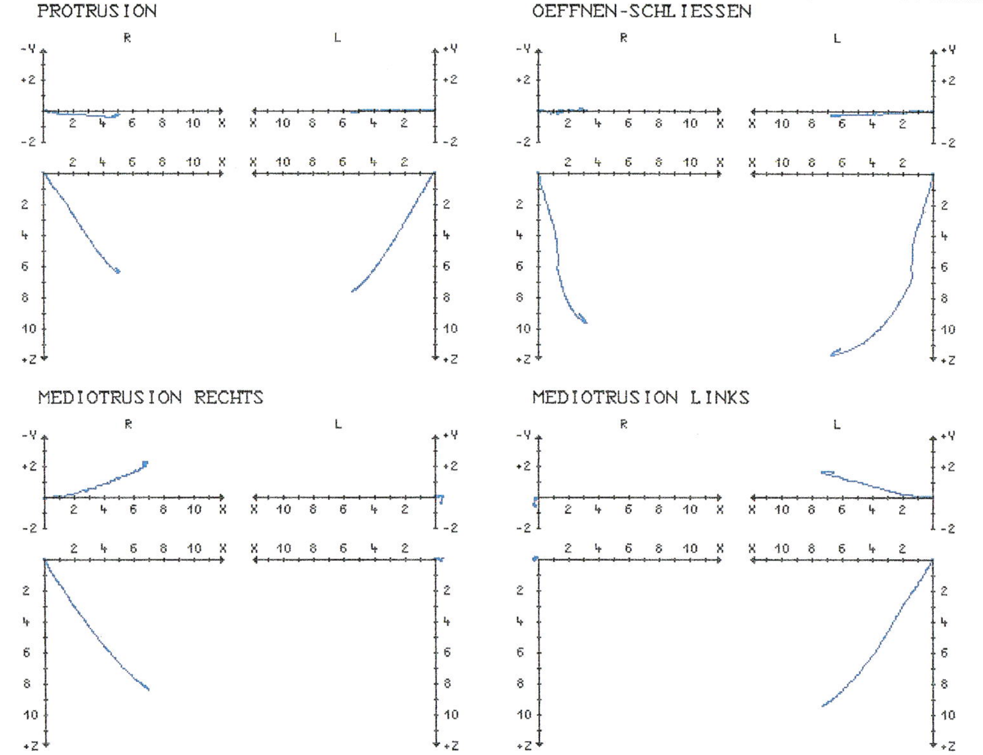
PROTRUSION
OEFFNEN-SCHLIESSEN
MEDIOTRUSION RECHTS
MEDIOTRUSION LINKS
R
L
-Y
+Y
+2
-2
+Z
2 4 6 8 10 X
X 10 8 6 4 2
2
4
6
8
10

CPM DURCHSCHNITT: DXR: 0.1 / DZR: 0.1 / DXL: -0.1 / DZL: -0.0 / DY: 0.0

PATIENTENGERECHTE ARTIKULATOREINSTELLUNGEN

ARTIKULATOR REFERENCE SL ®

SKN	3MM	5MM	10MM	TKN	3MM	5MM	10MM
R EINSATZ	BLAU	BLAU	---	R EINSATZ	WEISS	WEISS	WEISS
R WINKEL	52	53	---	R WINKEL	5	5	6
L EINSATZ	ROT	ROT	---	L EINSATZ	WEISS	WEISS	WEISS
L WINKEL	51	53	---	L WINKEL	5	5	5

FLAGGENABSTAND 196MM, BERECHNET AUF 110MM.

Abb. 2-56 Instrumentelle Funktionsanalyse: Patientendokumentation.

okklusale Rehabilitation ist als vollständig eigene Therapie eines vollständig eigenen Erkrankungsbildes, nämlich letztendlich störend nicht zusammenpassender Zähnen bei mithilfe einer Schiene therapierter CMD, darstellt.

Der zahnärztlichen Schienentherapie liegt als wesentliches Element zugrunde, dass der Therapievektor der Schiene dem Belastungsvektor, der bei der Manuellen Funktions- und Strukturanalyse festgestellt wurde, entgegengerichtet ist (Tab. 2-3). Ein dorsolateraler Belastungsvektor erfordert beispielsweise einen ventromedialen Therapievektor.

Die Vielfalt möglicher Schienen kann auf zwei Grundtypen reduziert werden:
- monomaxilläre Schienen und
- bimaxilläre Schienen.

Monomaxilläre Schienen:

- *Relaxierungsschiene*: Geeignet zur Bruxismusbehandlung ohne Korrektur der Bisslage. Oberfläche: reine Relaxierung (s. u.).
- *Bisslage-Korrektur-Schiene:* Dient der Einstellung der aZKP bei Zwangsbisslagen. Die Oberfläche setzt sich aus der nach der MFSA korrekten Kombination der unten angegebenen Oberflächen zusammen (Abb. 2-38 und 2-60).
- *Inzisaler Interzeptor:* Dient der Vermeidung von starken parafunktionellen Presskräften.

Bimaxilläre Schienen:

- *IST-Gerät nach Hinz:* Das IST-Gerät (Abb. 2-57) besteht aus einer Oberkiefer- und einer Unterkieferschiene, die über ein *Herbst*-Scharnier miteinander verbunden sind. Der Unterkiefer kann so dorsalprotektiv in einer gewünschten Position gehalten werden.
- *TAP-Gerät:* Das TAP-Gerät beruht auf einer Ober- und einer Unterkieferschiene, die in der Front in einer vorbestimmten Position miteinander verschlüsselt sind. Das Original-TAP-Gerät ist im Molarenbereich nicht abgestützt.
- *Aktivator:* Der Aktivator besteht aus einem Block, der Unter- und Oberkiefer miteinander verbindet.

Aufgaben von Schienen:

- *Relaxierung, Vermeidung von dynamischem Bruxismus (Knirschen):* Schiene mit leichten Einbissen, Eckzahnführung, aMVP.
- *Vermeidung von statischem Bruxismus (Pressen ohne Knirschen):* Inzisaler Interzeptor.
- *Dorsale Protektion:* Bei Lateralbewegung wird der Unterkiefer durch eine entsprechende Eckzahnführung nach lateral anterior geleitet. Eine Bewegung nach lateral-posterior wird durch eine Führungsrampe verhindert. (Die dorsale Protektion ist Bestandteil jeder Schiene und jedes Zahnersatzes.)
- *Gelenkspalterweiterung:* Nur in Verbindung mit Physiotherapie oder Osteopathie empfohlen. Aus der physiotherapeutischen/osteopathischen Relaxation der Muskulatur des stomatognathen Systems resultiert eine Erweiterung der reduzierten Gelenkspalte. Die erfolgte Kondylenstellungskorrektur wird im unmittelbaren Anschluss an die Physiotherapie durch Einschleifen oder Aufbauen der Schiene verankert.
- *Deprogrammierung:* Schiene nahezu plan ohne nennenswerte Einbisse, aZKP zu Behandlungsbeginn. (Die aZKP nach der Behandlung wird sich von dieser mit großer Wahrscheinlichkeit unterscheiden, da der Unterkiefer seine Position im Laufe der Behandlung in der Regel deutlich verändert.) Geeignet zur Deprogrammierung der Kaumuskulatur sowie zur physiotherapeutisch/osteopathisch unterstützten Einstellung der aZKP. Der Unterkiefer kann sich aufgrund fehlender Einbisse (nur Aufbisse, ein Aufbiss je Seitenzahn ist ausreichend) frei im Raum neu einstellen.
- *Mittellinienkorrektur:* Der Unterkiefer zentriert sich im Rahmen des Schienen-aZKP-Registrates häufig selbstständig in der Gesichtsmitte. Bei Patienten mit starken Gesichtsasymmetrien kann die Mittellinieneinstellung gelegentlich recht schwierig sein. Es werden auch Fälle beobachtet, die mit von der

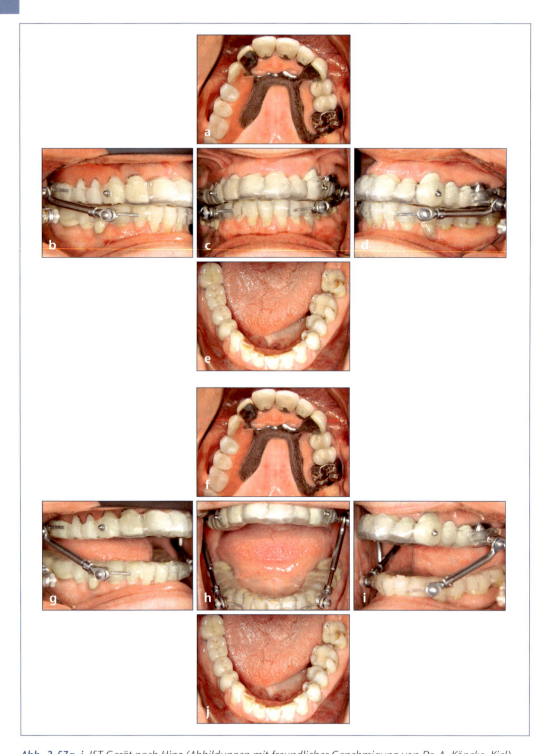

Abb. 2-57a–j IST-Gerät nach Hinz (Abbildungen mit freundlicher Genehmigung von Dr. A. Köneke, Kiel)

Gesichtsmitte abweichender Mittellinie fixiert werden müssen. Aufschluss darüber gibt die Funktions- und Strukturanalyse des stomatognathen Systems.

- *Protrusion*: Leichte Einbisse mit Rampe zwischen Zahn 3 und Zahn 4 jeder Seite ermöglichen eine protrusive Einstellung eines monomaxillären Gerätes. Wenn eine erforderliche Protrusion aufgrund der individuellen Gegebenheiten des Patientenfalles mit einer monomaxillären Schiene nicht eingestellt werden kann, muss mit einem bimaxillären Gerät gearbeitet werden (z. B. IST-Gerät, Abb. 2-57). Das ist insbesondere bei Patienten mit einer obstruktiven Schlafapnoe (s. Kap. 18) der Fall. Das Arbeiten mit *Herbst*-Scharnieren hat sich zudem nach Beschreibungen von *Bumann* bewährt, um eine erfolgreichere Diskusreposition bei partieller anteriorer Diskusverlagerung zu erreichen. Ein weiteres umfangreiches Einsatzgebiet sind Patienten mit einer myogen bedingten Überbelastung der bilaminären Zone. Die monomaxillären Schienen wirken ausschließlich bei Okklusion. Verlässt der Patient im Rahmen der Mundöffnung die Okklusion, wirken sie nicht mehr. Kommt ein parafunktioneller Retralschub des Unterkiefers durch muskuläre Einflüsse hinzu, entsteht eine Überbelastung der bilaminären Zone. Diese wird durch das IST-Gerät wirkungsvoll verhindert. Das TAP-Gerät hingegen ist hier nicht geeignet, weil beim Öffnen des Mundes die Schienen okklusal nicht stabil liegen bleiben und weil posterior keine Abstützung besteht. Diese fehlende posteriore Abstützung bringt wiederum eine Überlastung der Kiefergelenke in kranialer Richtung bei Okklusion mit sich.
- *Stabilisierung der bestehenden Kondylenposition*: die Stabilisierung der bestehenden Kondylenposition wird in der Regel durch ein in aZKP gefertigtes monomaxilläres Gerät mit leichten Einbissen erreicht und ist sinnvoll, wenn der aMVP der aZKP entspricht oder wenn mindestens keine Symptome im Rahmen der Gelenkdiagnostik auffallen. Das gilt insbesondere für myogene Relaxationsschienen. Ein bimaxilläres Gerät zur Stabilisierung der bestehenden Kondylenposition ist immer dann angezeigt, wenn im okklusionsfernen Raum parafunktionell eine muskelgesteuerte Retrusion des Unterkiefers vorliegt (s. Protrusion).
- *Vertikale Sperrung*: Die Höhe der vertikalen Sperrung hängt von der Höhe der Sprechzentrik und von dem Kiefergelenkbefund ab. Sollte nach dem Ergebnis der MFSA eine vertikale Sperrung nicht zweckmäßig sein (weil z. B. bereits zu hoher Zahnersatz eingegliedert wurde), muss die vertikale Dimension über Langzeitprovisorien zunächst so korrigiert werden, dass eine Schiene eingegliedert werden kann. Im Fall eines Deckbisses lässt sich die aZKP gelegentlich nicht einstellen, weil die Oberkiefer-Frontzähne dies verhindern oder eine unzweckmäßig große vertikale Sperrung erfordern würden. In diesem Fall muss primär kieferorthopädisch behandelt werden (s. Kap. 4).

Die zahnärztliche Schienentherapie muss zwecks Akzeptanz durch die Patienten ein Maximum an Komfort bieten. Das Schienendesign sollte so grazil wie möglich gehalten werden und ausreichende Ästhetik und Phonetik zulassen (Abb. 2-58 und 2-60).

„Schnarchen Sie und haben Sie nachts Aussetzer in der Atmung oder fühlen Sie sich tagsüber aus unerklärlichen Gründen unausgeschlafen?" – Diese Frage sollte unbedingt vor jeder Schienentherapie abgeklärt werden. Bei Patienten mit obstruktiver Schlafapnoe (OSAS, s. Kap. 17), sollte nachts mithilfe einer bimaxillären Schiene für eine Stabilisierung des Unterkiefers in protrusiver Stellung gesorgt werden, um den positiven Effekt auf den posterior airway space (s. Kap. 17) zu nutzen. Bewährt hat sich im Schnittpunkt der CMD-Therapie mit der zahnärztlichen Schlafmedizin insbesondere das IST-Gerät nach *Hinz* (Abb. 2-57), das adjustierbar ist und eine posteriore Abstützung ermöglicht. Parallel zu einem solchen Gerät empfiehlt sich tagsüber zunächst das Tragen einer Aquasoft-Schiene mit integriertem Aqualizer (Abb. 2-59). Der Vorteil besteht darin, dass das Gerät nicht eingeschliffen werden muss und die bisweilen umfangreichen Veränderungen in der Unterkieferposition bei

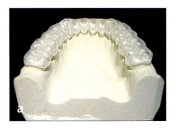
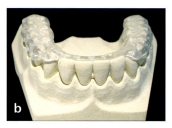
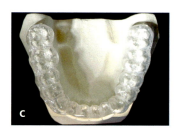

Abb. 2-58 Nahezu unsichtbare Schiene: Ansichten von **(a)** posterior, **(b)** anterior und **(c)** okklusal.

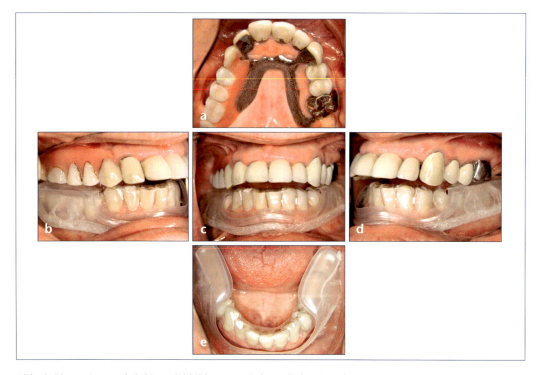

Abb. 2-59a–e Aquasoft-Schiene (Abbildungen mit freundlicher Genehmigung von A. Köneke, Kiel).

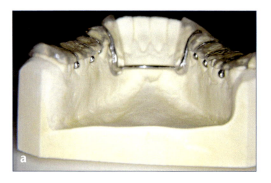
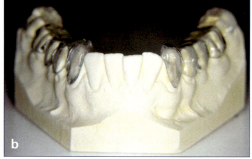

Abb. 2-60 Acryl-Schiene: Ansichten von **(a)** posterior und **(b)** anterior.

nächtlichem Tragen eines protrusiven bimaxillären Gerätes mühelos aufgefangen werden können. Als nachteilig erweist sich, dass die beiden im okklusalen Bereich liegenden und durch eine Kapillare verbundenen Wasserkissen bei massivem Tagesbruxismus platzen können. Bei dieser Form des Bruxismus sollte über eine Interzeptortherapie oder ein TAP-Gerät nachgedacht werden. Nach Stabilisierung der Unterkieferposition kann tagsüber auch auf eine Acryl-Schiene (Abb. 2-60) umgestellt werden.

Monomaxilläre Schienen werden in der Regel für den Unterkiefer gefertigt. Das Freischleifen der Front nach vestibulär ermöglicht eine protrusive Bewegung des Unterkiefers und gewährleistet dem Patienten während der Tragephase eine bessere Ästhetik und Phonetik. Auch aus Sicht der Kraniosakralen Osteopathie besteht eine relative Indikation für die routinemäßige Anfertigung der Schiene im Unterkiefer, da die mediane Gaumennaht dem kraniosakralen Rhythmus folgt und dieser durch eine Verblockung mit einer Oberkieferschiene über die Medianlinie hinweg gestört werden kann (s. Kap. 6).

Eine Schiene für den Oberkiefer kommt dann infrage, wenn durch eine Parodontopathie im Oberkiefer gelockerte Zähne vorhanden sind oder wenn eine sehr große sagittale Stufe vorliegt. Grundsätzlich muss entsprechend dem Ergebnis der Manuellen Funktions- und Strukturanalyse unter den Komponenten der möglichen Schienen ausgewählt werden. Die Kombination verschiedener Schienentypen zu der individuell fallgeeigneten Schiene ist unbedingt notwendig.

Bezüglich der Wahl des Kiefers, in dem die Schiene gefertigt wird und bezüglich der Wahl der Gestaltung der Frontzahnführung gehen die Meinungen der unterschiedlichen Funktionstherapeuten deutlich auseinander. Eigene Erfahrungen haben gezeigt, dass die CMD-Therapie mit einer frontal freigeschliffenen Unterkieferschiene in den meisten Fällen hervorragend funktioniert und ästhetisch sowie phonetisch das mögliche Maximum an Patientenkomfort und damit Schienenakzeptanz verbindet. Generell muss aber betont werden, dass in Hinsicht auf den Behandlungserfolg einer CMD die physiotherapeutische/osteopathische Behandlung und eine interdisziplinäre Therapieausrichtung erheblich wichtiger sind als die Wahl des Kiefers in dem die Schiene gefertigt wird. Unter den bimaxillären Schienen hat sich das IST-Gerät als günstig herausgestellt, weil sowohl während statischer und dynamischer Okklusion als auch okklusionsfern eine Wirksamkeit besteht und die besonderen Anforderungen von OSAS berücksichtigt werden können.

Bei freiendenden Situationen muss vor Beginn einer Schienenbehandlung geklärt werden, ob eine dentale Implantation zur Erreichung einer stabileren Kiefergelenkabstützung sinnvoll sein kann. Diese kann auch für eine eventuelle spätere okklusale Rehabilitation von erheblichem therapeutischen Nutzen sein – bis hin zur klaren medizinischen Indikation.

Zur Ersteinstellung der Schiene muss, falls erforderlich, vorab eine orthopädische Beseitigung segmentaler Fuktionsstörungen im Wirbelsäulenbereich sowie eine physiotherapeutische Relaxation der Kaumuskulatur erfolgen.

Unmittelbar im Anschluss an diese Behandlung(en) stellt sich der Patient in der Zahnarztpraxis vor. Dort wird mithilfe einer Kurzentspannungstechnik der Kaumuskulatur (15er-Deprogrammierung, s. Abschnitt 2.2.2 und Abb. 2-1) ein aZKP-Registrat genommen. Für die Bissregistrierung muss ein aushärtendes, volumenstabiles Material gewählt werden, das auf die Oberkieferzahnreihe aufgebracht wird. Wichtig ist, dass der Patient anschließend zügig, aber gefühlvoll bis zur therapeutisch gewünschten Bisshöhe zubeißt und dass die gefundene Bisslage reproduzierbar ist. Zum Test der Reproduzierbarkeit wird das Registrat nach dem Aushärten aus dem Mund genommen, die Überschüsse werden entfernt und das Registrat wird wieder auf die Oberkieferzahnreihen aufgelegt. Der Patient hatte während dieser Zeit keinen Kontakt zwischen den Zahnreihen (mithilfe von Watterollen im Prämolarenbereich oder mit einem konfektionierten Aqualizer lässt sich für die Zeit der Ausarbeitung des Bissregistrates ein behelfsmäßiger

Christian Köneke

> **Stabile aktuelle Zentrische Kontaktposition (aZKP)**
>
> Gleichgewichtszustand aller Gewebe des stomatognathen Systems
> in
> physilogischer schmerzfreier Unterkieferposition
> bei
> manipulationsfreiem patientendefiniertem reproduzierbarem Schluss der Zahnreihen

Abb. 2-61 Stabile aZKP (auch therapeutische Referenzposition; Groot Landeweer/Resch).

Aufbiss schaffen). Der Patient wird nun aufgefordert, wieder zügig, aber gefühlvoll zu schließen. Bei korrekter Registrierung wird er wieder exakt die Aufbisse treffen, andernfalls muss das Registrat wiederholt werden. Häufig stellt sich die Unterkiefer-Mittellinie bei dieser Art der Registrierung automatisch korrekt ein. Patienten mit massiven Gesichtsasymmetrien sind in Bezug auf die Unterkiefer-Mittellinie bisweilen schwierig zu beurteilen. Aktive protrusive Einstellungen, die sich aus dem Ergebnis der MFSA als notwendig herausstellen können, müssen in Einzelfällen unter Anweisung an den Patienten registriert werden. Das Bissregistrat wird bei Notwendigkeit der aktiven protrusiven Einstellung des Unterkiefers vor der Schienenanfertigung im MRT überprüft und gegebenenfalls korrigiert.

Die therapeutische Höhe ist von der Art der Okklusionsbeziehung der Frontzähne abhängig. Bei Patienten mit tiefem Biss muss vertikal stärker gesperrt werden als bei Patienten mit knappem Überbiss, da stets eine Anteriorbewegung des Unterkiefers zugelassen werden muss. Mit Ausnahme der inzisalen Interzeptortherapie bei statischem Pressen der Zähne darf die Front keinen Vorkontakt bei statischer Okklusion aufweisen. Gegebenenfalls muss kieferorthopädisch vorbehandelt werden (s. Kap. 4). Die hier geschilderte Art der Bissregistrierung bietet den großen Vorteil der freien Festlegung der therapeutischen vertikalen Dimension und kann in einer Sitzung erfolgen. Im Gegensatz dazu muss beim Registrieren mit einer Zentrikplatte eine zweite Sitzung nach Anfertigung des Registrierbehelfs im Labor erfolgen und die Bisshöhe kann nicht so einfach eingestellt werden wie bei Verwendung eines Wachsregistrats. Für letzteres ist jedoch wichtig, dass bei der Abdrucknahme und Modellherstellung auf höchste Präzision geachtet wird. Gipsblasen (ein Abdruckproblem) oder Verzüge (ein Abdruck-, Transport- oder Gipsproblem) fallen bei einem an 4 Punkten aufliegenden Zentrikregistrat kaum auf, sind mit einem Wachsregistrat jedoch nicht vereinbar. Hierin liegt andererseits auch ein Vorteil des Wachsregistrates, denn Ungenauigkeiten der Modelle fallen sofort auf.

Während der aktiven Phase der Schienentherapie findet in der Regel wöchentlich eine Physiotherapie-/Osteopathiesitzung und in deren unmittelbarem Anschluss eine zahnärztliche Schienenkontrolle und -anpassung statt, da sich die Bisslage bei noch bestehenden funktionellen Dysbalancen während der Physiotherapiesitzung durch Muskel- und Faszienentspannung verschiebt. Durch Nacharbeiten der Schiene in jeder Sitzung wird die jeweils erreichte aZKP in der Schiene verankert. Erst wenn trotz vorhergegangener Physiotherapie und über einen mindestens 3-monatigen Zeitraum hinweg keine Verschiebung des Unterkiefers mehr festzustellen ist, kann vom Erreichen einer stabilen aZKP (auch therapeutische Referenzposition) gesprochen werden. Es handelt sich hierbei um den Gleichgewichtszustand der Gewebe des stomatognathen Systems in physiologischer schmerzfreier Position bei Schluss der Zahnreihen (Abb. 2-61). Die elektrophysikalische Entspannung der Muskulatur wird für diesen Zweck vom Autor abgelehnt (auch wenn er durchaus andere sinnvolle Einsatzgebiete sieht), weil es hierbei nicht zu einer physiologischen Entspannung aller beteiligten Muskelgruppen mit Einstellung eines Gleichgewichtszustandes kommt. Angestrebt wird unbedingt eine manipulationsfreie, patientendefinierte, reproduzierbare Unterkieferposition.

Die aktive Phase der Schienentherapie dauert im Mittel ca. 3 Monate, bei einigen Patienten jedoch auch Jahre. Ihr folgt eine ebenso lange Beobachtungsphase. Erst bei anhaltender Beschwerdefreiheit ist die Umsetzung der Schienenposition in die Zahnoberflächen durch Prothetik, Kieferorthopädie (s. Kap. 4) und/oder gegebenenfalls Kieferchirurgie denkbar.

In vielen Fällen ist auch nach der definitiven Einstellung der Zahnoberflächen das Tragen einer nächtlichen Relaxationsschiene notwendig, wenn es sich um belastungsbedingt bruxierende Patienten handelt.

Deutlich hingewiesen werden soll in diesem Zusammenhang darauf, dass Bruxismus und Unterkieferzwangslage grundsätzlich unterschieden werden müssen. Ein infolge einer persönlichen Belastungssituation bruxierender Patient wird diese Parafunktion trotz korrekter Positionierung des Unterkiefers und Beseitigung der Zwangslage beibehalten und im Extremfall dadurch ein Rezidiv produzieren. Aus diesem Grund ist für Bruxismuspatienten das Erlernen von Entspannungstechniken, der sinnvolle Umgang mit Belastungssituationen oder in Einzelfällen eine psychotherapeutische Betreuung wichtig (s. Kap. 13 und 14).

Ein Rezidiv entsteht immer dann, wenn der Patient im Laufe der Zeit mit dem Unterkiefer die eingestellte aZKP wieder verlässt. Möglich ist das durch Abrasionen an den Zähnen, Zahnintrusionen, massives Pressen der Zähne oder einseitige Belastungen. Auch muskuläre Dysbalancen können für ein Rezidiv verantwortlich sein. In diesem Fall kann eine erneute Funktionsbehandlung mit allen Konsequenzen indiziert sein. Patienten, die psychische Kofaktoren aufweisen, neigen zu Rezidiven. Aus diesem Grund ist der Zeitpunkt der okklusalen Rehabilitation durch Zahnersatz oder Kieferorthopädie in der nach einer erfolgreichen Funktionstherapie gefundenen stabilen aZKP hier deutlich später zu wählen als bei nicht psychisch assoziierten Craniomandibulären Dysfunktionen. Gegebenenfalls kann bei Patienten mit psychisch assoziierter CMD eine Langzeiteinstellung mit einer zentrischen Nacht- oder auch 24-Stunden-Schiene ohne Veränderung der Kauflächen unter der Schiene indiziert sein. Generell ist bei der Neueinstellung der Okklusion die dentale Historie des Patienten zu beachten. Zitiert sei an dieser Stelle *Kokich*, der zu dieser Frage in seinen Vorträgen ausführt: „Bei Patienten mit einer erst kurzen dentalen Historie (also sehr junge Patienten) sollte unser Bestreben stets die ideale Einstellung der Zahnbögen sein. Bei Patienten mit langer dentaler Historie differiert unsere ideale Vorstellung häufig vom real Möglichen. Eine patientengerechte Versorgung, die das Verhältnis zwischen idealer Versorgung und real Möglichem relativiert, ist geboten."

Patienten mit Störungen, die außerhalb des stomatognathen Systems liegen, neigen zur Therapieresistenz bei ausschließlicher okklusaler Therapie. Diese müssen vor Beginn jeglicher Therapie und vor allem vor jedem okklusalen Eingriff im Rahmen der Funktions- und Strukturanalyse des stomatognathen Systems klar abgegrenzt und einer interdisziplinären Diagnostik unterzogen werden (s. Kap. 1). Eine Therapie der Störung durch den entsprechenden Ko-Therapeuten kann, wenn angezeigt, eingeleitet werden. Gelegentlich kann bei solchen Patienten eine Relaxierungsschiene ein probates temporäres Hilfsmittel darstellen.

2.6 Interdisziplinäre Patientenführung

Die Leitung der interdisziplinären CMD-Therapie obliegt meistens dem Zahnarzt, dem Kieferorthopäden, oder dem Manualtherapeuten. Dieser erstellt die initiale Funktions- und Strukturanalyse, legt die wünschenswerte weitere Differenzialdiagnostik in anderen medizinischen Disziplinen fest und erarbeitet einen Therapieplan. Auch anderen Fachdisziplinen kann die Leitung der Therapie zukommen, sofern das im individuellen Fall geboten ist. Zur Patientenführung und zur Unterrichtung der mitbehandelnden Kollegen ist aktuell die folgende Dokumentationsform sinnvoll:

EDV-gestützte Funktions- und Strukturanalyse (easy C.M.D.)

Im Rahmen der EDV-gestützten Funktions- und Strukturanalyse *easy C.M.D.* werden alle detaillierten Informationen über die Anamnese, den Okklusionsbefund, den Gelenkbefund, die muskulären Befunde, die Diagnose, die wünschenswerte ergänzende Diagnostik anderer Fachdisziplinen, den Therapievorschlag sowie eine Prognose und eine Epikrise erfasst. Die Diagnostik wird vorrangig manuell durchgeführt (s. o.).

Die Anamnese muss Angaben über den genauen Beginn der Symptomatik, gegebenenfalls Unfälle (auch Bagatellen) in der Vorgeschichte, zahnärztliche und kieferorthopädische Vorbehandlungen sowie andere ärztliche Behandlungen im Zusammenhang mit der Erkrankung enthalten. Es muss stets nach einer Kopfschmerzsymptomatik, nach einer Wirbelsäulen-Problematik, nach bereits festgestellter Beinlängendifferenz, nach Schwindel, Gesichtsschmerzen, atypischen Zahnschmerzen, Ohrenschmerzen, Tinnitus und Verspannungen gefragt werden. Häufig bringen Patienten diese Symptome nicht miteinander in Verbindung und berichten von sich aus nur unvollständig. Fragestellungen im Sinne einer Entscheidungshilfe zur Überweisung an fachfremde Kollegen finden sich im Anhang dieses Buches. Besonders hervorzuheben sind hier vor einer Schienentherapie aus den oben genannten Gründen die Fragen zur eventuellen Überweisung an einen Schlafmediziner.

Der dentale Befund enthält Angaben zu: fehlenden Zähnen, gingival gelagerten ersetzten Zähnen, Mittellinienabweichungen der Zahnbögen, Schwenkungen des Unterkiefers, Bisslage, Okklusionskontakten in aZKP und in aMVP (s. o.), Abrasionen, keilförmigen Defekten an den Zähnen und zu gingivalen Rezessionen und Zahnlockerungen.

Die Palpationsbefunde stellen den Hauptteil der Befunderhebung dar. Protokolliert werden sämtliche Untersuchungsergebnisse der Funktions- und Strukturanalyse zu den Gelenken und der Muskulatur. Bei einer Wiederholung der Funktions- und Strukturanalyse oder von Teilen derselben können die Ergebnisse und die Änderung der Befunde sehr gut verfolgt werden. Die Befunde werden anschließend in einer Diagnose zusammengefasst.

Die wünschenswerte ergänzende Diagnostik bildet das Basisgerüst für die interdisziplinäre Therapie und ist Anhaltspunkt für die weiteren Untersuchungen. Die jeweiligen Untersuchungsgänge sind in den einzelnen Kapiteln dieses Buches dargestellt. Sie sollten ebenso standardisiert ablaufen wie die zahnärztliche Funktions- und Strukturanalyse, um eine möglichst hohe Aussagekraft und Vergleichbarkeit zu erreichen.

Der Therapievorschlag bei ursächlichem oder assoziiertem Geschehen im stomatognathen System ist in der Regel gekennzeichnet durch die Eingliederung einer zahnärztlichen Funktionsschiene zur Stabilisierung der aZKP. Dabei wird häufig auch eine Stellungskorrektur der Kondylen notwendig. Ein fast immer obligater Therapiebestandteil ist die physiotherapeutische (günstigerweise kraniosakraltherapeutische/osteopathische) Unterstützung der Schienentherapie. Häufig ist ein Konsil mit Orthopäden, HNO-Ärzten, Radiologen, Schmerztherapeuten, Internisten oder Psychotherapeuten notwendig.

Die Prognose muss stets in Abhängigkeit von der Schwere des Erkrankungsbildes gestellt werden: eine bereits über lange Zeit bestehende CMD, multifaktorielle Ursachen und besonders psychische Überlagerungen sind generell als ungünstige Faktoren einzustufen. In nahezu allen Fällen ist eine Besserung des Beschwerdebildes möglich, wenn die Kausalität beachtet wird (s. Kap. 1). Eine Aussage über eine mögliche vollständige Beseitigung des bestehenden Beschwerdebildes kann bei einer CMD zum Zeitpunkt der ersten Befundaufnahme generell nicht getroffen werden.

Das Programm *easy C.M.D.* beinhaltet alle wichtigen aktuellen Tests zur (Manuellen) Funktions- und Strukturanalyse. Es kann ein ausführlicher Befundbericht gedruckt werden, um die Einzelheiten an die Ko-Therapeuten weiterzugeben und um dem Patienten eine Transparenz der Therapie zu gewähren. Das Programm dient als Standardschema zur Erstellung des Befundberichtes.

Für die interdisziplinäre Therapie hat sich die Erstellung einer Kartei bewährt, die die Patienten bei sich tragen und allen Ko-Therapeuten zur Eintragung vorlegen. Diese Kartei beinhaltet die folgenden Dokumente:

1. ausführlicher Befundbericht der Funktions- und Strukturanalyse ((M)FSA Doku),
2. weitere Befundberichte aller Ko-Therapeuten,
3. Einverständniserklärung und Einwilligung zur Funktionstherapie (Abb. 2-62),
4. Karteiblätter zur Eintragung aller Behandlungen (Abb. 2-63),
5. Merkblatt für Patienten (Abb. 2-64),
6. gegebenenfalls Überweisungen (Überweisung zum MRT: Abb. 2-65),
7. Physiotherapie-Rezept.

Der große Vorteil der Kartei liegt in der ständigen Information aller beteiligten Therapeuten über den aktuellen Behandlungsstand. Mitteilungen an Kollegen können so einfach übermittelt werden, ohne dass telefoniert werden muss.

Das Programm *easy C.M.D.* beinhaltet diese Formulare in elektronischer Form. Ein Patienten-USB-Stick mit Viewer dient als Transportmittel zwischen den Therapeuten.

Einverständniserklärung und Einwilligung zu einer Funktionstherapie des stomatognathen Systems

1. Ich bin über Wesen und Technik der Funktionstherapie informiert worden und verstehe den Vorgang der Bisslagekorrektur. Es ist mir erklärt worden, dass mit dem Beginn der Schienentherapie eine Bissverschiebung einsetzten wird, die nicht reversibel ist.

2. Alle alternativen Therapiemaßnahmen der zahnmedizinischen Versorgung sind mir erklärt worden. Mein Zahnarzt hat sorgfältig meinen Mund, meine Kiefergelenke und meine Kaumuskulatur untersucht. In einer gegenseitigen Diskussion habe ich mich für die funktionstherapeutische Maßnahme entschieden.

3. Ich bin darüber informiert worden, dass keine Erfolgsgarantie für funktionstherapeutische Maßnahmen gegeben werden kann.

4. Ich bin darüber informiert worden, dass nach Abschluss der Schienenvorbehandlung eine Veränderung meiner Kauflächen zur Neueinstellung der Bisslage erfolgen muss. Es kann eine Versorgung über Kronen/Teilkronen, Kieferorthopädie oder in Einzelfällen auch Einschleifmaßnahmen erfolgen.

5. Mein Zahnarzt hat mich darüber aufgeklärt, dass funktionstherapeutische Leistungen und deren Folgeleistungen (s. Punkt 4) möglicherweise nicht oder nicht in vollem Umfang von Krankenversicherungen übernommen werden. Kürzungen des Honorars vonseiten der Krankenversicherung gehen nicht zu Lasten des Zahnarztes, sondern werden von mir ausgeglichen.

_____
Ort/Datum   Unterschrift Patient/Zahlungspflichtiger

_____
Ort/Datum   Unterschrift Zahnarzt

_____
Ort/Datum   Unterschrift Mitarbeiterin

Abb. 2-62 Einverständniserklärung und Einwilligung zu einer Funktionstherapie des stomatognathen Systems (rechtsunverbindliche Empfehlung, basierend auf einer Empfehlung des BDIZ im Rahmen der implantologischen Aufklärung).

Funktions- und Strukturanalyse des stomatognathen Systems, Schienentherapie und interdisziplinäre Patientenführung

Behandlungsbogen zur interdisziplinären Therapie

Name	Vorname		Geburtsdatum
Datum	zahnärztliche Behandlung	physiotherapeutische Behandlung	ärztliche Behandlung (bitte Fachrichtung eintragen)

Abb. 2-63 Behandlungsbogen zur interdisziplinären Therapie.

Merkblatt zur Behandlungskartei bei interdisziplinärer Therapie von Craniomandibulären Dysfunktionen

Sehr geehrte Patientin, sehr geehrter Patient,

Die Ihnen ausgehändigte Karteikarte ist ein wichtiges Dokument bei der Behandlung Ihrer Erkrankung.

Da Sie von uns in einem Team aus Zahnarzt, Physiotherapeut, Orthopäde, Logopäde, Hals-Nasen-Ohren-Arzt, Augenarzt, Internist und gegebenenfalls anderen Fachkollegen in getrennten Räumen behandelt werden, sind wir auf Ihre Mithilfe bei der Übermittlung wichtiger Informationen angewiesen.

Während der Behandlung legen Sie die Karteikarte bitte dem jeweils behandelnden Facharzt oder Physiotherapeuten vor. Achten Sie in Ihrem eigenen Interesse bitte unbedingt darauf, dass jede Behandlung eingetragen wird.

Bitte bringen Sie daher die Karteikarte unbedingt zu jedem Spezialisten mit.

Auf diesem Weg wissen alle behandelnden Spezialisten zu jeder Zeit, in welchem Stadium der Behandlung Sie sich gerade befinden und welche weitere Behandlung für Sie wichtig ist.

Wir wünschen Ihnen einen guten Behandlungserfolg.

Abb. 2-64 Merkblatt zur Behandlungskartei bei interdisziplinärer Therapie von Craniomandibulären Dysfunktionen.

Überweisung zur Anfertigung eines Kiefergelenk-MRT

Patient(in): _____

geb.: _____

Sehr geehrte Frau Kollegin, sehr geehrter Herr Kollege,
ich bitte um Anfertigung eines Magnetresonanztomogramms des
- ❏ rechten Kiefergelenks
- ❏ linken Kiefergelenks

bei
- ❏ geschlossenem Mund
  - ❏ in T1-Gewichtung
  - ❏ in T1fs-Gewichtung
  - ❏ ohne Aufbissschiene bei maximalem Zahnkontakt
  - ❏ mit Aufbissschiene bei maximalem Zahnkontakt
- ❏ maximal geöffnetem Mund
  - ❏ in T2-Gewichtung (über ein eventuelles Knacken hinaus)
  - ❏ in T1fs-Gewichtung (über ein eventuelles Knacken hinaus)

- ❏ Kinematografie (minestens 5 bis 7 Bilder) während der Öffnungsphase
  - ❏ in T1-Gewichtung
  - ❏ in T1fs-Gewichtung

  startend aus der Position
  - ❏ ohne Aufbissschiene bei maximalem Zahnkontakt
  - ❏ mit Aufbissschiene bei maximalem Zahnkontakt

- ❏ Bitte Scan der Wirbelsäule sagittal und coronal.

- ❏ Bitte erfassen Sie auch die Molaren zur Zahnkontaktkontrolle!

Mit freundlichem Gruß

Abb. 2-65 Überweisung zur Anfertigung eines Kiefergelenk-MRT.

2.7 Weiterführende Literatur

1. Abrahamsson C, Ekberg E, Henrikson T, Bondemark L. Alterations of temporomandibular disorders before and after orthognathic surgery: a systematic review. Angle Orthod 2007;77:729-34.
2. Abramowicz S, Marshall CJ, Dolwick MF, Cohen D. Vascular malformation of the temporomandibular joint: report of a case and review of the literature. Oral Surg Oral Med Oral Pathol Oral Radiol Endod 2007;103 (2):203-6, Epub 2006 Sep 25.
3. Acar GO, Cansiz H, Güvenc MG, Mercan H, Dervisoglu S. Synovial chondromatosis of the temporomandibular joint with skull base extension. J Craniofac Surg 2007;18(1):241-3.
4. Ahlers MO, Jakstat HA. Evidence-based development of a diagnosis-dependent therapy planning system and its implementation in modern diagnostic software. Int J Comput Dent 2005;8(3):203-19.
5. Al-Ani Z, Gray R. TMD current concepts: 1. An update, Dent Update 2007;34(5):278-80, 282-4, 287-8.
6. Al-Ani Z, Gray RJ, Davies SJ, Sloan P, Glenny AM. Stabilization splint therapy for the treatment of temporomandibular myofascial pain: a systematic review. J Dent Educ 2005;69(11):1242-50.
7. Al-Belasy FA, Dolwick MF. Arthrocentesis for the treatment of temporomandibular joint closed lock: a review article. Int J Oral Maxillofac Surg 2007;36(9):773-82. Epub 2007 Jun.
8. Al Quran FA, Kamal MS. Anterior midline point stop device (AMPS) in the treatment of myogenous TMDs: comparison with the stabilization splint and control group. Oral Surg Oral Med Oral Pathol Oral Radiol Endod 2006;101(6):741-7. Epub 2005 Sep 30.
9. Allen EP, Brodine AH, Cronin Jr RJ. Donovan TE, Rouse JS, Summitt JB. Annual review of selected dental literature: report of the Committee on Scientific Investigation of the American Academy of Restorative Dentistry. J Prosthet Dent 2005;94(2):146-76.
10. Balasubramaniam R, Laudenbach JM, Stoopler ET. Fibromyalgia: an update for oral health care providers. Oral Surg Oral Med Oral Pathol Oral Radiol Endod 2007;104(5):589-602.
11. Bock JJ, Maurer P, Fuhrmann RA. The importance of temporomandibular function for patient satisfaction following orthognathic surgery. J Orofac Orthop 2007;68(4):299-307.
12. Brennan PA, Ilankovan V.; Arthrocentesis for temporomandibular joint pain dysfunction syndrome. J Oral Maxillofac Surg 2006;64(6):949-51.
13. Bu SS, Jin SL, Yin L. Superolateral dislocation of the intact mandibular condyle into the temporal fossa: review of the literature and report of a case. Oral Surg Oral Med Oral Pathol Oral Radiol Endod 2007;103(2):185-9. Epub 2006 Jun 8.
14. Bukawa H, Kawabata A, Murano A et al. Monophasic epithelial synovial sarcoma arising in the temporomandibular joint. Int J Oral Maxillofac Surg 2007;36(8):762-5. Epub 2007 Apr.
15. Bumann A, Lotzmann U. Funktionsdiagnostik und Therapieprinzipien. Stuttgart: Thieme, 2000.
16. Cardelli P, Lattari M, Massaro P, Pollicita M, Barlattani A. Pharmacologic treatment of the dysfunctional patient. Minerva Stomatol 2005;54(5):265-79.
17. De Siqueira SR, Nóbrega JC, Teixeira MJ, de Siqueira JT. SUNCT syndrome associate with temporomandibular disorders: a case report. Cranio 2006;24(4):300-2.
18. Drücke W, Klemt B. Kiefergelenk und Okklusion, Berlin: Quintessenz, 1980.
19. Ettlin D, Galli U, Palla S. Die „interdisziplinäre Schmerzsprechstunde" am Zentrum für Zahn-, Mund- und Kieferheilkunde (ZMMK) in Zürich. Schweizer Monatsschrift für Zahnmedizin 2007;117(4):393-408.
20. Freudenthaler JW, Celar AG, Celar RM. Denture Frame Analyse- Posteriore Diskrepanz, Informationen 1994;3:48-59.
21. Fricton J. Current evidence providing clarity in management of temporomandibular disorders: summary of a systematic review of randomized clinical trials for intra-oral appliances and occlusal therapies. J Evid Based Dent Pract 2006;6(1):48-52.
22. Gavish A, Winocur E, Astandzelov-Nachmias T, Gazit E. Effect of controlled masticatory exercise on pain and muscle performance in myofascial pain patients: A pilot study. Cranio 2006;24(3):184-90.
23. Gerber A, Steinhardt G. Kiefergelenkstörungen – Diagnostik und Therapie. Berlin: Quintessenz, 1989.
24. Gesch D, Bernhardt O, Alte D, Kocher T, John U, Hensel E. Malocclusions and clinical signs or subjective symptoms of temporomandibular disorders (TMD) in adults, J Orofac Orthop 2004;65(2):88-103.

25. Gesch D, Bernhardt O, Mack F, John U, Kocher T, Alte D. Okklusion und subjektive Kiefergelenksymptome bei Männern und Frauen. Ergebnisse der Studie of Health in Pomerania (SHIP). Schweizer Monatsschrift für Zahnmedizin 2004;114(6):573-80.
26. Giri S, Nixdorf D. Sympathetically maintained pain presenting first as temporomandibular disorder, then as parotid dysfunction. J Can Dent Assoc 2007;73(2):163-7.
27. Gremillion HA. The relationship between occlusion an TMD: an evidence-based discussion. J Evid Based Dent Pract 2006;6(1):43-7.
28. Hakala RV. Prolotherapy (proliferation therapy) in the treatment of TMD. Cranio 2005;23(4):283-8.
29. von Heymann W, Köneke C. Tinnitus bei „Hirnstamm-Irritations-Syndrom". Man Med 2009;4(47):239-46.
30. Hupfauf L, Engelhardt JP, Fuhr K et al. Funktionsstörungen des Kauorgans. München: Urban & Schwarzenberg, 1989.
31. Ihde SK, Konstantinovic VS. The therapeutic use of botulinum toxin in cervical and maxillofacial conditions: an evidence-based review. Oral Surg Oral med Oral Pathol Oral Radiol Endod 2007;104(2):e1-11. Epub 2007 Jun 7.
32. John MT, Hirsch C, Reiber T, Dworkin S. Translating the research diagnostic criteria for temporomandibular disorders into German: evaluation of content and process. J Orofac Pain 2006;20(1):43-52.
33. Kerstein RB, Radke J. The effect of disclusion time reduction on maximal clench muscle activity levels. Cranio 2006;24(3):156-65.
34. Kinzinger G et al. Disc-condyle-Relationships during Class II Treatment with the Functional Mandibular Advancer (FMA), J Orofac Orthop 2006;67(5):356-75.
35. Klasser GD, Okeson JP. The clinical usefulness of surface electromyography in the diagnosis and treatment of temporoandibular disorders. J Am Dent Assoc 2006;137(6):763-71.
36. Köneke A. Die kieferorthopädische Rehabilitation des CMD-Patienten. Vortrag im Rahmen des Bremer CMD-Symposiums als Bestandteil des 8. Norddeutschen CMD-Curriculums, Bremen 6.–7. Oktober 2007.
37. Kunz C, Leiggener C, Hammer B. Pigmentierte villonoduläre Synovitis des Kiefergelenkes. Eine seltene Differentialdiagnose bei Kiefergelenkbeschwerden. Schweizer Monatsschrift für Zahnmedizin 2003;113(10):1095-103.
38. Laskin DM. Temporomandibular disorders: the past, present, and future. Odontology 2007;95(1):10-5, Epub 2007 Jul 25.
39. Lieger O, Zix J, Stauffer-Brauch EJ, Iizuka T. Synovial chondromatosis of the temporomandibular joint with cranial extension: a case report and literature review. J Oral Maxillofac Surg 2007;65(10):2073-80.
40. Limchaichana N, Petersson A, Rohlin M. The efficacy of magnetic resonance imaging in the diagnosis of degenerative and inflammatory temporomandibular joint disorders: a systematic literature review. Oral Surg Oral Med Oral Pathol Oral Radiol Endod 2006;102(4):521-36. Epub 2006 Apr 24.
41. Lockerman LZ. Oral appliance management of obstructive sleep apnea: a case report. J Mass Dent Soc 2006;55(2):18-20.
42. Luther F. TMD and occlusion part I. Damned if we do? Occlusion: the interface of dentistry and orthodontics. Br Dent J 2007;202(1):E2; discussion 38-9.
43. Luther F. TMD and occlusion part II. Damned if we don´t? Functional occlusal problems: TMD epidemiology in a wider context. Br Dent J 2007;202(1):E3; discussion 38-9.
44. Manfredini D, Chiappe G, Bosco M. Research diagnostic criteria for temporomandibular disorders (RDC/TMD) axis 1 diagnoses in an Italian patient population. J Oral Rehabil 2006;33(8):551-8.
45. Manfredini D, Bucci MB, Nardini LG. The diagnostic process for temporomandibular disorders. Stomatologija 2007;9(2):35-9.
46. Maurer P, Bock JJ, Otto C, Eckert AW, Schubert J. Temporomandibuläre Funktionsbefunde nach Dysgnathieoperationen im Vergleich zu einer bevölkerungsrepräsentativen Studie. Mund Kiefer Gesichtschir 2003;7(6):356-60. Epub 2003 Nov 4.
47. Melis M, Secci S, Ceneviz C. Use of ultrasonography for the diagnosis of temporomandibular joint disorders: a review. Am J Dent 2007;20(2):73-8.
48. Michelotti A. de Wijer A, Steenks M, Farella M. Home-exercise regimes for the management of non-specific temporomandibular disorders. J Oral Rehabil 2005;32(11):779-85.
49. Milam SB. Pathogenesis of degenerative temporomandibular joint arthritides. Odontology 2005;93(1):7-15.
50. Mohlin B, Axelsson S, Paulin G et al. TMD in relation to malocclusion and orthodontic treatment. Angle Orthod 2007;77(3):542-8.
51. Motsch A. Funktionsorientierte Einschleiftechnik für das natürliche Gebiss. München: Hanser, 1978.

52. Neff A, Wolowski A, Scheutzel P et al. Differenzielle und gemeinsame Merkmale bei Patienten mit atypischem Gesichtsschmerz und kraniomandibulärer Dysfunktion. Mund Kiefer Gesichtschir 2003;7(4):227-34. Epub 2003 Jun 26.
53. Olivo SA, Bravo J, Magee DJ, Thie NM, Major PW, Flores-Mir C. The association between head and cervical posture and temporomandibular disorders: a systematic review. J Orofac Pain 2006;20(1);9-23.
54. Plato G. Der Weg zur Chronifizierung der CMD. ZBay 2000;(9)47-8.
55. Poveda Roda R, Bagan JV, Díaz Fernández JM, Hernández Bazán S, Jiménez Soriano Y. Review of temporomandibular joint pathology. Part I: classification, epidemiology and risk factors. Med Oral Patol Oral Cir Bucal 2007;12(4):E292-8.
56. Reiter S, Gavish A, Winocur E, Emodi-Perlman A, Eli I. Nasopharyngeal carcinoma mimicking a temporomandibular disorder: a case report. J Orofac Pain 2006;20(1):74-81.
57. Reyes Macías J.F, Sánchez Prieto M. Synovial chondromatosis of the temporomandibular joint. Med Oral Patol Oral Cir Bucal 2007;12(1):E26-9.
58. Salvetti G, Manfredini D, Barsotti S, Bosco M. Otologic symtoms in temporomandibular disorders patients: is there evidence of an association-relationship? Minerva Stomatol 2006;55(11-12):627-37.
59. Sato S. Alteration of occlusal plane due to posterior discrepancy related to development of malocclusion – introduction to Denture Frame Analysis. Bull of Kanagawa Dent Coll 1987;15:115-23.
60. Sato S, Suzuki N, Suzuki Y. Longitudinal study of the cant of the occlusal plane and the denture frame in cases with congenitally missing third molars. Further evidence for the occlusal plane change related to the posterior discrepancy. J Japan Orthod Soc 1988;47(3):517-25.
61. Sato S, Suzuki Y. Relationship between the development of skeletal mesio-occlusion and posterior tooth-to-denture base discrepancy. J Japan Orthod Soc 1988;47(4):796-810.
62. Sato S, Takamoto K, Suzuki Y. Posterior discrepancy and development of skeletal class III malocclusions: its importance in orthodontic correction of skeletal class III malocclusion. Ortod Review 1988;2(6):16-29.
63. Sato S, Takamoto K, Fushima K, Akimoto S, Suzuki Y (): A new orthodontic approach to mandibular lateral displacement malocclusion. Dentistry in Japan 1989;26:81-5.
64. Schöttl W. Das TMR-System, Prä-Therapie als Voraussetzung der Rehabilitation, Berlin: Quintessenz, 1978.
65. Sebald WG. Cranio-mandibuläre Dysfunktion. ZBay 2000;(9):35-40.
66. Seligman DA, Pullinger AG. Dental attrition models predicting temporomandibular joint disease or masticatory muscle pain versus asymptomatic controls. J Oral Rehabil 2006;33(11):789-99.
67. Sembronio S, Albiero AM, Robiony M, Costa F, Toro C, Politi M. Septic arthritis of the temporomandibular joint successfully treated with arthroscopic lysis and lavage: case report and review of the literature. Oral Surg Oral Med Oral Pathol Oral Radiol Endod 2007;103(2):e1-6. Epub 2006 Nov 7.
68. Smith P, Mosscrop D, Davies S, Sloan P, Al-Ani Z. The efficacy of acupuncture in the treatment of temporomandibular joint myofascial pain: a randomized controlled trial. J Dent 2007;35(3):259-67. Epub 2006 Nov 13.
69. Song PC, Schwartz J, Blitzer A. The emerging role of botulinum toxin in the treatment of temporomandibular disorders. Oral Dis 2007;13(3):253-60.
70. Stachniss V. Diagnostik und Therapie okklusionsbedingter Störungen der Kiefergelenkfunktion, Möglichkeiten und Grenzen. München: Hanser, 1984.
71. Stelzenmüller W, Wiesner J. Therapie von Kiefergelenkschmerzen. Stuttgart: Thieme, 2004.
72. Stelzenmüller W, Wiesner J. Kursunterlagen CMD-Untersuchungskurs. Kurs in Bremen 2001.
73. Stergiou GC, Obwegeser JA, Graz KW, Zwalen RA. Die Therapie der rezidivierenden, fixierten anterioren Kieferluxation mittels einer T-formigen Miniplatte bei einer älteren polymorbiden Patientin – ein Fallbericht. Schweizer Monatsschrift für Zahnmedizin 2007;117(5):523-9.
74. Svensson P. What can human experimental pain models teach us about clinical TMD? Arch Oral Biol 2007;52(4):391-4. Epub 2007 Jan 9.
75. Türp JC, Hugger A, Schindler H. Praxisnahe diagnostische Klassifikation orofazialer Schmerzen. Schweizer Monatsschrift für Zahnmedizin 2004;114(5):458-72.
76. Türp JC, Schindler HJ. Zum Zusammenhang zwischen Okklusion und Myoarthropathien. Einführung eines integrierenden neurobiologischen Modells. Schweizer Monatsschrift für Zahnmedizin 2003;113(9):964-77.

77. Wenghöfer M et al. Hyperplasie des Processus coronoideus: Diagnose und Therapie, Mund Kiefer Gesichtschir 2006;10(6):409-14.
78. Widmalm SE, Lee YS, McKay DC. Clinical use of qualitative electromyography in the evaluation of jaw muscle function: a practitioner´s guide. Cranio 2007;25(1):63-73.
79. Wiesend M, Kanehl S, Esser E. Die Arthrozentese als hochwirksame Akuttherapie der Kiefergelenkarthralgie, Mund Kiefer Gesichtschir 2006;10(5):341-6.
80. Xu WH, Ma XC, Guo CB, Yi B, Bao SD. Synovial chondromatosis of the temporomandibular joint with middle cranical fossa extension. Int J Oral Maxillofac Surg 2007;36(7):652-5, Epub 2007 Mar.
81. Zakrzewska JM. Clinical and Diagnostic Oral Sciences Dental Institute, Barts and the London Queen Mary´s School of Medicine and Dentistry, Turner Street, London E1 2AD, UK. Dent Update 2007;34(3):134-6, 138-9.
82. Zakrzewska JM. Diagnosis and management of non-dental orofacial pain. Dent Updat 2007;34(3):134-6, 138-9.

Kapitel 3

Klassifikation klinischer Formen der CMD aus kieferchirurgischer Sicht

Volker Thieme

3.1 Einleitung

Funktionelle Störungen im Bewegungsablauf des von den Kiefergelenken und der Kaumuskulatur gebildeten Systems können vielgestaltige Beschwerden, wie Gelenkgeräusche (Knacken und Reiben), Behinderungen der Öffnungs- und Schließbewegung des Unterkiefers und Gesichtsschmerzen hervorrufen. Letztere bestimmen das klinische Bild oft maßgeblich und stellen die häufigste Form des chronischen orofazialen Schmerzes dar.

Da Ätiologie und Pathogenese dieser Störungen bisher nicht hinreichend geklärt sind und spezifische diagnostische Kriterien fehlen, fällt eine gesicherte und umfassende Klassifikation der klinischen Erscheinungsformen im Sinne ätiopathogenetisch klar definierter Diagnosen schwer.

Das Dilemma wird schon aus der Vielzahl der verwendeten deskriptiven Bezeichnungen und Synonyme deutlich. So sieht sich der Kliniker mit Begriffen wie „Costen-Syndrom", „Kompressionsgelenk", „Myopathie", „Myoarthropathie", „orofaziales Schmerz-Dysfunktions-Syndrom", „temporomandibular joint disorders (TMDs)", „myofascial pain dysfunction syndrome", „syndrome algo-dysfonctionnel" konfrontiert, mit denen gleichzeitig differierende ätiologische Präferenzen ohne wissenschaftliche Validierung suggeriert werden. Im deutschsprachigen Schrifttum wird derzeit der Oberbegriff „Craniomandibuläre Dysfunktion" (CMD) zur Kennzeichnung dieser heterogenen Erkrankungsgruppe bevorzugt.

Die Vielgestaltigkeit der mit dem Begriff der CMD assoziierten Symptomatik weist über die Beteiligung des eigentlichen stomatognathen Systems hinaus auf enge Beziehungen zum kraniozervikalen System und zu den neuromodulatorischen Zentren des Hirnstamms, des Thalamus und des limbischen Systems hin.

Die gleichwohl notwendige Systematisierung muss sich notgedrungen nach vorherrschenden Symptomen und Krankheitsbefunden ausrichten und ist von klinisch und pathogenetisch eindeutig definierten Erkrankungen der beteiligten Gewebe und Organe (Knochen, Muskeln, Nerven, Gelenkapparat) zu trennen (Tab. 3-1).

Die Schmerzentstehung erfolgt über nozizeptive Reize aus der Muskulatur, den Geweben der Kiefergelenke, dem Periodontium und der Pulpa, die zum Nucleus spinalis des N. trigeminus im unteren Hirnstamm weitergeleitet werden. Es schließt sich die Umschaltung zum lateralen Thalamus und von hier aus zum primären und sekundären somatosensorischen Kortex an. Auch die Inselregion und das anteriore Cingulum werden aktiviert. Diese komplexe Signalverarbeitung gewährleistet die sensorisch-diskriminative, affektiv-motivationale und kognitiv-evaluatorische Wahrnehmung und Bewertung des Schmerzes. Darüber hinaus verlaufen vom Nucleus spinalis zur Amygdala direkte Bahnsysteme, die für die emotionale Schmerzbewertung zuständig sind. Von großer Bedeutung sind deszendierende Hemmsysteme aus dem Bereich des zentralen Höhlengraus und der rostralen Medulla, die eine Überflutung von Reizen aus dem Nucleus spinalis bremsen. Die Forschungen im Bereich der Neurophysiologie laufen hier zurzeit mit immer neuen Ergebnissen. Sie sollen jedoch nicht Inhalt dieses Kapitels sein.

3.2 Symptomatik der CMD

Im Vordergrund der klinischen Symptomatik steht ein individuell sehr differenziertes subjektives Beschwerdebild, das jedoch durch eine Reihe gut objektivierbarer körperlicher Befunde in Form von Funktionsstörungen des kraniomandibulären Systems charakterisiert ist. Eine häufig assoziierte psychosomatische Dimension weist über den physischen Bezug hinaus auf die psychologische und soziale Relevanz der Erkrankung hin (Tab. 3-2).

Die Skala der Beschwerden erstreckt sich von einer fast schmerzlosen Beeinträchtigung der Unterkieferbeweglichkeit bis hin zu heftigen neuralgiformen Schmerzattacken. Typisch sind überwiegend

Volker Thieme

Tab. 3-1 Erkrankungen der Kiefergelenke.

Ätiologie	Klinische Formen	Bemerkungen
Entwicklungsstörungen	kondyläre Aplasie, Hypoplasie	Franceschetti-Syndrom, hemifaziale Mikrosomie
	kondyläre Hyperplasie	unilateral, bilateral
Chondrometaplasie	synoviale Chondromatose	
primäre Tumoren	benigne Neubildungen	Chondrom, Osteom, Chondroblastom, Osteochondrom
	maligne Neubildungen	Chondrosarkom, Osteosarkom, malignes Synovialom
Trauma	Frakturen, Luxationen, Kontusion	
Entzündungen	Monarthritis	zumeist aktivierte Arthrose
	Polyarthritis	Rheumatoidarthritis, juvenile Arthritis (Morbus Still), Morbus Bechterew
degenerative Gelenkerkrankungen	Osteoarthrose, Osteoarthritis (aktivierte Arthrose)	
interne Funktionsstörungen	Diskopathien	Diskusluxation, mit/ohne Reposition, Diskusperforation, Diskushernie, rez./habituelle Luxation
Ankylose	fibrös, fibroossär, ossär	frühkindliches Trauma, Otitis media

Tab. 3-2 Definition der Craniomandibulären Dysfunktion (CMD)

Die Craniomandibuläre Dysfunktion umschreibt eine heterogene Gruppe multifaktoriell verursachter Krankheitsbilder mit folgenden einzeln oder kombiniert auftretenden Leitsymptomen:

- Schmerzen in den Kiefergelenken und/oder der Kaumuskulatur
- Störungen der Unterkieferbeweglichkeit,
- Kiefergelenkgeräusche (Knacken, Reiben)

Anhaltende Schmerzen können zu einer Beeinträchtigung der Lebensqualität und zu psychosomatischen Störungen führen!

einseitige, zum Ober- und Unterkiefer, zum Ohr (Otalgie), in die Zähne, die Zunge, die Orbita, die Schläfen- und Stirnregion aber auch in die Hals- und Schultermuskulatur ausstrahlende Schmerzen, die als wechselnd stechend, dumpf oder einschießend beschrieben werden.

So imponiert die CMD differenzialdiagnostisch als „Chamäleon" des orofazialen und des Kopfschmerzes gegenüber anderen Entitäten, wie Spannungskopfschmerz, Trigeminusneuralgie, Clusterkopfschmerz oder Migräne. Die häufigste Fehldiagnose lautet „Trigeminusneuralgie". Der Schmerz wird durch

Nozizeptorenreize, die durch erhöhte Muskelaktivität, aber auch durch noxische Reflexe aus vorgeschädigten Kiefergelenken, durch psychischen Stress, durch Parafunktionen und über eine individuelle hypervigilante Disposition entstehen, erklärt.[8] Lang anhaltende nozizeptive Impulse aus der Peripherie führen über den Weg der funktionellen Plastizität zu strukturellen Veränderungen und Sensibilisierungen im peripheren und zentralen Nervensystem, durch die persistierende Schmerzen auch ohne afferente Schmerzinformationen aufrechterhalten werden können. Berührungsreize werden dann als Schmerz (Allodynie), schwache Schmerzreize als intensive Schmerzempfindung (Hyperalgesie) wahrgenommen. Hormone, wie Östrogene und der Nervwachstumsfaktor (nerve growth factor, NGF), sollen nach neuen Erkenntnissen dabei eine wichtige Rolle spielen.[8]

Charakteristisch ist der diffuse, schlecht lokalisierbare Schmerzcharakter. Zuweilen werden unklare Zahnschmerzen an gesunden Zähnen oder Schmerzen in Bereichen angegeben, die relativ gelenkfern liegen (projizierter Schmerz, referred pain). Zur diagnostischen Eingrenzung ist die sorgfältige Palpation der Kiefergelenke, der Kaumuskeln und ihrer Ansätze erforderlich (s. Kap. 2).

Eine zweite Symptomgruppe betrifft jene objektivierbaren Befunde, die auf Störungen der Unterkieferbewegung und der Kaufunktion zurückzuführen sind.

Häufig wird über Kiefergelenkknacken, seltener über Krepitation (Reiben unter der Funktion) geklagt. Diese physikalischen Phänomene sind palpatorisch oder stethoskopisch gut nachweisbar.

Die Kontrolle der Mundöffnung, des Vorschubs und der Lateralbewegungen des Unterkiefers erlaubt wichtige Rückschlüsse auf den Charakter möglicher muskulärer und artikulärer Störungen. Anamnestisch sollte nach vorangegangenen Traumen, lang dauernden zahnärztlichen Behandlungen oder Episoden plötzlicher Mundöffnungsbehinderungen (Kieferklemme) gefahndet werden. Wesentlich seltener wird über eine Störung des Kieferschlusses berichtet.

Die psychosomatische Dimension der CMD kommt mit dem Auftreten oraler Parafunktionen, die bei der Hälfte der betroffenen Patienten beobachtet werden können, ins Spiel.[7] Es handelt sich um unbewusste und unphysiologische Fehlfunktionen, die unter dem Eindruck emotionaler Belastungen erlernt und reproduziert werden. Typische Formen dieser „Habits" sind Zähnepressen, Zähneknirschen (Bruxismus), Zungenpressen, Pro- und Laterotrusionsbewegungen, Wangenspannung, Saug- und Beißphänomene (Zunge, Wange) und Lippenpressen.[9] Ihre Rolle bei der Schmerzentstehung darf nicht unterschätzt werden, denn durch sie können Belastungsspitzen aufgebaut werden, die weit über den physiologisch eingesetzten Kaukräften liegen.

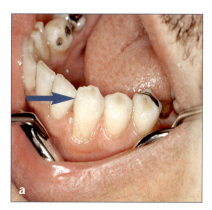

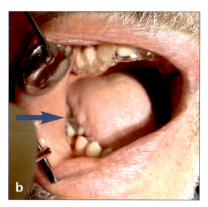

Abb. 3-1 Bruxismus-Folgen: dentale Abschliffe **(a)** und Zungenrandimpressionen **(b)** (Pfeile).

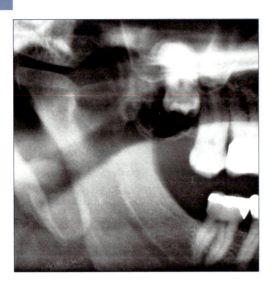

Abb. 3-2 Mögliche späte Bruxismus-Folgen: Abschliffe des Kondylus und des Tuberculum articulare.

3.3 Anamnese

Neben der physischen und psychosomatischen Befunderhebung kommt der Anamnese eine herausragende Bedeutung für die Gesamtbeurteilung des Krankheitsbildes zu.

Der Patient wird spontan nur über einzelne, ihm wichtige und bewusste Ereignisse und Symptome in der Vorgeschichte berichten und andere verschweigen. Der Aufbau eines vertrauensvollen Arzt-Patienten-Verhältnisses hängt zunächst davon ab, wie der Behandler mit dem Hauptanliegen des Patienten umgeht. Er muss den Patienten durch geschickte Fragestellung auf relevante Eckpunkte und Abläufe hinführen, die zum Verstehen des Krankheitsverlaufes und für eine schlüssige Bewertung möglicher Ursachen unerlässlich sind. Dazu zählen die Umstände des Krankheitsbeginns (spontane Entwicklung, Trauma, Operation), Art und Umfang bisheriger Behandlungsmaßnahmen sowie die Erkrankungsdauer. Ebenso sind Allgemeinleiden, wie Erkrankungen des rheumatischen Formenkreises, Herz-Kreislauf-Erkrankungen, gastrointestinale und Stoffwechselstörungen, Immundefizite, Allergien, zu hinterfragen.

Die spezielle Schmerzanamnese konzentriert sich nicht nur auf die Symptomatik der CMD sondern bezieht weitere, eventuell gleichzeitig vorhandene Kopfschmerzsyndrome und Schmerzen im HWS- und Rückenbereich ein. Der Patient sollte aufgefordert werden, zusätzlich vorhandene Schmerzzonen in einem Ganzkörperschema einzuzeichnen (s. Kap. 12).

In der Regel werden Angaben zum Schmerzcharakter, zur Schmerzintensität, zur Dauer und Häufigkeit von Schmerzattacken und zu deren tageszeitlichen Schwankungen dokumentiert. Zuweilen erweist es sich als nützlich, dass der Patient ein Schmerztagebuch führt. Der Schmerzcharakter kann als dumpf, stechend, pulsierend, schneidend, brennend oder einschießend geschildert werden.

Der myofasziale Schmerz wird häufig als dumpf oder stechend angegeben. Blitzartig einschießende

Da sich viele Patienten dieser Fehlfunktionen nicht bewusst sind, muss gezielt nach Hinweisen wie Abrasionen, Zungenfehlhaltung sowie Impressionen an den Zungenrändern und der Wangenschleimhaut gesucht werden. Eine schriftliche Anleitung zur Selbstbeobachtung sollte als obligate Hilfe im Prozess der Bewusstwerdung und aktiven Überwindung von oralen Parafunktionen dienen.

Parafunktionen werden als eine Form der Stressbewältigung aufgefasst, der eine wichtige pathogene Rolle im Rahmen der multifaktoriellen Ätiologie der verschiedenen Formen der CMD zukommt.

Chronisch fortdauernde Gesichtsschmerzen führen aber auch per se zu psychischen Alterationen, wie depressiven Verstimmungen, Angstvorstellungen und Reduzierung kommunikativer und anderer sozialer Aktivitäten. So entsteht ein Circulus vitiosus mit zunehmender Beeinträchtigung der Lebensqualität. Diese Seite der Erkrankung erfordert eine interdisziplinäre Betreuung unter Einbeziehung verhaltenstherapeutischer Schmerzbewältigungsstrategien (s. Kap. 13 und 14).

Schmerzattacken gelten als typisches Zeichen der Trigeminusneuralgie, können aber auch bei einer CMD beobachtet werden. Brennende Gesichtsschmerzen sollten differenzialdiagnostisch an einen anhaltenden idiopathischen Gesichtsschmerz (alte Bezeichnung: „atypischer Gesichtsschmerz") denken lassen, der die Grenzen anatomisch definierter Innervationsbereiche in auffälliger Weise überschreitet. Der neuropathische Schmerz ist regelhaft mit sensiblen Ausfällen eines traumatisch geschädigten Nerven verbunden.

Die subjektiv empfundene Schmerzstärke wird mithilfe der visuellen Analogskala (VAS) bzw. der numerischen Ratingskala (NRS) bestimmt. Auf einer 10 cm langen Skala gibt der Patient „seinen" Schmerz zwischen null („kein Schmerz") und zehn („maximal vorstellbarer Schmerz") an (vgl. Kap 1.3.3). Diese Einschätzung kann beliebig häufig wiederholt werden und dient der Verlaufskontrolle.

Die psychosomatische Seite der Schmerzanamnese erfordert Takt und psychologisches Feingefühl seitens des Untersuchers. Primär sollte nicht an der schmerzbedingten Beeinträchtigung des Patienten gezweifelt werden. Es ist wenig hilfreich, dem Beschwerdebild bei zunächst scheinbar unklarer Plausibilität allzu rasch eine psychogene Ursache zu unterstellen, da dies in der Regel zum Vertrauensverlust und zum Verlust des Kooperationswillens des Patienten führt. Die Frage nach Belastungen im sozialen Umfeld sowie nach früheren psychischen Erkrankungen sollte nicht vordergründig, sondern eher am Ende des Gespräches gestellt werden. Ebenso sollte der Vorschlag einer indizierten Psychotherapie erst dann ausgesprochen werden, wenn eine ausreichende Aufklärung über den Charakter der Beschwerden und ein strukturiertes Behandlungskonzept vorgelegt werden können. Erfahrungsgemäß ist der Anteil der Patienten, die eine Psychotherapie benötigen, gering.

3.4 Systematik der klinischen Erscheinungsformen

Das Fehlen gesicherter ätiopathogenetischer Grundlagen der CMD erschwert die Diagnose und birgt die Gefahr ineffizienter, nicht validierter oder gar irrationaler Therapiekonzepte. Um derartige Irrtümer zu vermeiden, ist eine sorgfältige, plausible und schlüssige Fallbeurteilung von besonderer Bedeutung.

Einzelne Symptome ohne Krankheitswert lassen sich oft beobachten. Zur Verbreitung und Häufigkeit der CMD in den modernen Industrieländern liegen zahlreiche epidemiologische Erhebungen vor. In Deutschland wird mit einer Therapiebedürftigkeit von 3 % der Bevölkerung gerechnet.[12] Charakteristische Befunde wurden am Beispiel einer französischen Gruppe von 891 „gesunden" Personen von *Unger* et al. erhoben.[13] 33,6 % der Männer und 34,3 % der Frauen wiesen ein einzelnes klassisches Symptom der CMD ohne therapeutische Relevanz auf. Unter den Personen, bei denen mindestens zwei typische Symptome festgestellt wurden (11,7 % der Männer und 16,6 % der Frauen), waren eine auffällige Häufung von Mundöffnungseinschränkungen auf unter 35 mm, Muskelschmerzen, Gelenkknacken und Deviationen des Unterkiefers bei der Mundöffnung im Vergleich zur erstgenannten, monosymptomatischen Gruppe zu beobachten. So stehen die objektivierbaren Kriterien der myogenen und arthrogenen Störungen im Mittelpunkt des diagnostischen Prozedere.

Die Klassifikation der klinischen Erscheinungsformen der CMD stützt sich damit zwangsläufig nicht auf Diagnosen, sondern auf die Erhebung von Befunden und Befundgruppen, die mithilfe reproduzierbarer diagnostischer Methoden und Instrumente eine hinreichende Spezifität und Sensibilität in der Verlaufsbeobachtung gewährleisten.

Ein plausibles Klassifikationsschema wurde 1992 von *Dworkin* und *LeResche* unter dem Titel „Research diagnostic critera for temporomandibular disorders: review, criteria, examinations and

Tab. 3-3 Achse I der „Research Diagnostic Criteria for Temporomandibular Disorders" (n. Dworkin u. LeResche[3]).

Gruppe I	Schmerzhafte Beschwerden im Bereich der Kiefermuskulatur	I. a. myofaszialer Schmerz I. b. myofaszialer Schmerz mit eingeschränkter Mundöffnung
Gruppe II	Verlagerung des Discus articularis	II. a. Diskusverlagerung mit Reposition II. b. Diskusverlagerung ohne Reposition mit eingeschränkter Mundöffnung II. c. Diskusverlagerung ohne Reposition ohne eingeschränkte Mundöffnung
Gruppe III	Arthralgie, Arthritis, Arthrose	III. a. Arthralgie III. b. Arthritis (aktivierte Arthrose) III. c. Arthrose

specifications, critique" vorgelegt.[3] Trotz einzelner umstrittener Punkte erweisen sich die Research Diagnostic Criteria (RDC) als praktikable Grundlage der Befunderhebung. Sie erfassen in einer ersten Ebene die durch körperliche Untersuchung objektivierbaren somatischen Befunde und berücksichtigen in einer zweiten Ebene die schmerzbedingten psychosozialen Folgen mithilfe graduierter Fragebögen. Dieses zweiachsige diagnostische System erlaubt wissenschaftliche Vergleiche, aber auch eine verlässliche Verlaufsdokumentation und kann den Anforderungen der täglichen Praxis angepasst werden. Die somatische Achse umfasst die drei Symptomenkomplexe: (I) schmerzhafte Beschwerden im Bereich der Kiefermuskeln, (II) Verlagerungen des Discus articularis (einige Autoren vertreten die Auffassung, dass die Diskusverlagerung eine sekundäre Folge der primär vorhandenen Kondylusfehlstellung darstellt), (III) Arthralgie, Arthritis und Arthrose. Die psychosomatische Achse beinhaltet die diagnostischen Bereiche: schmerzbezogene Beeinträchtigung täglicher Aktivitäten, depressive Verstimmung, unspezifische somatische Symptome (Tabellen 3-3 und 3-4).

An dieser Stelle stehen die somatischen Befunde im Vordergrund. Auf die psychologischen wird in Kapitel 14 eingegangen.

3.4.1 Myogene Störungen

Die Befunderhebung muskulärer Störungen der CMD sollte drei Symptomkomplexe umfassen:
- Quantifizierung und Dokumentation des myofaszialen Schmerzes auf der VAS/NRS und Erfassung definierter muskulärer Palpationspunkte nach den RDC,

Tab. 3-4 Achse II der „Research Diagnostic Criteria for Temporomandibular Disorders" (nach Dworkin und LeResche[3]).

Klassifikation chronischer Gesichtsschmerzen
Schmerzbezogene Beeinträchtigung täglicher Aktivitäten
Depressive Verstimmung
Unspezifische somatische Symptome

Tab. 3-5 Schmerzhafte Beschwerden im Bereich der Kaumuskulatur. Gruppe I der „Research Diagnostic Criteria for Temporomandibular Disorders" (nach Dworkin und LeResche[3]).

Gruppe I. a. *Myofaszialer Schmerz*	subjektive Patientenangaben	Schmerzen in Ruhe oder Funktion im Bereich Kiefer-Gesicht-Schläfe-Ohr
	Nachweis von Druckschmerz im Bereich von mindestens drei Palpationspunkten in der Muskulatur	M. temporalis, posteriore Region
		M. temporalis, mittlere Region
		M. temporalis, anteriore Region
		M. masseter, Ursprung
		M. masseter, Muskelbauch
		M. masseter, Ansatz
		Regio retromandibularis
		Regio submandibularis
		Region des M. pterygoideus lateralis
		Sehne des M. temporalis
Gruppe I. b. *Myofaszialer Schmerz mit eingeschränkter Mundöffnung*	myofaszialer Schmerz (I. a.)	
	schmerzfreie aktive Mundöffnung unter 40 mm	
	maximale passive Mundöffnung 5 mm größer als die aktive schmerzfreie Öffnung	

- Nachweis muskulärer Koordinationsstörungen,
- Nachweis morphologischer muskuloskelettaler Veränderungen als Folge muskulärer Funktionsstörungen.

Die RDC fordern sowohl die Dokumentation subjektiver Schmerzangaben im Gesichtsbereich als auch eine Quantifizierung des Druckschmerzes durch digitale Palpation. Klinisches Kriterium für den Befund „myofaszialer Schmerz" ist der Nachweis von mindestens drei schmerzhaften Palpationspunkten. Als Untergruppe wird die Kombination von myofaszialem Schmerz und eingeschränkter Mundöffnung aufgeführt (Tab. 3-5). Der Grad der Behinderung der Mundöffnung wird mithilfe der Messung der maximalen aktiven und passiven Mundöffnung (nicht der Schneidekantendistanz, weil diese bei einem Tiefbiss erheblich geringer ausfällt als bei einem frontal offenen Biss, auch wenn eine identische Beweglichkeit in den Kiefergelenken besteht) erfasst.

Neben der Dokumentation durch die RDC sollte die klinische Diagnostik jedoch weitere Veränderungen im Bereich der Kaumuskulatur berücksichtigen.

Koordinationsstörungen durch Verspannung und Hyperaktivität antagonistischer Muskelgruppen rufen Unterkieferabweichungen bei der Mundöffnung hervor. Im Einzelfall kann durch eine Tonussteigerung der Kieferschließmuskulatur eine schmerzhafte Kieferklemme auftreten. Dieser Trismus wird insbesondere bei Patienten mit Parafunktionen nach zusätzlichen Belastungen, wie lang dauernden zahnärztlichen Behandlungen, beobachtet.

Andererseits kann eine Hyperaktivität der pro-

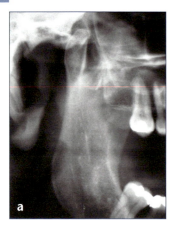 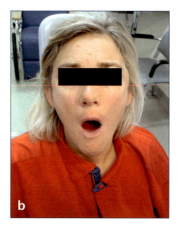 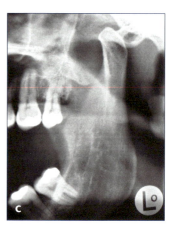

Abb. 3-3a–c Fixierte beidseitige Kiefergelenkluxation nach Intubationsnarkose.

Tab. 3-6 Neurogene Erkrankungen mit Störungen der Motorik des Kauapparates.

Amyotrophe Lateralsklerose
Progressive Bulbärparalyse
Pseudobulbärparalyse
Entzündliche und vaskuläre Hirnstammsyndrome
Oromandibuläre Dystonien
Neuroleptikainduzierte Dyskinesen
Myotone Dystrophie
Epilepsie
Tetanus
Apallisches Syndrom

Tab. 3-7 Myopathien.

Progressive Muskeldystrophie
Myotonia congenita
Myotonische Dystrophie
Myasthenia gravis
Myositis ossificans progressiva

trahierenden und der Mundöffnungsmuskulatur zur Entstehung der schmerzhaften kondylären Hypermobilität führen. Dabei erreicht der Kondylus bei extremer Translationsbewegung eine ventral des Tuberculum articulare gelegene Position, aus der er jedoch im Gegensatz zur fixierten (einmaligen oder rezidivierenden) Luxation in die Fossa articularis zurückgleiten kann. Der Übergang zwischen der rezidivierenden, nicht fixierten Luxation,[6] bei der sich der Patient den Kiefer durch geschickte Manipulation ruckartig selbst wieder einrenkt, und der ungehindert ablaufenden Kondylusbewegung bei der schmerzhaften Hypermobilität ist fließend. Schmerzen treten in den Mm. temporalis und masseter nur unter der Funktion, nicht in Ruhe auf. Die schmerzhafte kondyläre Hypermobilität wird in den RDC nicht berücksichtigt, obwohl sie als funktionelle Störung der CMD zuzurechnen ist.

Eine weitere Erscheinung von diagnostischer Bedeutung für die Erfassung muskulärer Hyperaktivitäten ist in bestimmten morphologischen Veränderungen der Kaumuskulatur zu sehen. So wird eine Hypertrophie des M. masseter und des M. temporalis als Ausdruck funktioneller Überbelastung interpretiert. Ähnliches gilt für eine auffällige Verdickung der Tuberositas masseterica am Kieferwinkel und für die Elongation des Processus muscularis mandibulae. Eine endgültige ätiologische Klärung dieser Veränderungen steht jedoch aus, sodass deren diagnostischer Wert zurückhaltend bewertet werden muss.

Die bisher dargestellten motorischen Störungen sind differenzialdiagnostisch von seltenen neurologischen Erkrankungen abzugrenzen. So können Hirnstammschädigungen zur Beeinträchtigung der reziproken Innervation der Kaumuskulatur und zum Bild der neurogenen Kiefergelenkluxation oder zu schmerzhaften Bewegungseinschränkungen führen.[1]

Zentralmotorische Schädigungen mit Tonuserhöhung antagonistischer Kaumuskelgruppen werden z. B. bei der Multiplen Sklerose, bei spastischen Lähmungen, Neuroleptika-induzierten Dyskinesien und oromandibulären Dystonien beobachtet. Im Gegensatz zu diesen Krankheitsbildern steht bei der myotonen Dystrophie und der amyotrophen Lateralsklerose die Parese und Atrophie bestimmter Muskelgruppen im Vordergrund. Dabei kann es zum Überwiegen antagonistischer Muskelgruppen kommen (Tab. 3-6).

Eine weitere Gruppe seltener Erkrankungen des Bewegungsapparates von differenzialdiagnostischer Bedeutung betrifft die Myopathien. Sie führen zu unterschiedlichen Funktionsausfällen der quergestreiften Muskulatur und können aufgrund uncharakteristischer Symptome im Initialstadium nicht zuletzt auch wegen ihres geringen Bekanntheitsgrades zu diagnostischen Irrtümern führen (Tab. 3-7).

Die Myositis ossificans progressiva kann bei anfänglich singulärem Befall der Kieferschließmuskulatur eine unklare Kieferklemme hervorrufen. Erst nach weiteren aktiven Schüben mit Übergang auf andere, entfernte Muskelgruppen wird die Diagnose geklärt. Die Erkrankung beginnt unter Ausbildung klassischer Entzündungszeichen – allerdings ohne Fieber – mit einer plötzlichen, druckschmerzhaften Schwellung des betroffenen Muskels. Innerhalb von 2 bis 3 Wochen verliert der Muskel seine Fähigkeit zur Elongation. Durch eine fortschreitende Ossifikation des verdickten Muskels kommt es im Kieferbereich zur knöchernen Ankylose, die nach operativer Lösung eine ausgeprägte Rezidivneigung zeigt. In 10–20 % der Fälle soll der initiale Schub im Kiefer-Gesicht-Bereich auftreten. Weitere betroffene Regionen sind die Hals- und Paravertebralregion sowie die Extremitäten. Von differenzialdiagnostischer Relevanz ist ein in 80 % der Fälle beobachtetes assoziiertes Malformationssyndrom mit Mikrodaktylie der Großzehe oder des Daumens, Hallux valgus und Verkrümmung des fünften Fingers.[10]

3.4.2 Interne Kiefergelenkstörungen – Verlagerungen des Discus articularis und Kondylusfehlstellung

Störungen der Mobilität des Diskus stellen eine häufige Erscheinung im Rahmen der CMD dar. Sie sind nicht immer mit Schmerzen verbunden. Der Nachweis typischer Symptome, wie Deviation des Unterkiefers bei der Mundöffnung, Gelenkknacken und Einschränkung der Mundöffnung, erlaubt zugleich mit einer sorgfältig erhobenen Anamnese in etwa 90 % der Fälle eine richtige diagnostische Einordnung, ohne dass auf eine aufwendige bildgebende Diagnostik (Computertomogramm, Magnetresonanztomografie) zurückgegriffen werden muss.[5]

Der Discus articularis teilt als bikonkave fasrige Platte das Kiefergelenk in einen kranialen, diskotemporalen und einen kaudalen, diskomandibulären Gelenkraum.

Nach dorsal setzt sich der Diskus in die aus lockerem, elastischem Gewebe bestehende bilaminäre Zone fort. Sie enthält zahlreiche Gefäße und Nervenfasern. Diskus und Gelenkkapsel sind im Verlaufe ihrer gesamten Zirkumferenz miteinander verbunden und bilden ein disko-kapsuläres System, in das von ventral Muskelfasern des M. pterygoideus lateralis und des M. temporalis einstrahlen.[2]

Das Kiefergelenk funktioniert als Dreh-Gleitgelenk. Bei der Öffnung erfolgt initial eine Rotati-

Tab. 3-8 Anteriore Verlagerung des Discus articularis – Formen und Symptome. Gruppe II der „Research Diagnostic Criteria for Temporomandibular Disorders" (nach Dworkin und LeResche[3]).

Gruppe II. a. Diskusverlagerung mit Reposition bei Mundöffnung	• Unterkieferabweichung bei der Mundöffnung • reziprokes Knacken
Gruppe II. b. Diskusverlagerung ohne Reposition mit Einschränkung der Mundöffnung	• maximale SKD bei aktiver Öffnung unter 35 mm • passive Öffnung nicht mehr als 3 mm zusätzlich zur aktiven Öffnung • kein reziprokes Knacken
Gruppe II. c. Diskusverlagerung ohne Reposition, ohne Einschränkung der Mundöffnung	• kein reziprokes Knacken • keine spezifische Symptomatik (Nachweis nur durch bildgebende Verfahren möglich, in der Regel jedoch nicht erforderlich)

onsbewegung um die Kondylenachse (der Autor des Kapitels 2 postuliert eine sofortige Dreh-Gleit-Bewegung, s. Kap. 2), die in eine gemeinsame anterior-inferiore Translation von Diskus und Kondylus übergeht.

Im gesunden Gelenk bewahrt der Diskus seine suprakondyläre Position bei der Öffnungs- und Schließbewegung. Verliert die bilaminäre Zone ihre Elastizität und Kontraktionsfähigkeit, so wird der Diskus nach anterior verlagert. Auch durch unphysiologische gelenkkomprimierende Einflüsse ist eine Retral- oder Kranialverlagerung des Kondylus möglich. Der Kondylus artikuliert dann gegen den posterioren Diskusansatz, was zu einer Druckbelastung des neurovaskulären Gewebes der bilaminären Zone und zu Schmerzen führen kann.

Die anteriore Diskusverlagerung hat eine Einschränkung der translativen Kondylusbewegung zur Folge. Dies führt zur Abweichung des Unterkiefers bei der Mundöffnung zur erkrankten Seite (Deflexion). Weist die bilaminäre Zone noch eine genügend Elastizität auf, so kann der Diskus unter hörbarem Knacken während der Mundöffnung auf den Kondylus aufspringen. Beim Schließen reicht jedoch die Elastizität der bilaminären Zone nicht aus, um den Diskus synchron mit dem Kondylus in die Fossa articularis zurückzuführen. Der Diskus wird wiederum mit einem Knackgeräusch nach anterior gelenkt. Diese Form der internen Kiefergelenkstörung wird von vielen Autoren als anteriore Diskusverlagerung mit Rückführung bezeichnet. Sie ist durch das beschriebene reziproke Knacken und die typische Unterkieferdeviation bei der Mundöffnung charakterisiert. Die Mundöffnung ist dabei nicht behindert. Außer einem gelegentlichen leichten Bewegungsschmerz in Verbindung mit dem Knacken spielen Schmerzen keine große Rolle (Typ II. a. in der Gruppe der Diskusverlagerungen der Research Diagnostic Criteria, Tab. 3-8). Einige Autoren (s. Kap. 1, 2 und 4) achten in der Diagnostik aktuell statt auf die Position des Diskus mehr auf die Position des Kondylus, weil die Therapierelevanz in ihrer Auffassung eher die Kondylusposition betrifft.

Verharrt der Diskus permanent in der anterioren Fehlposition, so kann eine mechanische Blockade der Mundöffnung mit deutlicher Reduzierung der maximalen Mundöffnung (zumeist unter 35 mm) resultieren. Es handelt sich dann um die oben beschriebene anteriore Diskusverlagerung ohne Rückführung (Typ II. b. in der Gruppe der Diskus-

Tab. 3-9 Klinische Befunderhebung bei Arthralgie, Arthritis, Arthrose. Modifiziert nach Gruppe III der „Research Diagnostic Criteria for Temporomandibular Disorders" (nach Dworkin und LeResche[3]).

Gruppe III. a. *Arthralgie*	• auslösbare Kiefergelenkschmerzen bei Palpation ein- oder beidseits • spontane Kiefergelenkschmerzen in Ruhe • Kiefergelenkschmerzen bei maximaler aktiver und/oder passiver Mundöffnung und/oder Lateralbewegung • keine Krepitationsgeräusche
Gruppe III. b. *Arthritis, Osteoarthritis, aktivierte Arthrose*	• Arthralgie (s. III. a.) • Krepitationsgeräusche • typische Röntgenmorphologie • keine rheumaspezifischen Laborwerte
Gruppe III. c. *Arthrose, Osteoarthrose*	• Krepitationsgeräusche • typische Röntgenmorphologie • kein Spontan- und Palpationsschmerz • keine rheumaspezifischen Laborwerte

verlagerungen der RDC, Tab. 3-8). Der posteriore Ansatz des Diskus wird zum Bewegungslager des Kondylus. Das reziproke Knacken verschwindet. Dieser pathologische Zustand kann zu irreparablen degenerativen Veränderungen einschließlich der Perforationen des Diskus führen. Von einigen Autoren wurde er als Initialphase einer beginnenden deformierenden Arthrose angesehen.[4]

Neuere Untersuchungen ergaben jedoch, dass über intraartikuläre Adaptationsprozesse trotz permanenter anteriorer Diskusverlagerung eine spontane Remission der Beschwerden eintreten kann (Typ II. c. in der Gruppe der Diskusverlagerungen der RDC, Tab. 3-8). So sind Verläufe mit anteriorer Diskusverlagerung ohne Rückführung auch ohne schmerzhafte Bewegungseinschränkung durchaus bekannt.[11]

Der am plötzlichen Symptomwechsel erkennbare Übergang von einer anterioren Diskusluxation mit Rückführung in eine anteriore Diskusluxation ohne Rückführung sollte wegen der im Einzelfall günstigen Prognose einer relevanten funktionellen Therapie (s. folgende Kap.) zugeführt werden.

3.4.3 Arthralgie, Arthritis, Arthrose der Kiefergelenke

In den Research Diagnostic Criteria erfolgt unter der Gruppe III eine Aufzählung heterogener Erkrankungsformen, die sich sowohl auf Symptome als auch auf Diagnosen beziehen (Tab. 3-9). Diese Systematik ist naturgemäß umstritten.

Der Begriff „Arthralgie" (Kiefergelenkschmerz) hat lediglich eine beschreibende Funktion und sollte einer ätiologisch begründeten Diagnose zugeordnet werden. Ausgehend von der Vorstellung, dass unphysiologische intraartikuläre Belastungen mit Überschreiten der Toleranzgrenze zu reaktiv entzündlichen Gewebeveränderungen mit Schmerzen führen, ist er mit den Bezeichnungen „Kapsulitis" oder „Synovitis" gleichzusetzen. Klinisch werden Spontanschmerzen im Kiefergelenk, Schmerzen bei maximaler aktiver und passiver Mundöffnung sowie bei der Laterotrusion in Verbindung mit Palpationsschmerzen über den Kiefergelenken erfasst. Reibegräusche schließen den Begriff „Arthralgie" aus, da sie als Symptom der Arthrose anzusehen

Volker Thieme

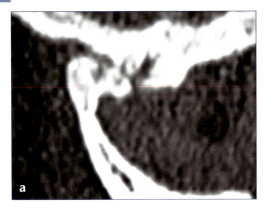 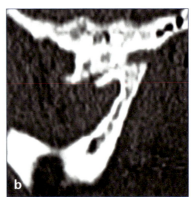

Abb. 3-4a, b Extreme Deformation der Kiefergelenke bei fortgeschrittener Arthrose, „Vogelschnabeldeformation" („birds beaking") im CT-Bild. Abschliffe am Caput mandibulae und am Tuberculum articulare (a: rechts, b: links).

sind. Zuweilen wird ein akutes Geschehen auch von einer Gelenkschwellung begleitet.

Die Arthrose (Arthrosis deformans, Osteoarthrose) stellt eine klinisch und pathomorphologisch gut definierte degenerative Gelenkerkrankung dar, die enge Beziehungen zur CMD aufweist. Als Leitsymptom werden Reibegeräusche (Krepitationen) beobachtet. Röntgenologisch können Deformationen der artikulierenden Gelenkanteile, wie Entrundungen des Kondylus, Abschliffe an Kondylus und Tuberkulum, Erosionen der Kortikalis, subchondrale Sklerosierungen und Zysten oder Osteophyten (Randzacken), festgestellt werden. Extreme Formveränderungen der Kieferköpfchen führen zum Röntgenbild der „Vogelschnabeldeformation" („birds beaking").

Charakteristisch ist die häufige Diskrepanz zwischen Röntgenbefund und klinischer Symptomatik. Trotz deutlicher röntgenmorphologischer Veränderungen können Schmerzsymptome fehlen. Es ist ungeschickt, einem beschwerdefreien Patienten unter eingehender Schilderung seiner „aufregenden" Röntgenbefunde iatrogene Ängste und Beschwerden zu suggerieren.

Entwickeln sich jedoch auf dem Boden einer Arthrose sekundäre, reaktiv-entzündliche Veränderungen, dann resultiert das Bild der Osteoarthritis oder aktivierten Arthrose, gekennzeichnet durch Gelenkschmerzen, Bewegungseinschränkung, Krepitation und die typischen röntgenmorphologischen Zeichen. Die Schmerzsymptomatik gleicht dem Beschwerdebild der schmerzhaften CMD.

Differenzialdiagnostisch ist das klinische Bild der Arthralgie und Osteoarthritis von anderen, infektionsbedingten Arthritiden und den verschiedenen Polyarthritisformen abzugrenzen (Tab. 3-1). Eine singuläre infektiöse Arthritis der Kiefergelenke ist selten. Sie kann durch Übergreifen einer otogenen Entzündung oder durch eine fortgeschrittene Unterkieferosteomyelitis entstehen.

Mehr als 50 % der an rheumatoider Arthritis erkrankten Patienten weisen klinische Symptome an den Kiefergelenken auf. Je weiter die systemische Erkrankung fortgeschritten ist, umso ausgeprägter ist das Beschwerdebild im Bereich der Kiefergelenke. Im Vordergrund stehen die Beeinträchtigung der Mundöffnung und Reibegeräusche. In Spätphasen kann eine zunehmende Resorption der Kondylen zur Entstehung eines frontal offenen Bisses führen. Die enge Zusammenarbeit mit dem behandelnden Rheumatologen ist unerlässlich.

3.5 Differenzialdiagnose lokalisierter Erkrankungen im Kiefer-Gesichts-Bereich bei orofazialen Schmerzen

Patienten mit akuten und chronischen orofazialen Schmerzen weisen nicht selten multiple Schmerzursachen und durchaus auch verschiedene Schmerzformen auf. So gehört es zu den Aufgaben des Zahnarztes und MKG-Chirurgen, den Mund-Kiefer-Gesichts-Bereich in seiner Gesamtheit differenzialdiagnostisch zu berücksichtigen und den Stellenwert einzelner pathologischer Befunde für die Ätiopathogenese der Schmerzsymptomatik richtig einzuordnen. Die üblichen, bewährten diagnostischen und therapeutischen Strategien sind angesichts des chronifizierten Gesichtsschmerzes ohne Berücksichtigung der Erkenntnisse zur Entstehung des Schmerzgedächtnisses und zur Rolle psychosozialer Einflussfaktoren nicht anwendbar. Gleichwohl wird sich der Behandler auch in Zukunft den Herausforderungen einer wissenschaftlich fundierten, klinisch-pathologisch orientierten Behandlungsweise stellen müssen. Aus diesem Grund schließt dieses Kapitel mit einer Übersicht der wichtigsten schmerztherapeutisch relevanten lokalisierten Krankheitsprozesse des Kiefer-Gesichts-Bereiches ab (s. Tab. 3-10).

3.6 Anhang

Die folgenden Fragen für Patienten sollen die Entscheidung erleichtern, ob der Patient einem MKG-Chirurgen zuzuweisen ist:

1. Bestehen Beschwerden im Mund-, Kiefer- und Gesichtsbereich, die trotz sorgfältiger Untersuchung der Zähne, der Kiefergelenke und der Kaumuskulatur bisher nicht erklärbar waren?
2. Besteht eine „ungewöhnliche", auffällige Schmerzsymptomatik, z. B. blitzartig einschießend, nicht an anatomische Grenzen gebunden, Brennschmerz etc.? Bestehen Gefühlsausfälle im Kopf-/Gesichtsbereich?
3. Sind die Schmerzen mit weiteren Symptomen wie Schwellung, Kieferklemme, Schluckbeschwerden, Atemnot, Sprachstörungen verbunden?
4. Bestehen neurologische Symptome im Mund-, Kiefer- und Gesichtsbereich wie Sensibilitätsausfälle, „Allodynie (Schmerz auf Berührungsreiz), Hyperalgesie (starke Schmerzempfindung bei geringem Schmerzreiz)? Beobachten Sie Schwellungen im Kopf-/Gesichtsbereich?

Tab. 3-10 Differenzialdiagnostische Übersicht lokalisierter pathologischer Prozesse im Kiefer-Gesichts-Bereich bei chronischen Gesichtsschmerzen.

Chronischer Zahnschmerz	Pulpitis, Parodontitis, sensible Zahnhälse, Frakturzahnschmerz (Schmelz-Dentin-Frakturen, „cracked tooth syndrome")
Retinierte und verlagerte Zähne	
Entzündliche Prozesse	Dentitio difficilis (erschwerter Zahndurchbruch), Alveolitis (Wundheilungsstörung nach Zahnextraktion, Dolor post extractionem, „dry socket"), Osteomyelitis, Osteoradionekrose
Fremdkörper	abgebrochene Instrumente, überstopfte Wurzelfüllmaterialien, insuffiziente dentale Implantate, Wurzelreste
Dentogene und nichtodontogene Kieferzysten	
Chronischer Prothesenreiz	Druckulzerationen und Prothesendruckhyperplasien, Irritation des N. mentalis durch Prothesendruck bei exzessiver Unterkieferatrophie („reitender N. mentalis")
Traumatisch bedingte Nervschäden	Schädigung durch Injektionskanüle, frakturbedingte Nervkompression (N. infraorbitalis bei Mittelgesichtsfrakturen), Nervdurchtrennung (N. alveolaris inferior bei Unterkieferfrakturen, operativ-iatrogen)
Maligne Tumoren	
Dysgnathien	Angle-Klasse II/III, Kreuzbiss
Mundschleimhauterkrankungen	Herpes zoster, Lichen ruber, Soor, rezidivierende Aphthen, Plummer-Vinson-Syndrom (hypochrome Anämie), Möller-Hunter'sche Glossitis (perniziöse Anämie), Dekubitalulcus der Zunge bei scharfen Zahnkanten, Kronenrändern etc.
Zungen- und Mundschleimhautbrennen (Glossodynie, Stomatodynie, Burning-mouth-Syndrome)	
Erkrankungen der Kieferhöhlen	dentogene, rhinogene Sinusitis, Kieferhöhlenzysten, maligne Tumoren (neuroradiologische Trias nach Pietrantoni: Verschattung des Sinus maxillaris, Hypästhesie des N. infraorbitalis, neuralgiforme Gesichtsschmerzen)
Speicheldrüsenerkrankungen	Sialoadenitis, Sialolithiasis, Sialadenose, Tumoren, Frey-Syndrom
Arteriitis temporalis	(diagnostische Hinweise: erhöhte BSG, hypochrome Anämie, Leukozytose, Dysproteinämie, histologisch riesenzellhaltige Zellwandentzündung)
Processus-styloideus-Syndrom (Eagle-Syndrom)	Verlängerung des Processus styloideus mit Schmerzsensationen beim Schlucken, palpapler Befund in der Peritonsillarloge (auch als Neuralgie des N. glossopharyngicus angesehen)

3.7 Literatur

1. Daelen B, Thorwirth V, Koch A. Neurogene Kiefergelenkluxation – Definition und Therapie mit Botulinumtoxin. Nervenarzt 1997;68:346–50.
2. Dauber W. Die Nachbarschaftsbeziehungen des Discus articularis des Kiefergelenks und ihre funktionelle Bedeutung. Schweiz Monatsschr Zahnmed 1987;97:427–37.
3. Dworkin SF, LeResche L. Research diagnostic criteria for temporomandibular disorders: review, criteria, examinations and specification, critique. J Craniomandibular Disord Fac Oral Pain 1992;6:301–55.
4. Ewers R. Zur Terminologie der intrakapsulären Funktionsstörungen des Kiefergelenks. Dtsch Zahnärztl Z 1987;42:772.
5. Karle T, Kerschbaum R, Fischbach R, Präger T. Bewertung der Magnetresonanztomographie bei Patienten mit temporomandibulärer Dysfunktion. Dtsch Zahnärztl Z 2002;57:358–61.
6. Köle H. Dermiszügelplastik zur Behandlung der „fixierten Reluxation" des Kiefergelenks. In: Schuchardt K, Schwenzer N, editors: Fortschr Kiefer Gesichtschir 1980;25:37–40.
7. Sadat Khonsari MR, Geduhn A, Fenske C, Jüde HD. Kiefergelenkfunktion bei rheumatoider Arthritis. Dtsch Zahnärztl Z 2000;55:691–2.
8. Schindler HJ, Türp JC. Kiefermuskelschmerz – Neurobiologische Grundlagen. Schmerz 2002;16:346–54.
9. Schirmer I, Kluge AM. Orale Parafunktionen – wichtigster ätiologischer Faktor der kraniomandibulären Dysfunktion. Dtsch Zahnärztl Z 2001;56:263–5.
10. Seguin P, Delmas P, Bouvier R, Freidel M. Constriction permanente des machoires revelatrice d'une myosite ossifiante progressive. Rev Stomatol Chir Maxillofac 1987;88:190–5.
11. Tasaki M, Westesson P, Isberg A, Ren Y, Tallents R. Classification and prevalence of the temporomandibular joint disk displacement in patients and symptom-free volunteers. Am J Orthod Dentofacial Orthop 1996;109:249.
12. Türp JC, John M, Nilges P, Jürgens J. Schmerzen im Bereich der Kaumuskulatur und Kiefergelenke. Empfehlungen zur standardisierten Diagnostik und Klassifikation von Patienten. Schmerz 2000;14:416–48.
13. Unger F, Goga D, Vol S, et al. Depistage des dysfonctionnements cranio-mandibulaires. Enquete epidemiologique portant sur 891 sujets sains. Acta Stom Belg 1989;86:141–52.

Kapitel 4

Kieferorthopädische Rehabilitation des CMD-Patienten

Andreas Köneke

4.1 Einleitung

Schon lange behandelt man nicht mehr primär das Kiefergelenkknacken sondern eine komplexe Dysfunktion des kraniomandibulären Systems einschließlich der Bereiche, die es beeinflussen. Knacken allein hat keine Aussagekraft für das Vorhandensein von Schmerzen[68] und ist oft nicht therapiebedürftig. Verschiedenen Fehlentwicklungen des Gebisses hingegen wird ein unterschiedlich großer Einfluss bei der Entstehung Craniomandibulärer Dysfunktionen zugeschrieben[5] und wir wissen mittlerweile, dass alle Arten von Zwangsbiss-Situationen selbst bei geringer Ausprägung und fehlenden CMD-Symptomen kieferorthopädisch unbedingt behandlungsbedürftig sind, um der Entwicklung einer okklusal induzierten CMD vorzubeugen. Dies gilt wegen des häufig hiermit vergesellschafteten retralen Zwangsbisses besonders für den Deckbiss. Ähnlich verhält es sich bei unilateralen Kreuzbissen, die aufgrund zu erwartender umfangreicher orthopädischer Konsequenzen so früh wie möglich kieferorthopädisch beseitigt werden sollten.[45,83,84] Auch für Malokklusion im Bereich der Weisheitszähne wurde ein erhöhtes CMD-Risiko nachgewiesen.[96] Neben solchen primären Ursachen ist es häufig nicht die Fehlentwicklung des Gebisses allein, die zur CMD führt, sondern eine Vielfalt von Faktoren in der Ganzheit des Patienten, unter denen dennoch die Okklusion am Ende der Kette eine sehr bedeutende Stellung einnimmt. CMD ist weder eine Modeerkrankung noch die Erfindung einzelner Therapeuten oder das Produkt aktueller evidenzbasierter Forschung. Die Erkrankung wurde bereits 1934 von *Costen* als „a syndrome of ear and sinus symptoms dependent upon disturbed function of the temporomandibular joint" beschrieben,[17] nur fehlten kausal orientierte therapeutische Ansätze weil die Ursachen noch nicht hinreichend erforscht waren.

Mithilfe ganzheitlich orientierter, also interdisziplinärer Therapieformen, die fachzahnärztliche Schienentherapie eingeschlossen, kann heute bei Craniomandibulären Dysfunktionen innerhalb weniger Monate eine deutliche Besserung des Beschwerdebildes, im Idealfall bis hin zur völligen Symptomfreiheit erreicht werden,[48,92] auch wenn dies kontrovers diskutiert wird.[29,30,31,80] Eine funktionelle Integrität herzustellen, die auch ohne Schiene und Physiotherapie dauerhaft gewährleistet ist, stellt hingegen eine extrem schwierige Herausforderung für alle beteiligten Disziplinen dar. Man ist heute wegen der oft umfangreichen ursächlichen und auslösenden Faktoren einer CMD sehr zurückhaltend geworden, den erfolgreichen Verlauf einer wie auch immer gearteten CMD-Therapie vorherzusagen bzw. die dauerhafte Stabilität selbst einer erfolgreichen CMD-Therapie zu garantieren.[26]

Die initialen zahnärztlich-orthopädischen Therapieansätze bei Craniomandibulärer Dysfunktion wurden bereits in Kapitel 2 abgehandelt, sodass an dieser Stelle nicht näher darauf eingegangen werden muss. Im Folgenden sollen vielmehr die kieferorthopädischen und orthodontischen Rehabilitationswege im Anschluss an die Schienentherapie erörtert werden.

4.2 Anamnese und Diagnose

Der Zusammenhang zwischen Okklusionsstörungen und Craniomandibulärer Dysfunktion wird einerseits bezweifelt,[1,36,57,58,59,70] andererseits zeigen internationale Studien Korrelationen und Kausalzusammenhänge auf.[5,9,10,13,24,37,40,50,67,78,79,92] Es besteht zwar nur während 2–6 % einer 24-Stunden-Periode Okklusionskontakt, dieser wird allerdings durch Parafunktionen wie nächtliches Pressen erheblich forciert.[24,44] Eine funktionelle Entgleisung des Systems kann die Folge sein. Eine sorgfältige Indikationsstellung zur Funktionstherapie ist notwendig, da neben okklusalen Faktoren vielfältige Ursachen, vor allem psychische Belastungen und hier insbesondere Dauerstress diskutiert werden,[33,51,82] die einer okklusalen Rehabilitation nur dann zugänglich sind, wenn

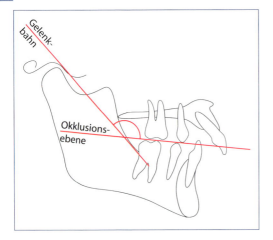

Abb. 4-1 Gelenkbahn-Okklusionsebenen-Winkel.

Die kieferorthopädische Behandlung für alle, nicht nur für symptomatische CMD-Patienten, sollte mit einer ausführlichen CMD-Anamnese sowie mit der Analyse der funktionell wichtigen Strukturen beginnen: der Okklusion, der im kieferorthopädischen Behandlungsstuhl diagnostizierbaren Gelenke (Kiefergelenke, obere HWS, SIG) und der Muskulatur der Kopf- und Halsregion. So werden unabhängig von bereits manifesten Symptomen CMD-Risikopatienten schon zu Beginn der kieferorthopädischen Behandlung erkannt (s. Kap. 2).[42] Hieraus wird eine konsequente Therapieplanung entwickelt, deren Ziel die einwandfreie Funktion des stomatognathen Systems ist.[81] Wurde bereits therapeutisch eine neuromuskuläre Neueinstellung der Zentrik vorgenommen, können Zahnstellungskorrekturen dazu beitragen, den Unterkiefer in dieser neuen Position zu stabilisieren. Ziel der orthodontischen Rehabilitation des CMD-Patienten ist also das Stabilisieren der kieferorthopädisch neu erreichten bzw. wiederhergestellten funktionellen Integrität,[11,53] idealerweise unter Verwendung der natürlichen Okklusalflächen.

Die meisten funktionsgestörten Patienten sind Erwachsene. Aber auch Kinder und Jugendliche, insbesondere Mädchen zwischen dem 12. und dem 15. Lebensjahr, können die Neigung zur Ausbildung einer späteren Funktionsstörung zeigen.[18,28,65,82] Kinder sind in der Lage, funktionelle Ungleichgewichte sehr gut zu kompensieren, müssen funktionsanalytisch also besonders gründlich untersucht werden.[6] Viele objektiv funktionsgestörte Patienten, die eine kieferorthopädische oder zahnärztliche Praxis aufsuchen, sind sich ihrer Funktionsstörung nicht bewusst, weil Funktionsstörungen durch Kompensationsvorgänge häufig lange Zeit symptomlos bleiben bzw. einige strukturelle Veränderungen bei fehlender Provokation nicht augenscheinlich werden müssen.[7]

Andere Patienten messen Kiefergelenkknacken Kopfschmerzen oder Nackenverspannungen keine kausale Bedeutung bei und erwähnen sie deswegen bei der Anamnese nicht. Oft wird der Kieferortho-

in der Okklusion ein wesentlicher Auslöser der CMD zu finden ist.[18] Allgemein werden derzeit folgende strukturelle Abweichungen von der Norm als Risikofaktoren zur Begünstigung einer CMD angesehen: geringer Gelenkbahn-Okklusionsebenen-Winkel,[10,37] Trauma,[15] Deckbiss,[5] Rezidiv einer kieferorthopädischen Behandlung z. B. infolge kieferorthopädischer Überexpansion, Rezidive von kieferorthopädischer Wachstumshemmung des Unterkiefers mit Kopf-Kinn-Kappen bei Jugendlichen oder Rezidive von kieferorthopädischen Unterkiefer-Vorverlagerungen nach überschrittenem Wachstumsmaximum, infolgedessen oder unabhängig hiervon entstandener Zwangsbiss,[15] fehlende posteriore Abstützung,[78] offener Biss.[78]

Eine Erklärung für das klinischer Evidenz zufolge höhere CMD-Risiko bei gegenüber der Norm reduziertem Gelenkbahn-Okklusionsebenen-Winkel[10,37] mag die Erkenntnis sein, dass die Muskelkraft brachyfazialer Wachstumstypen höher ausgeprägt ist als diejenige dolichofazialer, die Bruxismusaktivität also größeren Schaden anrichten kann.[64] Dies deckt sich mit der Erfahrung, dass dolichofaziale Patienten, zu denen die meisten Progeniepatienten gehören, nur selten unter CMD leiden.

päde zur Verschönerung des Lächelns, also vorrangig als Wellness-Dienstleister aufgesucht.[28] Hier ist größte Vorsicht geboten: Auch unter den Patienten, die die kieferorthopädische Praxis nur zur ästhetischen Zahnstellungskorrektur aufsuchen, befinden sich viele verdeckte Schmerzpatienten. Der Kieferorthopäde bringt dann mit der Zahnstellungsveränderung, ähnlich wie dies der Zahnarzt mit einer okklusal umgestalteten neuen Krone bewirken kann, durch Vernachlässigung orthopädischer Kriterien das Fass zum überlaufen. *Le Bell* et al. haben in einer Doppelblindstudie nachgewiesen, dass Patienten mit latenten funktionellen Veränderungen auf das Einbringen von artifiziellen Interferenzen mit einer signifikanten Zunahme von CMD-Symptomen reagieren, selbst wenn die Interferenzen nach kurzer Zeit wieder entfernt werden, während Patienten ohne funktionelle Auffälligkeiten nach Entfernung der artifiziellen Interferenzen wieder symptomlos wurden.[50]

Patienten, die im Laufe einer kieferorthopädischen Behandlung eine CMD entwickeln, ziehen vielfach den nicht zulässigen Schluss, die Kieferorthopädie sei die Ursache für die CMD.[3,28] Meist handelt es sich nicht um die Ursache,[24,38,94] sondern um einen Auslöser oder, besonders bei Jugendlichen, nur um eine Korrelation ohne Kausalität, da die Zunahme der CMD-Erkrankungen im Alter zwischen 11 und 15 Jahren signifikant ist, allerdings in gleichem Maße bei kieferorthopädisch behandelten wie bei kieferorthopädisch unbehandelten Individuen auftritt.[18] Eine Funktions- und Strukturanalyse hilft latent vorhandene CMD-Erkrankungen vor der Behandlung zu erkennen und ist daher eine Conditio sine qua non in der kieferorthopädischen Behandlung auch vermeintlich gesunder Patienten. Stellt sich eine CMD-Neigung in der Diagnostik heraus, so soll in der Konsequenz eine geeignete Therapie bereitgehalten werden oder die Überweisung an eine auf CMD spezialisierte Fachpraxis erfolgen. Häufig werden stattdessen bei Kiefergelenkschmerzen oder hiervon für den Ungeübten nicht immer sicher unterscheidbaren muskulären Dysbalancen teure Kernspintomografien angeordnet, die aber ohne Einfluss auf die weitere Therapieplanung bleiben.[55]

Kieferorthopädische Rehabilitation verspricht immer dann Erfolg, wenn die Ursache der Dysfunktion in der Okklusion nachweisbar ist.[82] Malokklusionen verursachen in unterschiedlich hohem Ausmaß Kiefergelenkstörungen.[86] Ist eine okklusal determinierte Dysfunktion mit nachweisbaren Überlastungszonen in den Kiefergelenken oder der Hals- und Kopfmuskulatur vorhanden, so besteht die Notwendigkeit der Einstellung einer stabilen Okklusion mit dauerhafter Entlastung der überbeanspruchten Strukturen unter besonderer Berücksichtigung der Muskulatur,[11] um eine Adaptation zu ermöglichen.[24] Bei den diagnostischen und therapeutischen Überlegungen ist dabei stets der gesamte Bewegungsapparat miteinzubeziehen sowie ein kritischer Blick in die gelegentlich vielschichtige Anamnese zu werfen: Ursachen müssen wie Ursachen und Auslöser wie Auslöser behandelt werden.[18]

4.3 Möglichkeiten der kieferorthopädischen Rehabilitation

Immer mehr Patienten, also auch diejenigen, die unter Craniomandibulären Dysfunktionen leiden, weisen ein annähernd kariesfreies Gebiss auf. Diese Patienten möchten nach erfolgreicher Funktionstherapie weder lebenslang eine Schiene tragen, noch eine umfangreiche Onlay- oder Kronenversorgung erhalten. Ist die Okklusion die oder eine der Hauptursachen für die funktionelle Entgleisung, so kann mit der Zahnstellungskorrektur ein guter Lösungsweg angeboten werden.

Die der Diagnose folgende Rehabilitation teilt sich in zwei gleichermaßen wichtige Abschnitte auf: die Behandlungs- und die Retentionsphase. Bei funktionstherapierten Patienten muss in beiden

Andreas Köneke

Phasen äußerst gewissenhaft und subtil vorgegangen werden. Hierbei wird einerseits die Zielsetzung verfolgt, neuromuskuläre Selbstregulation infolge der Wiederherstellung einer korrekten Kondylenposition zu erreichen,[83,84] andererseits wissen wir mittlerweile aber auch, dass ohne Besserung einer muskulären Entgleisung niemals eine korrekte Kondylenposition zu erreichen ist.[44] Die unreflektiert mit einer Standard-Bogenfolge versehene Straight-Wire-Appliance mit ihren durchschnittlichen Torque- und Angulationswerten ist hier ebenso unzureichend wie eine Retention des kieferorthopädischen Behandlungsergebnisses mit Standard-Retentionsgeräten.

Im Folgenden sollen unter Einbeziehung der klinischen Erfahrungen des Autors zahlreiche therapeutische Ansätze verschiedener Autoren vorgestellt werden, die gegenüber der gewöhnlichen Anwendung kieferorthopädischer Geräte ein speziell auf CMD-Patienten abgestimmtes Wirkmuster haben. Behandlungsziel ist eine dauerhafte Stabilisierung der therapeutischen Umpositionierung des Unterkiefers in der neuromuskulär determinierten Position zur Entlastung der artikulären und muskulären Strukturen, der viele Autoren größten Wert beimessen.[13,15,24,32,40,50,78,92] Die okklusale Adjustierung vermag jedoch nicht gelockerte Ligamente zu straffen, fehlpositionierte Disken zu repositionieren, Gewebezerstörung im Gelenk oder parafunktionelle Krafteinwirkung auf das Gelenk zu reduzieren.[15]

4.3.1 Behandlungsphase

Schmerzfreiheit kann ohne weitere rehabilitative Maßnahmen nach erfolgreicher Therapie der Craniomandibulären Dysfunktion durch permanentes Tragen der Schiene bei gleichzeitiger intensiver physiotherapeutischer Betreuung aufrechterhalten werden. Soll die (in der Regel aufgrund okklusaler Interferenzen extrem labile) neuromuskulär neutral eingestellte Unterkieferposition in ein stabiles Ergebnis überführt werden, können vielfältige kieferorthopädische Geräte Anwendung finden. In der Regel liegen nach erfolgreicher Schienentherapie anteriore Frühkontakte bei posteriorer Disklusion vor – Ausdruck der rehabilitierten Unterkieferposition mit entlasteten bilaminären Zonen bei normotoner Muskulatur. Die posteriore Disklusion wird als Zeichen der ehemals durch Bruxismus intrudierten Seitenzahnsegmente verstanden.

Ein möglichst hoher Gelenkbahn-Okklusionsebenen-Winkel wird als Stabilitätsfaktor gegen Craniomandibuläre Dysfunktionen angesehen.[10,37] In dieser Hinsicht scheint die Therapie mit festsitzenden Herbst-Apparaten der Aktivatortherapie zumindest beim noch wachsenden Patienten überlegen zu sein, da bei der Aktivatortherapie eine Autorotation des Unterkiefers beobachtet werden kann, während die Herbst-Therapie eine Posteriorrotation des Unterkiefers[2] sowie eine vorübergehende Öffnung der Oberkiefer-Okklusionsebene[63] induziert, die dann im zweiten Schritt zur Extrusion der unteren Molaren genutzt werden kann.

Funktionskieferorthopädie mit herausnehmbaren Geräten

Mithilfe funktionskieferorthopädischer Geräte lässt sich eine gezielte, orthopädisch geplante Position des Unterkiefers einstellen und die in der CMD-Therapie definierte Höhe der verwendeten Schiene orthodontisch übertragen. Die Wahl der funktionskieferorthopädischen Geräte hängt wesentlich vom Wachstumsalter des Patienten ab.[4] Da bei Vorschub des Unterkiefers seitlich eine vertikale Disklusion eintritt, kommt der schnellen Extrusionsfähigkeit besonders der unteren Molaren eine entscheidende Bedeutung zu. Herausnehmbare Funktionskieferorthopädische Geräte werden daher für die CMD-Therapie besonders wirkungsvoll eingesetzt, wenn das Wurzelwachstum der zweiten Molaren noch nicht abgeschlossen ist, sodass noch genügend vertikales Entwicklungspotenzial in der Dentition vorhanden ist.[23,93]

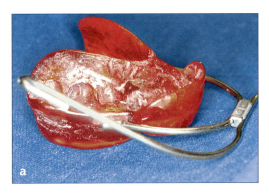
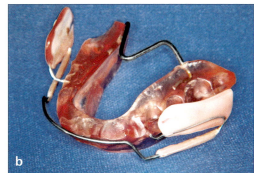
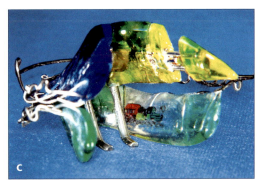
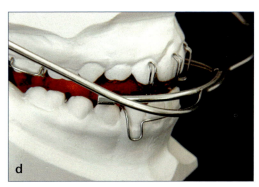

Abb. 4-2 verschiedene funktionskieferorthopädische Geräte: **(a)** modifizierter Van-Beek-Aktivator **(b)** Bionator, **(c)** Vorschubdoppelplatten, **(d)** modifizierter Teuscher-Aktivator

Für die Rehabilitation von Kiefergelenkerkrankungen empfehlen sich Angle-Klasse-II-Aktivatoren unterschiedlicher Bauart, insbesondere Headgear-Aktivatoren in der von *Teuscher* und *van Beek* beschriebenen Form, die wechselnd mit den – dem Behandlungserfolg entsprechend häufig nachzujustierenden – therapeutischen Schienen getragen werden, sodass die Patienten täglich für 24 Stunden keinen einzigen Okklusionskontakt auf ihren natürlichen Zahnflächen haben. Eingeschränkt werden auch Vorschubdoppelplatten nach *Sander* verwendet. Wegen der Klarheit des Designs und der guten körperlichen Fassung der oberen und unteren Frontzahngruppe können die Van-Beek-Aktivatoren uneingeschränkten Einsatz finden. Die Frontzahnverankerung ist in der Aktivatortherapie von besonderer Bedeutung, weil durch ungenügende körperliche Fassung der Frontzähne unerwünschte Retrusionen der Oberkieferfront sowie Protrusionen der Unterkieferfront eintreten können. Der hierdurch im Unterkiefer entstehende anteriore Platzgewinn führt im weiteren Verlauf zu einer Mesialdrift der Seitensegmente[93] aus der wiederum eine disharmonische Okklusion resultiert. Die Modifikation dieses Gerätes durch Anbringen entsprechend gestalteter Auflagen hemmt die Extrusion der oberen Molaren, während die Extrusion der unteren Molaren forciert wird. Gleichzeitig kann bei Hochangulation der Headgear-Arme unter Verwendung eines Highpulls ein Intrusionseffekt auf die obere Front sowie beim wachsenden Patienten auch eine Vorwärtsrotation des Unterkiefers sowie eine Wachstumshemmung des Oberkiefers beobachtet werden.[87] Die Wachstumshemmung des Oberkiefers tritt bei der Tiefangulation der Headgear-Arme ebenso ein, allerdings resultiert beim Einsatz oberer Molarenauflagen gleichzeitig eine verbesserte Extrusionshemmung der oberen Molaren, die wiederum zur Vergrößerung des Gelenkbahn-Okklusionsebenen-Winkels genutzt werden kann. Diese Variante ist daher die geeignetste Aktivierung des Gerätes für CMD-Patienten bis zum Ende des pubertären Wachstumsgipfels. Besonders positiv wirkt sich bei den *Teuscher*-Aktivatoren gegenüber anderen Aktivatortypen die Möglichkeit der Frontzahn-Torque-Kontrolle durch die in der oberen Front angebrachten Torque-Federn aus. Die geringste Fähigkeit zur Stabilisierung der Frontzahngruppen bieten konventionelle und modifizierte Labialbögen, wie sie in Bionatoren und den meisten anderen Aktivatoren Anwendung finden. Bionatoren sollten deswegen in der CMD-Therapie und -Rehabilitation nicht verwendet werden. Trotzdem werden auch ihnen gelegentlich funktionsstörungsreduzierende Eigenschaften sogar beim Erwachsenen zugesprochen,[52,97] was mehr an der Entlastung der bilaminären Zonen während des Tragens dieser Geräte liegen dürfte als am Gerätedesign. Insofern wird auch die Qualität der Bionatortherapie für erwachsene CMD-Patienten angezweifelt, da eine Entlastung der bilaminären Zonen mit den deutlich komfortableren CMD-Schienen ebenso gut gewährleistet wird. Soll nur die obere Front protrudiert und der Unterkiefer vorverlagert, aber weniger die Bisshöhe verändert werden, kann man auf die von Sander beschriebenen Vorschubdoppelplatten zurückgreifen, weil sie alle Modifikationen gewöhnlicher Platten zulassen. Insbesondere Einzelzahnbewegungen sind hier gezielter möglich als bei den Aktivatoren. Allerdings ist aufgrund interokklusaler Drahtanteile der Verankerungen nur eine eingeschränkte Extrusion der Seitensegmente möglich. Der Erfolg funktionskieferorthopädischer Geräte zur CMD-Rehabilitation kann enorm sein, ist allerdings von der Mitarbeit der Patienten abhängig. Eine sorgfältige Indikationsstellung ist hier notwendig.

Funktionstherapeutische Modifikationen in der Multibracketbehandlung

Da sich das Therapiespektrum herausnehmbarer funktionskieferorthopädischer Geräte wegen der Ausnutzung von Wachstumseffekten auf die Anwendung bei Kindern und Jugendlichen beschränkt, stellt die Behandlung mit der Multibracketapparatur eine umfassende und sehr facettenreiche Rehabilitationsmethode in der CMD-Therapie für jede Altersgruppe dar, wenn sie entsprechend den Erfordernissen modifiziert wird. *Toll* et al. begründen die Überlegenheit der Multibracketapparatur mit der Repositionierungsmöglichkeit der Diskus-Kondylus-Relation mithilfe festsitzender Klasse-II-Mechaniken, die bei herausnehmbaren funktionskieferorthopädischen Geräten nicht gegeben ist,[88] wenngleich sie mittlerweile einräumen, dass eine echte Repositionierung nur sehr selten dauerhaft möglich ist.[90] Der Diskus-Kondylus-Relation wird nach wie vor eine wichtige Rolle für die CMD-Widerstandsfähigkeit zugeschrieben.[15,32,60] Es können ästhetisch ansprechende Lösungen wie keramische oder lingual geklebte Brackets und versteckte Funktionsmechaniken angeboten werden, wodurch eine sehr große Akzeptanz auch bei erwachsenen Patienten und sogar bis ins hohe Alter erreicht wird. Dank moderner Materialien wie TADs (*Temporary Anchorage Devices*, Synonym: Minischrauben, Mikroschrauben, Miniimplantate) muss immer seltener mit der segmentierten Bogentechnik gearbeitet werden.

Die vertikale und die horizontale Dimension der Schiene wird durch parallel stattfindende, ineinander übergreifende Behandlungsschritte in die definitive Okklusion übertragen. Zunächst wird die therapeutische Schienenposition übertragen. Als einfachste Möglichkeit haben sich flache, festsitzende Aufbauten aus Zement oder Kunststoff auf den Okklusalflächen der unteren Molaren etabliert,[11] gelegentlich können die Schienen aus der Funktionstherapie auch segmentiert aufgeklebt werden. Die Aufbauten können plane Oberflächen oder Einbisse

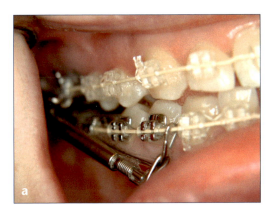
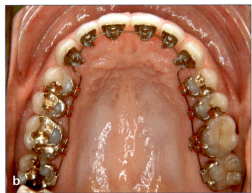
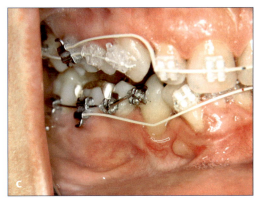

Abb. 4-3 verschiedene Modifikationen einer Multibracketapparatur: **(a)** verstecktes Klasse-II-Teleskop zur Dorsalprotektion bei Keramikapparatur, **(b)** Lingualtechnik, **(c)** Segmentierte Bogentechnik.

der Antagonisten in definierter UK-Position tragen. Die Indikation für die verschiedenen Modifikationen der Aufbauten richtet sich nach der durchzuführenden Zahnbewegung und nach dem Therapieplan für die Unterkieferverlagerung. So können Einbisse für die intermaxilläre Molarenverankerung oder für das leichtere Auffinden einer therapeutisch gewünschten Unterkieferposition verwendet werden. Plane Aufbauten sind für umfangreiche Molarenbewegungen oder bei noch durchzuführender Unterkiefervorverlagerung vorteilhaft. Wurde die Schienenhöhe in dieser Form übertragen, lassen sich die orthodontischen Umformungen frei von okklusalen Interferenzen durchführen. Die Aufbauten sollten möglichst nicht ausschließlich auf den endständigen Molaren aufgebracht werden, damit die Verankerungssituation der Aufbauten tragenden Molaren verbessert wird. Das Hauptargument für die Anbringung der Aufbauten auf den endständigen Molaren ist auch heute noch die Vermeidung der Kompression der Gelenke beim Anspannen der Mundschließer und im Umkehrschluss eine Entlastung der erkrankten Gelenkflächen bei Muskelaktivität. Positiv wirken in diesem Zusammenhang bei Fällen mit anterior offenem Biss frontale Vertikal-Elastics.[85] Patienten mit ausgeprägter Kaumuskulatur (hierzu gehören fast alle brachyfazialen Tiefbisspatienten, Knirscher und Presser) neigen bei isolierter Anwendung von Molarenaufbauten zur schnellen Intrusion der entsprechenden Zähne durch den teils erheblich erhöhten Kaumuskeltonus.[44] Die gleichzeitige Eingliederung rigider Verankerungsbögen, der Einsatz von TADs und das Tripodisieren durch zusätzliche palatinale Aufbauten an der Oberkiefer-Front sowie eine höhere Gestaltung der posterioren Aufbauten können dieser Tendenz entgegenwirken.

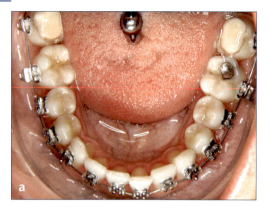
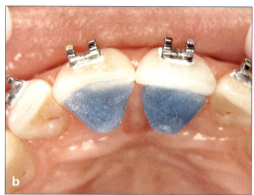
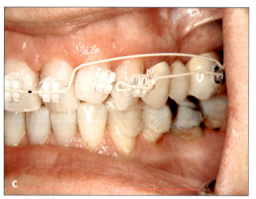
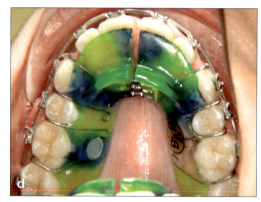
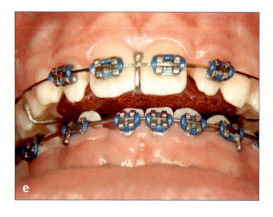

Abb. 4-4 Verschiedene Möglichkeiten okklusaler Deprogrammierung: **(a)** Aufbauten auf den endständigen Molaren, **(b)** palatinale Aufbauten auf den oberen mittleren Inzisiven, **(c)** initiale Schiene parallel zur Multibracketbehandlung, **(d)** Aufbissplatte mit dorsalprotektiver Führung, mundoffen, **(e)** Aufbissplatte, mundgeschlossen.

Prinzipiell sinkt die Kraft der Mundschließer mit zunehmender Mundöffnung.[64] Je höher die Aufbauten, desto geringer also die unerwünschte Intrusionskraft auf die Molaren. Es ist allerdings unpraktikabel, übermäßig hohe Aufbauten einzugliedern (muskuläre Nebenwirkungen). Die Höhe der Aufbauten richtet sich also in erster Linie nach der Schienenposition, muss aber wegen der orthodontischen Bewegung der Aufbauten tragenden Zähne kontinuierlich angepasst werden. Ebenfalls ungünstig ist es, bereits zu Beginn der Zahnbogenumformung rigide passive Verankerungsbögen einzusetzen, wenn die Seitenzahnsegmente orthodontisch korrigiert werden sollen. Die Tripodisierung ist deswegen in der Initialphase am sinnvollsten, gelegentlich kann bei Einsatz frontaler Aufbauten sogar auf die Molarenaufbauten verzichtet werden, denn allein die Bisssperrung sorgt schon für eine Entlastung der bilaminären Zone, selbst wenn posterior vorübergehend keine Abstützung gegeben ist. Setzt man frontale Aufbauten über längere Zeit ohne Molarenaufbauten ein, kann es abhängig vom Krankheitsbild notwendig sein, eine Klasse-II-Mechanik einzubringen, um die Kiefergelenke vor einer Kompression zu schützen. Bei der Gruppe der brachyfazialen Tiefbisspatienten, bei Knirschern und Pressern, ist der alleinige Einsatz frontaler Aufbauten sinnvoll, um eine Molarenextrusion mit gleichzeitiger Frontintrusion durchführen zu können. Voraussetzung ist neben einer Klasse-II-Mechanik eine nicht zu große Vorverlagerungsaufgabe des Unterkiefers, sodass ein großer Hebelarm durch exzessive Verlängerung der Aufbauten nach palatinal bei weit zurück liegenden Antagonisten vermieden wird. Entsprechende zusätzlich eingegliederte Aufbissplatten können bei extremen Frontzahnstufen Abhilfe schaffen. Der Torque spielt eine entscheidende Rolle bei der kieferorthopädischen Einstellung der Okklusion. Es ist zu berücksichtigen, dass die Torquewirkung der Bögen in der Front durch zu lange frontale Aufbauten erheblich beeinträchtigt wird. Hilfsweise können auch zusätzliche herausnehmbare Aufbissplatten eingesetzt werden. Auch Mikroimplantate für die Molarenverankerung und deren Extrusion bei der Bisshebung haben sich sehr gut bewährt.

Ist die vertikale Dimension kontrolliert, wendet man sich der horizontalen Dimension zu. Der Unterkiefer kann vorverlagert, geschwenkt oder nahezu neutral an seiner bisherigen Position eingestellt werden. Orthopädische Unterkieferrückverlagerungen sind wegen der damit verbundenen Kompression der Kiefergelenke obsolet.[46] Grundsätzlich gibt wieder die bisherige Schienenposition die neue Unterkieferposition auch in horizontaler Richtung vor. Als entscheidend hierfür wird angesehen, dass der

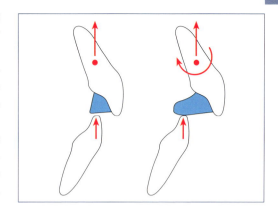

Abb. 4-5 Frontale Aufbauten und Kräftesysteme.

Patient neuromuskulär relaxiert ist, also noch nicht aus dem Netzwerk der interdisziplinären Therapie entlassen wurde.[14] Nur so kann die eingestellte Unterkieferposition erhalten werden. Es gibt verschiedene Möglichkeiten, den Unterkiefer in seiner neuen Position zu fixieren. Klasse-II-Elastics sind die einfachste und variabelste Möglichkeit, den Unterkiefer an eine weiter anterior oder lateral liegende Position zu bewegen. Die nicht nur horizontal sondern auch vertikal wirkenden Kräfte dieser Gummizüge auf die Zahnbögen stellen gelegentlich unerwünschte Nebeneffekte dar, können jedoch andererseits bei Bestehen konsistenter Kräftesysteme gleichzeitig für die geplante Extrusion einzelner Zähne wirkungsvoll eingesetzt werden. Sollen Nebenwirkungen der Elastics auf die Zahnpositionen ausgeschlossen werden, kann man an den gewünschten Stellen TADs zur Gummizugverankerung einbringen.

Die erforderliche Mitarbeit der Patienten sowie die nicht starr fixierbare Unterkieferposition können Einschränkungen für die Indikation der Klasse-II-Elastics darstellen. Herbst-Apparaturen und ihre Analoga stellen hier eine mögliche Alternative dar, mit der gelegentlich auch Diskusrepositionierungen ohne vorherige Schienentherapie gelingen können. Allerdings lassen sich diese Apparaturen bislang aufgrund der hohen Kräfte nicht rein TAD-getragen installieren. Eine implantatgestützte Verankerung der Herbst-Pfeilerzähne oder das Abstützen der Herbst-Apparatur auf enossalen Implantaten ist aber möglich. Die Herbst-Apparatur wird idealerweise im Artikulator hergestellt, kann also exakt die Schienenposition in horizontaler Dimension bei definierter vertikaler Sperrung immitieren bzw. jede therapeutisch gewünschte Unterkiefervorverlagerung oder -schwenkung fixieren. Die skelettalen Effekte auch bei Erwachsenen wurden wissenschaftlich belegt.[2] Ein großer Nachteil dieser Geräte wird in der umfangreichen Verblockung ganzer Zahngruppen durch gegossene oder gelötete Schienen gesehen, sodass ein zweiphasiges Vorgehen notwendig wird: Die erste Phase umfasst die Unterkiefervorverlagerung bzw. die Umsetzung einer behandlerdeterminierten Unterkieferposition, die im Sinne einer Überkorrektur deutlich vor der neuromuskulären Ruhelage des Unterkiefers liegen kann. Erst in der zweiten Phase wird die neu eingestellte Unterkieferposition, die nach Entfernen des Herbst-Scharniers der (gegebenenfalls überkorrigierten) neuromuskulären Ruhelage entsprechen sollte, orthodontisch in die Okklusion übersetzt. Auch vorübergehende Kapsulitiden werden während der Herbst-Therapie beschrieben.[74] Bei der Mehrzahl der Patienten findet eine Intrusion der oberen Molaren statt,[63] die heute allerdings durch TAD-Verankerung gut gesteuert werden kann. In der Weiterentwicklung ist heute eine Vielzahl von Teleskopen mit Herbst-analoger Wirkung im Dentalhandel erhältlich, die parallel zur Multibracketbehandlung verwendet werden können und während der Vorverlagerungsphase adjustierbar sind. Jasper Jumper und ähnliche Geräte gehören wegen ihrer elastisch federnden Eigenschaften, der daraus resultierenden unvollständigen Dorsalprotektion und der umfangreichen dentalen Wirkung[62,75] nicht hierzu. Ähnlich wie die Herbst-Apparatur funktioniert z. B. die *Sabbagh Universal Spring*[76] und der *Twin Force Bite Corrector*[16]. Bei Verwendung der starren Klasse-II-Mechaniken mit Ausnahme der Herbst-Apparatur ist eine Extrusion der unteren Molaren mithilfe von Vertikal-Elastics oder TADs möglich, um die Okklusionsebene neu einzustellen bzw. den Kontakt zu den oberen Molaren wiederherzustellen. Eine bedeutsame Alternative im Bereich der starren Mechaniken stellen die MARA-Appliance nach *Toll* dar, bei deren Einsatz ebenfalls eine gleichzeitige Extrusion der Molaren mithilfe von Vertikal-Elastics möglich ist. Zusätzlich besteht hier ein großes Maß an Bewegungsfreiheit für den Patienten: Insbesondere die Lateralbewegung ist gegenüber den Teleskopen nicht limitiert und muskuläre Nebenwirkungen treten seltener auf.[88] Der Functional Mandibular Advancer[39] knüpft an dieses Gerät an, verwendet aber umfangreichere Verblockungen und ist deswegen bei gleichzeitiger orthodontischer Behandlungsaufgabe nicht so flexibel zu handhaben wie die MARA, umgeht aber den Nachteil der teilweise erheblichen Zahnlockerungen der ohne zusätzlichen TAD-Einsatz nicht ausreichend zu verblockenden Verankerungszähne unter der MARA-Therapie. Irritationen und Ulzerationen der Wangenschleimhaut in der Gewöhnungsphase sind bei den MARA-artigen Geräten allerdings ebenso wie bei den Herbst-Apparaturen und deren Analoga nicht selten. Die Indikation für die starren Mechaniken wird vor allem in der Anwendung zur Diskus-Kondylus-Repositionierung gesehen, da diese Apparaturen ein Zurückgleiten des Unterkiefers effizient verhindern.[88] Auch die Dorsalprotektion kann erheblich sicherer gewährleistet werden. Wenn keine Diskus-Kondylus-Repositionierung, sondern ausschließlich Schmerzfreiheit durch Adaptationsvorgänge angestrebt wird, kann bei zuverlässigen Patienten ohne dorsale Bruxismusaktivität mit gezielt eingesetzten Elastics verschiedener Stärken in Kombination mit hierauf abgestimmten Aufbauten gearbeitet werden, da hier die größtmögliche orthodontische Freiheit bei hohem Patientenkomfort gewährleistet ist. Aufbauten und Elastics lassen sich den fortschreitenden Therapiezielen sehr leicht anpassen.

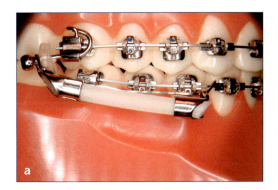
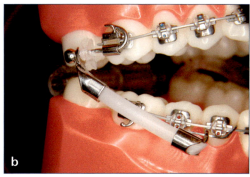
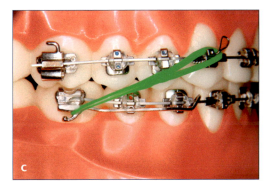
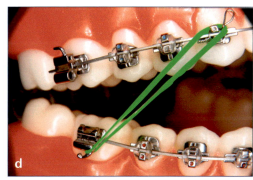
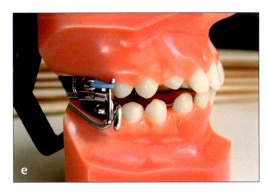

Abb. 4-6 (a) und (b) teleskopierende Klasse-II-Geräte, (c) und (d) Klasse-II-Elastics, (e) MARA.

Einbettung kieferchirurgischer Interventionen in die Multibracketbehandlung

Ist bei einem funktionstherapierten Patienten ein kieferorthopädisch-kieferchirurgisches Vorgehen zur Rehabilitation der Okklusion vorgesehen, so wird die Dysgnathie-Operation in der Regel während der kieferorthopädischen Behandlung vorgenommen. Als vorteilhaft hat sich die Terminierung des chirurgischen Eingriffs im ersten Drittel der kieferorthopädischen Behandlung, also nach grober Vorausformung der Zahnbögen erwiesen. Mitunter kann auch ein vor dem Einbringen der ersten kieferorthopädischen Bögen stattfindender Eingriff beim Chirurgen entscheidende Vorteile bringen. Konträre

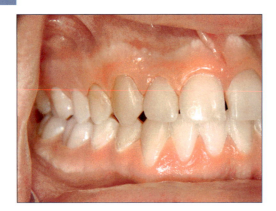

Abb. 4-7 Dekompensierte Angle-Klasse III nach Schienentherapie.

Ansichten wie die Feststellung, nach chirurgischem Eingriff sei eine erhöhte Gewebeumbaurate für eine schnellere Zahnbogenausformung nutzbar,[89,90] die von anderen Autoren widerlegt werden,[56] bedürfen weiterer Untersuchungen vor einer endgültigen Aussage. Trotzdem sind die Vorteile der präkieferorthopädischen Chirurgie groß: So kann einerseits für die Chirurgie-Splints auf nicht orthodontisch gelockerte und in Bewegung befindliche Zahnreihen zurückgegriffen werden, andererseits ist man aber auch kieferorthopädisch und physiotherapeutisch in der Lage, mögliche eintretende Rezidive nach chirurgischer Umstellung abzufangen, da sie noch innerhalb der kieferorthopädischen Finishingphase entstehen.[89] Selbst bei Deckbisspatienten ist ein relativ früher Eingriff möglich, wenn zunächst auf zeitaufwändigen Torque der oberen Front verzichtet wird und statt dessen einer vorübergehenden und viel schneller stattfindenden Protrusion der Vorrang eingeräumt wird, um therapeutische Freiheit zu erhalten. Nach erfolgter chirurgischer Unterkiefervorverlagerung kann eine Retraktion der oberen Front erfolgen. Man erreicht letztendlich auch hier einen Torque der oberen Front, der allerdings – in Anlehnung an die Prinzipien der Begg-Technik – in zwei Phasen aufgeteilt wird.

Die kieferorthopädisch-kieferchirurgische Rehabilitation kann eine bei Beginn der CMD-Therapie wenig augenscheinliche Indikation haben. So ist besonderes Augenmerk auf dental kompensierte Angle-Klasse-III-Patienten zu richten. Während der Schienentherapie ergeben sich bei dieser Patientengruppe nach Einstellung der neuromuskulären Zentrik Remodellationen der Kondylen[69] und in der Folge nicht selten anteriore Kopf- oder Kreuzbisse. Da hier bereits vor Behandlungsbeginn eine mehr oder weniger stark ausgeprägte Protrusion der Oberkiefer-Front und eine entsprechende Retrusion der Unterkiefer-Front besteht, ist es in der Regel weder ratsam noch möglich, rein dental eine Kompensation der nun noch weiter anterioren Unterkieferlage herbeizuführen. Meist spricht hier auch die zu kleine Oberkieferbasis bzw. die zu große Unterkieferbasis dagegen. Es ist wichtig, solche Patienten schon vor der Eingliederung der ersten Schiene auf die mögliche Notwendigkeit eines chirurgischen Eingriffs hinzuweisen. Vertikal offene und Klasse-III-Fälle werden wesentlich häufiger operiert als Klasse-II-Patienten bei skelettalen Abweichungen gleichen Ausmaßes.[66] Klasse-II-Grenzfälle können oft durch Herbst- oder analoge Therapie ohne kieferchirurgische Intervention gelöst werden[73] und sollten vor Indikationsstellung zur Operationsplanung zunächst funktionell vorbehandelt werden, um iatrogen verursachten Craniomandibulären Dysfunktionen vorzubeugen.[77] Gleiches gilt auch im Klasse-III-Formenkreis, um das wahre Ausmaß der chirurgisch notwendigen Kieferumstellungen abschätzen zu können. Um iatrogenen Kiefergelenkschädigungen vorzubeugen, wird der OP-Splint bei Klasse-III-Patienten um bis zu 10 mm überkorrigiert. Dies wird mit den erheblichen Remodellationsvorgängen im Kiefergelenk nach der chirurgisch oder funktionstherapeutisch herbeigeführten Gelenkdekompression begründet.[88] Diese Begründung korreliert mit den Ergebnissen der Untersuchungen von *Richter* und *Richter*[69] zum kondylären Wachstum nach Herbst-Therapie. Sicherlich spielt eine derartige Überkorrektur aber auch für das Auffangen eines Teilrezidivs eine Rolle, denn dyskinetisch determinierte Anomalien, zu denen viele Formen der Klasse III, aber auch offene Bisse und die ausgeprägte Klasse II/1 zählen, rezidivieren in hohem Maße selbst wenn eine operative Korrektur der Anomalie vorgenommen wird.[88]

Gelegentlich ist die therapeutisch gewünschte Bisssperrung so umfangreich oder die Kaumuskulatur derart stark, dass eine rein kieferorthopädische Molarenextrusion wegen hoher Rezidivneigung[11] nicht sinnvoll möglich ist. Auch Ankylosen im Molarenbereich können Probleme verursachen. Die Weiterentwicklung der Kallusdistraktion hat hier entscheidende Vorteile gebracht. Ist eine operative Oberkiefer-Kaudalverlagerung durch Narbenkontraktion von umfangreichen vertikalen Rezidiven begleitet, kann durch vertikale Distraktion eines zahntragenden unteren Kiefersegmentes mit anschließendem orthodontischen Finishing eine bessere seitliche Abstützung erreicht werden. Solche Distraktions-Osteoneogenesen sollten allerdings beim CMD-Patienten wegen der stets anzustrebenden Eminence-Posterior Occlusal Plane Angle-Vergrößerung vorwiegend im unteren Molarenbereich eingesetzt werden.[37] Eine bessere Voraussetzung für die Molarenextrusion geben auch die TADs, an denen die gewünschten Zähne über größere Strecken als früher nebenwirkungsfrei extrudiert werden können.[41]

Präprothetische Kieferorthopädie

Wenn Craniomandibuläre Dysfunktionen aus Frühkontakten gekippt stehender Zähne mit ihren Antagonisten im prothetisch über lange Zeit unversorgten Lückengebiss hervorgegangen sind, wird vor der okklusalen Brückenrestauration oft eine orthodontische Pfeilerzahnaufrichtung durchgeführt. Die Kippungen finden meist ihre Ursache in einer früheren Extraktion eines benachbarten Zahnes ohne anschließenden Lückenschluss durch orthodontische oder restaurative Maßnahmen.[93] Solche durch Zahnkippungen eingeengten Lücken können prothetisch meist nur kompromissbehaftet geschlossen werden. Schaltet man der Prothetik die Orthodontie vor, so kann eine deutlich höhere Wertigkeit der Pfeilerzähne durch achsengerechte Belastung nach

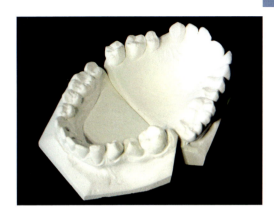

Abb. 4-8 Multiple orthodontische Behandlungsindikationen neben der Einstellung der neuromuskulären Zentrik: Retrusion 11, 21, Lücke regio 14, Kippungen und Aufwanderungen 34, 35, 37 bei fehlendem 36, Platzmangel für 43.

Aufrichtung erzielt werden.[20,49,61] Auch die Öffnung der entsprechenden Lücke auf ein restaurativ sinnvolles Maß lässt sich orthodontisch neben der Anwendung der segmentierten Bogentechnik[72] auch mithilfe von Gleitmechaniken[12] oder durch den Einsatz von TADs[54] erreichen. Häufig stellt sich die Pfeilerzahnaufrichtung und Lückenöffnung als wichtiger orthodontischer Teilaspekt bei der Therapie der Craniomandibulären Dysfunktion dar.

Da eine verkürzte Zahnreihe aufgrund der mit verstärktem Masseterschlingendruck einhergehenden erhöhten kranialen Belastungskomponente in den Kiefergelenken ein Risiko für die Langzeitstabilität der Funktionstherapie darstellt, muss der endständige Pfeiler so weit distal wie möglich positioniert und so gut wie möglich stabilisiert werden um die orthopädisch bestmögliche Wirkung zu erreichen. Die endständigen Sechsjahrmolaren oder Prämolaren können bei einer Freiendsituation entsprechend distalisiert werden und die Pfeilerfunktion für eine Brückenversorgung übernehmen.[20,21] Diesem Vorgehen wurde früher der Vorrang vor einer Implantation eingeräumt, da der natürlichen Zahnwurzel eine höhere Wertigkeit zugesprochen wurde als einem alternativ einzubringenden Implantat. Mittlerweile ist aber bekannt, dass Implantate als Ersatz für endständige Molaren einen sehr hohen Retentionswert zur Stabilisierung der vertikalen Dimension nach CMD-Therapie haben. Sie werden deswegen mittlerweile zur Versorgung von CMD-Risikopatienten bei Freiendsituationen und zur Pfeilervermehrung ausdrücklich empfohlen.[43] Freiendprothesen sind wegen der Schleimhautresilienz und der deswegen nicht sicheren Kompressionsprotektion der Kiefergelenke zur okklusalen Rehabilitation nach Funktionstherapie nicht zu empfehlen.

Präprothetische orthodontische Maßnahmen werden meist mit festsitzenden Geräten durchgeführt. Soll beispielsweise ein zweiter Molar aufgerichtet werden und geschieht dies allein durch Kippung mittels herausnehmbarer Geräte, so ist eine deutliche Elongation des Zahnes zu erwarten. Diese verursacht einerseits okklusale Interferenzen während der Aufrichtung und ist andererseits für die prothetische Präparation als problematisch anzusehen, wenn die Kronenpulpa nicht bereits sehr weit zurückgezogen ist. In der Regel gibt man daher der Multibracketapparatur den Vorzug, da sie bei geeigneter Segmentierung[8] oder bei Verwendung von TADs eine Einstellung ohne Elongation und vorübergehende okklusale Interferenzen zulässt.

Kieferorthopädische Bisshebungen bei Craniomandibulären Dysfunktionen, die durch extreme Abrasionen und infolgedessen einen abgesunkenen Biss entstanden sind, können präprothetisch gelegentlich sinnvoll sein.[35] Auch ist die Wiederherstellung der vertikalen Dimension bei parodontal geschädigtem Gebiss eine wesentliche Aufgabe des Kieferorthopäden, bevor nach erfolgreicher Craniomandibulärer Dysfunktionstherapie prothetische Restaurationen eingebracht werden, um so die Wertigkeit der Zähne nachhaltig zu erhöhen.[19,22]

Finishing

Ist die therapeutisch determinierte Unterkieferposition okklusal weitestgehend umgesetzt, kommt einigen weiteren Details eine besondere Bedeutung zu. Ein funktionstherapeutisch vorbehandelter Patient soll in harmonischer Okklusion mit maximalem Vielpunktkontakt bei neuromuskulär entspannter Unterkieferposition unter Vermeidung von Retrusionsfacetten und in gelenkentlastender Gruppenführung auf der Arbeitsseite eingestellt werden.[25] Diese Forderung hat bis heute ihre Gültigkeit behalten, wenngleich die Eckzahnführung in verschiedenen Schienendesigns favorisiert wird. Da Schienen durch Bisshebung immer eine Aufrotation des Unterkiefers bewirken, besteht hier bei dorsalprotektiver Eckzahnführung keine Gefahr der Gelenkkompression.[24] Im okklusalen Finishing kann eine Gruppenführung jedoch anatomische Inkongruenzen z. B. abradierter Eckzähne auffangen und wirkt dabei ebenso dorsalprotektiv. Die rein eckzahngeführte Okklusion hat nach heutigem Stand des Wissens eine eher untergeordnete Bedeutung.[71] Günstig erscheint es, im kieferorthopädischen Finishing 0,1–0,3 mm Tendenz zur okklusalen Klasse II bei sagittalem Interinzisalabstand von 1,5 mm einzustellen. Die so entstehenden minimalen Protrusionsfacetten auf den distalen Abhängen der unteren und den mesialen Abhängen der oberen Höcker sind in der Settling-Phase aufgrund ihrer Dorsalprotektion sehr hilfreich dabei, einem funktionellen Rezidiv vorzubeugen. Um einen reaktiven Unterkiefer-Frontengstand in dieser Phase zu vermeiden, ist für ausreichend Stabilisierung des unteren anterioren Zahnbogensegmentes Sorge zu tragen. Die Eckzahn- bzw. Gruppenführung wählt man lateroprotrusiv, sodass ein Gleiten der distalen unteren Eckzahn- bzw. Prämolarenflächen an den mesialen oberen Eckzahnbzw. Prämolarenflächen erfolgt. Es ist wichtig, dass der Patient nicht mit den Mesialflächen der unteren an den Distalflächen der oberen Eckzähne oder Prämolaren führt, um der gelenkbelastenden lateroretrusiven Führungskomponente vorzubeugen. Die Auffassung von der zentrischen Freiheit[24] hat in der Literatur längst das Behandlungsziel einer starren zentrischen Okklusion ersetzt und ist im Zusammenhang mit der kieferorthopädischen Finishing-Phase beim funktionstherapierten Patienten

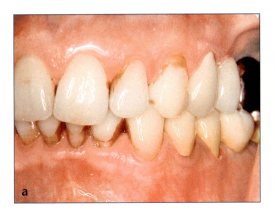 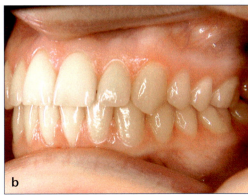

Abb. 4-9 (a) „locked occlusion", (b) „freedom in centric".

wegweisend: Der Patient muss die Möglichkeit haben, neuromuskulär determiniert in alle therapeutisch zulässigen Richtungen minimal von der zentral eingestellten Okklusion abweichende Unterkieferpositionen in statischer Okklusion einzunehmen. Eine eng verschlüsselte Okklusion wird zwar auf Straight-Wire-Kursen oft als Idealbild propagiert, ist jedoch sowohl für den funktionsgestörten als auch den funktionstherapierten Patienten risikobehaftet und wird von Gugino[27] als „locked occlusion" bezeichnet. Die Bedeutung der TLO (tightly locked occlusion) aufgrund von Zahnwanderungen nach Zahnverlust als CMD-Risikofaktor wurde in anderem Zusammenhang 2007 von Wang et al. erneut nachgewiesen.[95] Kubein-Meesenburg et al. empfehlen, die Frontzahngruppen im Finishing eher etwas offener anzuordnen, um einer engen Verschlüsselung der Fronten mit Retrusionsfacetten in statischer Okklusion vorzubeugen.[47] Insbesondere bei dieser Patientengruppe ist sicherzustellen, dass die aZKP (aktuelle zentrische Kontaktposition, siehe Kap. 2), auch therapeutische Referenzposition (Groot Landeweer/Reusch) genannt, korrekt erfasst wird. Die Körperhaltung variiert im Tagesverlauf leicht und ist von vielen Faktoren abhängig. Ein später nicht mehr überprüftes Fehlregistrat ohne neuromuskuläre Relaxation der Kaumuskulatur und ohne vorherige Überprüfung und gegebenenfalls Therapie von Asymmetrien des Bewegungsapparates zu Beginn der Behandlung kann schnell zu einer im Endergebnis lateralen oder dorsalen Zwangslage der Kiefergelenke in statischer Okklusion führen. Eine steile Frontzahnführung sowie frontale Kontakte in statischer Okklusion sind zu vermeiden.[82] Behandlungsziel ist beim Funktionstherapierten, wie eingangs erwähnt, nicht die Restitutio ad integrum, sondern einzig die funktionelle Revalidation.[53] Knackfreiheit der Kiefergelenke hingegen, das Erreichen einer Angle-Klasse I oder eine korrekte Mittellinie stehen wegen des geringen oder fehlenden pathologischen Wertes nicht im Mittelpunkt der Therapie.[82,91]

4.3.2 Retentionsphase

Entscheidenden Einfluss auf die Langzeitstabilität des kieferorthopädischen Behandlungsergebnisses hat die Retentionsphase. Die hierzu verwendeten Geräte beinhalten beim funktionstherapierten Patienten gegenüber gewöhnlichen Retentionsplatten zusätzliche Details. Dies hat mehrere Gründe: Einerseits soll dem Bedürfnis der vorwiegend erwachsenen Patienten nach Unauffälligkeit der Retainer Rechnung getragen werden, andererseits muss die

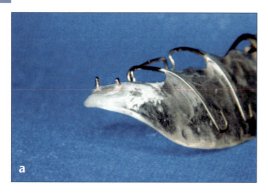 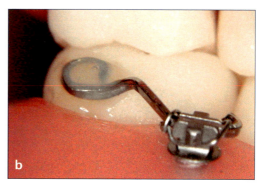

Abb. 4-10 *(a)* Retentionsapparatur mit posterioren Spikes *(b)* TAD-getragene vertikale Retentionseinheit.

Stabilität sowohl der vertikalen als auch der horizontalen Unterkieferposition vollkommen sichergestellt werden und letztlich ist eine dauerhaft stabile Lösung notwendig, um dem Aspekt der Langzeitretention gerecht zu werden. Der erhöhte Aufwand resultiert auch aus der häufigen Notwendigkeit beim Funktionstherapierten, die Okklusalflächen der Antagonisten im Molarenbereich einander anzunähern. Dies ist, wie oben beschrieben, sehr rezidivgefährdet.

Retention der vertikalen Dimension

Dünnwandige Tiefziehschienen zur Retention finden bei Erwachsenen gute Akzeptanz. Problematisch sind Tiefziehschienen aufgrund der Tendenz zur Ausprägung von Retrusionsfacetten der Palatinalflächen der oberen mit den Labialflächen der unteren Frontbereiche, die Kiefergelenk-komprimierend wirken können. Ebenso sind unkontrollierte Gleitbewegungen des Unterkiefers und eine aufgehobene Eckzahnführung möglich. Hier muss die Retentionsschiene entweder entsprechend radikal eingeschliffen oder mit Aufbauten versehen werden. (Cave: Alleinige Aufbauten auf den Retentionsschienen im Molarenbereich sind kontraindiziert, da sie eine intrusive Komponente für die Molaren besitzen![11]) Zirkulär gleichmäßige oder beim ehemaligen Tiefbisspatienten frontal stärkere Kontakte auf den Schienen sind erwünscht. Sie halten entweder die vertikale Dimension stabil oder führen zu einer gesteuerten Überkorrektur der Frontintrusion. Auch Eckzahnführungsaufbauten lassen sich auf Retentionsschienen aufbringen.

War das therapeutische Ausmaß der vertikalen Sperrung nur minimal und wurde wegen der Geringfügigkeit der Unterkieferverlagerung keine apparative okklusale Rehabilitation durchgeführt, so können flache keramikgefüllte Kunststoffaufbauten in den Fissuren der Molaren und Prämolaren den verlorenen Seitenzahnkontakt mit einem großen Maß an zentrischer Freiheit wiederherstellen. Diese Aufbauten haben ihr Einsatzgebiet bei Patienten, die zunächst noch keine definitive prothetische oder orthodontische Rekonstruktion wünschen, aber gern auf die Schiene verzichten möchten.

Eine wichtige Schutzfunktion nimmt schließlich das Mucobiofeedback ein. So kann man mithilfe kleiner Spikes an der oberen Retentionsapparatur, die in die empfindliche Gingiva der unteren retromolaren Zonen reichen, nächtliches Pressen effektiv reduzieren. Der Sinn der Spikes ist nicht, einen „Bestrafungsschmerz" durch kleine Traumatisierungen der Schleimhaut herbeizuführen, sondern vielmehr, einen sensorischen Reiz auszulösen, der den Reflexkreis des Pressens durchbricht. Deswegen

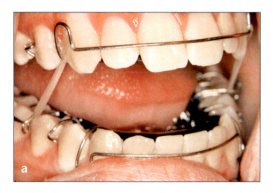 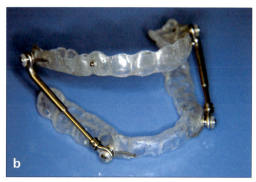

Abb. 4-11 *(a)* Klasse-II-Elastics im Einsatz bei hierfür modifizierten Retentionsplatten, *(b)* zur nächtlichen Dorsalprotektion in der Retention einsetzbares IST-Gerät.

ist es wichtig, die Spikes nicht zu lang zu gestalten[88] und die Geräte nur intermittierend tragen zu lassen, was oftmals der Notwendigkeit einer umfassenden Retention der neu erreichten Zahnstellung nicht gerecht wird. Solche Apparaturen werden daher nur sehr selten eingesetzt.

Die sicherste vertikale Stabilisierung sind die bereits zuvor erwähnten implantatgetragenen endständigen Molaren. Da diese Möglichkeit längst nicht immer gegeben ist, kann man durch Belassen der zur vertikalen Extrusion der Molaren verwendeten TADs und der Verbindung dieser mit den endständigen Molaren eine stabile Retentionseinheit schaffen. Langzeitstudien existieren hierzu bislang allerdings noch nicht.

Retention der horizontalen Dimension

Um den Unterkiefer dauerhaft in einer anterioren Position zu stabilisieren, muss einerseits die neuromuskuläre Ruhelage in dieser Position gewährleistet sein, andererseits kann man mithilfe kleiner Zusätze an den Retentionsgeräten eine zuverlässige Stabilisierung erreichen. So wirken z. B. Klasse-II-Elastics, die an Ricketts-Retainern oder anderen Retentionsplatten angebracht werden, auch nachts zuverlässig kiefergelenkentlastend. Dies ist besonders für Presser bedeutsam, die aufgrund der Parafunktion extrem rezidivgefährdet sind. Als besonders effektiv zur dorsalprotektiven Retention einer CMD-Therapie hat sich der Einsatz der eigentlich zur Schnarchtherapie entwickelten IST-Geräte herausgestellt, die sich hervorragend für diese Zwecke modifizieren lassen.[22]

Es wurden auch Versuche mit orthopädisch modifizierten Onlays auf den endständigen oberen Molaren durchgeführt, die durch ihre an den Distalflächen angebrachten Zapfen eine Rückschubbewegung des Unterkiefers verhindern[88] und in dieser Form dauerhaft dorsalprotektiv wirken. Bei Ausgestaltung der distalen Führungsflächen dieser Onlays bis zum Gingivalkontakt kann eine gleichzeitige Mucobiofeedback-Wirkung zur Vorbeugung gegen nächtliches Pressen erzielt werden. Es kann allerdings zu Jiggling und zu unerwünschten Distalkippungen der onlaytragenden Zähne kommen, wenn auf eine Verblockung der Molaren verzichtet wird.

Eine Doppelbisseinstellung kann dann sinnvoll sein, wenn der Unterkiefer weit vorverlagert werden musste und eine Adaptation der Muskulatur an die anteriore Zentrik zwar stattgefunden hat, aber die Kondylen in dieser Unterkieferposition weit vor dem Wendepunkt der Gelenkbahn stehen. Da bei Erwachsenen nur in begrenztem Umfang Kondylenwachstum im Sinne von Remodellationen durch

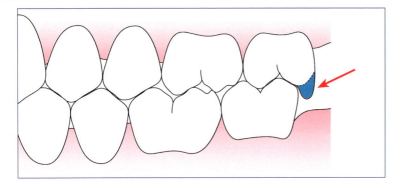

Abb. 4-12 Dorsalprotektive Onlays nach Toll.

Klasse-II-Mechaniken stimuliert werden kann, wird sich in solchen Fällen keine dauerhaft stabile Kondylenposition erreichen lassen.[34] Zu Entlastung tragen auch diese Patienten nachts Klasse-II-Retentionsgeräte.

Retention der transversalen Dimension

Wurde eine seitliche Kreuzbissüberstellung vorgenommen, so wird ein Rezidiv immer dann eintreten, wenn die hierfür meist ursächliche Zungen-Dysfunktion persistiert. Da man heute weiß, dass ein Rezidiv nach kieferorthopädischer Behandlung zu einer funktionellen Entgleisung im Sinne einer CMD führen kann, ist der Zungenfunktion in der Retentionsphase standardmäßig große Aufmerksamkeit zu widmen: Ein rezidivierender Kreuzbiss führt sehr schnell zu einer unphysiologischen Zwangsbiss-Situation, die als CMD-Risikofaktor bekannt ist.[45,83,84] Da der logopädische Erfolg wesentlich von der Mitarbeit der Patienten über viele Jahre hinweg auch außerhalb der Logopädie-Sitzungen abhängt und deswegen oft ausbleibt, muss bei solchen Patienten eine Langzeit- oder sogar Dauerretention der Oberkiefer-Transversalen mit kieferorthopädischen Geräten in Erwägung gezogen werden. Geeignet im Oberkiefer sind Gaumenplatten, Crozat-Geräte oder bedingt auch festsitzende starre Transpalatinalbögen. Ungeeignet sind geklebte Frontzahnretainer im Oberkiefer und Tiefziehschienen oder Schienenpositioner, da sie im Molarenbereich keine ausreichende transversale Stabilisierung bieten. Das transversale Kreuzbissrezidiv beschränkt sich allerdings in der Regel nicht auf eine Verschmälerung des Oberkieferzahnbogens. Eine persistent tief liegende Zunge ist ebenso in der Lage, den Unterkiefer transversal nachzuexpandieren. Zur Retention im Unterkiefer sind harte Retentions-Platten jeder Art und geklebte linguale Spikes in den Seitensegmenten geeignet. Ungeeignet ist auch hier ein 3-3-Retainer, weil er keinen Schutz gegen eine laterale Expansion bietet.

Auch bei ehemaligen Klasse-II/1-Patienten stellt die Stabilisierung der transversalen Dimension im Oberkiefer eine wichtige Komponente dar, da die Breite des Oberkiefers häufig für eine Unterkiefer-Vorverlagerung vergrößert werden muss. Ohne ausreichende Retention kann sich durch erhöhten Wangendruck und/oder eine habituelle Zungenfehllage die ehemalige Kompression des oberen Zahnbogens leicht wieder einstellen. Im weiteren Verlauf wird der Unterkiefer durch das Horseshoe-Prinzip wieder nach dorsal gedrängt. Die transversale Retention des Oberkiefers entspricht der nach Kreuzbissüberstellung.

Besondere Weichteilaspekte in der Retention

In der Retentionsphase ist stets besonderes Augenmerk auf die Muskulatur zu lenken, da ein muskuläres Ungleichgewicht der größte Feind des erreichten Behandlungsergebnisses ist. Es muss berücksichtigt werden, dass die Hartgewebe einem kontinuierlichen Weichgewebedruck in erheblichem Maß nachgeben. Rein kieferorthopädische und chirurgisch unterstützte Behandlungen unterscheiden sich in der muskulär bzw. dysfunktionell verursachten Rezidivausprägung nicht. So kommt bei der Retention des als sehr rezidivfreudig geltenden Deckbisses dem Druck der Unterlippe große Bedeutung zu. Liegen die oberen Frontzähne nach Torque und Intrusion noch zu sehr im Einflussbereich der Unterlippe, so ist nach Absetzen der Retentionsgeräte mit einer reaktiven Retrusion der oberen Front zu rechnen, und dies unabhängig von der Retentionsdauer. In der Folge kann die frontale Abstützung nicht mehr aufrechterhalten werden, der Interinzisalwinkel steigt. Da Deckbisspatienten oftmals ein brachyfaziales Wachstumsmuster aufweisen, ist durch den kräftigen Masseterschlingendruck der Weg für die Bissvertiefung gebahnt. Gleichzeitig wird der Unterkiefer nach dorsal gedrängt und übt nun wieder erhöhten Druck auf die Strukturen der bilaminären Zone aus. Prophylaktisch wird deswegen bei Deckbisspatienten ein kleinerer Interinzisalwinkel eingestellt. Dies deckt sich mit den Empfehlungen von *Kubein-Meesenburg* et al.[47] Die Überlappung der Unterlippe mit den oberen Inzisiven wird minimiert oder ganz aufgehoben. Zusätzlich kann man mit grazilen permanenten Aufbauten auf den Palatinalflächen der Oberkieferfrontzähne einer Bissvertiefung entgegenwirken.

Parafunktionen wie Wangenpressen und -saugen fördern die Entstehung eines Klasse II/1-Rezidivs. Hier sind sowohl eine besonders lange Retentionszeit als auch eine begleitende myofunktionelle Therapie notwendig. Kleine Spikes in Richtung der Wangen an den oberen, transversal besonders stabil gestalteten Retentionsgeräten können dem Pa-

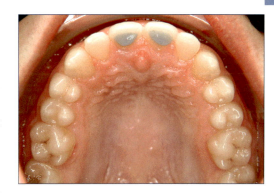

Abb. 4-13 palatinale Aufbauten zur Deckbissretention.

tienten ein Feedback über das nicht bewusst ablaufende parafunktionelle Geschehen geben.[88]

Die Retention einer ehemaligen Klasse III nach Dysgnathie-Operation, eines ehemalig frontal offenen Bisses oder eines überstellten Kreuzbisses muss den Aspekt der Zungendyskinesie berücksichtigen. Das Bestehen eines infantilen Schluckmusters oder eine anteriore tiefe Lage der Zunge wegen möglicher Tonsillenhyperplasien sind abzuklären. Myofunktionelles Training und linguale Spikes sowie Zungenstimulatoren im Oberkiefer ergänzen sich hervorragend in der Korrektur der Zungenlage. Hyperplastische Tonsillen sollen bei einer kaudalen Zungenlage auch dann reduziert oder entfernt werden, wenn aus Hals-Nasen-Ohren-ärztlicher Sicht noch keine umfangreiche Atemwegsobstruktion vorliegt. Oftmals sind Nasenatmungsprobleme infolge hyperplastischer unterer Nasenmuscheln, adenoider Vegetationen oder Nasenseptumdeviationen die Ursache der kaudalen Zungenlage und damit der Entwicklung einer Klasse III, eines Kreuzbisses, eines frontal offenen Bisses, oder eines ausgeprägt vertikalen Gesichtswachstums. Die Wiederherstellung einer uneingeschränkten Nasenatmung ist notwendig. Allerdings bleibt nicht selten eine habituelle Mundatmung selbst nach Wiederherstellung freier Atemwege bestehen. In solchen Fällen ist eine ergänzende myofunktionelle Therapie erforderlich.

Seitlich offene Bisse werden häufig durch Wangen- und Zungeneinlagerungen genährt. Es gehört zu den schwierigsten Aufgaben, einen seitlich offenen Biss beim funktionsgestörten Patienten zu beheben und das Ergebnis zu retinieren. Geklebte Spikes können ein probates Hilfsmittel zur Retention darstellen. Allerdings beobachtet man nicht selten, dass Zunge und Wange nach einer gewissen Gewöhnungszeit einen Weg vorbei an den Spikes in die interokklusale Zone finden. Retentionsschienen mit frontalen Aufbissen oder lingualen bzw. vestibulären Abschirmelementen beugen der seitlich intrusiven Komponente dieser Parafunktion vor.

4.4 Zusammenfassung

Die Notwendigkeit der okklusalen Rehabilitation funktionstherapierter Patienten besteht dann, wenn eine sicherer Antagonistenkontakt nach erfolgreicher stabiler aZKP-Einstellung nur noch auf der Schiene möglich ist. Oft ist der Antagonistenkontakt im Molarenbereich nach einer Schienentherapie aufgehoben, während sich frontale oder laterale Frühkontakte einstellen. Die kieferorthopädische Rehabilitation nimmt eine Schlüsselstellung ein, da sie sowohl vorbereitend oder nachbereitend für andere Disziplinen als auch definitiv versorgend sein kann. Hierbei kommt es maßgeblich auf das therapeutische Ziel an, das die beteiligten Behandler der verschiedenen Disziplinen gemeinsam festlegen. Mithilfe moderner Kieferorthopädie und Orthodontie ist es möglich, okklusale Rehabilitationsmaßnahmen minimalinvasiv und ohne Verletzung der Integrität der Zähne zu erbringen. Die Aufgabe, die die Kieferorthopädie nach Funktionstherapie im präprothetischen Aufgabengebiet leisten kann, ist die Herstellung einer sinnvollen Pfeilerzahnverteilung oder die Verbesserung der Pfeilerzahnwertigkeit durch Achsenaufrichtung. Eine langjährige Stabilisierung des erreichten kieferorthopädischen Behandlungsergebnisses unter besonderer Berücksichtigung der Weichgewebe ist unumgänglich. Im Falle der präprothetischen Kieferorthopädie im Lückengebiss kann der definitive prothetische Ersatz oftmals die Rolle der Retentionsapparatur übernehmen, wenn eine entsprechende Absprache zwischen der kieferorthopädischen und der prothetischen Disziplin stattfindet.

4.5 Ausblick

Im Zeitalter der interdisziplinären Therapie steht die ganzheitlich orientierte dentofaziale Orthopädie bei der Therapie kraniomandibulärer Funktionsstörungen im synergistischen Konsens mit vielen anderen Fachdisziplinen. Eine spezifische interdisziplinäre Diagnose und Therapie vermag selbst schwierigste Behandlungsaufgaben erfolgreich zu lösen, wenn das Therapeutenteam konstruktiv zusammenarbeitet.

Der Mittelpunkt aller kieferorthopädischen Bemühungen muss stets die CMD-Prophylaxe sein. Bekannte Risikofaktoren können bereits vor Manifestation einer CMD eliminiert werden. Ganzheitlich orientierte interdisziplinäre Konzepte als integrativer Bestandteil der kieferorthopädischen Behandlung ermöglichen dies heute. So können wir auch den idealerweise in der frühen Wechselgebissphase zur kieferorthopädischen Routineuntersuchung überwiesenen Kindern und noch symptomlosen CMD-Patienten von morgen ebenso wie den vor Behandlung beschwerdefreien Erwachsenen KFO-Patienten einen langen Leidensweg ersparen. *„When done properly, Nature will know."*[84]

4.6 Literatur

1. Baba K, Tsukiyama Y, Yamazaki M, Clark GT. A review of temporomandibular disorder diagnostic techniques. The Journal of prosthetic dentistry 2001;86(2):184-94.
2. Baltromejus S, Ruf S, Pancherz H. Effective temporomandibular joint growth and chin position changes: Activator versus Herbst treatment. A cephalometric roentgenographic study. Eur J Orthod 2002;24(6):627-37.

3. Bauer W, Augthun M, Wehrbein H, Müller-Leisse C, Diedrich P. Diagnostik und kieferorthopädische Relevanz der anterioren Diskusverlagerung ohne Reposition. Klinische, axiographische und magnetresonanztomographische Untersuchungen. Fortschr. Kieferorthop 1994;55(1):21-7.
4. Björk A. Facial growth in man with the aid of metallic implants. Acta Odont Scand 1955;13:9-34.
5. Brix S. Funktionsbefunde im Kausystem von Jugendlichen und deren Veränderung durch kieferorthopädische Behandlungsmaßnahmen. Inauguraldissertation. Chritsian-Albrechts-Universität Kiel, 2004.
6. Bumann A. Die Manuelle Funktionsanalyse. Fortbildungskurs. Klinik fur Kieferorthopädie, Kiel 1997.
7. Bumann A, Lotzmann U. Funktionsdiagnostik und Therapieprinzipien. Farbatlanten der Zahnmedizin 12. Stuttgart: Thieme, 2000.
8. Burstone CJ. Mechanics of the segmented arch technique. Angle Orthodont 1966;36:99.
9. Carano A, Carano M. Visione Biomeccanica Dell' Aspetto Istologico Dell' ATM. Mondo Ortod 1991;16(1):57-64.
10. Carano A, Keller DC. Relazione Fra Ememinenzia Articolare E Piano Occlusale Nella Disfunzione Dell' ATM. Mondo Ortod 1990;15(4):431-7.
11. Carano A, Leone P, Carano M. Othodontic finalization strategies in dysfunctional adult patients. J Craniomandibular Prac 2001;19(3):195-213.
12. Carano A, Testa M, Siciliani G. The distal jet for uprighting lower molars. J Clin Orthod 1996;15(12):707-10.
13. Castelo PM, Gavião MB, Pereira LJ, Bonjardim LR. Masticatory muscle thickness, bite force, and occlusal contacts in young children with unilateral posterior crossbite. Eur J orthod 2007;29(2):149-56.
14. Chinappi AS, Getzoff DC. A new management model for treating structural-based disorders: dental orthopedic and chiropractic co-treatment. J Manipul and Physiolog Ther 1994;17(9):614-9.
15. Clark G. Potential causes of internal derangement. Doctors' Scientific Lecture. AAO, 107th Annual Session, Seattle 2007.
16. Corbett MC. Twin force bite corrector. Light force and patient friendly. Newsletter of the National Board of Orthodontics, U. S., 2003.
17. Costen JB. A syndrome of ear and sinus symptoms dependent upon disturbed function of the temporomandibular joint. Ann Otol Rhinol Laryngol 1934;43:1-15.
18. Dibbets J. Schädelwachstum, Okklusion und TMD – Mein heutiger Stand. Vortrag im Rahmen des 1. Internationalen CRAFTA-Kongresses, Hamburg 28.-29. September 2007.
19. Diedrich P. Die Unterstützung der Parodontalbehandlung durch kieferorthopädische Maßnahmen im Erwachsenengebiss. Dtsch Zahnärztl Z 1984;39:570.
20. Diedrich P. Die Aufrichtung gekippter Molaren als präprothetische und parodontalprophylaktische Maßnahme. Dtsch Zahnärztl Z 1986;41:159.
21. Diedrich P. Die Distalisierung endständiger Prämolaren. Eine Alternative zur Versorgung von Freiendsituationen. Z Zahnärztl Implantol 1986;II:217.
22. Diedrich P, Fritz U, Kinzinger J, Angelakis J. Die Bewegung von parodontal geschädigten Zähnen nach Guided Tissue Regeneration (GTR) – eine tierexperimentelle Pilotstudie. J Orofac Orthop 2003;3:214-27.
23. Enlow DH. Handbook of facial growth. Philadelphia: Saunders, 1982.
24. Graber TM. Anatomische und physiologische Aspekte bei der Behandlung von Kiefergelenkstörungen. Fortschr Kieferorthop 1991;52(3):126-32.
25. Gottlieb G, Carlsen O, Krogh-Poulsen W. Kaebedysfunctions-syndromet i ny belysning. The Jaw Dysfunction Syndrome In A New Light. Tandlaegebladet 1968;72(11):1078-84.
26. Groot Landeweer G. CMD-Therapie quo vadis. Ehrenreferat im Bremer CMD-Symposium als Bestandteil des 7. Norddeutschen CMD-Curriculums, Bremen 7.-8. Oktober 2006.
27. Gugino CF. Biopprogressive Philosophie – Teil I. Kurs Nr. 2110, 17.-19. April, Schulungszentrum für Zahnärzte „Die Praxis", Herne 1996.
28. Heiser W, Slacivek R. Die Bedeutung der klinischen und instrumentellen Funktionsanalyse in der kieferorthopädischen Praxis. Z Stomatol 1986;83:367-80.
29. Hidaka O, Yanagi M, Takada K. Changes in masseteric hemodynamics timerelated to mental stress. J Dent Res 2004;83(2):185-90.
30. Hidaka O, Yanagi M, Takada K. Mental stress-induced physiological changes in the human masseter muscle. J Dent Res 2004;83(3):227-31.
31. Hirsch C, John MT, Drangsholt MT, Mancl LA. Relationship between overbite/overjet and clicking or crepitus of the temporomandibular joint. J Orofac Pain 2005;19(3):218-25.
32. Ikeda K. Disc displacement and orthodontics. Doctor's Scientific Lecture. AAO, 107th Annual Session, Seattle 2007.

33. Jäger K, Graber G. Epidemiologische Untersuchungen über die Ätiologiefaktoren dysfunktioneller Erkrankungen im stomatognathen System. Dtsch Zahnärztl Z 1988;43:17-23.
34. Jefferson Y. Skeletal Types: key to unraveling the mystery of facial beauty and its biologic significance. J Gen Orthod 1996;7(2):7-25.
35. Kalamkarov KA, Kulikov RI, Sedrakian AN, Kakosian KM, Kalamkarova SK. Effektivnost' ortopedicheskogo lecheniia patologicheskoi stiraemosti zubov, oslozhnennoi difunktiei visochnonizhnecheliustnogo sustava. [The efficacy of the orthodontic treatment of pathological dental abrasion complicated by temporomandibular joint dysfunction.] Stomatologiia 1991;70(2):57-61.
36. Kasrovi PM, Meyer M, Nelson GD. Occlusion: An Orthodontic Perspective. CDA Journal 2000;28(10):780-9.
37. Keller DC, Carano A. Eminence-Posterior Occlusal Plane Angle in Patients with Temporomandibular Disorders. J Craniomandibular Prac 1991;9(2):159-64.
38. Kim MR, Graber TM, Viana MA. Orthodontics and temporomandibular disorder: A meta-analysis. Am J Orthod Dentofacial Orthop 2002;121(5):438-46.
39. Kinzinger G, Diedrich P, Fritz U, Roth A. Korrektur von Distalbisslagen mit dem Functional Mandibular Advancer (FMA). Vortrag im Rahmen der 76. Wissenschaftlichen Jahrestagung der DGKFO, München 2003.
40. Kirveskari P, Alanen P, Jämsä T. Association between craniomandibular disorders and occlusal interferences in children. J Prosth Dent 1992;67(5):692-6.
41. Köneke A. Die kieferorthopädische Rehabilitation des CMD-Patienten. Vortrag im Rahmen des Bremer CMD-Symposiums als Bestandteil des 8. Norddeutschen CMD-Curriculums, Bremen 6.-7. Oktober 2007.
42. Köneke A. Fachliche Kompetenz in der CMD-Therapie mit dem richtigen Zeitmanagement erweitern. Vortrag im Rahmen des Kieferorthopädischen Forums, Son Antem 17.-24. November 2007.
43. Köneke C. Die Notwendigkeit der posterioren Abstützung bei Patienten mit craniomandibulärer Dysfunktion. Quintessenz 2007:58(5);549–554.
44. Kokich VG, Mathew DP, Spear F. Controversies in interdisciplinary dentistry: Is your team making the correct decisions? John Valentine Mershon Memorial Lecture. AAO, 107th Annual Session, Seattle 2007.
45. Korbmacher H, Koch L, Eggers-Stroeder G, Kahl-Nieke B. Associations between orthopaedic disturbances and unilateral crossbite in children with asymmetry of the upper cervical spine. Eur J Orthod 2007;29:100-4.
46. Krogh-Poulsen W. Die Bewegungsanalyse. Dt Zahnarztl Zeitschr 1966;21(8):142.
47. Kubein-Meesenburg D, Fanghänel J, Lohrmann B et al. Biomechanik der Bisslage und ihre Veränderungen. Vortrag im Rahmen der 76. Wissenschaftlichen Jahrestagung der DGKFO, München 2003.
48. Kuttila M, Le Bell Y, Savolainen-Niemi E; Kuttila S, Alanen P. Efficiency of occlusal appliance therapy in secondary otalgia and temporomandibular disorders. Acta Odontol Scand 2002;60(4):248-54.
49. Lang NP. Das präprothetische Aufrichten von gekippten unteren Molaren im Hinblick auf den parodontalen Zustand. Schweiz Mschr Zahnheilk 1977;87:560.
50. Le Bell Y, Jämsä T, Korri S, Niemi PM, Alanen P. Effect of artificial occlusal interferences depends on previous experience of temporomandibular disorders. Acta Odontol Scand 2002;60(4):219-22.
51. Le Bell Y, Niemi PM, Jämsä T, Kylmälä M, Alanen P. Subjective reactions to intervention with artificial interferences in subjects with and without a history of temporomandibular disorders. Acta Odontol Scand 2006;64(1):59-63.
52. Leibig TG. Funktionelle Analyse Bionator-behandelter Patienten. Diss., München 1986.
53. Litwak E, Legrand R, Fontaine A, Charpentier J. Traitement des dysfonctions crâniomandibulaires: Artheroscopie, Occlusodontie, Kinésiothérapie. Rev Med Liege 1997;52(8):520-5.
54. Ludwig B, Böhm B, Glasl B et al. Miniimplantate in der Kieferorthopädie – Innovative Verankerungskonzepte. Berlin: Quintessenz; 2007.
55. Luke LS, Lee P, Atchinson KA, White SC. Orthodontic residents' indication for use of the lateral TMJ tomogram and the posteroanterior cephalogram. J Dent Educ 1997;61(1):29-36.
56. Luther F, Morris DO, Karnezi K. Orthodontic treatment following orthognathic surgery: how long does it take and why? A retrospective study. J Oral Maxillofac Surg 2007;65(10):1969-76.
57. Luther F. TMD and occlusion part I. Damned if we do? Occlusion: the interface of dentistry and orthodontics. Br Dent J 2007;202(1):E2; discussion 38-9.
58. Luther F. TMD and occlusion part II. Damned if we don't? Functional occlusal problems: TMD epidemiology in a wider context. Br Dent J 2007;202(1):E3; discussion 38-9.

59. McNamara JA Jr, Seligman DA, Okeson JP. Occlusion, Orthodontic treatment, and temporomandibular disorders: a review. J Orofac Pain 1995;9(1)73-90.
60. Nickel JC. Sex and temporomandibular disorders: Using Computer Modeling To Understand The Gender Bias. Doctors' Scientific Lecture. AAO, 107th Annual Session, Seattle 2007.
61. Norton JA, Proffit WR. Molar uprighting as an adjunct to fixed protheses. J Am Dent Assoc 1968;76:312.
62. Pancherz H. Korrektur der sagittalen Bisslage – wie? Vortrag im Rahmen der 76. Wissenschaftlichen Jahrestagung der DGKFO, München 2003.
63. Pancherz H, Anehus-Pancherz M. The headgear-effect of the Herbst-Appliance: a cephalometric longterm study. Am J Orthod Dentofac Orthop 1993;103(6):510-20.
64. Pereira LJ, Gavião MB, Bonjardim LR, Castelo PM, van der Bilt A. Muscle thickness, bite force, and craniofacial dimensions in adolescents with signs and symptoms of temporomandibular dysfunction. European journal of orthodontics 2007;29(1):72-8.
65. Petrikowski CG, Grace MG. Age and gender differences in temporomandibular joint radiographic findings before orthodontic treatment in adolescents. Oral Surg Oral Med Oral Pathol 1999;87(3):380-5.
66. Proffit WR, Phillips C, Dann C, Baker E. Who seeks surgical-orthodontic treatment? Int J Adult Orthod Orthognatic Surg 1990;5(3):153-60.
67. Pullinger AG, Seligman DA. Quantification and validation of predictive values of occlusal variables in temporomandibular disorders using a multifactorial analysis. J Prosthet Dent 2000;83(1):66-75.
68. Reißmann, DR. Ist Kiefergelenkknacken ein Risikofaktor für Schmerzen im Kiefergelenk? Der Schmerz 2007;21(2):131.
69. Richter U, Richter F. Die Korrektur der distalen Bisslage – eine orthopädische Realität. Vortrag im Rahmen der 76. Wissenschaftlichen Jahrestagung der DGKFO, München, 2003.
70. Rinchuse DJ. Decoding The Orthodontic Gnathologic Code. Doctors' Scientific Lecture. AAO, 107th Annual Session, Seattle 2007.
71. Rinchuse DJ, Kandasamy S, Sciote J. A contemporary and evidence-based view of canine protected occlusion. Am J Orthod Dentofacial Orthop 2007;132(1):90-102.
72. Robert WW, Chacker FM, Burstone CJ. A segmental approach to mandibular molars uprighting. Amer J Orthodont 1982;81:177.
73. Ruf S, Pancherz H. Dentoskeletal effects and facial profile changes in young adults treated with the Herbst appliance. Angle Orthod 1999;69(3):239-46.
74. Ruf S, Pancherz H. Does bite-jumping damage the TMJ? A prospective longitudinal clinical and MRI study of Herbst patients. Angle Orthod 2000;70(3):183-99.
75. Ruf S, Schindler S, Pancherz H. Skelettale Adaptation bei erwachsenen Klasse-II/1-Herbst-Patienten – Nachuntersuchungsergebnisse. Vortrag im Rahmen der 76. Wissenschaftlichen Jahrestagung der DGKFO, München 2003.
76. Sabbagh A. Die Korrektur der Distalbisslage durch eine vereinfachte Herbst-Apparatur – die SUS Apparatur. Vortrag im Rahmen der 76. Wissenschaftlichen Jahrestagung der DGKFO, München 2003.
77. Schellhas KP, Piper MA, Bessette RW, Wilkes CH. Mandibular retrusion, temporomandibular joint derangement and orthognathic surgery planning. Plast Reconstr Surg 1992;90(2):218-29.
78. Schmitter M, Balke Z, Hassel A, Ohlmann B, Rammelsberg P. The prevalence of myofascial pain and its association with occlusal factors in a threshold country non-patient population. Clin Oral Investig 2007;11(3):277-81.
79. Seligman DA, Pullinger AG. Analysis of occlusal variables, dental attrition, and age for distinguishing healthy controls from female patients with intracapsular temporomandibular disorders. J Prosth Dent 2000;83(1):76-82.
80. Sessle BJ. The neural basis of temporomandibular joint and masticatory muscle pain. J Orofac Pain 1999;13(4):238-45.
81. Slavicek R. Die Frühdiagnose zur Vermeidung von Störungen des Kiefergelenks. Z Stomatol 1986;83:55-60.
82. Slavicek R, Kulmer S. Die Rolle des Orthodonten in der Diagnose und Therapie der Dysfunktion. Inf Orthod Kieferorthop 1987;19(2):137-44.
83. Spahl TJ. The 10 great laws of orthodontics. Part I. Laws I-V. Funct Orthod 1995;12(4):14-8, 20-1, 24-6 passim.
84. Spahl TJ. The 10 great laws of orthodontics. Part II. Laws VI-X. Funct Orthod 1996;13(1):5-10, 12-4, 16-9.
85. Tanaka E, Kikuchi K, Sasaki A, Tanne K. An adult case of TMJ osteoarthrosis treated with splint therapy and the subsequent orthodontic occlusal reconstruction: adaptive change of the condyle during the treatment. Am J Orthod Detofac Orthop 2000;118(5):566-71.

86. Tanne K, Tanaka E, Sakuda M. Association Between Malocclusion and Temporomandibular Disorders in Orthodontic Patients Before Treatment. J Orofac Pain 1993;7(2):156-62.
87. Teuscher U. Quantitative Behandlungsresultate mit der Aktivator-Headgear-Kombination. Wachstum und Therapieeffekte. Heidelberg: Hüthig, 1988.
88. Toll DE, Knauer I, Hoffmann M, Jahn E. Ungewöhnliche Methoden zur Klasse-III-Bisslagekorrektur beim Wachsenden ohne Extraktionen oder Chirurgie. AV-Demonsration im Rahmen der 76. Wissenschaftlichen Jahrestagung der DGKFO, München 2003.
89. Toll DE. Neue Aspekte bei einer kieferorthopädisch-kieferchirurgischen Kombinationsbehandlung unter Berücksichtigung des Kiefergelenkes. Kurs Nr. 2, 24.-25. Oktober 2003, Klinik für Kieferorthopädie, Kiel 2003.
90. Toll DE. History of TMD. Vortrag im Rahmen des Kieferorthopädischen Forums, Son Antem 17.-24. November 2007.
91. Türp JC, Vach W, Strub JR. Die klinische Bedeutung von Kiefergelenkgeräuschen. Eine Fragebogenstudie unter Zahnärzten und Orthopäden. Schweiz Mschr Zahnmed 1997;107(3):190-8.
92. Truelove E, Huggins KH, Mancl L, Dworkin SF. The efficacy of traditional, low-cost and nonsplint therapies for temporomandibular disorder: a randomized controlled trial. J Am Dent Assoc 2006;137(8):1099-107.
93. Van Beek H. Functional occlusion and mesial drift. An experimental study of tooth migration in monkeys. Dissertation zum Erwerb des Doktorgrades der Zahnheilkunde, Universität Amsterdam 1978.
94. Völgi I. Bedeutung des Kiefergelenkes in der Kieferorthopädie, Frontzahnästhetik. Schweiz Mschr Zahnmed 2000;110(2):209-10.
95. Wang MQ, Cao HT, Liu FR, Chen C, Li G. Association of tightly locked occlusion with temporomandibular disorders. J Oral Rehabil 2007;34(3):169-73.
96. Wang MQ. The study on the relationship between the malocclusion of the third molar and craniomandibular dysfunction. Zhonghua kou qiang yi xue za zhi = Chinese journal of stomatology 1994;29(2):85-7, 128.
97. Wichelhaus A, Sander FG. Effektivität verschiedener funktionskieferorthopädischer Geräte. Vortrag im Rahmen der 76. Wissenschaftlichen Jahrestagung der DGKFO, München 2003.

Teil III

CMD und Körperstatik

Kapitel 5

CMD und Wirbelsäule – Aspekte der Wechselwirkungen

Modell einer kybernetischen und neuromuskulären Integration

Wolfgang von Heymann

5.1 Anatomische Verbindungen zwischen Kiefergelenk und Wirbelsäule (Abb. 5-1a, b)

Seitdem *Costen* 1934 erstmals von seinen empirischen Beobachtungen über gleichzeitig auftretende Beschwerden im Nacken und in der Halswirbelsäule bei „schlechten Zahnarbeiten und Prothesen" berichtete,[10] wurde viel darüber gerätselt, ob es diese Verbindung gäbe und, falls es sie gäbe, worin sie anatomisch begründet sei.

Bereits 1926 haben *Barré* und 1928 sein Schüler *Liéou* Beobachtungen über die Reaktionen der Halswirbelsäule veröffentlicht, die in ihrer klinischen Gesamtschau auch den Symptombeobachtungen Costens sehr nahe kamen.[2,32] Sie führten diese Reaktionen auf eine mechanische Reizung des dorsalen Halssympathikus zurück und betrachteten insbesondere die A. vertebralis und ihren speziellen Verlauf. Zwar konnten histologisch Verbindungen des dorsalen Halssympathikus mit der A. auditiva nachgewiesen werden,[1] eine wirkliche Erklärung für *Costens* Beobachtungen ergab sich jedoch aus dem Bild des *Barré-Liéou*-Syndroms nicht, ebenso wenig aus der später von *Bärtschi-Rochaix* beschriebenen, dem vorbeschriebenen Syndrom sehr ähnlichen „migraine cervicale".[3]

Schließlich wären noch die Beobachtungen von *Gelb* über die Zusammenhänge zwischen kraniomandibulären Fehlfunktionen und chronischem Kopf- oder Wirbelsäulenschmerz zu nennen.[20] Diese stellen im Wesentlichen auch empirische Symptomanalysen dar und führen zu aus heutiger Sicht durchaus korrekten therapeutischen Reaktionen, geben allerdings wiederum keine befriedigende Erklärung für die Zusammenhänge aus anatomischer Sicht.

Der heutige Stand der neuroanatomischen Forschung drängt uns allerdings eine sehr plausible Hypothese für die anatomische Verbindung zwischen der Craniomandibulären Dysfunktion (CMD) und speziell der oberen Halswirbelsäule auf: *die zerviko-trigeminale Konvergenz*.[38]

Die Trigeminusafferenzen (als Aδ- und C-Fasern sowohl für die Oberfläche als auch für die tiefen somatischen Afferenzen) laufen zwar auch zu den eigenen mesenzephalen, aber – für diese Betrachtung ganz wesentlich – zu spinalen Kernen, die sich in der Medulla oblongata nach kaudal bis in die Ebene von C2 erstrecken. Im spinalen Querschnitt der Medulla oblongata in der Höhe von C2 kommt es in den dorsalen Abschnitten zu einer regelrechten Verzahnung der Trigeminusafferenzen mit den kutanen Afferenzen der Zervikalregion C2 und C3 in den Laminae II und III.[38] Dies gilt aber auch für die tiefen somatischen Afferenzen von C1 bis C3, die sowohl die Spindelafferenzen der Kopfgelenksmuskulatur als auch die Dura cranialis der hinteren Schädelgrube betreffen.[40]

Bereits auf der Ebene des 2. Neurons also erfolgt eine vollständige Verschaltung der primären Afferenzen aus dem Trigeminusgebiet mit den kutanen und den tiefen somatischen zervikalen Afferenzen, was sich dann auch ganz erheblich auf die motorischen Efferenzen aus dem motorischen Trigeminuskern wie aus dem motorischen Vorderhorn besonders von C1 bis C3 auswirkt. Diese zunächst afferente Verschaltung benutzt dann die gleichen aufsteigenden Bahnen über die Zentren der Formatio reticularis, den Hypothalamus (mit Verbindung zum limbischen System), den ventroposterioren Thalamus bis zum Cortex im Sinne der oben genannten zerviko-trigeminalen Konvergenz. Auf dem sensorischen Gyrus postcentralis des Isocortex sind die Kiefergelenkafferenzen immerhin quantitativ vergleichbar repräsentiert wie Auge oder Nase (Abb. 5-1).[45]

Bei der Untersuchung der Frage, welchen Einfluss die Afferenzen aus der oberen Halswirbelsäule auf die motorischen Efferenzen im Gebiet des Trigeminus – also hier den motorischen Anteil des N. mandibularis zur Versorgung der wesentlichen Kaumuskeln – haben, sind neuroanatomische Verbindungen nur der tiefen, somatischen Afferenzen der oberen Halswirbelsäule zu den spinalen Trigeminuskernen

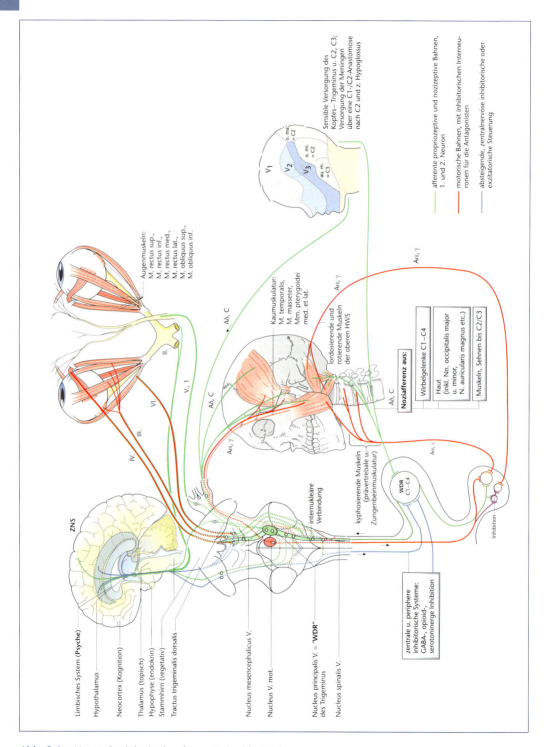

Abb. 5-1a Neurophysiologie der oberen Halswirbelsäule.

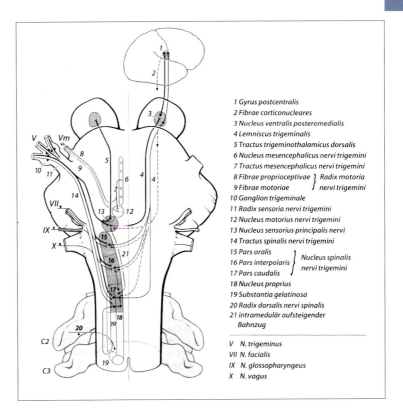

Abb. 5-1b Die neuronalen Verbindungen des N. trigeminus (modifiziert nach Nieuwenhuys et al.[42]).

(also auch mit dem ersten Trigeminusast) und von dort zum motorischen Trigeminuskern nachgewiesen.[38] Zusätzlich haben sie auch noch eine Verzahnung mit dem ipsilateralen Vestibulariskern medial und dem kontralateralen Vestibulariskern lateral. Damit ist die Propriozeption der Kopfgelenkmuskulatur mit den Vestibulariskernen verschaltet und über diese auch mit den drei Augenmuskelkernen, also auch mit dem ersten Trigeminusast.[38]

Von praktischer Wichtigkeit in diesem Zusammenhang ist, dass die absteigenden Bahnen mit den hemmenden und den motorischen Informationen an die Stellreaktionen der Kopfgelenke nicht nur aus den Raphe-Kernen an die ventrolaterale Medulla oblongata gehen, sondern auch eine weitere Steuerung von den Vestibulariskernen über den Hypothalamus, die Formatio reticularis und das periaquäduktale Grau an die ventrale Medulla oblongata existiert. Dies wird als „zerviko-vestibuläre Konvergenz" bezeichnet und begründet die klinischen Phänomene des zervikalen wie des kraniomandibulär bedingten Schwindels.[46]

Schließlich existieren noch dicke Afferenzen aus der Kopfgelenkmuskulatur sowie aus dem Trigeminussystem zum hinteren Cochleariskern.[55,56] Diese neuroanatomischen Verbindungen stellen die heutige Erklärung dar für die klinisch häufig beobachtete Verknüpfung eines subjektiven Tinnitus mit Bewegungen der Halswirbelsäule oder Aktivitäten der Kiefergelenkmuskulatur.

Die Symptome sowohl des Schwindels als auch des subjektiven Tinnitus (oder Hörsturzes) rechtfertigen daher (ohne dass darüber jedoch eine systematische HNO-ärztliche Diagnostik vernachlässigt

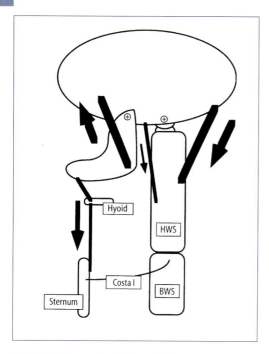

Abb. 5-2 Kinematische Kette Kiefersystem-HWS. Schema des Zusammenspiels von Nacken-, Kau- und Zungenbeinmuskeln. Sollen Bewegungen im Kiefergelenk (Mundöffnen und -schließen) bei ruhiger Kopfhaltung erfolgen, ist eine Stabilisierung in den Kopfgelenken durch kompensatorische Anspannung der Nackenmuskulatur nötig. Andererseits erfordert eine Reklination des Kopfes die gleichzeitige Aktivierung der Kaumuskeln, soll der Mund dabei geschlossen bleiben (in Anlehnung an Sicher und DuBrul in Schmidt[48]).

werden darf) eine funktionelle Diagnostik und gegebenenfalls probatorische Therapie im Bereich der hochzervikalen und trigeminalen Strukturen.[26]

Diese Verzahnungen des Trigeminus mit den hochzervikalen Afferenzen, in Zusammenhang mit der hohen Durchlässigkeit der Formatio reticularis für alle Afferenzen oberhalb von C3, und den motorischen Antworten in der Verbindung mit den Vestibulariskernen an die motorischen Efferenzen gerade der Kopfgelenkmuskulatur sind heute eine sehr gute Erklärung für die Auswirkungen der CMD auf die Wirbelsäule.

Dies bedeutet in der Praxis, dass Störungen in den Afferenzen aus dem kraniomandibulären System, z. B. chronischer Druck im Bereich der bilaminären Zone, nicht nur zu einem fortgeleiteten Schmerz (*referred pain*) im Sinne eines nicht klar zu lokalisierenden Kopfschmerzes[49] sowie zu einem Schmerz in der Nackenhaut im Bereich des Trapezius führen, sondern auch ganz wesentliche Auswirkungen auf die Motorik der Kopfgelenke haben werden, zusätzlich wohl auch Irritationen über die Vestibulariskerne im Sinne von Gleichgewichtsstörungen haben können. Die Verschaltung der Informationen auf der Ebene der Medulla oblongata erklärt zumindest auch, warum diese Reaktionen der Kopfgelenke auf Störungen aus dem kraniomandibulären System unterhalb der Bewusstseinsebene ablaufen, somit auch den Patienten nur schwer zu erklären sind. Allerdings scheint es sich entwicklungsgeschichtlich um eine sehr alte Verschaltung zu handeln, da die meisten Spezies sonst wegen fehlender Nahrungszerkleinerung bei Kiefergelenkschmerz ausgestorben wären: Das Kiefergelenk schmerzt meist nur in der Wirbelsäule. Damit kann man weiter kauen.

In den neuroanatomischen Verbindungen des Hirnstamms sind auch die zentralen Steuerungen und die daraus folgenden Propriozeptionen der Augenmuskeln enthalten (Abb 5-1a). Die neurophysiologischen Reaktionen einer Fehlfunktion in der synchronen Steuerung der Augen (zur Erzeugung einer räumlichen Tiefenwahrnehmung) auf die Muskulatur des Kauapparates und der Halswirbelsäule werden in Kapitel 18 behandelt.

Bezüglich der makroanatomischen Ebene sei hier nur kurz daran erinnert, dass das Kiefergelenk als „oberstes Kopfgelenk"[49] Teil einer sehr komplexen, geschlossenen kinematischen Kette ist (Abb. 5-2).[38,54] Diese besteht neben dem Kiefergelenk und den direkt für die Bewegung dieses Gelenkes wichtigsten vier Kaumuskeln (M. masseter, M. temporalis, M. pterygoideus medialis und M. pterygoideus lateralis)[40] aus:

- der Halswirbelsäule, bestehend aus Wirbeln, Zwischenwirbelscheiben und Bändern,

- der hinteren Nackenmuskulatur, insbesondere der oberflächlichen und der tiefen Schicht des M. erector spinae sowie den kurzen geraden und schrägen Kopfgelenkmuskeln,
- der suprahyoidalen Muskulatur,
- der infrahyoidalen Muskulatur,
- dem Zungenbein,
- dem M. sternocleidomastoideus und
- dem Schultergürtel, insbesondere der Clavicula mit dem Sternum und dem oberen Scapularand.

Aus dem Verständnis einer geschlossenen kinematischen Kette heraus ist es daher nur logisch, dass sich die Störung eines Gliedes in der Kette auf alle anderen Glieder dieser Kette auswirkt. Das besondere Glied innerhalb dieser Kette ist allerdings das Temporomandibulargelenk (TMG). Dieses kann als einziges Gelenk des menschlichen Organismus seine Endposition nicht muskulär frei einstellen oder korrigieren, sondern bekommt sie von der Verzahnung der Kiefer diktiert. Daher wird jedem Therapeuten nach vergeblichen Versuchen klar, dass zwar vorübergehend auf einzelne Elemente dieser Kette Einfluss genommen werden kann, dass die dauerhafte Lösung eines Problems innerhalb der Kette jedoch nur bei Korrektur der Verzahnung zur Erlangung einer Neutralposition im TMG auch bei maximaler Interkuspidation zu erreichen ist. Insofern steht der Orthopäde wie auch der Physiotherapeut häufig vor der frustrierenden Situation, eine komplexe Funktionsstörung im Halsbereich bereits mehrfach momentan erfolgreich korrigiert zu haben, um am nächsten Tag wieder das alte Chaos vom ebenfalls frustrierten Patienten vorgehalten zu bekommen. Die Analyse der gestörten Anatomie in ihrer ganzen Komplexität einschließlich aller Bestandteile der skizzierten kinematischen Kette sowie der sich daraus auch weiter kaudal noch ergebenden Störungen ist daher sehr wichtig für eine exakte Diagnose. Therapeutisch ist jedoch erst der Zahnarzt bzw. der Kieferorthopäde mit einer reversiblen Neutralisierung der trigeminalen Afferenzen am Zuge (s. Kap. 2 und 4).

5.2 Erscheinungsformen der Wechselwirkungen zwischen Craniomandibulärer Dysfunktion und Wirbelsäule

Die wesentliche praktische Auswirkung der CMD auf die Wirbelsäule besteht einerseits in der Störung der Funktion der Kopfgelenke, andererseits in der Erzeugung von Becken- und Beinfehlern durch Funktionsstörungen der Kreuzdarmbeingelenke. Letztlich sind die Ursachen dieser beiden Reaktionen der Wirbelsäule die gleichen – nach unserem heutigen Verständnis die zerviko-trigeminale und die zerviko-vestibuläre Konvergenz.

Die zerviko-vestibuläre Konvergenz beinhaltet unter anderem, dass die Afferenzen aus dem Gleichgewichtsorgan mit den motorischen Afferenzen aus den propriozeptiven Muskelspindeln der Kopfgelenke verschaltet werden (Abb. 5-3).

Die Dichte der Muskelspindeln, d. h. der propriozeptiven Spannungsrezeptoren innerhalb der Muskulatur, ist im Kopfgelenkbereich (zusammen mit den Augenmuskeln) mit mehr als 500 Spindeln pro Gramm Muskulatur die größte im gesamten Körper (zum Vergleich: in Extremitätenmuskeln beträgt sie 10–30 Spindeln pro Gramm).[53] Dieser hohen Dichte der propriozeptiven Spindeln kommt eine wesentliche Rolle bei der Kontrolle der Kopf-, Körper-, Extremitäten- und Augenstellung zu. Insbesondere bei langsamen Kopfbewegungen[51] sind sie dem Vestibularapparat bei der Berechnung der Stellung des Kopfes zum Rumpf eindeutig überlegen.[23] Die Tatsache, dass die zervikalen Afferenzen tatsächlich durch die Vestibulariskerne laufen und mit den Vestibularafferenzen verschaltet werden, macht die Kopfgelenkregion aus unserer heutigen Sicht zu einem gleichwertigen „dritten" Gleichgewichtsorgan.

Störungen der Kopfgelenkregion führen schon beim Kleinkind zu einer gestörten Raum-Zeit-Wahrnehmung[9] und zu einer generellen Fehlsteuerung der Wirbelsäulenmuskulatur bis hinab zum Be-

Wolfgang von Heymann

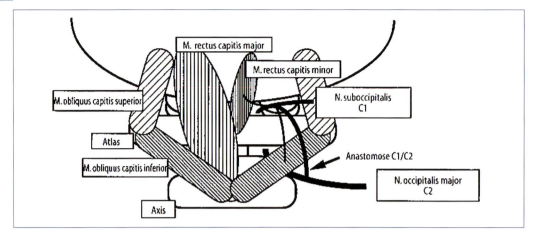

Abb. 5-3 Schema der subokzipitalen Muskeln und ihrer Innervation durch den N. suboccipitalis. Eine Anastomose mit dem N. Occipitalis major führt einen Großteil der Afferenzen aus diesen Muskeln über die Hinterwurzel C2 dem Zentralnervensystem zu (Neuhuber[37]).

ckenbereich. Ein deutlicher Ausdruck dieser Potenz zur Fehlsteuerung durch die Kopfgelenke ist beispielsweise die Ausbildung der laienhaft so genannten „Kopfgelenk-induzierten Symmetrie-Störung" (KiSS) bei Kleinkindern, einer Entwicklungsstörung, die durch eine periphere vertebrale Dysfunktion verursacht wird, deren Folge dann eine sogenannte Tonusasymmetrie ist (s. auch Kap. 8 und 9).[9]

Es dürfte daher nicht überraschen, wenn aus Sicht des sorgfältigen Untersuchers von Wirbelsäulen eine Funktionsstörung der Kopfgelenke nach gewisser Zeit immer mit einer Funktionsstörung des Beckens verbunden ist und umgekehrt.

Infolge dieser Voraussetzungen finden sich bei der CMD neben den Funktionsstörungen der Kopfgelenke wie auch der Kreuzdarmbeingelenke stets zusätzliche Funktionsstörungen weiterer Gelenke der Wirbelsäule und der Extremitäten, insbesondere dann, wenn die CMD länger besteht. Man darf davon ausgehen, dass sich der menschliche Körper nach einer Toleranzzeit von einigen Wochen in allen Gelenken auf die Störung einstellt und ein sorgfältig abgestimmtes System von Kompensationen aufbaut, das in manchen Fällen sogar erstaunlich lange stabil bleibt und erst nach längerer Latenz zu wirklich relevanten klinischen Symptomen führt.

Einzelheiten über diese „Verkettungen" und „pseudoradikulären Syndrome" sind in der Literatur vielfach beschrieben worden.[6,16,30,54] Beispielhaft seien hier nur einige skizziert:

Funktionsstörungen der Kopfgelenke erzeugen eine Reihe von Symptomen im Kopfbereich, die sich auf die Nackenmuskulatur und ihren Ansatz an der Linea nuchae der Okzipitalschuppe beziehen, aber auch auf die oben genannte Verbindung mit den Vestibulariskernen, also auf Tinnitus, Schwindel, Hörsturz und Ähnliches.[27,52] In einer retrospektiven Analyse wurde bei 67 % der CMD-Patienten ein Tinnitus gefunden.[49] Zur klinischen Symptomatik aus Funktionsstörungen der oberen Halswirbelsäule (Okziput bis C3) gehört auch ein Kopfschmerz vom Hinterkopf bis in die Augenbraue, einseitig oder beidseitig, nicht unähnlich einer Migräne. Schließlich bewirken die Funktionsstörungen dieser oft noch so genannten „Kopfgelenke" auch eine (meist nur einseitige) Einschränkung der Drehfähigkeit des Kopfes, Einzelheiten dazu sind weiter unten in Abschnitt 5.3 dargelegt.

Durch Fehlbelastungen bedingte reversible Funktionsstörungen der Kopfgelenke laufen nach einem relativ stabilen Schema ab. Unabhängig von der Lokalisation der Hauptstörung der CMD bildet sich eine Atlasblockierung meist auf der Seite der Händigkeit (also beim Rechtshänder rechts) sowie eine Axisblockierung eine Ebene tiefer auf der Gegenseite. Dies wiederum bewirkt eine durchaus recht unterschiedliche Anzahl von sogenannten „wechselseitigen Blockierungen" der Wirbelsäule absteigend bis zum lumbosakralen Übergang.[5] In der Brustwirbelsäule findet sich mit großer Zuverlässigkeit eine Blockierung bei Th5 links.[17,18]

Bei der CMD folgt die Blockierungsseite der Kreuzdarmbeingelenke nicht mehr dem ansonsten recht zuverlässigen Schema der Dominanz der Händigkeit. Hier besteht vielmehr ziemlich regelmäßig eine Korrelation zu der kraniomandibulären Störung. Diese Korrelation ist durch die variable Beinlängendifferenz bedingt, die durch die CMD provoziert wird, und bietet zu dieser Beinlängendifferenz einen Korrekturversuch. Wenn also eine CMD zu einem Vorschub des rechten Beines führen würde, erfolgte die Ausgleichsreaktion im Kreuzdarmbeingelenk in Gestalt einer Blockierung des linken Gelenkes, aus der scheinbar ein Ausgleich resultiert. Dieser Ausgleich würde allerdings nur dann funktionell wirksam, wenn der betreffende Mensch ständig mit Interkuspidation herumliefe. Tatsächlich aber führt diese Reaktion im Kreuzdarmbeingelenk eher zu einer Steigerung der Symptomatik.[12]

Blockierungen in den Kreuzdarmbeingelenken, die meist einseitig vorkommen, bei komplexen Störungen allerdings auch im Sinne einer komplexen Beckenverwringung den oberen Pol des einen und den unteren des anderen Gelenkes betreffen können, führen in der Regel nach kurzer Zeit zu einem sogenannten „pseudoradikulären Beinschmerz-Syndrom".[6] Dazu gehören dann Schmerzen, die diskontinuierlich zwar an beiden Beinen, jeweils jedoch an unterschiedlichen Muskel-Sehnen-Knochen-Übergängen zu finden sind und niemals der neurologischen Systematik einer Nervenwurzelreizung folgen, also klar von einer Ischialgie abzugrenzen sind. Typisch sind insbesondere Schmerzen an Ursprung und Ansatz einerseits der ischiocruralen Muskulatur sowie am M. triceps surae auf der Seite des pathologischen oberen Polgeschehens, andererseits am M. tensor fasciae latae sowie am Tractus iliotibialis auf der Gegenseite. Diese persistierenden oder häufig rezidivierenden pseudoradikulären Beinschmerzen sind oft Symptome, die bei einer CMD so vorherrschend sind, dass der Patient erst zum Orthopäden geht, weil der Zusammenhang nicht geklärt ist.

Die Extremitätenmuskulatur ist ausgesprosste Rumpfmuskulatur aus dem neuralen Versorgungsbereich der ventralen Vorderhornwurzeln des Spinalmarks. Daher nimmt es nicht Wunder, dass sich segmentale Störungen auf der Ebene der Wirbelsäule, wie sie weiter oben in den Abschnitten 5.1 und 5.2 bereits skizziert wurden, auch auf die Steuerung der Extremitäten auswirken. Am deutlichsten zeigt sich dies am M. levator scapulae, der an den Querfortsätzen der oberen vier Halswirbel entspringt und damit alle zervikalen Fehler direkt in den Schultergürtel überträgt. In der Folge treten dann sogenannte „Kettentendinosen"[30] auf, beispielsweise der sehr weit verbreitete sogenannte „Tennisellenbogen". Dieser hat meist weniger mit dem Tennisspiel zu tun (allenfalls mit einer extrem schlechten Rückhandtechnik), als vielmehr mit einer Fehlspannung oder Fehlsteuerung des M. extensor carpi radialis longus oder brevis, also mit den zervikalen Segmenten C5/C6 oder C6/C7. Patienten mit Tennisellenbogen ohne erkennbare extreme Fehlbelastung im Alltag sollten daher sorgfältig an der Wirbelsäule untersucht werden. Weitere Beispiele sind der sogenannte „Golfer-Ellenbogen" oder ein chronischer Schulterschmerz unter dem nichts sagenden Oberbegriff einer Periarthritis humeroscapularis (PHS). Am Bein wird von „Achillodynie", „Tibialis-anterior-Syndrom" oder „Jumpers-knee" gesprochen, wenn aus mangelhafter Erkenntnis der Ursache ein Symptom zu einer „Diagnose" hochstilisiert werden muss.

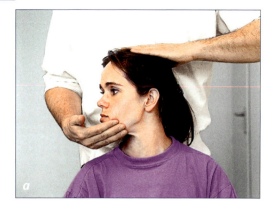

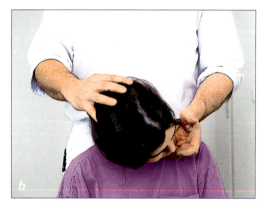

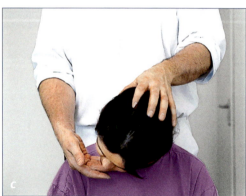

Abb. 5-4 HWS-Diagnostik: **(a)** Gesamtrotationsprüfung, **(b)** inklinierte Rotation links, **(c)** Seitenvergleich rechts bei Funktionsstörung der Kopfgelenke rechts.

Dieser Überblick über die möglichen Symptome einer Wirbelsäulenbeteiligung bei einer CMD mag den Eindruck erwecken, quasi alle Funktionsstörungen der Wirbelsäule seien unweigerlich auf eine CMD zurückzuführen. In der Folge käme es dann bei längerem Anhalten der Funktionsstörungen eventuell zu strukturellen Folgereaktionen, wie Bandscheibenvorfällen oder Arthrosen der Extremitätengelenke, besonders der Hüften und der Kniegelenke. Richtig ist hier nur, dass eine CMD diese Folgen haben kann, keineswegs aber, dass die Ursache einer solchen Entwicklung stets eine CMD ist. Hier kommt es auf eine sorgfältige Untersuchung aller beteiligten Strukturen in einem sinnvollen Schema an, um bei anhaltenden oder wiederholten Beschwerden die Differenzierung zwischen einer isolierten peripheren Störung und einem komplexen Geschehen mit der Ursache in Form einer CMD treffen zu können.

Da es im Körper allerdings keine Einbahnstraßen gibt, ist nicht auszuschließen, dass auch eine periphere Störung langfristig einmal eine Art CMD auslösen kann. Die Inzidenz dieser Entwicklungsrichtung ist allerdings nicht zu quantifizieren. Nach unserem heutigen Wissen kann aufgrund der guten Filterfunktion der Formatio reticularis gegenüber „peripheren" Informationen (etwa 1:1000) angenommen werden, dass dies eher selten geschieht.

5.3 Diagnostik aus orthopädisch-manualmedizinischer Sicht

Dieses Kapitel kann keine manualmedizinische Aus- oder Weiterbildung ersetzen. Es soll daher versucht werden, den häufigsten und einfachsten Untersuchungsgang zu skizzieren, den ein entsprechend ausgebildeter Arzt als Grundlage seiner Diagnostik in dieser oder einer vergleichbaren Weise durchlaufen wird, um bei einem Patienten den Zusammenhang zwischen Störungen im Bereich der Wirbelsäule und einer möglichen Fehlsteuerung des Systems aus dem kraniomandibulären System aufzudecken (Abb. 5-4a–c).

Aus den einleitenden Ausführungen über die zerviko-trigeminale Konvergenz folgt, dass eine CMD ohne Mitbeteiligung der Kopfgelenke kaum klinische Symptome außerhalb des kraniomandibulären Systems zeigen wird. Unser Untersuchungsgang beginnt daher mit den Kopfgelenken und bezieht dann die übrigen Gelenke der Haltungs- und Bewegungsorgane ein.

5.3.1 Untersuchungen der Halswirbelsäule

Prüfung der Gesamtbeweglichkeit

Hinter dem sitzenden Patienten stehend, prüft der Untersuchende zuerst durch passiv geführte Rotationsbewegungen die Gesamtbeweglichkeit nach links und rechts. Dabei befindet sich die eine Hand am Hinterkopf, die andere an der Kinnspitze. Es wird stets an der Kinnspitze gezogen, nie geschoben. Durch Peilung von oben über Nase und Akromion lässt sich hierbei gut ein Seitenvergleich herstellen. Allerdings lassen sich Abweichungen unter 10° vom menschlichen Auge nur ungenau beurteilen (eine Minute auf einem Zifferblatt entspricht bereits 6 Winkelgraden!).

Rotationsfähigkeitsprüfung

Anschließend wird bei gehaltener Inklination des Kopfes (durchaus fester Druck der auf den Hinterkopf aufgelegten Hand, die andere zieht wieder an der Kinnspitze) eine erneute Rotationsfähigkeitsprüfung durchgeführt. Durch die endgradig gehaltene Inklination sind über das Nackenband und die HWS-Gelenkfacetten die Segmente unterhalb von C2 „verriegelt", sodass eine Bewegung nur in den sogenannten „Kopfgelenken" stattfinden kann. Dabei ergibt die Etage C0/C1 eine passive Drehfähigkeit von normalerweise 5–8°, die Etage C1/C2 eine von mehr als 30°. Aus dieser Relation lässt sich ablesen, welche Funktionsstörung wo vorliegen könnte.

Spezielle segmentale Untersuchung C0/C1

Die spezielle segmentale Untersuchung wird fortgesetzt mit der Tastung der Querfortsätze des Atlaswirbels, die auf räumliche Symmetrie, Gewebekonsistenz und Druckdolenz im Seitenvergleich geprüft werden. Jede dieser drei Beobachtungen muss das gleiche Resultat haben, einzelne positive Resultate (z. B. „Symmetrie") sind nicht zu verwerten. Zusätzlich wird noch die segmentale „Schlussrotation" zwischen Atlas und Okziput im Seitenvergleich untersucht, indem jeweils der Zeigefinger das Mastoid und der Mittelfinger den Atlasquerfortsatz auf einer Seite fixieren und der Kopf mit der anderen Hand an der Kinnspitze zur Gegenseite gezogen wird. Hierbei kommt es ganz am Ende der gleichmäßig durchgeführten Rotation zu einer geringen Relativbewegung zwischen Okziput und Atlas, die der bereits zitierten freien passiven Rotationsmöglichkeit von 5–8° in dieser Etage entspricht. Im Fall einer Blockierung fehlt diese passive rotatorische Reservefunktion der atlantookzipitalen Gelenke auf der betroffenen Seite.

Auch das Seitneigungsgleiten der Okziputkondylen auf dem Atlas kann geprüft werden, wozu bei wieder auf dem Mastoid angelegtem Zeigefinger und auf dem Atlasquerfortsatz angelegtem Mittelfinger der Kopf endgradig passiv zu dieser Seite geneigt wird. Dabei entsteht normalerweise der Eindruck, der Atlas trete seitlich heraus – Zeichen der zur Gegenseite weggleitenden Okziputkondylen.

Für die atlantoaxialen Gelenke besteht die Funktionsprüfung in der initial freien Kopfdrehung um mindestens 25–30° in beide Richtungen. Hierzu tastet der Untersuchende seitlich vom Patienten stehend mit der von hinten kommenden Hand die Reihe der Dornfortsätze. Der Zeigefinger liegt auf dem

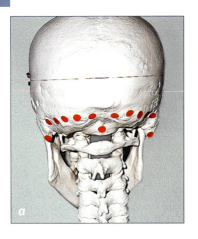
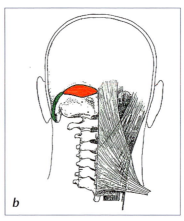

Abb. 5-5 Sell-Punkte HWS (Linea nuchae): **(a)** Schädel mit Punktmarkierungen, **(b)** Ansätze der Mm. splenius capitis (lateral) und semispinalis capitis (medial).

Axisdorn, dem ersten unter der Protuberantia occipitalis externa sicher zu tastenden Knochen. Die von vorn kommende Hand fasst die Stirn zwischen Daumen und Mittelfinger und führt eine passive Drehung durch. Dabei darf am Axisdorn zunächst nichts passieren. Dreht dieser gleich zur Gegenseite ab, liegt eine Blockierung des Gelenks vor.[4]

Irritationspunktdiagnostik (nach Sell)

Die spezielle Irritationspunktdiagnostik nach *Sell* und *Bischoff* (Abb. 5-5a–b) ist heute die einzige als zuverlässig und reproduzierbar nachgewiesene Methode der Diagnostik der Halswirbelsäule. Sie folgt dem Prinzip des „pain-provocation-test", welcher als einziger von der europäischen COST B 13 Task Force als „evidenzbasiert" klassifiziert wurde.[15] Diese Irritationspunktdiagnostik beinhaltet das Aufsuchen des segmentalen Irritationspunktes am jeweils vorgegebenen Ort.[4] Für den Atlas liegt dieser auf dem Querfortsatz, für den Axis und die folgenden Wirbel sind schmerzhafte Insertionen auf der Linea nuchae von medial nach lateral zu suchen, die wie Perlen auf einer Kette aufgereiht liegen, entsprechend den Insertionen der Mm. splenius capitis und semispinalis capitis, die hier streng in Bündeln

als autochthone Muskulatur aus dem dorsalen Ast des Spinalnerven innerviert werden.[8] In einem weiteren Schritt erfolgt die dynamische Überprüfung eines gegebenenfalls positiv gereizten Irritationspunktes durch Drehung des Kopfes unter konstantem Tastdruck mit der Reaktion einer „schmerzfreien" und einer „schmerzhaft gesperrten" Richtung. Die „schmerzfreie" Richtung ist definiert durch die tastbare Abnahme der Gewebekonsistenz an der Insertion sowie die Schmerzabnahme aus Sicht des Patienten. Bei der „schmerzhaft gesperrten" Richtung nimmt der Schmerz nie ab, oft sogar zu, die Gewebespannung lässt ebenfalls nicht nach. Nach diesem ersten Durchgang (C1–C4) kann die Diagnose einer peripheren Funktionsstörung im Sinne einer Blockierung der oberen Halswirbelsäule sicher gestellt werden.

5.3.2 Untersuchung der übrigen Wirbelsäulengelenke

Auch an den übrigen Wirbelsäulengelenken einschließlich der Rippen-Wirbel-Gelenke kann nach dem Schema der „3-Schritt-Diagnostik" vorgegangen werden.[4] Hierbei wird (ab der Brustwirbelsäule in Bauchlage des Patienten) das jeweilige Gelenk zunächst segmental in seiner Funktion mit dem Gelenk der Gegenseite oder den beiden kraniokaudalen Nachbargelenken verglichen. Diese Funktionsuntersuchung umfasst stets die Rotationsprüfung, meist aber auch Prüfungen der Seitneigung und der Ante- und Retroflexion. Im Sitzen, gegebenenfalls auch in Seitenlage wird mit jeweils drei Dornfortsätzen Kontakt aufgenommen. Dann erfolgen die Testuntersuchungen durch passive Bewegungen des Patienten. Bei positivem Resultat erfolgt die weitere Untersuchung mit dem Aufsuchen des segmentalen Irritationspunktes, der sich im Bereich der Brust- und Lendenwirbelsäule stets am Unterrand des Querfortsatzes des oberen Segmentpartners findet. Es handelt sich hier um Anteile der monosegmentalen autochthonen Rückenmuskulatur, die aus dem Ramus dorsalis des Spinalnervs versorgt wird. Schließlich erfolgt im dritten Schritt der Untersuchung die dynamische Überprüfung mit der Funktionsbewegung unter gehaltenem Irritationspunkt.

Mit diesem scheinbar einfachen, aber auf viel Erfahrung und Geschick bei der Palpation aufbauenden System lassen sich alle Funktionsstörungen der Wirbelsäule von strukturellen Schäden abgrenzen. Die pathologischen Befunde, d. h. die nachgewiesenen Blockierungen, werden in einem Kürzelsystem dokumentiert, dessen Betrachtung am Ende der Untersuchung der Wirbelsäule schon Rückschlüsse auf eine außerhalb der Wirbelsäule liegende Ursache ermöglicht.

5.3.3 Untersuchung der Sakroiliakalgelenke

Ebenso wichtig wie die Untersuchung der oberen Halswirbelsäule ist die Diagnostik der Kreuzdarmbeingelenke. Hierbei erfolgt der erste Schritt dieser unverständlicherweise oft mystifizierten Gelenkfunktionsuntersuchung nach heutiger Übereinkunft nach Ausschluss einer anatomisch fixierten Beinlängendifferenz (angeborene oder unfallbedingte Beinverkürzung) sinnvollerweise durch die Kombination zweier Untersuchungen: des „Vorlauf-Phänomens" mit dem „Spine-Test".

Vorlauf-Phänomen

Beim Vorlauf-Phänomen (Abb. 5.6a–b) handelt es sich um ein unspezifisches Spannungszeichen der Beckenregion, welches auch durch Blockierungen der unteren Lendenwirbelsäule, Störungen des Lig. iliolumbale oder muskuläre Dysbalancen im Beckenring, aber auch durch eine Blockierung des Kreuzdarmbeingelenkes hervorgerufen werden kann. Zur Prüfung sitzt der Untersuchende hinter dem hüftbreit mit gestreckten Knien stehenden Patienten,

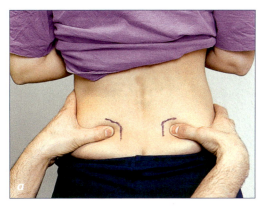

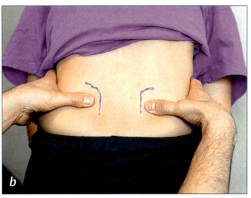

Abb. 5-6 Vorlauf-Phänomen: (a) Ausgangsposition, (b) Inklination, der linke Daumen geht hoch.

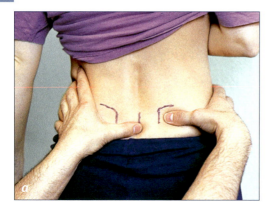
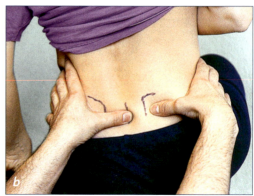
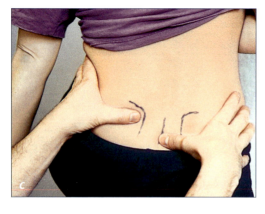

Abb. 5-7 Spine-Test: **(a)** Ausgangsposition, **(b)** normaler Befund rechts, **(c)** pathologischer Befund links, kein Tiefertreten des Daumens.

legt seine beiden Daumen jeweils von lateral mit festem Knochenkontakt auf die Spina iliaca posterior superior und fordert den Patienten dann auf, sich allmählich vornüber zu beugen. Die Untersuchung kann auch beim sitzenden Patienten durchgeführt werden. Im Normalfall verändert sich die Position der Daumen zueinander nicht. Bei einer Blockierung geht der Daumen auf der blockierten Seite nach oben: Das sich nach kranial-ventral bewegende Sakrum nimmt das Ilium mit, es kommt zu einer funktionellen Verwringung des Beckens.

Spine-Test

Beim Spine-Test (Abb. 5-7a–c) handelt es sich um einen sehr eng auf das Kreuzdarmbeingelenk bezogenen Test. Dabei nimmt der Arzt beim stehenden Patienten, der sich an einer Stuhllehne oder einem Türgriff festhalten sollte, auf einer Seite wie zuvor mit dem Ilium Kontakt auf, den zweiten Daumen legt er auf den obersten Punkt der Crista sacralis. Im Normalfall bewegen sich die beiden Daumen bei Anheben des gleichseitigen Beins gegeneinander etwa um Daumenbreite, also um 1,5–2 cm. Diese durch Hebel vergrößerte, äußerlich abgreifbare Bewegung entspricht einer radiologisch messbaren Beweglichkeit des sehr straffen und im oberen Abschnitt noch zusätzlich durch ein intraartikuläres Band gehaltenen Kreuzdarmbeingelenkes von 0,5 bis maximal 2°.[28] Bei einer Blockierung bleibt der Abstand zwischen den Daumen gleich, gelegentlich hat man durch eine reflektorische Kippung des Be-

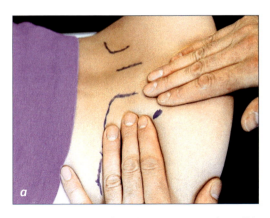 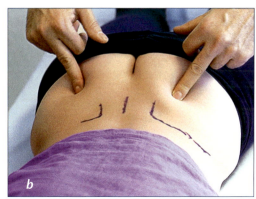

Abb. 5-8 (a) Aufsuchen des Irritationspunktes, *(b)* Irritationspunktdiagnostik.

ckens sogar den falschen Eindruck einer Vergrößerung des Abstandes. Ein pathologischer Befund wird wegen der Möglichkeit individueller Varianten mit demjenigen der Gegenseite verglichen. Wenn die Antworten auf beide Tests übereinstimmen, kann mit sehr großer Sicherheit eine Blockierung angenommen werden.

Irritationspunkttest der Sakroiliakalgelenke

Dieser Test wird in Bauchlage des Patienten durchgeführt. Der Irritationspunkt (Abb. 5-8a–b) des Kreuzdarmbeingelenkes für ein oberes Polgeschehen liegt am Austrittspunkt des M. piriformis aus dem Foramen ischiadicum,[7] etwa vier Querfinger unter der Crista iliaca und drei Querfinger lateral des medialen Illiumrandes (dorsaler Eingang in das Sakroilikalgelenk). Diese Angaben sind naturgemäß etwas ungenau, weil hier neben der individuellen Körpergröße die unterschiedlichen Formen des weiblichen („breit und flach") und des männlichen („schmal und hoch") Beckens zu berücksichtigen sind. Bei positivem Irritationspunkt kann die dynamische Überprüfung auf „freie" und „gesperrte" Richtung durch Zug oder Schub am Bein sowie durch ventralisierenden Druck auf Ilium oder Sakrum geprüft werden.[4] Kreuzdarmbeingelenkblockierungen müssen vor der weiteren Prüfung eines Zusammenhanges zwischen Wirbelsäule und CMD eindeutig identifiziert sein, besser noch beseitigt werden, weil sie andere Tests stören.

Test der variablen Beinlängendifferenz

Als letzte Untersuchung in dieser Serie erfolgt die Prüfung einer möglichen variablen Beinlängendifferenz[12] mit und ohne Interkuspidation (Abb. 5-9a–c). Diese Prüfung sollte möglichst erst nach Beseitigung der oben skizzierten Blockierungen an den Zwischenwirbelgelenken erfolgen, da sonst gewisse ablenkende oder verwirrende Reaktionen durch die Blockierungen mental extrapoliert werden müssten. Dies dürfte auch für den erfahrenen Untersucher nicht einfach sein, beim Anfänger sind Fehler in der Interpretation vorprogrammiert. Der Test erfolgt nach Derbolowsky[12] durch Aufsetzen des Patienten bei vom Untersucher angehobenen Beinen, wobei die Relativverschiebung der Daumen an den Innenknöcheln gegeneinander beobachtet wird. Die Daumen müssen dazu nicht auf eine bestimmte Stelle

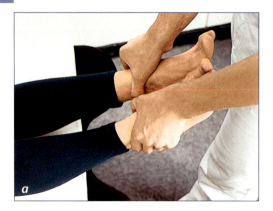
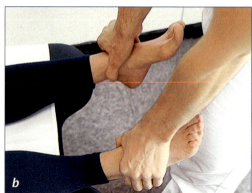
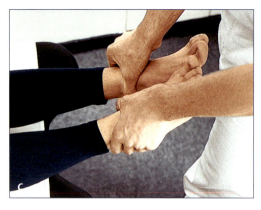

Abb. 5-9 Variable Beinlängendifferenz: **(a)** Ausgangslage, Daumen auf gleicher Höhe, **(b)** Aufsetzen mit angehobenen Beinen, **(c)** Vorschub links um Daumenbreite.

des Knöchels, sondern unabhängig von einer etwaigen anatomischen Beinlängendifferenz auf exakt gleiche Höhe gelegt werden. Der Patient ist gerade und mittig auf der Liege zu positionieren, Daumen, Nabel und Nase müssen auf einer geraden Linie liegen. Die Beine des Patienten werden leicht von der Unterlage abgehoben, damit sie nicht schleifen oder sich aufstauchen. Zusätzlich sollten die Beine des Patienten etwas auseinander bewegt werden, damit die Entwicklung der Relativhöhe der Daumen während des Aufsetzens nicht durch eine vorgefasste Meinung des Untersuchenden beeinflusst wird. Das Aufsetzen, wozu sich der Patient durchaus mit den Händen auf der Liege abstützen kann, sollte stets mit geschlossenen Augen erfolgen. Dadurch kann eine Reihe verwirrender oder widersprüchlicher Ergebnisse durch eine in einer anderen Konvergenzebene verarbeitete Propriozeption vermieden werden – z. B. durch motorische und/oder sensorische Störungen des binokulären Sehens wie der Fixationsdisparation oder der Winkelfehlsichtigkeit.[22] Normal ist natürlich, wenn nach dem Aufsetzen die Daumen weiterhin auf exakt der gleichen Höhe stehen. Ein pathologischer Befund liegt vor, wenn sich ein Bein weiter nach kaudal vorschiebt als das andere. Vor jeder Wiederholung des Tests (z. B. mit und ohne Interkuspidation) sollte der Patient schlucken, um eine Art neurologischen „Reset" durchzuführen. Das Ausmaß einer abweichenden Entwicklung der Beine ist wieder zu dokumentieren, in Zentimetern oder Daumenbreiten.

Die Bewertung der Aussagekraft dieses Tests hat in den letzten 40 Jahren eine erhebliche Wandlung durchgemacht. Die Erstbeschreibung durch den Nervenarzt *Derbolowsky* 1956 zielte ausschließlich auf die Identifizierung einer Blockierung des Kreuzdarmbeingelenkes.[12] Als eine von mehreren Prüfungen kann der Test mit Einschränkungen sicher auch heute noch in diesem Sinne verwendet werden. In diesem Fall führen seitendifferente Muskelspannungen als Teil des „pseudoradikulären Bildes" zu einer entsprechend seitendifferenten Rotation der Hüftgelenke. Auf der Seite des oberen Polgeschehens stellt sich eine vermehrte Innenrotation ein, auf der Gegenseite eine vermehrte Außenrotation. Diese Tatsache und die Spannungsveränderung des „verwrungenen" Beckens führen beim Aufsetzen zu einem Vorschub des Beins mit vermehrter Innenrotation. Sofern der Test in dieser Weise angewendet werden soll, ist auf einen geöffneten Biss und geschlossene Augen zu achten. Besser anzuwenden ist er allerdings nach Beseitigung der SIG-Blockierung. Der belgische Chiropraktor und Kinesiologe *J.-P. Meersseman* entwickelte hierzu das *Derbolowsky*-Verfahren ab 1984 weiter: Bei Vorliegen bestimmter Formen der CMD findet sich bei geöffnetem Biss oder mit eingelegten Watteröllchen keine Relativverschiebung der markierenden Daumen zueinander, bei Interkuspidation hingegen kommt es zum Vorschub einer Seite. Als Erklärung kann heute angeboten werden, dass die zerviko-trigeminale Konvergenz einseitig hochzervikal zu einer Spannungsvermehrung führt, die durch wechselseitige, quasi skoliotische muskuläre Antworten über die ganze Wirbelsäule hinab durch die verschiedenen Anteile des M. longissimus dorsi kompensiert wird.[39] Diese muskuläre Skoliosierung bewirkt dann durch Kippung des Beckens den einseitigen Vorschub eines Beins beim Aufsetzen. Nach Beobachtungen der eigenen manualmedizinischen Gruppe lassen einseitige okklusale Unterfütterungen von 0,1–0,8 mm in diesem Testverfahren (in Anlehnung an die Okklusionshindernisse von *Kobayashi*[29]) qualitative Rückschlüsse auf das Ausmaß der CMD zu, jedoch keine quantitativen Aussagen über die erforderlichen zahnärztlich-kieferorthopädischen Korrekturen.[14] Dieser grundsätzliche Zusammenhang zwischen einer Beinlängendifferenz und der Zentrik des Kiefergelenks wird auch in zwei experimentellen Studien belegt.[43,44]

Ein Rückschluss von der Seite des Vorschubs auf die Seite einer Kreuzdarmbeingelenk-Blockierung ist ebenso wenig zulässig, wie bisher der Rückschluss auf die Art der CMD. Bisher ist nur eine, allerdings eindimensionale Beobachtung gemacht worden: Der Vorschub erfolgt bei vielen Formen der CMD auf der Gegenseite eines „Höhendefizits". Er kann also durch Einlage eines gewissen Abstandes auf die Molaren der Gegenseite „gelöscht" werden. Es handelt sich dabei bisher nur um empirische Beobachtungen einer Arbeitsgruppe des Autors.[14] Andere Dimensionen der CMD lassen sich hinsichtlich der Prüfung der variablen Beinlängendifferenz zwar optisch im Sinne eines idealen Bisses einstellen, nicht jedoch quantitativ bewerten. Eine korrekte Einstellung der Zentrischen Kontaktposition (s. Kap. 2) kann daher durch die Prüfung der variablen Beinlängendifferenz nicht ersetzt werden. Letztere dient jedoch nach umfangreicher Lernphase für die Interpretation recht gut zur Erfolgskontrolle von Funktionsschienen, Provisorien, kieferorthopädischen Maßnahmen oder abgeschlossener Prothetik. Wegen der Bedeutung der Konsequenzen sollte ein auffälliger Befund mindestens dreimal mit identischem Resultat kontrolliert werden. Das setzt wiederum eine gewisse Belastbarkeit des Patienten voraus: Nicht jeder Patient ist ein Freund von „Sit-ups", auch wenn die Hände zu Hilfe genommen werden können. Hier kann notfalls mit dem „Priener Hüftabduktionstest"[33] oder dem Innenrotationstest der Hüften („leg turn in"-Test)[33] auf zwei Verfahren im Liegen ausgewichen werden. Diese erfordern allerdings sehr viel praktische Erfahrung, da sie einen hohen subjektiven Faktor beinhalten.

Die Prüfung der variablen Beinlänge nach *Derbolowsky* und *Meersseman* lässt sich natürlich unter Ausschluss trigeminaler Afferenzen auch zur Diagnostik und Korrekturkontrolle bei einer Funktionsdisparation (Winkelfehlsichtigkeit, s. Kap. 18) einsetzen. Dabei setzt sich der Patient mit entspannter Ruheschwebelage und Fixierung eines Punktes (z. B. die Nase des Arztes) auf. Ein deutlicher einseitiger Vorschub (2 cm und mehr) ergibt sich meistens bei einer Visusdifferenz beider Augen ab 0,25 bzw. bei einer Fixationsdisparation (horizontal um mindestens 2 Prismendioptrien, vertikal schon bei einer Prismendioptrie).[22]

Kinesiologische Diagnostik

Alternativ zur Prüfung der variablen Beinlängendifferenz, z. B. nach Beinamputation, bei ausgeprägter Bauchdeckeninsuffizienz, nach frischem Bandscheibenvorfall oder Ähnlichem, können auch Techniken der kinesiologischen Diagnostik zur Anwendung gelangen.[19,54s] Diese setzen allerdings zur sicheren Interpretation eine mindestens ebenso umfangreiche Ausbildung voraus, wie die oben beschriebenen Techniken die vollständige Ausbildung in Manueller Medizin (für den Arzt) oder Manualtherapie (für den Physiotherapeuten) erfordern. Typischerweise sucht der Untersucher einen passenden „starken", aber „schwächbaren" Muskel, der nicht hyperton reagiert. Dies geschieht einfach über den Nordpol eines sehr starken, gerichteten Stabmagneten, der einen zunächst starken Muskel schwächt. Dieser Muskel (z. B. der M. deltoideus oder besser noch der M. rectus femoris) kann dann ohne und mit Interkuspidation geprüft werden. Auch hier ist nach Korrektur von Bisshöhe und Bissposition eine erneute Kontrolle möglich, die den Erfolg bestätigen kann. Bei technisch sauberer Durchführung und Ausschaltung aller Fehlerquellen der Falschbeurteilung sind die beiden hier beschriebenen Verfahren vergleichbar. Die Funktion der kinesiologischen Verfahren lässt sich nach heutigem Kenntnisstand noch nicht plausibel anatomisch begründen, vielmehr werden Funktionsweisen und Reaktionen des Organismus empirisch postuliert, deren naturwissenschaftliche Grundlagen noch nicht erforscht sind. Die kinesiologischen Tests führen jedoch zuverlässig zu den gleichen Ergebnissen, wie die zuvor beschriebenen, deren Funktion anatomisch problemlos nachvollzogen werden kann.

Zusammenfassend gilt für alle die hier beschriebenen Tests, dass sie im Alltag leicht durchzuführen sind und sehr sensibel auf Änderungen reagieren. Sie eignen sich insbesondere dazu, bei strikter Änderung nur eines Parameters eine Aussage über die Afferenzwirkung dieses Parameters zu ermöglichen. Andererseits sind sie jedoch nicht sehr spezifisch, da der Hirnstamm eine globale Verschaltung aller Afferenzen darstellt – neben den hier diskutierten craniomandibulären Informationen schließen wir mit den geschlossenen Augen des Patienten Visusstörungen bereits aus. Die Anwender sollten sich jedoch darüber im Klaren sein, dass auch andere Afferenzen hier als Mitspieler auftreten können: das autonome Nervensystem über den N. vagus mit Informationen über Herz, Lunge, Leber und Gastro-Intestinum, das endokrine System über die Hypophyse mit den Informationen über Schilddrüse, Nebenniere und Sexualfunktion, sowie sicher auch das Limbische System der emotionalen Steuerung. Bei inkonsistenten Befunden muss daher der für die Diagnostik verantwortliche Arzt all diese Faktoren berücksichtigen und ggf. in interdisziplinärer Konsultation abklären lassen. Es besteht sonst die Möglichkeit falsch-positiver wie falsch-negativer Ergebnisse.

5.3.4 Differenzialdiagnostik struktureller Schäden und Entzündungen

Die bisher beschriebenen Untersuchungen beziehen sich im Wesentlichen auf etwaige *Funktionsstörungen* der Wirbelsäule und der Kreuzdarmbeingelenke. *Strukturelle Schäden* an diesen Gelenken oder

Entzündungen fallen bei den beschriebenen Untersuchungen dadurch auf, dass bereits die Funktionsuntersuchungen für Funktionsstörungen nicht „passende" Ergebnisse zeigen. Ferner finden sich keine typischen Irritationspunkte (z. B. sind „beidseitige" Irritationspunkte nicht möglich). Schließlich zeigen die „Irritationspunkte" keine freie Richtung, sie verändern sich unter den Provokationen nicht. Spätestens hier sind weitergehende Untersuchungen, wie Röntgen, Kernspintomografie, Labor (hinsichtlich rheumatoider Arthritis, Neuro-Borreliose etc.) oder neurologische Messungen erforderlich, um dem Strukturschaden auf die Spur zu kommen. Wie bereits oben angedeutet, sind auch bei sehr lange bestehenden Funktionsstörungen (mehr als 10 Jahre) strukturelle Folgeschäden im Sinne von Arthrosen an den funktionsgeminderten Gelenken mit weitergehender Bewegungseinschränkung möglich. Ebenso wird verschiedentlich die Möglichkeit der Entwicklung einer Diskopathie mit Verlagerung des Discus intervertebralis und sekundärer Nervenkompression als Folge einer langjährigen CMD diskutiert. Systematische Untersuchungen hierzu liegen allerdings nicht vor, die gesamte bisherige Studienlage beantwortet diese Frage eindeutig negativ.[37] Eine positive Evidenz für die Entwicklung von Diskopathien oder Arthrosen aus einer CMD kann somit heute nicht belegt werden.

5.3.5 Ergänzende Tests des stomatognathen Systems

Auch wenn der Arzt (oder Physiotherapeut) nicht wie der Zahnarzt oder Kieferorthopäde über die Möglichkeiten einer apparativen Diagnostik am Kiefergelenk verfügt, so werden doch für den „Hausgebrauch" einige Untersuchungen des Gelenkes selbst und seiner unmittelbaren Umgebung angegeben, die ohne den apparativen Aufwand Hinweise auf eine CMD geben (s. Kap. 2).

5.4 Orthopädisch-manualmedizinische Therapie

Wer benötigt nun wirklich eine Behandlung, welche Behandlungen sind sinnvoll?

In einer (sicher nicht repräsentativen) Beobachtung an Teilnehmern von Ärztekursen für Manuelle Medizin hat sich gezeigt, dass bei diesen sich gesund und unbelastet fühlenden Personen mit den Untersuchungen zum Auffinden einer CMD aus manualmedizinischer Sicht ein positiver Befund in mehr als 50 % erhoben werden konnte. Alle Probanden wussten bis zu diesem Zeitpunkt nichts von ihrem „Leiden" und wären auch selbst nicht aus einem Leidensdruck zu einer Untersuchung oder Behandlung gegangen, wenngleich einige nach Eröffnung des Ergebnisses doch Zweifel an der vermeintlichen Gesundheit bekamen und einige Symptome aus dem Komplex angaben, die sie jedoch bis zu diesem Zeitpunkt nicht als wesentlich eingestuft hatten. Mit aller Einschränkung kann daraus geschlossen werden, dass wohl wesentlich mehr Personen eine Kettenreaktion auf eine CMD haben, als tatsächlich symptomatisch und „leidend" werden. Insofern bezieht sich die Auflistung der therapeutischen Möglichkeiten nur auf die Patienten, die mit einer eindeutigen und stark belastenden Symptomatik um Hilfe bitten und meist schon über mehrere frustrane Behandlungsansätze berichten. Nach meiner Einschätzung sollte eine derart aufwändige und den Patienten (nicht zuletzt auch finanziell) belastende Therapie nicht leichtfertig empfohlen werden.

Aus dem bisher Dargestellten folgt, dass in dem recht komplexen System funktioneller Verkettungen eine Struktur konsequent stören kann, die nicht auch funktionell behandelt werden kann: die Bisslage, die Verzahnung bei Okklusion. Jede sinnvolle Therapie im System CMD und Wirbelsäule muss daher davon ausgehen, zunächst die Korrektur dieses strukturellen Fehlers anzustreben (s. hierzu Kap. 2 bis 4).

Allerdings hat es sich wegen der Wechselwirkungen auch der Körperafferenzen mit dem Kiefergelenk und seiner muskulären Balancierung bewährt, die exakte Korrektur bei „blockierungsfreier" Wirbelsäule durchzuführen. Auch wenn aus orthopädischer Sicht oft nur eine kurzfristige Blockierungsfreiheit hergestellt wird, führt doch die Vermessung der Schienenposition beim Zahnarzt ohne störende Einflüsse aus der Peripherie zu wesentlich günstigeren Ergebnissen und vermeidet sonst erforderliche Nachkorrekturen (s. Kap. 2.4). Die eigentliche Therapie der peripheren Gelenke und ihres Muskeltonus beginnt nach erfolgter Korrektur der Bisslage.

Nach erfolgreicher Korrektur, ganz gleich ob sie durch Schienen, kieferorthopädische Umstellungen oder Prothetik erreicht wurde, kann der Arzt oder Physiotherapeut an den verbliebenen Funktionsstörungen aktiv therapeutisch tätig werden. Allgemein lautet das Therapieprinzip:

- Behebung von Funktionsstörungen an Gelenken (Wiederherstellung der freien Funktion aller Gelenke einschließlich des Gelenkspiels),
- Detonisierung hypertoner Muskulatur,
- Kräftigung und Balancierung der geschwächten Muskulatur zur Rezidivprophylaxe.

Die Reihenfolge ist damit klar definiert: Zuerst muss die Gelenkfunktion wiederhergestellt werden. Das Phänomen, welches wir Blockierung nennen, erzeugt insbesondere an der Wirbelsäule einen starken segmentalen Reiz, der sowohl auf segmentaler Ebene die Muskulatur reizt, als auch über das spino-thalamische Projektionsneuron[24,57] („WDR-Neuron") eine komplexe Reizantwort nah und fern provoziert. Derartige Nozireaktionen gerade der Muskulatur machen es unmöglich, die betreffende Muskulatur zu entspannen oder andere Muskeln, die antagonistisch wirken und daher zentral oder spinal gehemmt werden, zu kräftigen. In der therapeutischen Strategie muss also auf die Korrektur der Bisslage die Behebung der Gelenkblockierungen folgen.

Als nächster Schritt kann dann die Dehnung der hypertonen Muskulatur in Längs- und Querrichtung erfolgen, zusammen mit selbstständigen aktiven Übungen des Patienten zur Lockerung dieser Muskulatur. Parallel dazu oder anschließend können dann eine Kräftigung und Ausbalancierung der durch die oben genannten pathologischen Reaktionen geschwächten Muskulatur angestrebt werden.

5.4.1 Behebung von Funktionsstörungen an Gelenken

Zunächst muss hier ein Definitionsversuch des anatomischen Substrates einer Gelenkfunktionsstörung, auch Blockierung genannt, unternommen werden:

Bei der „Blockierung" handelt es sich um ein Phänomen vorwiegend der Zwischenwirbelgelenke, aber auch einiger Gelenke an den Extremitäten. Durch ein Missverhältnis zwischen Belastung und Belastbarkeit kommt es vornehmlich unter muskulärer Tonusveränderung bis hin zur muskulären Dysbalance an diesen eher kleinen Gelenken zum Verlust des sogenannten „Gelenkspiels", d. h. der Summe aller Reservefunktionen des Gelenkes – sei es der nur passiv zu aktivierende Rest der normalen Funktionsbewegung, seien es Bewegungsreserven anderer Richtungen des Gelenkes, die auch normal nur passiv zu bewegen sind. Am Fingergelenk beispielsweise kennen wir Beugung und Streckung als normale Funktion. Das gleiche Gelenk hat allerdings auch Reservefunktionen: die Entfernung der Gelenkflächen voneinander durch Zug („Traktion"), die Drehung („Rotation"), die Seitneigung sowie die Versetzung („Translation") in vier Richtungen. Diese Reservefunktionen bilden das Gelenkspiel (*joint-play*). Die Einschränkung oder Aufhebung des Gelenkspiels geschieht stets nur in eine von zwei möglichen Richtungen (Drehung rechts oder links etc.), sodass die „Blockierung" immer nur einen Teil der Gesamtfunktion eines Gelenkes betrifft.[41] Als Substrat dieser Bewegungseinschränkung betrachten wir seit

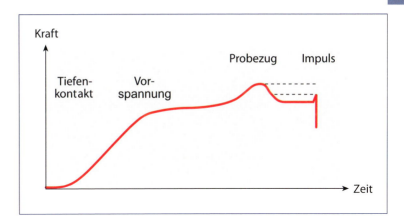

Abb. 5-10 Korrekter Impuls im Diagramm Kraft-Weg-Zeit.

mehr als 40 Jahren die Adhäsionskräfte zwischen flüssigkeitsbenetzten planparallelen Oberflächen,[17,18] wie sie z. B. beim Verhaften zweier nasser gläserner Objektträger zu beobachten sind. Keinesfalls handelt es sich um Luxationen oder Subluxationen von Gelenken (sog. „Ausrenkungen"), wie dies in Laienkreisen noch immer vertreten wird.

Bei den Techniken zur Behebung von Blockierungen unterscheiden wir grundsätzlich zwischen Mobilisation und Manipulation.

Die *Mobilisation* erfolgt durch eine langsame, wiederholte, weich und rhythmisch durchzuführende Bewegung der Gelenkpartner in eine Richtung, deren Sinnhaftigkeit ausgetestet werden kann. Dabei kann es sich um Bewegungen in die „freie" oder in die „gesperrte" Richtung handeln, also in Richtung von der Störung weg oder auf sie zu. Der Weg der Mobilisation kann durchaus länger sein und den gesamten Umfang der Gelenkfunktion umfassen. Die Mobilisation kann daher nach Bedarf vielfach wiederholt werden und auch die umgebenden Strukturen wie Kapseln, Muskeln und Bänder gezielt mit einbeziehen. Diese Technik ist für Ärzte und in „Manualtherapie" ausgebildete Physiotherapeuten zugelassen.

Die heute zunehmend beworbenen Techniken der Osteopathie beinhalten neben den klassischen Hochgeschwindigkeits-Manipulationen auch eine Kombination mobilisierender Behandlung von vertebralen Gelenkfunktionsstörungen (auch wenn es sich in der speziellen Diktion besonders der von *Sutherland* und *Upledger* vertretenen CranioSakralen Osteopathie – bisher unbewiesen – auch um Funktionsstörungen der kranialen Knochenverbindungen handeln soll)[25] mit detonisierender Behandlung von Muskelfunktionen. Im Zusammenhang mit einer CMD kann die sinnvolle Anwendung derartiger Methoden auch hier erst nach Korrektur der Bisslage erfolgen. Im direkten Zusammenhang mit dem Kiefergelenk haben sich diese Techniken bewährt. Bei der Beseitigung von Wirbelblockierungen sind sie den übrigen hier beschriebenen Methoden allerdings nicht überlegen.

Die *Manipulation* ist eine einmalige, zeitbezogen sehr kurze, wegbezogen und kraftmäßig kleine Bewegung ausschließlich in die in der oben dargelegten Schmerzpunktdiagnostik festgestellte „schmerzfreie" Richtung des Gelenkes, d. h. von der schmerzhaften Blockierung weg. Eine rechtsrotationsempfindliche Blockierung sollte daher nur linksrotatorisch manipuliert werden. Der Weg in die „freie" Richtung darf nie den ganzen Rest der physiologischen Beweglichkeit umfassen, die Manipulation sollte bei 30 % des vorher auszutestenden möglichen Weges bereits beendet sein. Das Vorgehen bei einer solchen Manipulation umfasst die folgenden Schritte (Abb. 5-10):[4]

- *Lagerung:* bequeme, nicht störende oder zu Verunsicherung führende Position des Patienten, die einen guten Zugang zu dem blockierten Gelenk ermöglicht.
- *Tiefenkontakt:* Kontaktaufnahme der Hand des Arztes oder auch eines anderen Körperteils an dem blockierten Gelenk, möglichst nahe und unter Wegschieben von Weichteilen
- *Vorspannung:* Aufnahme von einer gewissen Gewebespannung in Richtung des geplanten Impulses. Diese Vorspannung muss bis zum Schluss erhalten bleiben. Ein „Anlaufnehmen" unter Verlassen der Vorspannung muss als Fehler gewertet werden.
- *Diagnostische Probemobilisation:* Der Weg des geplanten Impulses wird langsam und mit zunächst deutlich größerem Weg durchfahren. Es wird geprüft, ob die Impulsstrecke mit einer deutlichen Sicherheitsreserve vom Patienten ohne Schmerz oder andere Symptome vertragen wird. auch diese Probe geht nur in die „freie" Richtung. Sie gilt als unerlässliche letzte Kontrolle vor einem manipulativen Impuls. Anschließend ist in die Ausgangslage der Vorspannung zurückzugehen. Ein Impuls am Ende des Probezugs wäre ein sehr schwerer Fehler
- *Manipulativer Impuls:* einmalige, sehr kurze, sehr schnelle, kraftmäßig geringe Bewegung in die „freie" Richtung, aus der schnell zurückgegangen wird – kein „Hängenbleiben" im Impuls.

Unter Beachtung der vorgenannten Kriterien stellt die Manipulation in der Hand des ausgebildeten Arztes kein wesentliches Risiko dar. Es kursieren zwar immer wieder Berichte und Gerüchte über Zwischenfälle. Es handelt sich dabei um Einzelansichten von Experten, keinesfalls um systematische Untersuchungen. Die einzige wirklich systematische Studie dazu gibt für Kanada eine Komplikationsinzidenz von 1:6,5 Millionen Manipulationen an, wobei jede Art von Komplikation (auch kurzfristige Verschlechterung ohne Folgen) mitgerechnet wurde und die kanadischen Therapeuten nach unserem System mehrheitlich Heilpraktiker sind.

Vor Manipulationen an der Halswirbelsäule sollte in Deutschland heute mündlich über die theoretische Möglichkeit einer Verletzung der A. vertebralis aufgeklärt werden. Ein sicherer Zusammenhang ist bisher für die oben beschriebene Technik in keinem einzigen Fall nachgewiesen worden. Auch eine Untersuchung, die in der sicher unverdächtigen Zeitschrift „Stroke" veröffentlicht wurde, lehnt einen gesicherten ursächlichen Zusammenhang zwischen manueller Manipulation und Schlaganfall ab.[47] Einige Patienten sind allerdings erst beim mobilisierenden Probezug mit schmerzhafter Reaktion wegen einer Spontandissektion der A. vertebralis aufgefallen.[21] In Gutachten zu Haftpflichtverfahren wurde ermittelt, dass in mindestens 78 % aller Fälle die Dissektion schon vor der Manipulation bestand und die Symptomatik vom Arzt falsch interpretiert wurde.[34]

Vor Manipulationen an der Lendenwirbelsäule sollte analog über die Möglichkeit einer Verschlechterung eines bis dahin klinisch stummen Diskusprolaps aufgeklärt werden. Auch hier handelt es sich lediglich um eine Vorsichtsmaßnahme aufgrund einer Expertenmeinung. Zum einen ist in der Literatur noch kein Fall einer manipulationsbedingten Nervenkompression dokumentiert, zum anderen ist bei korrekter Technik der Druck auf den Nucleus pulposus geringer als beim aufrechten Gang und sehr viel geringer als beim Treppenhinabsteigen oder beim Stuhlgang.[36]

Gesetzlich sind in Deutschland Manipulationen an Gelenken dafür ausgebildeten Ärzten vorbehalten. Andere Therapeuten, die eine Manipulation an der Wirbelsäule durchführen, bewegen sich im rechtsfreien Raum.

Die Ausbildung zum Manualmediziner ist in der Weiterbildungsordnung für Ärzte gesetzlich geregelt und umfasst nach der 2003 beschlossenen Novellierung der Weiterbildungsordnung 320 Stunden Kursweiterbildung.

5.4.2 Detonisierung hyperton verspannter Muskulatur

Nach der Beseitigung aller Blockierungen ist es sinnvoll zu prüfen, ob hyperton verspannte Muskulatur die Grundlage eines Rezidivs werden kann. In diesen Fällen sollte eine Detonisierungsbehandlung erfolgen. Hierzu wenden Ärzte und Physiotherapeuten die Technik der Längsdehnung und der Querdehnung der betroffenen Muskeln an.

Für die Längsdehnung hat sich besonders die Technik der „postisometrischen Relaxation" im Sinne einer neuromuskulären Technik bewährt.[35] Dabei wird der Muskel in Längsrichtung an seine momentane Dehnungsgrenze herangeführt. Der Patient spannt den Muskel (von dieser Grenze weg) gegen den Halt des Therapeuten 7–10 Sek. an und entspannt ihn dann völlig. In dieser Entspannung dehnt der Therapeut den Muskel weiter in Längsrichtung, um so Schritt für Schritt die normale Länge des Muskels wieder zu erreichen.

Die Techniken für die *Querdehnung* orientieren sich an der „*deep friction*"-Methode.[11] Der verkürzte und meist auch schmerzhafte Anteil des Muskels, wird durch eine rhythmische Quermassage meist mit einer Andruckphase in die eine Richtung und einer rückläufigen Leerphase für 5 bis 10 Minuten behandelt. Durch den anhaltenden Druck sollte es zunächst zu einer wirksamen Analgesie kommen. Der Umschlag dieser Analgesie nach einigen Stunden in einen dann vorübergehend eher stärkeren Schmerz irritiert den Patienten und sollte angekündigt werden. Die Technik eignet sich besonders für Muskeln, die einer Längsdehnung nicht so gut zugänglich sind, z. B. den M. temporalis. Querdehnungen dürfen sich nur auf den Muskel beziehen, an Sehnenabschnitten wirken sie geradezu problemverstärkend. Exakte anatomische Kenntnisse sind hierbei äußerst wichtig.

5.4.3 Kräftigung der Muskulatur zur Rezidivprophylaxe

Die Möglichkeiten eines muskulären Aufbaus sind vielfach beschrieben worden[13,29,50] und brauchen hier nicht speziell erläutert zu werden. Der Muskelaufbau kann unmittelbar nach Behebung der Blockierungen beginnen und sollte lediglich die Vermeidung der zusätzlichen Verspannung hypertoner Muskulatur beachten.

Besonders einzugehen ist hier allerdings auf die vielfältigen und leider eben frustranen Versuche einer gezielten Kräftigung der tiefen Nackenmuskulatur, speziell der Kopfgelenkmuskulatur. Hier zeigt es sich wieder, dass diese Muskeln ihre neuromotorische Steuerung nicht aus dem Cortex, sondern aus dem Cerebellum erhalten. Dies bedeutet, dass eine Willkürinnervation hier nicht erfolgreich durchführbar ist, sondern auf die Aktivierung der Kleinhirnimpulse ausgewichen werden muss. Diese Stellreflexe für die Steuerung der „Kopf-zu-Rumpf-Stellung" lassen sich durch milde Lagewechsel aktivieren, d. h. im Klartext: durch einen gleichmäßigen aufrechten Gang. Darin liegt, so einfach dies klingen mag, das Geheimnis: Patienten mit einer chronischen, muskelbedingten Instabilitätsproblematik der oberen Halswirbelsäule hatten die besten Resultate bei täglichen Spaziergängen mit sich langsam steigernder Gehstrecke.[37] Selbst täglich angewendete Physiotherapie war hier nicht so erfolgreich – „*keep walking!*"

Das Problem einer symptomatischen CMD mit ihren Wechselwirkungen auf die Haltungs- und Bewegungsorgane, besonders auf die Wirbelsäule, ist so komplex, dass ein eindimensionaler therapeutischer Ansatz scheitern muss. Ein sinnvolles Konzept kann nur interdisziplinär aufgebaut werden. Da das Krankheitsbild insgesamt den Regeln des chronischen Schmerzes folgt, muss auch die Lösung des Problems diesen Regeln folgen. Es geht dabei nicht um die Herstellung einer Analgesie, sondern um die Beseitigung der strukturellen und funktionellen Ursachen des Schmerzes. Die wichtigsten

Schritte des orthopädischen, speziell des manualmedizinischen Vorgehens nach dem heutigen Kenntnisstand wurden hier dargelegt.

5.5 Anhang

Die folgenden Fragen für Patienten sollen die Entscheidung erleichtern, den Patienten einem Orthopäden zuzuweisen:
1. Haben Sie häufig das Gefühl, den Kopf nicht frei drehen zu können?
2. Haben Sie häufig Beschwerden im Bewegungsapparat oder im Rücken?
3. Leiden Sie unter Tinnitus, Schwindel, Übelkeit oder haben Sie häufig Kopfschmerzen?

5.6 Literatur

1. Andrzejewski C. Histologische Studien zur vegetativen und cerebralen Innervation des Innenohres und seiner Gefäße beim Menschen und beim Hund. Z Zellforschung 1955;42:1-18.
2. Barré JA. Sur un syndrome sympathique cervical postérieur et sa cause fréquente: l'arthrite cervical. Revue neurologique. Revue Neurol 1926;1:1246-8.
3. Bärtschi-Rochaix W. Troubles encéphaliques après les lésions méconnues de la colonne cervicale: „la migraine cervicale". Paris méd 1947:37;178-80.
4. Bischoff HP, Moll H. Kurz gefasstes Lehrbuch der Manuellen Medizin. 5. Aufl. Balingen: Spitta; 2007.
5. Brand J. Die Manuelle Therapie nach Meridiandiagnostik, 2. Aufl. Perth: DGI; 1991.
6. Brügger A. Über vertebrale, radikuläre und pseudoradikuläre Syndrome, Teil II. Doc Geigy Acta Rheumatol 19. Basel: Geigy; 1962.
7. Christ B et al. Morphologische Grundlage des Sellschen Irritationspunktes für das Iliosakralgelenk. Man Med 2001;39:241-5.
8. Christ B, Grimm M. Zur Innervation der langen Nackenmuskeln in Bezug auf die Sellschen Irritationspunkte. Man Med 1993;31:30-3.
9. Coenen W. Manuelle Medizin bei Kindern – eine entwicklungsneurologische Indikation. Man Med 2001;39:195-201.
10. Costen JB. Syndrome of ear an sinus symptoms dependent on disturbed function of the temporomandibular joint. Ann Otol Rhin Laryng 1934;43:1-15.
11. Cyriax J. Textbook of orthopaedic medicine, 7th ed. London: Baillière Tindall; 1978.
12. Derbolowsky U. Medizinisch-orthopädische Propädeutik für manuelle Medizin und Chirotherapie. Heidelberg: Fischer; 1976.
13. Ehrich D, Gebel R. Aufbautraining nach Sportverletzungen. Trainerbibliothek Bd. 33. 1. Aufl. Münster: Philippha; 2000.
14. Erichsen H. Wirbelsäule und Kiefergelenk – intensive Wechselwirkungen. Man Med 1999;37:53.
15. European guidelines for the management of low back pain. Eur Spine J 2006;15:Supplement 2.
16. Frölich E. Manuelle Therapie und Spinalnervenwurzel-Erkrankungen. Therapiewoche 1977;27:7224-30.
17. Frölich E. Präcordiales Syndrom: Schmerz und Angst. Mk Ärztl Fortb 1983;33:51-60.
18. Frölich E. Vom Knochensetzen zum gezielten Gelenkdeblockieren. Mk Ärztl Fortb 1983;33:61-6.
19. Garten H. Lehrbuch Applied Kinesiology, München: Elsevier; 2004.
20. Gelb H. New concepts in craniomandibular and chronic pain management. London: Mosby-Wolfe; 1994.
21. Graf-Baumann T, Ringelstein EB. Qualitätssicherung, Aufklärung und Dokumentation in der Manuellen Medizin an der Wirbelsäule, Man Med 2004;42:141-8.
22. Haase HJ. Winkelfehlsichtigkeiten mit Fixationsdisparation. Heidelberg: DOZ; 2004.
23. Hassenstein B. Der Kopfgelenksbereich im Funktionsgefüge der Raumorientierung: systematische bzw. biokybernetische Gesichtspunkte. In: Wolff HD, editor. Die Sonderstellung des Kopfgelenkbereiches. Berlin: Springer; 1988. p. 1-17.
24. Heymann W, Böhni U, Locher H. Grundlagenforschung trifft Manualmedizin, Man Med 2005;43:385-94.
25. Heymann W, Kohrs C. Was ist der „kraniosakrale Rhythmus"? Man Med 2006;44:177-84.
26. Heymann W, Köneke C. Tinnitus bei „Hirnstamm-Irritations-Syndrom". Man Med 2009;4(47):239-46.
27. Hülse M. Zervikale Gleichgewichtsstörungen. In: Wolff HD, editor. Die Sonderstellung des Kopfgelenkbereiches. Berlin: Springer; 1988. p. 93-102.
28. Kissling RO, Jacob HA. The mobility of the sacroiliac joint in healthy subjects. Bull Hosp Jt Dis 1996;54:158-64.

29. Kobayashi Y, Hansson TL. Auswirkungen der Okklusion auf den menschlichen Körper, Phillips J Restaur Zahnmed 1988;5:255-63.
30. Kunz M, Koll R, Droste S. Medizinisches Aufbautraining (Material, Loseblattsystem), 2. Aufl. Oberhaching: Gesundheits-Dialog; 2002.
31. Lewit K. Chain reactions in disturbed function of the motor system. Man Med 1987;3:27-9.
32. Liéou YC. Syndrome sympathique cervical postérieur et arthrite chronique de la colonne vertébrale cervicale. Strasbourg: Schuler & Mink; 1928.
33. Marx G. Über die Zusammenarbeit in der Kieferorthopädie und Zahnheilkunde in der manuellen Medizin. Man Med 2000;38:342-45.
34. Marx P, Püschmann H, Haferkamp G, Busche T, Neu J. Manipulationsbehandlungen der HWS und Schlaganfall. Fortschr Neurol Psychiatr 2009;77:83-90.
35. Mitchell FL Jr, Moran PS, Pruzzo NA. An evaluation and treatment manual of osteopathic muscle energy. Valley Park: Mitchell, Moran and Pruzzo; 1979.
36. Moll H. Manuelle Medizin im Rahmen des süddeutschen Orthopädenkongresses. Man Med 1997;35:156-7.
37. Nachemson A, Jonsson E, editors. Neck and Back Pain, The scientific evidence of causes, diagnosis and treatment. Philadelphia: Lippincott Williams & Wilkins; 2000.
38. Neuhuber WL. Funktionelle Neuroanatomie des kraniozervikalen Übergangs. In: Hülse M, Neuhuber WL, Wolff HD, editors. Die obere Halswirbelsäule. Berlin: Springer; 2005. p. 55-71.
39. Neuhuber WL. M. longissimus als Vermittler zwischen kraniozervikalem Übergang und Becken, Man Med 2005;43:395-9.
40. Neuhuber WL. Anatomie und funktionelle Neuroanatomie der oberen Halswirbelsäule. Man Med 2007;45: 227-31.
41. Neumann HD. Manuelle Medizin – Eine Einführung in Theorie, Diagnostik und Therapie, 5. Aufl. Berlin: Springer; 1999.
42. Nieuwenhuys R, Voogd J, van Huijzen C, editors. Das Zentralnervensystem des Menschen. Berlin: Springer, 1991.
43. Ohlendorf D, Parey K, Kemper S, Natrup J, Kopp S. Können experimentell hebeigeführte Veränderungen der Okklusion das menschliche Gleichgewicht beeinflussen? Man Med 2008;46:412-7.
44. Ohlendorf D, Pusch K, Kopp S. Beinlängendifferenz versus zentrische Lage des Unterkiefers. Man Med 2008;46:418-23.
45. Penfield W, Rasmussen TB. The cerebral cortex of man. New York: Macmillan, 1950.
46. Pfaller K, Arvidsson J. Central distribution of trigeminal and upper cervical primary afferents in the rat studied by anterograde transport of horseradish peroxidase conjugated to wheat germ agglutinin. J Comp Neurol 1988;268:91-108.
47. Rubinstein SM, Peerdeman SM, van Tulder MW et al. A systematic review of the risk factors for cervical artery dissection. Stroke 2005;36:1575-80.
48. Schmidt HM. Kopf und Hals. In: Drenkhan D, Zenker W, editors. Benninghoff, Anatomie, Bd. 1. 15. Aufl. München: Urban & Schwarzenberg, 1994. p. 471-527.
49. Schupp W. Gesichtsschmerz aus Sicht der Kieferorthopädie. Man Med 2001;39:327-36.
50. Steininger K, Buchbauer J. Funktionelles Kraftaufbautraining in der Rehabilitation, 4. Aufl. Oberhaching: Gesundheits-Dialog; 2001.
51. Taylor JL. Perception of the orientation of the head an the body in man. In: Berthoz A, Vidal PP, Graf W, editors. The head-neck sensory motor system. Oxford: OUP; 1992. p. 488-490.
52. Türp JC. Zum Zusammenhang zwischen Myoarthropathien des Kausystems und Ohrenbeschwerden (Otalgie, Tinnitus). HNO 1998;46:303-10.
53. Voss H. Tabelle der absoluten und relativen Muskelspindelzahlen der menschlichen Skelettmuskulatur. Anat Anz 1971;129:562-72.
54. Walther DS. Applied kinesiology, Synopsis. Pueblo: System D C; 1988.
55. Zhan X, Pongstaporn T, Ryugo D. Projections of the second cervical dorsal root ganglion to the cochlear nucleus in rats. J Comp Neurol 2006;496:335-48
56. Zhou J, Shore S. Projections from the trigeminal nuclear complex to the cochlear nuclei: a retrograde and anterograde tracing study in the guinea pig. J Neurosci Res 2004;78:901-7.
57. Zieglgänsberger W. Central control of nociception. In: Mountcastle VB, Bloom, FE , Geiger SE, editors. Handbook of Physiologie – The nervous system IV. Baltimore: Williams & Wilkins; 1986. p. 581 ff.

Kapitel 6

Physiotherapeutische Behandlung von CMD-Patienten

Christiane Kahler

6.1 Einleitung

Seit einiger Zeit werden immer mehr Patienten mit Craniomandibulären Dysfunktionen (CMD) von ihrem Zahnarzt oder Kieferorthopäden in die physiotherapeutische Praxis überwiesen. Häufig ergibt sich aber auch während der Befundaufnahme, dass bei Patienten, die eigentlich wegen anderer Diagnosen in der Praxis sind, eine CMD vorliegt. Beschwerden wie Nacken-, Kopf-, Gesichtsschmerz, Tinnitus, Ohrenschmerzen und Schluckstörungen, aber auch Veränderungen der Körperstatik deuten zunächst nicht primär auf eine Kieferproblematik hin. Deshalb sollten Physiotherapeuten bei diesen Symptomen die Kiefergelenkfunktion und die Kaumuskulatur mit untersuchen und bei positivem Befund eine zahnärztliche Abklärung anstreben.

Mehrere Studien konnten mittlerweile die Wirksamkeit der kombinierten zahnärztlichen Schienentherapie mit zeitgleicher physiotherapeutischer Behandlung belegen. Beispielsweise wurde nach *Kraus* et al. bei 80 % der Patienten in der kombinierten Therapie gegenüber 45 % mit alleiniger Aufbissschienentherapie Beschwerdefreiheit erreicht.[5]

Um dem komplexen Geschehen bei CMD in der physiotherapeutischen Behandlung gerecht zu werden, muss neben der primären Zielstellung der Schmerzreduktion und Funktionsverbesserung im Kauorgan der gesamte Körper in die Behandlung einbezogen werden. Ursache-Folge-Ketten auch aus peripheren Bereichen gilt es zu erkennen und zu behandeln. Fehlhaltungen und bestimmte Gewohnheiten müssen bewusst gemacht und beeinflusst werden. Langfristiger Erfolg ist nur dann gewährleistet, wenn der Körper sein natürliches Gleichgewicht wiederfinden kann.

Entsprechend den vielfältigen Faktoren, die zu einer CMD führen können, ergeben sich für die Physiotherapie Therapieansätze in verschiedenen Körperregionen:
- HWS, zervikale Muskulatur, zervikale Faszien,
- Schultergürtel, Schultermuskulatur, BWS,
- Becken, untere Extremität, Körperstatik,
- Kau- und Hyoidalmuskulatur,
- Kiefergelenk, kapsulo-ligamentäre Strukturen,
- kraniosakrales System,
- Verbesserung der Körperhaltung und der Körperwahrnehmung.

6.2 Kraniomandibuläres System und Bewegungsapparat

6.2.1 Der Einfluss der Körperhaltung auf das kraniomandibuläre System

In der ständigen Auseinandersetzung mit der Schwerkraft bei Haltung und Bewegung muss das Muskelsystem den menschlichen Körper mit möglichst geringer Kraft in der Aufrechten halten. Ein ausgewogenes Spannungsverhältnis der ventralen und dorsalen Muskulatur ist notwendig, damit der Muskulatur eine maximale Leistungsreserve zur Ausführung von Bewegungen zur Verfügung steht.

Zur Orientierung bei der Einschätzung der physiologischen Körperhaltung dient eine angenommene Schwerkraftlinie.
- In der Frontalebene sollte das Lot den Körper in der Mitte symmetrisch teilen. Die Schultern und die Beckenoberkanten befinden sich auf gleicher Höhe (Abb. 6-1).
- In der Sagittalebene verläuft die Schwerkraftlinie vom Kiefergelenk durch die Mitte des Hüftgelenkes und des Knies bis vor den äußeren Knöchel. Der Schädel befindet sich so in einer Linie mit dem Zentrum des Beckens. Die Schultern stehen über dem Becken (Abb. 6-2).

Haltungsprobleme verändern die Körperstatik und führen zur Überlastung des muskuloskelettalen Systems. Bei einer „eingesunkenen" Haltung wobei Kopf und Schultern nach vorn verlagert sind, verschiebt sich der Körperschwerpunkt auf die Fersen

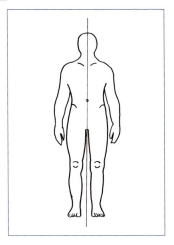 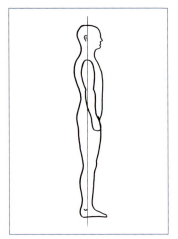 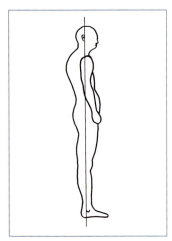

Abb. 6-1 Symmetrische Körperhaltung in der Frontalebene.

Abb. 6-2 Aufrechte Körperhaltung in der Sagittalebene mit einem ausgewogenen Verhältnis zwischen dorsaler und ventraler Muskulatur.

Abb. 6-3 „Eingesunkene" Körperhaltung.

statt vor die Knöchel (Abb. 6-3). Eine alleinige Korrektur der Kopf- und Schulterstellung führt hier nicht zur erwünschten Muskelbalance im gesamten Körper. Vielmehr würde dem Körper seine Kompensation genommen und Probleme in anderen Gebieten wären vorprogrammiert.

Treten an irgendeiner Stelle im Körper Störungen auf, z. B. durch andauernde Überlastungen, Verletzungen oder Entzündungen, kann sich die gesamte Haltung so verändern, dass die gestörte Struktur geschont wird. Es kommt zu einer vom Lot abweichenden Kompensationshaltung des Körpers, die mit erhöhter Muskelaktivität einhergeht, damit das variable Gleichgewicht in Ruhe und Bewegung gehalten werden kann. Die daraus folgende Überlastung in vom eigentlichen Störgebiet entfernten Körperbereichen, kann auch nach Abklingen der akuten Problematik zunächst symptomlos bestehen bleiben. Die Belastbarkeit der sekundär betroffenen Struktur hängt vom Grad der Gleichgewichtsstörung und der Elastizität des Gewebes ab. Es dauert manchmal Monate bis Jahre, bis dann – meist ausgelöst durch Stress oder Traumata – Beschwerden auftreten.

Für den Kieferbereich bedeutet dieser Kompensationsmechanismus: Eine veränderte Körperstatik kann sich im Kausystem auswirken und eine CMD zur Folge haben. Andererseits bedingt eine Fehlfunktion im Kieferbereich, insbesondere eine Fehlokklusion, auch eine veränderte Körperstatik. Bei längerem Bestehen dieser Funktionsstörungen ist die Behandlung der gesamten Kette erforderlich.

6.2.2 Halswirbelsäule (HWS) und kraniomandibuläres System

Die Halswirbelsäule ist aufgrund ihrer vor allem in den Kopfgelenken großen Beweglichkeit und wegen der Gewährleistung einer horizontalen Ausrichtung der Augen häufig an Kompensationen beteiligt. Das große Gewicht des Kopfes ruht auf einer relativ kleinen Auflagefläche, wobei sein Schwerpunkt vor den Okziputkondylen liegt. Um diesem anatomischen Ungleichgewicht entgegenzuwirken, müssen die kräftig ausgebildeten Nackenstrecker ständig dagegenhalten. Dadurch wird verhindert, dass der Kopf durch sein Eigengewicht nach vorn sinkt.

Eine aktive Beugung des Kopfes gegenüber der HWS wird durch Kontraktion der prävertebralen Halsmuskeln ermöglicht. Die weiter ventral liegenden supra- und infrahyoidalen Muskeln können durch ihren größeren Hebelarm ebenfalls die Beugung des Kopfes und der HWS effektiv unterstützen. Das ist dann möglich, wenn der Unterkiefer durch Aktivität der Kaumuskulatur fest an den Oberkiefer gedrückt oder statisch in einer geöffneten Position gehalten wird.

Die Stabilität des Kopfes und der HWS wird also zum einen durch die Nackenstrecker und zum anderen durch die prävertebralen Halsmuskeln, unter den genannten Voraussetzungen auch durch die supra- und infrahyoidalen Muskeln gewährleistet. Die Berücksichtigung dieses Zusammenhangs ist für die Behandlung besonders wichtig, da eine kompensatorische Stabilisierung der HWS mittels Kau- und Hyoidalmuskulatur erfolgen kann. Wird bei einem Kieferpatienten, bei dem aufgrund eines früheren Schleudertraumas auch eine Instabilität der HWS vorliegt, die Kiefermuskulatur isoliert behandelt, kann dies zu einer Verstärkung der HWS-Problematik führen.

Das Wechselspiel zwischen HWS- und Kiefermuskulatur lässt sich am besten am eigenen Körper nachvollziehen. Dazu wird mit den Fingerkuppen unterhalb des Hinterhauptbeins eine Spannung der Nackenstrecker während der weiten Mundöffnung getastet. Hielte die Nackenmuskulatur nicht dagegen, würde sich der Kopf bei jeder Mundöffnung durch den Zug der supra- und infrahyoidalen Muskulatur nach vorne neigen.

Die Stellung der HWS, vor allem in der sagittalen und transversalen Ebene, beeinflusst direkt die Ruheposition des Unterkiefers. Physiologisch findet bei jeder Kopfbewegung eine Gegenbewegung des Unterkiefers statt. Bei den normalen Alltagsbewegungen ist dieses Zusammenwirken von Kopf- und Unterkieferbewegung nicht problematisch. Chronische Fehlhaltungen und/oder Blockierungen in der HWS dagegen können langfristig Schäden im Kiefergelenk verursachen:

- Flexion der HWS – Vorverlagerung des Unterkiefers (Protrusion)
- Extension der HWS – Rückverlagerung des Unterkiefers (Retrusion)
- Lateralflexion der HWS – kontralaterale Verschiebung des Unterkiefers (Laterotrusion)
- translatorisches Vorschieben des Kopfes – Rückverlagerung des Unterkiefers (Retrusion)
- translatorisches Rückschieben des Kopfes – Vorverlagerung des Unterkiefers (Protrusion)

Dementsprechend führen Fehlstellungen in der HWS bedingt durch die veränderte Ruheposition des Unterkiefers auch zu einer veränderten Mundschließbewegung und damit zu einer zusätzlichen Beanspruchung der Kaumuskulatur.

- Bei einer vorgeschobenen Kopfhaltung mit retrusiver Unterkieferstellung müssen verstärkt die Protrusoren arbeiten, um eine Okklusion zu ermöglichen.
- Dagegen müssen bei rückverschobenem Kopf mit protrusiver Unterkieferstellung die Retrusoren aktiver werden.
- Eine Fehlhaltung der HWS in Seitneige (z. B. beim Schiefhals) mit zur Gegenseite verschobenem Unterkiefer verursacht einen erhöhten Einsatz der gleichseitigen Laterotrusoren, um den Unterkiefer wieder in Okklusionsstellung zu bringen.

Eine der häufigsten Fehlhaltungen bei CMD-Patienten ist die Anteroposition des Kopfes. Sie ist kombiniert mit einer Überstreckung der Kopfgelenke um geradeaus schauen zu können. Daraus resultiert eine retrusive Fixation des Unterkiefers, bedingt durch die Überspannung der suprahyoidalen Muskulatur. Diese Vorschiebung des Kopfes ist oft Folge einer kyphotischen Wirbelsäulenstellung mit Beckenbewegung nach dorsal und Thoraxsenkung. Die Thoraxsenkung ihrerseits bewirkt ebenfalls ei-

6.2.3 Schultergürtel und kraniomandibuläres System

Der Schultergürtel, bestehend aus den Schlüsselbeinen, den Schulterblättern, dem Brustbein, den oberen Rippen und den Wirbeln des zervikothorakalen Übergangs, ist anatomisch-funktionell über verschiedene Muskelketten eng mit der kraniomandibulären Region verbunden.

Aufgrund der Lage ihres Ursprungs und Ansatzes seien hier folgende Muskeln genannt:
- M. trapezius (Pars descendens),
- M. sternocleidomastoideus,
- M. levator scapulae,
- M. omohyoideus,
- Mm. scaleni.

Der M. omohyoideus, welcher vom Oberrand der Scapula zum Hyoid zieht, kann über die suprahyoidale Muskulatur die Unterkieferposition beeinflussen. Der M. sternocleidomastoideus mit seinem Ansatz am Mastoid des Os temporale hat Einfluss auf die Position der Fossa articularis (vgl. 6.5.2). Nach *Travell* und *Simons* können myofasziale Triggerpunkte des M. sternocleidomastoideus und der Pars descendens des M. trapezius sogenannte „Satellitentriggerpunkte" in der Kiefermuskulatur entwickeln und aufrechterhalten:[17]
- M. sternocleidomastoideus: M. temporalis, M. masseter, M. pterygoideus lat., M. digastricus,
- M. trapezius (Pars descendens): M. temporalis, M. masseter.

Sie sind ebenfalls Ausdruck der funktionellen Zusammengehörigkeit des Kiefers und der HWS-Schultergürtel-Region. Um die Kiefermuskulatur wirksam zu entspannen, muss deshalb die Schulter-Nacken-Muskulatur immer überprüft und mitbehandelt werden.

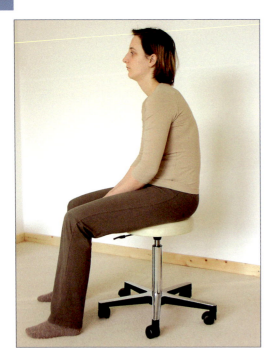

Abb. 6-4 Eine kyphotische Haltung der Wirbelsäule mit vorgeschobenem Kopf und vorverlagerten Schultern (z. B. stundenlanges Arbeiten am Computer, Autofahren) verursacht auf Dauer übermäßige Gelenk- und Muskelbelastungen.

nen indirekten Zug über die infrahyoidale Muskulatur auf den Unterkiefer. Um einer damit verbundenen Mundöffnung entgegenzuwirken und die Okklusion zu ermöglichen, müssen die Mundschließer dagegenhalten. Die Folge ist eine kontinuierliche dorsale Kompressionsbelastung in den Kiefergelenken, die auf Dauer zur Diskoordination zwischen Diskus und Kondylus und zu Diskusschädigungen führen kann (Abb. 6-4).

Wie oben beschrieben, beeinflusst die Kopfhaltung die Unterkieferposition. Aber auch umgekehrt ist die Kopfhaltung wegen des okklusalen Fixpunktes vom Kiefergelenk abhängig. Das bedeutet, der Kopf wird unwillkürlich so gehalten, dass die Zähne bestmöglich zusammenpassen.

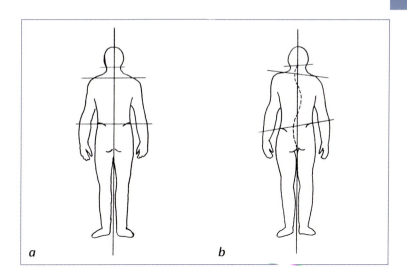

Abb. 6-5 (a) symmetrische Körperhaltung, *(b)* veränderte Körperstatik durch Verkürzung des linken Beines.

6.2.4 Becken/untere Extremität und kraniomandibuläres System

Kieferfehlstellungen treten oft im Zusammenhang mit Störungen der Körpersymmetrie auf. So konnten Okklusionsveränderungen als Folge von Beckenschiefstand und Beinlängendifferenz elektromyografisch gemessen werden.

Die kinematische Verkettung der Kiefer- und Kopfgelenksregion mit der gesamten Wirbelsäule setzt sich über die Iliosakralgelenke und das Becken bis in die untere Extremität fort. Dabei wirkt möglicherweise der M. longissimus mit seinem Verlauf vom Ilium und Sakrum bis zum Processus mastoideus als Vermittler von funktionellen Störungen zwischen den Kopfgelenken und dem Becken.[9]

Beckenfehlstellungen und Achsenabweichungen der unteren Extremität werden auch durch Gegenbewegungen in der Wirbelsäule kompensiert um eine ausgeglichene Körperstatik zu gewährleisten (Abb. 6-5a–b).

Durch die enge Lagebeziehung des kraniozervicalen und des kraniomandibulären Systems können also Okklusionsveränderungen als Folge von Beckenschiefstand und Beinlägendifferenz auftreten. Im Umkehrschluss haben Okklusionsstörungen auch bei Problemen in der LWS-Becken-Hüft-Region ihre Bedeutung. Ein kleiner Test zeigt eindrucksvoll diesen Zusammenhang am eigenen Körper. Dazu sind die ersten leichten Zahnkontakte zunächst ohne und dann mit einer einseitigen Fußunterlagerung (z. B. Buch) zu vergleichen.

Häufige Fehlstellungen des Beckens sind einseitiger Hoch- bzw. Tiefstand und/oder eine Beckenverwringung, bei der eine Beckenseite nach vorn und die Gegenseite nach hinten rotiert steht. Bei einseitigem Beckenhochstand wird zwischen einer anatomischen und einer funktionellen Beinlängendifferenz unterschieden. Eine angeborene oder durch Operation der unteren Extremität erworbene anatomische Beinlängendifferenz wird durch eine Absatzerhöhung ausgeglichen, während eine funktionelle Beinlängendifferenz, verursacht z. B. durch Muskelverkürzungen der Hüftbeugemuskulatur, durch einseitige Fußfehlstellungen oder Traumata, bei Kieferproblemen mitbehandelt werden muss.

Nach *John* vollziehen der Unterkiefer und das Becken die gleiche Bewegung.[16] Eine anteriore Rotation der einen Beckenseite kann demnach eine anteriore Unterkieferrotation der gleichen Seite bedingen.

Die hoch stehende Beckenseite bewirkt so eine Kompression im gleichseitigen Kiefergelenk. Aufgrund der individuellen Kompensationsmechanismen, die zwischen Becken und Kiefer von vielen Faktoren abhängig sind, ist es jedoch schwierig, generelle Gesetzmäßigkeiten zwischen Becken- und Unterkieferposition abzuleiten.

6.3 Physiotherapeutische Untersuchung

6.3.1 Anamnese

Neben der genauen Beschreibung der Kieferproblematik aus Sicht des Patienten (Wann? Wie? Wobei?) können für die physiotherapeutische Behandlung folgende Informationen relevant sein:

- Beschwerden im Bewegungsapparat, insbesondere HWS, aber auch Schultergürtel, BWS, LWS, Becken, periphere Gelenke,
- Unfälle (Schleudertrauma), Stürze, Schläge auf Kopf oder Gesicht,
- Operationen (Narbenzug, Intubation),
- Schlafstellung (z. B. HWS-Belastung bei Bauchschläfern),
- berufliche Prädisposition (Musiker, besonders Blasinstrumente, Geige, Gesang); Sitzhaltung am Arbeitsplatz (Büro, Auto); Telefonieren mit eingeklemmten Hörer zwischen Ohr und Schulter usw.,
- Schluckbeschwerden, Heiserkeit,
- längere Zahnbehandlung, Zahnersatz, Kieferorthopädie,
- Parafunktionen wie Pressen, Knirschen, Zungendruck, einseitiges Kauen, exzessives Kaugummikauen, Lippenbeißen, Nägelkauen usw.

6.3.2 Sichtbefund/Körperstatik

Der physiotherapeutische Befund – Ganzkörperstatik – ist Bestandteil der Patientenkartei im interdisziplinären CMD-Behandlungskonzept. Abweichungen der Körperregionen von der Schwerkraftlinie werden im Körperschema eingezeichnet, ebenso funktionelle Probleme kurz beschrieben. Die Körperhaltung wird im Stand, aber auch im Sitz von dorsal, ventral und lateral beurteilt. Besonderes Augenmerk wird dabei auf nachfolgende Kriterien gelegt.

Ansicht von dorsal/ventral:
- Kopfschiefhaltung
- asymmetrische Schulterhöhe
- Stellung der Schulterblätter/Schlüsselbeine
- asymmetrische Beckenhöhe
- Skoliose
- Kniestellung (X- oder O-Bein)
- Stellung der Fußgelenke (z. B. Senkfuß)

Ansicht von lateral:
- Kopfvorhalte, -rückhalte
- Unterkieferposition
- Schulterstellung
- Wirbelsäule (verstärkte Kyphose und/oder Lordose)
- Kniestellung

Eingesogene Wangen, stark ausgeprägte Masseter, ein geringer Sprechabstand (kaum Unterkieferbewegungen beim Sprechen) deuten im Sichtbefund schon auf eine Hypertonie der Kaumuskulatur hin.

6.3.3 Funktionsuntersuchung des Beckens und der Wirbelsäule

Bei Vorliegen einer asymmetrischen Beckenstellung wird zwischen einer anatomischen und einer funktionellen Beinlängendifferenz unterschieden. Dazu werden die Höhe der vorderen und hinteren oberen Darmbeinstacheln, die Beckenkämme und der Trochanter major beidseits als Referenzpunkte palpiert. Weitere Tests der Iliosakralgelenke (Vorlauf- und Rücklauftest) zur spezifischen Untersuchung der Beckenfunktionsstörung folgen.

Abhängig von Anamnese und Sichtbefund, werden jetzt einzelne Wirbelsäulenabschnitte, insbesondere die HWS untersucht:
- aktive und passive Bewegungen: Rotation, Flexion, Extension, Seitneige,
- weitere manualtherapeutische Untersuchungen (z. B. Translationstests),
- Funktionsprüfung des Schultergürtels (insbesondere obere Rippen, Clavicula, Scapula).

Anschließend werden folgende Hals- und Schultergürtelmuskeln, welche bei CMD-Patienten häufig beteiligt sind, palpiert:
- M. trapezius (Pars descendens),
- M. sternocleidomastoideus,
- Mm. suboccipitalis,
- M. levator scapulae,
- M. pectoralis major,
- Mm. scalenii.

6.3.4 Untersuchung des kraniomandibulären Systems

Aktive und passive Bewegungen

Untersucht werden folgende Bewegungen:
- Mundöffnung (Abduktion) – Mundschluss (Adduktion),
- Protrusion – Retrusion,
- Laterotrusion.

In der aktiven Bewegungsuntersuchung wird auf das Bewegungsausmaß (bei Laterotrusion im Seitenvergleich), auf Ausweichbewegungen (Deviation, Deflexion), auf Schmerzhaftigkeit, auf Knack- und Knirschgeräusche sowie auf Mitbewegungen des Kopfes geachtet. Der Untersucher palpiert die Kondylenbewegung mit dem Zeigefinger vor dem äußeren Gehörgang, während der Patient die Kieferbewegungen langsam ausführt.

Bei der Mundöffnung wird initial eine Rotation der Kondylen durch die Aktivität der suprahyoidalen Muskulatur getastet (der Herausgeber diess Buches verweist in Kap. 2 auf eine bereits initial bestehende Gleitbewegung). Erst dann, etwa nach der halben Öffnungsbewegung, erfolgt eine Translation der Kondylen nach ventral vor allem durch die Aktivität des M. pterygoideus lateralis. Eine verfrühte Translation mit erweiterter Mundöffnung (physiologisch 40–60 mm) deutet auf eine Hypermobilität im Gelenk hin. Eine eingeschränkte Mundöffnung ist aufgrund von Muskelverkürzungen der Adduktoren, vor allem des M. masseter und des M. pterygoideus medialis, oder arthrogen bedingt. Während der Mundöffnung auftretende Abweichungen der Kinnspitze von der Mittellinie, weisen auf eine Gelenk-/Diskusstörung oder auf Muskeldysbalancen hin. Bei einer arthrogenen Problematik weicht der Unterkiefer zur betroffenen Seite ab, wobei häufig die Gegenseite kompensatorisch hypermobil wird. Muskuläre Gründe von Deviation sind Hypertonus der gleichseitigen suprahyoidalen Muskulatur, des kontralateralen M. pterygoideus lateralis und der gleichseitig verkürzten Adduktoren, die einseitig die Mundöffnung behindern. S-förmige Öffnungsbewegungen sind Ausdruck von Diskoordination der Muskulatur, wobei häufig der M. pterygoideus lateralis beteiligt ist. Zur Differenzierung wird die Zungenspitze an den hinteren Gaumen gelegt. Kann die Mundöffnung so symmetrischer ausgeführt werden, ist vorrangig der M. pterygoideus lateralis für die Dysbalance verantwortlich. Bei Deflexion kann der Unterkiefer die Seitabweichung am Ende der Mundöffnung nicht mehr korrigieren. Muskuläre Verspannungen, kapsulär bedingte Einschränkung der Kondylustranslation oder ein vorverlagerter Diskus ohne Repositionsmöglichkeit können die Ursache sein.

Die aktive Protrusionsuntersuchung gibt Aufschluss über den translatorischen Bewegungsraum. Seitabweichungen können myogene oder athrogene Ursachen haben.

Seitendifferenzen im Bewegungsausmaß der Laterotrusion deuten häufig auf eine arthrogene Beteiligung hin, wobei die kontralaterale Richtung eingeschränkt ist.

Christiane Kahler

Tab. 6-1 Kieferbewegung und Muskulatur.

Mundöffnung/Abduktion	Mundschluss/Adduktion
Suprahyoidale Muskulatur	M. masseter (v. a. Pars profunda)
Infrahyoidale Muskulatur	M. pterygoideus medialis
M. pterygoideus lateralis (Pars inferior)	M. temporalis (v. a. Pars anterior)
	M. pterygoideus lateralis (Pars superior)
Protrusion	**Retrusion**
M. pterygoideus lateralis (Pars inferior)	M. temporalis (Pars posterior)
M. pterygoideus medialis	M. digastricus (Pars posterior)
M. masseter (Pars superficialis)	Suprahyoidale Muskulatur
	M. pterygoideus lateralis (Pars superior)
Laterotrusion rechts	**Laterotrusion links**
M. pterygoideus medialis links	M. pterygoideus medialis rechts
M. pterygoideus lateralis links	M. pterygoideus lateralis rechts
M. masseter rechts	M. masseter links
M. temporalis links (Pars anterior)	M. temporalis rechts (Pars anterior)
M. digastricus rechts	M. digastricus links

Das komplexe Zusammenwirken der Kau- und Hyoidalmuskulatur – Synergisten und Antagonisten – wird in Tabelle 6-1 vereinfacht dargestellt.

Nach der erfolgten aktiven Bewegungsprüfung erfolgt eine passive Weiterführung der Bewegungen durch den Untersucher. Die passiven Bewegungen geben Aufschluss über das Endgefühl und eventuell auftretende Schmerzen. Es ist abhängig von der die Bewegung limitierenden Struktur. Das physiologische Endgefühl der Kiefergelenke wird als hartligamentär definiert. Ein pathologischer Befund wäre ein zu weiches Endgefühl aufgrund von muskulären Verkürzungen oder ein zu hartes Endgefühl bei kapsulären Schrumpfungen.

Gelenkspieluntersuchung

Mittels Traktions- und Translationstests wird das Kiefergelenkspiel beurteilt. Bedingt durch die konvexe Form der Kieferköpfchen findet neben einer Rollbewegung auch eine Gleitbewegung statt.

Bei der Traktion wird mittels einer Zugkraft senkrecht zur konkaven Gelenkfläche eine Erweiterung des Gelenkflächenzwischenraumes bewirkt. Die Translation wird parallel zur konkaven Gelenkfläche in ventraler und mediolateraler Richtung ausgeführt. Untersucht wird das Bewegungsausmaß, die Qualität der Bewegung (glatt, rau), das Endgefühl und auftretende Schmerzen.

Untersuchung der Kiefermuskulatur

Die muskulären Befunde werden durch isometrische Tests (Widerstandstests) und durch Palpation erhoben. Bei der isometrischen Untersuchung wird gegen die zu testende Bewegungsrichtung ein Widerstand gesetzt, sodass eine Bewegung verhindert wird. Der Untersuchende erhält dabei Informationen über Muskelkraft und Belastbarkeit der kontraktilen Strukturen (Muskeln, Sehnen). Getestet werden die Adduktoren, die Abduktoren und die Laterotrusoren.

Danach erfolgt die palpatorische Untersuchung der Kau- und Suprahyoidalmuskulatur:

Der *M. temporalis* wird im Verlauf seiner fächerförmig angeordneten Teile (Pars anterior, medialis, posterior) im Schläfenbereich, über und hinter dem Ohr getastet. Intraoral erfolgt die Palpation der kräftigen Ansatzsehne am Processus coronoideus mandibulae. Neben seiner vorrangigen Mundschlussfunktion ziehen die posterioren Fasern mit ihrem horizontalen Verlauf in die Retrusion. Chronische Hypertonie kann zur Kompression des Kiefergelenks führen, die Mundöffnung ist dabei eher geringfügig eingeschränkt.

Der *M. masseter* wird intraoral seitlich des Ramus mandibulae palpiert. Neben seiner Hauptaufgabe, dem kraftvollen Mundschluss, hat er einen großen propriozeptiven Einfluss auf die Feinabstimmung des Kieferschlusses. Ursachen von Hypertonie sind z. B. Bruxismus, exzessives Kaugummikauen, vertikaler Verlust bei Okklusionsstörung. Häufig ist bei Verkürzung des M. masseter die Mundöffnung eingeschränkt.

Der *M. pterygoideus medialis* wird extraoral an seiner Insertion am Angulus mandibulae und intraoral im mittleren Muskelbereich am medialen Ramus mandibulae palpiert. Aufgrund seines Faserverlaufs hat er Einfluss auf die Kondylenposition in der Transversalebene. Bei Verkürzung kann die Mundöffnung stark eingeschränkt sein. Eine Seitabweichung des Unterkiefers ist hier vor allem bei maximaler Mundöffnung zu erwarten.

Der *M. pterygoideus lateralis* ist aufgrund seiner Lage nicht direkt palpabel und wird daher isometrisch mittels der kontralateralen Laterotrusion getestet. Er besteht aus zwei funktionell unterschiedlichen Anteilen. Die *Pars inferior* zieht den Kondylus-/Diskuskomplex bei der Mundöffnung nach vorn, während die *Pars superior* in der Schließbewegung exzentrisch arbeitet und die Rückbewegung des Kondylus bremst.

Die *suprahyoidale Muskulatur* (Venter anterior des M. digastricus, M. geniohyoideus, *M.* stylohyoideus, M. mylohyoideus) kann extraoral am Mundboden oder intraoral bei gleichzeitiger flächiger Abstützung von außen palpiert werden. Der Venter posterior des M. digastricus wird zwischen Angulus medialis mandibulae und Processus mastoideus getastet. Muskelhypertonus und -verkürzung führen zu Unterkieferrücklage. Neben der Mundöffnung und der Retrusion sind die suprahyoidalen Muskeln beim Schlucken und Saugen aktiv.

6.4 Physiotherapeutische Behandlung des kraniomandibulären Systems

Um die zahnärztliche Schienentherapie in der CMD-Behandlung optimal zu unterstützen ist neben der direkten Beeinflussung der Anteile des Kausystems die manualtherapeutische Behandlung von Funktionsstörungen der gesamten Wirbelsäule, des Beckens und der Körperperipherie (aufsteigende Ursache-Folge-Ketten aus der unteren Extremität) (s. Kap. 7) erforderlich. Zur Anwendung kommen dabei passive Mobilisationen (wie Traktionen, Gleitmobilisationen), aktive Mobilisationen (Postisometrische Relaxation, Muskelenergietechniken) und Weichteiltechniken (Quer- und Längsdehnungen der Muskulatur, Funktionsmassagen) (s. Kap. 5). Zur Beeinflussung der muskulären Dysbalance im gesamten Körper bieten verschiedenste Konzepte der Physiotherapie ein breites Spektrum an Behandlungsmöglichkeiten, z. B. Brügger, PNF, FBL, Spiraldynamik, „kurzer Fuß" nach *Janda*.

In der spezifischen Behandlung des kraniomandibulären Systems sind Schmerzreduzierung/Schmerzbeseitigung und Normalisierung der Bewegungsstörung des Unterkiefers die Ziele der physiotherapeutischen Behandlung. Dafür sind genaue Angaben zur Funktionsstörung und Diagnose vom Zahnarzt erforderlich. Die in der Manuellen Funktionsanalyse herausgefundene Belastungssituation im Gelenk (Belastungvektor) bestimmt in umge-

Christiane Kahler

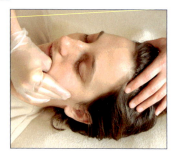

Abb. 6-6 Massage des M. masseter im gesamten Muskelverlauf. Im Zangengriff können hierbei Triggerpunkte durch leichten Druck gelöst werden.

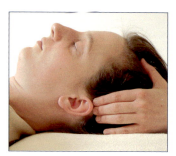

Abb. 6-7 Zirkelungen am M. temporalis, hier Pars posterior.

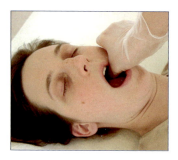

Abb. 6-8 Massage des M. pterygoideus medialis im mittleren Muskelbereich, der unmittelbar hinter dem Ramus mandibulae palpierbar ist.

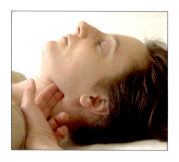

Abb. 6-9 Massage des M. pterygoideus medialis an seinem Ansatz an der Innenseite des Angulus mandibulae.

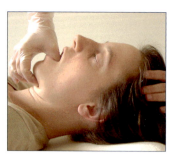

Abb. 6-10 Entspannung des Mundbodens (M. mylohyoideus, M. geniohyoideus, Venter anterior des M. digastricus).

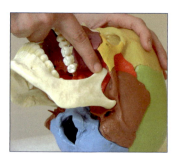

Abb. 6-11 Querfriktionen der kräftigen Ansatzsehne des M. temporalis an der lateralen und medialen Seite des Processus coronoideus.

kehrter Weise die Therapierichtung in der physiotherapeutischen Behandlung. Bei der meist dorsokranialen Kiefergelenksbelastung wird die kaudale und ventrale Komponente verbessert.

In der Praxis werden zuerst Techniken zur Entspannung der Kiefermuskulatur durchgeführt. Dann erfolgt die Dehnung der verkürzten Muskulatur und der geschrumpften Gelenkkapsel. Nach Entspannung und Dehnung folgt ein aktives Üben im gesamten Bewegungsausmaß, um die Koordination mit den anderen Muskeln der funktionellen Einheit wiederherzustellen. Insbesondere die symmetrische Mundöffnung sollte geübt werden.

6.4.1 Entspannung und Dehnung der Kau- und Hyoidalmuskulatur

Craniomandibuläre Dysfunktionen gehen häufig mit Parafunktionen wie Pressen und Knirschen einher. Die dabei stattfindende Muskelarbeit wird mit erheblich höherem Kraftaufwand und wesentlich länger ausgeführt, als die Muskelaktivität der normalen Kautätigkeit. Diese ständige isometrische Kontraktion führt zur Komprimierung der Blutgefäße mit Ver- und Entsorgungsstörungen im Muskelgewebe. Auf Dauer kommt es zu einer Einschränkung der Leistungsfähigkeit und zur Ermüdung des Muskels. Anfangs gelingt es dem Muskel in Ruhephasen, die z. B. durch nächtliches Knirschen aufgebaute Ischämie tagsüber abzubauen. Gelingt das nicht, treten in der Folge Myalgien, Muskelhartspann und Triggerpunkte auf. Das Lösen dieser muskulären Restriktionen ist primäre Aufgabe der Physiotherapeuten im interdisziplinären Behandlungskonzept. Vor allem Muskeln, die die Therapierichtung einschränken, müssen behandelt werden. Der Palpationsbefund zeigt die oben beschriebenen Tonuserhöhungen und Strukturveränderungen in der Kiefermuskulatur. Die passive Bewegungsuntersuchung ergibt meist eine gegenüber der aktiven unphysiologisch erhöhte Beweglichkeit und ein zu weiches Endgefühl. Schmerzen bei Kontraktion und Dehnung weisen ebenfalls auf muskuläre Restriktionen hin.

Um der präzisen Bewegungsarbeit des Unterkiefers gerecht werden zu können, weisen die Kaumuskeln eine hohe Dichte an Muskelspindeln auf. Es kommen deshalb eher weiche Massage- und Dehntechniken zur Anwendung, die keine unbeabsichtigten Muskelspindelkontraktionen provozieren.

Massage

Klassische Massagetechniken, wie flächige Streichungen, Zirkelungen, Vibrationen, Knetungen oder Querfriktionen bieten sich bei Tonuserhöhungen und strukturellen Veränderungen in der Muskulatur an. Eine vorbereitende Wärmeanwendung, insbesondere feuchte Wärme (heiße Rolle, warme Auflagen) unterstützt den analgesierenden und durchblutungsfördernden Effekt (Abb. 6-6 bis 6-11).

Postisometrische Relaxation (PIR)

Bei der PIR kommt es durch isometrische Kontraktion zur Hemmung und Entspannung des Muskels. Dabei wird durch passive Verlängerung des Muskels Vorspannung aufgenommen. Einer minimalen isometrischen Kontraktion für 10 bis 20 Sekunden folgt die Entspannungsphase. Die dabei gewonnene Muskelverlängerung dient erneut als Vorspannung. Der Vorgang wird 3- bis 5-mal wiederholt. Besonders wirkungsvoll ist diese Technik, wenn der Patient während der Entspannungsphase langsam und tief einatmet. Die PIR eignet sich sehr gut zur Behandlung von Triggerpunkten (Abb. 6-12 und 6-13).

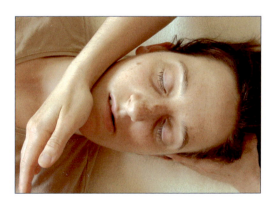

Abb. 6-12 Entspannung des linken M. pterygoideus lateralis mit PIR. Zur Vordehnung wird der Unterkiefer in die Laterotrusion nach links geführt. Hier erfolgt eine minimale isometrische Kontraktion in die Gegenrichtung nach rechts. In der Entspannungsphase wird der Muskel durch Weiterführung des Unterkiefers nach links gedehnt.

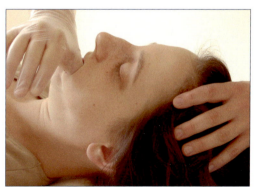

Abb. 6-13 Dehnen des M. masseter mithilfe von PIR. Die Anspannung wird durch leichtes Zusammenbeißen der Zähne erreicht. Nach Lösen der isometrischen Anspannung erfolgt ein laterales Dehnen des Muskels.

Christiane Kahler

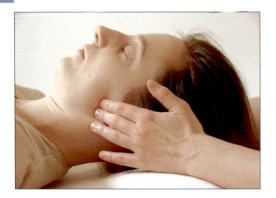

Abb. 6-14 Myofasziales Entspannen des M. masseter durch leichten Zug einzelner Muskelfasern.

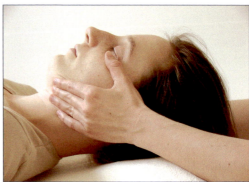

Abb. 6-15 Entspannung des M. masseter durch Annäherung von Ursprung und Ansatz des Muskels mit minimaler Kraft.

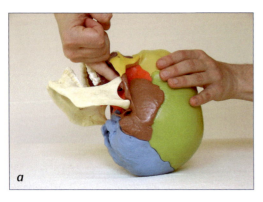

a

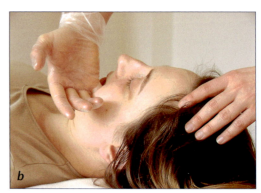

b

Abb. 6-16a, b Der M. pterygoideus lateralis ist aufgrund seiner Lage nicht direkt tastbar. Ein sanfter, nach posterior gerichteter Fingerdruck zwischen Ramus mandibulae und Alveolarkamm kann eine wirkungsvolle Entspannung dieses Muskels einleiten.

Myofasziale Techniken

- Direkte Technik: Extra- oder intraoral wird mit den Fingerbeeren ein leichter Zug oder Druck auf eine Region mit verminderter Gewebebeweglichkeit ausgeübt. Der Zug kann längs, quer oder diagonal zum Muskelfaserverlauf erfolgen und wird solange gehalten, bis eine Lösung der Gewebeverklebungen unter dem Finger palpierbar wird (Abb. 6-14 und 6-16a, b).
- Indirekte Technik: Das Gewebe wird in die Richtung der freien Beweglichkeit geführt (z. B. Annäherung von Ursprung und Ansatz eines Muskels) und gehalten, bis eine Gewebeentspannung eintritt. Das ist bei sehr schmerzhaften Muskeln eine schonende Technik (Abb. 6-15).
- Eine weitere Möglichkeit ist das sogenannte *„unwinding"* (Freiwinden, Entwirren des Gewebes). Dabei wird leichter Druck oder Zug auf die betroffene Struktur ausgeübt, bis eine Art Entwirrbewegung des Gewebes wahrgenommen wird. Diesen Bewegungen folgt der palpierende Finger bis ein Spannungsgleichgewicht spürbar wird.

Physiotherapeutische Behandlung von CMD-Patienten | 6

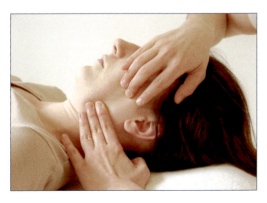

Abb. 6-17 Passive Dehnung kontrakter Fasern des M. masseter.

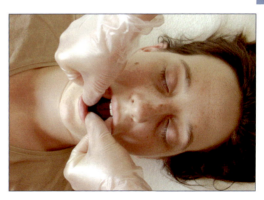

Abb. 6-18 Dehnung der Kaumuskeln durch passive Mundöffnung, vorzugsweise in der Einatemphase oder auch in Kombination mit PIR möglich.

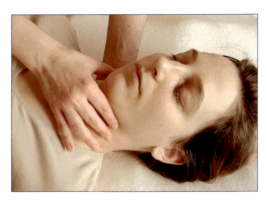

Abb. 6-19 Entspannung der suprahyoidalen Muskulatur durch Lateralmobilisation und ventrales Heben des Hyoids, vor allem bei bestehender Unterkieferrücklage.

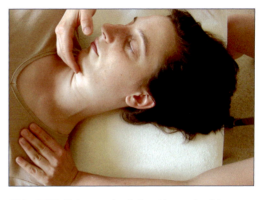

Abb. 6-20 Dehnung des linken M. omohyoideus durch Rotation und Seitneigung der HWS zur Gegenseite mit Fixation am Hyoid und Schub vom Schultergürtel her, wobei der Daumen am Oberrand des Schulterblattes liegt.

Dehnung der verkürzten Muskulatur

Die Dehnungen haben das Ziel die Dehnfähigkeit der Muskelfasern und der bindegewebigen Anteile der Kiefermuskulatur zu erhöhen. Die Unterkieferbeweglichkeit verbessert sich.

Nach *Lewit* übt die Einatmung auf die Mundschließer und Protrusoren einen inhibierenden Effekt aus, während sich die Mundöffner in der Ausatmung entspannen.[6] Dieser Effekt sollte bei der Dehnung der Kiefermuskeln genutzt werden. Zur Anwendung kommen:

- passive Dehnungen (Abb. 6-17 bis 6-20) sowie
- Dehnung durch reziproke Inhibition (Anspannung der Antagonisten).

Bei verminderter Mundöffnung, z. B. durch verkürzte Kaumuskeln, wird die Mundöffnung langsam gegen einen leichten manuellen Widerstand ausgeführt.

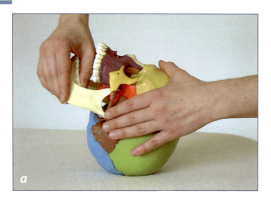 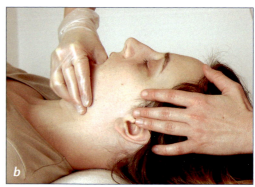

Abb. 6-21a, b Position der Hände für Traktion und Translationsmobilisation des linken Kiefergelenkes.

6.4.2 Gelenktechniken

Manuelle Traktion

Die in vertikaler Richtung applizierte Traktionskraft bewirkt eine Erweiterung des Gelenkzwischenraums. Der Daumen der mobilisierenden Hand wird so weit dorsal wie möglich auf die Okklusalflächen der letzten Molaren gelegt. Die andere Hand palpiert die ankommenden Bewegungsimpulse am Gelenk. Während der Patient seine Kiefermuskeln entspannt, erfolgt die Traktion in kaudaler Richtung. Eine Variation nach ventro- oder dorsokaudal ist möglich (Abb. 6-21a, b).

Die Traktion dient außer zur Dehnung der Gelenkkapsel auch zur Dehnung der Kaumuskeln (M. masseter, M. temporalis, M. pterygoideus medialis), des Lig. sphenomandibulare und des Lig. stylomandibulare. Die durch Traktion erreichte Dekompression der Kiefergelenke kann die Reposition verlagerter Disken unterstützen.

Manuelle Translation

Die Ausgangsposition ist die gleiche wie bei der Traktion. Nach erfolgter leichter Traktion wird die Translationsbewegung parallel zur Gelenkfläche nach ventral, dorsal, medial oder lateral ausgeführt. Bei der medialen und lateralen Richtung werden der Daumen an die Innenseite der Zähne und die Finger an die Wange gelegt. Zusätzlich zur Mobilisation der Gelenkkapsel werden auch Muskeln und Ligamente gedehnt:

Die ventrale Translation dehnt die posterioren Fasern des M. temporalis und das Lig. stylomandibulare. Die dorsale Translation dehnt beide Mm. pterygoidei laterales und bewirkt eine Entlastung des Retrodiskalbandes. Die laterale Translation dehnt das Lig. laterale.

Therapeutisch spielt vor allem die ventrale Translation zur Entlastung der häufig schmerzhaft komprimierten bilaminären Zone eine wichtige Rolle. Die durch Gleitmobilisation angeregte Synoviaproduktion und -verteilung kann eine Diskusreposition bei akutem Prolaps erleichtern. Bei chronischer Diskusverlagerung, besonders mit initialem Knackgeräusch, wird die Relation von Diskus und Kondylus, je nach Schädigungsgrad des Diskus (Zustand der Pars posterior des Diskus) verbessert.

Die Ausführung der manuellen Gelenktechniken hängt von der jeweiligen Zielsetzung ab:
- *Zur Schmerzhemmung* werden rhythmische Traktionen und Translationen so ausgeführt, dass nur eine Dekompression stattfindet oder ein leichter Zug auf die Weichteile gebracht wird. Wegen der

schnellen Anpassung der Mechanorezeptoren des Gelenks sollten Rhythmus und Bewegungsrichtung dabei variiert werden.
- *Bei kapsulo-ligamentären Bewegungseinschränkungen* werden Traktionen und translatorische Gleitmobilisationen mit etwas größerer Kraft, d. h. über die Begrenzung hinaus ausgeführt. Die Kapseldehnung erfolgt aus der Ruhestellung des Gelenks oder aus der eingeschränkten Position langsam rhythmisch, wobei die Dehnstellung für einige Sekunden gehalten wird. Schmerzen sollten dabei nicht provoziert werden.

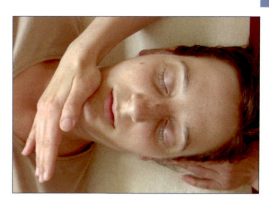

Abb. 6-22 Isometrische Kräftigung des linken M. pterygoideus lateralis.

6.4.3 Aktive Übungsbehandlung

Neben der Ausführung von harmonischen Unterkieferbewegungen dient die ausgeglichene antagonistische Muskelaktivität der Positionierung und Stabilisierung der Kondylen in der Fossa articularis. Eine Reduktion der Muskelkraft einzelner Muskeln, insbesondere des M. pterygoideus lateralis, kann das antagonistische Gleichgewicht stören und somit die Kondylenposition verändern.

Die aktive Übungsbehandlung bietet sich bei Hypo- und Hypermobilität des Kiefergelenkes, bei veränderter Öffnungs- und Schließbewegung (S-förmiges Bewegungsmuster, Deviation/Deflexion) oder bei vorzeitiger Translation des Kondylus an. Folgende Übungen kommen hier infrage:
- isometrische Anspannungsübungen (Abb. 6-22) und rhythmische Stabilisation
- isotonisches Üben (Abb. 6-23 und 6-24)
- Koordinationsübungen: z. B. soll der Patient mit geschlossenen Augen den Unterkiefer in Richtung der Stelle bewegen, wo der Behandler den Unterkiefer berührt
- gezielte Übungen z. B. zur bewussten Steuerung der Kieferrotation und Begrenzung der Translation bei Hypermobilität durch Anlegen der Zungenspitze an den Gaumen bei der Öffnungs- und Schließbewegung. Bei Deviation liegt die Zungenspitze an der kontralateralen Gaumenseite (Abb. 6-25).

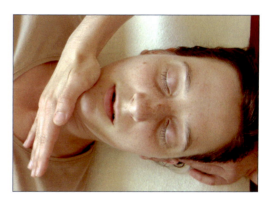

Abb. 6-23 Isotonische Kräftigung des linken M. pterygoideus lateralis durch Laterotrusion nach rechts.

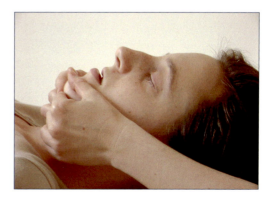

Abb. 6-24 Isotonisches Üben der Protrusionsbewegung z.B. bei muskulärer Diskoordination und zur Unterstützung der Reposition des Diskus bei kondylärer Retrallage.

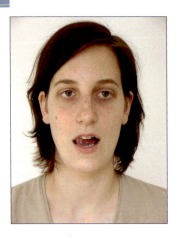
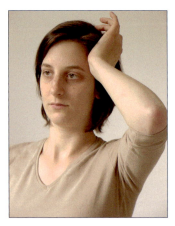
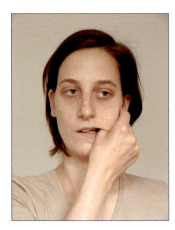

Abb. 6-25 Übung bei Deviation des Unterkiefers. Zur muskulären Stabilisation wird bei einer Deviationsbewegung nach links die Zungenspitze beim Mundöffnen und -schließen rechts an den Gaumen gelegt und gehalten.

Abb. 6-26 Eigenmassage der fächerförmig angeordneten Anteile des M. temporalis mit dem Handballen.

Abb. 6-27 Eigenmassage des M. masseter im gesamten Muskelverlauf – orale Technik.

- Übungen und Tipps zum Alltagsverhalten (Selbstbeobachtung, Zungenposition usw.): Der Patient wird angehalten seinen Mundbereich, seine Körperhaltung und seine Atmung möglichst oft am Tage, vor allem aber in Stresssituationen, zu beobachten. Bei Pressimpuls oder bei Bemerken des Pressdruckes soll er gegen seine Faust isometrisch in Richtung Mundöffung drücken.
- Wahrnehmungsübungen: z. B. Wangen im Wechsel rechts und links aufblasen, Kirschkern im Mund hin- und herbewegen

6.4.4 Häusliches Übungsprogramm

Für den langfristigen Erfolg der Behandlung sind gezielte Entspannungs- und Dehntechniken, aber auch Übungen zur Koordinationsverbesserung, die der Patient zu Hause durchführt, notwendig. Sie dienen der Sicherung und Erweiterung des Bewegungsspielraumes, der durch die Therapie erreicht wurde. Der Patient muss aktiv in die Behandlung miteinbezogen werden (Abb. 6-26 bis 6-30).

6.4.5 Physiotherapeutische Behandlungsbeispiele

Myopathien, muskuläre Diskoordination, Parafunktionen

Ziel: Schmerzreduktion, koordinierte Unterkieferbewegungen
- Wärmeanwendung (warme Kompressen, heiße Rolle)
- Detonisierung der betroffenen Muskulatur mittels Massage, myofasziale Techniken, PIR
- Dehnung der verkürzten Muskulatur (Adduktoren, Laterotraktoren)
- Koordinations- und Stabilisationsübungen
- Körperwahrnehmung

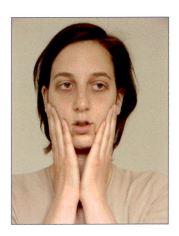

Abb. 6-28 Dekompression zur Gelenkentlastung und Muskelentspannung. Durch das Eigengewicht der Arme wird ein dekomprimierender Zug auf die Kiefergelenke ausgeübt.

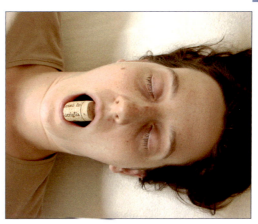

Abb. 6-29 Dehnung der Kaumuskeln und Verbesserung der Mundöffnung mit einem Korken. Diese Dehnung sollte mindestens 90 Sek. gehalten werden und darf keine Schmerzen verursachen. Der Korken wird auf die entsprechende Höhe zugeschnitten.

Kiefergelenkhypomobilität

Ziel: Erweiterung der Kondylenbewegung
- Wärmeanwendung (warme Kompressen, heiße Rolle)
- Muskeldetonisierung
- aktive Muskelentspannung durch isometrische Aktivität der Antagonisten
- Dehnung der verkürzten Muskeln (v. a. der Adduktoren)
- Dehnung der Kiefergelenkkapsel (Traktion, Translationsmobilisation)
- isotonisches Üben
- Koordinationsübungen, Kräftigung

Kiefergelenkhypermobilität

Ziel: Verbesserung der Kondylenrotation, Begrenzung der Translation
- Begrenzung der Translation durch Anlegen der Zungenspitze an den Gaumen bei langsamer Öffnungs- und Schließbewegung

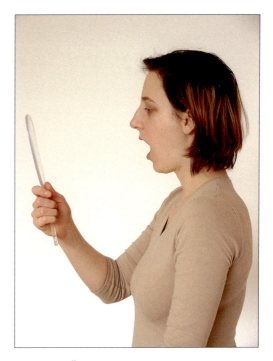

Abb. 6-30 Üben der symmetrischen Mundöffnungsbewegung vor dem Spiegel.

Christiane Kahler

- isometrische Kräftigung
- Stabilisierung (z. B. bei leichter Mundöffnung die Zunge in verschiedene Richtungen bewegen ohne das der Unterkiefer mitgeht)
- Körperwahrnehmung
- Keine Muskeldehnung über Gelenkbewegung, nur direkte Muskelentspannung!

Anteriore Diskusverlagerung mit und ohne Reposition, Kondylenfehlposition

Ziel: Schmerzreduzierung, Normalisierung der Unterkieferbewegungen, Verbesserung der Relation Kondylus/Diskus, Stellungskorrektur des Kondylus
- Wärmeanwendung (warme Kompressen, heiße Rolle)
- Detonisierung der Kaumuskulatur
- Traktion, anteriore Translationsmobilisation (vorsichtig bei Diskusverlagerung ohne Reposition)
- isotonisches Üben, Protrusionsübungen (vorsichtig bei Diskusverlagerung ohne Reposition)
- Koordinations- und Stabilisationsübungen
- Körperwahrnehmung

Kapsulitis der Kiefergelenkkapsel

Ziel: Schmerzreduktion, Bewegungsverbesserung
- Kälteanwendung (kalte Umschläge)
- Entspannung der Kiefermuskulatur
- Traktion, leichte Translationsbewegungen
- isotonisches Üben
- Körperwahrnehmung

Arthrosis deformans

Ziel: Schmerzdämpfung, Bewegungsverbesserung
- Kälteanwendung bei akuter Arthritis
- subakut Wärmeanwendungen (warme Kompressen)
- Detonisierung (v. a. der Adduktoren)

- Dehnung der verkürzten Muskulatur
- Traktion, translatorische Mobilisation zur Behandlung kapsulärer Einschränkungen
- Koordinations- und Stabilisationsübungen
- Körperwahrnehmung

6.5 Der Einfluss des kraniosakralen Systems auf das kraniomandibuläre System

6.5.1 Schädelbeweglichkeit und kraniosakraler Rhythmus (CSR)

William G. Sutherland (1873–1954), der Anfang des 20. Jahrhunderts die kraniosakrale Behandlungsmethode entwickelte, war schon während des Studiums der Osteopathie* fasziniert von der Verschiedenartigkeit der einzelnen Schädelknochen und ihrer Verbindungsflächen. Abgeschrägte Knochenkanten oder verzahnte Schädelnähte schienen auf gelenkige Verbindungen hinzuweisen (Abb. 6-31). Er palpierte immer wieder sowohl seinen eigenen Kopf als auch die Köpfe anderer Menschen und spürte dabei tatsächlich eine Art rhythmischer Bewegung. In Selbstversuchen konnte er mit einem speziellen Helm, der Druck auf einzelne Schädelknochen ausübte, reproduzierbare Beschwerden von Kopfschmerzen und Migräne über Seh- und Hörstörungen bis hin zu Depressionen auslösen.

Seither widmeten sich viele Wissenschaftler diesem Phänomen. Bei der Untersuchung von frischen Schädelpräparaten konnten zwischen den Knochen verschiedene Schichten von Bindegewebe, Blutgefäßen, Nervenfasern und sensorische

---

* Die Osteopathie ist eine spezielle Richtung der Manuellen Medizin. Es werden drei Körpersysteme behandelt, die in gegenseitiger Abhängigkeit zueinander stehen: das parietale System (Bewegungsapparat), das viszerale System (innere Organe und umgebene Strukturen) und das kraniosakrale System.

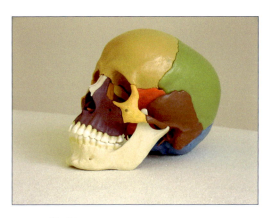

Abb. 6-31 Die Suturen ermöglichen den Schädelknochen eine gewisse Bewegungsfreiheit.

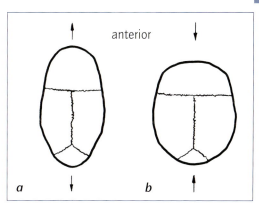

Abb. 6-32 Veränderungen der Schädelform im CSR: *(a)* Extension im CSR, *(b)* Flexion im CSR.

Nervenendigungen nachgewiesen werden. Es wird angenommen, dass diese Bindegewebeteile dazu dienen, die Knochennähte zusammenzuhalten, aber auch, ähnlich wie Dehnungsfugen, eine gewisse Bewegungsfreiheit zu ermöglichen. Eine Einschränkung der minimalen, aber klinisch bedeutsamen Beweglichkeit der Schädelknochen kann zu Störungen im Schädelbereich und in anderen Körperstrukturen führen. Mit seinen 22 einzelnen Knochen, weist der Schädel eine entsprechende Vielzahl von Artikulationsflächen auf (mehr als 100!). Damit ist ein Einfluss auf die Kiefergelenkfunktion, vor allem bei Störungen der Ossa temporalia und der Mandibula gegeben. Auch Dysfunktionen des Os sphenoidale können über den Vomer und das Os palatinum die Maxilla beeinflussen und Okklusionsveränderungen bewirken.

Das kraniosakrale System ist ein funktionelles physiologisches System mit engen wechselseitigen Beziehungen zum Zentralnervensystem, zum autonomen Nervensystem, zum Muskuloskelettsystem, zum lymphatischen, endokrinen, arteriovenösen System sowie zum Atmungs- und Immunsystem. Es setzt sich zusammen aus

- der Zerebrospinalflüssigkeit,
- den Meningealmembranen,
- den Knochenstrukturen, an denen die Meningealmembranen befestigt sind (Schädelknochen, Sakrum, Wirbel), und
- den Strukturen, die zur Bildung, Resorption und als Speicher der Zerebrospinalflüssigkeit dienen.

Die Entstehung der rhythmischen kraniosakralen Bewegung wird durch Volumenveränderungen, die bei Bildung und Resorption des Liquors im Meningealmembransystem entstehen, erklärt. Diese Druckschwankungen werden durch die Anpassungsfähigkeit der Schädelknochen und die Kontinuität des Bindegewebes in die Körperperipherie weitergeleitet (Abb. 6-32 und Tabelle 6-2).

Mit einer Frequenz von 6 bis 12 Zyklen pro Minute bewegen sich die Schädelknochen, bestimmt durch die Form ihrer Schädelnähte und der Spannung der Duralmembranen im kranialen Rhythmus. Diese Bewegung kann am leichtesten am Kopf und mit etwas Übung am gesamten Körper ertastet werden und dient dem Behandler als Hilfsmittel zur Diagnose und Therapie.

Tab. 6-2 Bewegung der Körperstrukturen im kraniosakralen Rhythmus (CSR).

Füllungsphase der Hirnventrikel = Flexion im CSR	Leerungsphase der Hirnventrikel = Extension im CSR
Schädel wird breiter und kürzer	Schädel wird schmaler und länger
Rumpf wird breiter	Rumpf wird schmaler
Außendrehung der Arme und Beine	Innendrehung der Arme und Beine
Sakrumspitze nach ventrokaudal	Sakrumspitze nach dorsokranial

6.5.2 Kraniosakrale Dysfunktionen, die zu CMD führen können

Bei kraniosakralen Dysfunktionen muss zwischen primären, meist traumatisch bedingten und sekundären, eher kompensatorisch bedingten Störungen unterschieden werden. Traumatische Dysfunktionen bedeuten häufig totalen Mobilitätsverlust durch Dislokation der betroffenen Struktur. Treten sie während der Geburt oder in frühester Kindheit auf, sind die Folgen besonders schwerwiegend, da der Kieferbereich noch in der Entwicklung begriffen ist. Entfernt liegende Dysfunktionen hingegen bewirken ein Spannungsungleichgewicht im kraniosakralen System, das zu Einschränkungen und Verzerrungen der normalen kranialen Bewegung führt.

Nachfolgend werden Beispiele für primär-traumatische und sekundäre Dysfunktionen aufgezeigt, die zu einer CMD führen können.

Störungen des Os temporale

Die *Ossa temporalia* drehen sich im CSR um Achsen, die ungefähr durch den äußeren Gehörgang verlaufen. Bedingt durch die Achsenrichtung beschreibt das Os temporale während der Flexionsphase im kraniosakralen System eine Außenrotation, wobei sich sein oberer Rand nach vorn, außen und unten und die Mastoidspitze nach innen und oben bewegt. In der Extensionsphase beschreibt das *Os temporale* eine entgegengesetzte Bewegung, eine Innenrotation.

Das Kiefergelenk liegt 1–2 cm vor der Drehachse des Os temporale. Dadurch ist eine leichte vertikale Verschiebung der Kiefergelenkpfanne bei Dysfunktion des Os temporale bedingt (Abb. 6-33). Die asymmetrische Stellung der Ossa temporalia hat eine veränderte Relation der Kiefergelenke zueinander zur Folge, die von der Mandibula ausgeglichen werden muss.

Traumatische Einflüsse

Ein Sturz oder Schlag auf den Hinterkopf, aber auch ein Schleudertrauma können eine Kompression der Sutura occipitomastoidea einseitig oder beidseitig bewirken. Folge ist eine asynchrone Bewegung zwischen Okziput und Os temporale. Innerhalb dieser Sutur befindet sich das Foramen jugulare, welches dem N. accessorius, N. vagus, N. glossopharyngeus und der V. jugularis Durchtritt gewährt. Eine gestörte venöse Drainage der Schädelkapsel und Fehlfunktionen der oben genannten Hirnnerven können die Folge sein.

Sekundäre Dysfunktionen

Die Schläfenbeinschuppe ist Teil des Ursprungs des M. temporalis. Ist dieser hyperton, zieht er das Os temporale in eine Außenrotation. Der M. masseter bewirkt aufgrund seiner Anheftung am Processus zygomaticus bei Hypertonie ebenfalls eine Außenrotation. Alle Muskeln die am Processus mastoideus inserieren, wie der M. sternocleidomastoideus, die

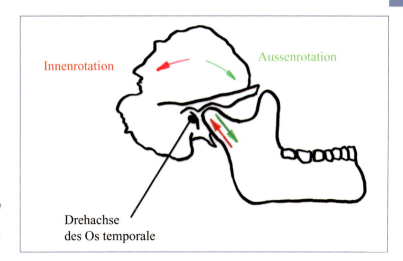

Abb. 6-33 Bei Fixation des Os temporale in Außenrotation verschiebt sich die Fossa articularis etwas nach kaudal-medial. Ist das Os temporale in Innenrotation fixiert, verschiebt sich die Fossa articularis nach kraniolateral.

Mm. splenius und longus capitis und der M. digastricus (Venter posterior), können bei Hypertonus das Mastoid nach unten ziehen und damit das Os temporale in einer Innenrotationsstellung fixieren.

Störungen der Mandibula

Traumatische Einflüsse

Stürze und Schläge auf den Unterkiefer führen meist zu einer asymmetrischen Verlagerung der Mandibula, wobei sich der Kondylus der einen Seite nach anterior und kaudal, der der anderen nach posterior und kranial verschiebt. Der Stoß wird über die Fossae articulares auch auf die Ossa temporalia übertragen. Auf der Seite der posterokranialen Fixation sind häufig Diskusfehlfunktionen und Überlastungen der bilaminären Zone die Folge. Neben der Korrektur der Unterkieferposition muss auch die freie Beweglichkeit der Ossa temporalia wiederhergestellt werden.

Sekundäre Dysfunktionen

An der Mandibula haben 16 verschiedene Muskelgruppen ihren Ansatz. Viele von ihnen können die Position der Mandibula direkt beeinflussen.

Störungen der Maxilla

Die Maxilla bildet mit den Gaumenbeinen (Ossa palatina) und dem Pflugscharbein (Vomer) eine komplexe Funktionseinheit, die am Keilbein (Os sphenoidale) verankert ist. Während der Flexionsphase im kraniosakralen System drehen sich beide Seiten der Maxilla nach außen. Dabei vergrößert sich der Querabstand zwischen den Backenzähnen und das Gaumendach senkt sich. In der Extensionsphase drehen sich beide Seiten der Maxilla nach innen, der Querabstand verringert sich und das Gaumendach hebt sich.

Traumatische Einflüsse

Durch Stürze, Schläge oder die Hebelkraft, die bei Zahnextraktionen (besonders eines Weisheitszahnes) an den Oberkiefer angelegt wird, kann es zu uni- oder bilateralen Bewegungseinschränkungen der Maxilla kommen.

Sekundäre Dysfunktion

Sphenoidale Dysfunktionen können zur Fixierung der Maxilla und damit zu Okklusionsstörungen führen.

Tab. 6-3 Neuromuskuläre Dysfunktionsmechanismen mit Beeinflussung des kraniomandibulären Systems.

Hirnnerv, Nervenstruktur	Kraniale Dysfunktion	Betroffene Strukturen
N. mandibularis	Os sphenoidale	M. temporalis
motorische Kerne des N. mandibularis	Os temporale	M. masseter
Trigeminusganglion	Os occipitale	Mm. pterygoidei
		M. digastricus (Venter anterior)
N. facialis	Os temporale	M. digastricus (Venter posterior)
	Os sphenoidale	M. stylohyoideus
		Platysma
		Gesichtsmuskulatur
N. accessorius	Os occipitale/Os temporale (Foramen jugulare)	M. sternocleidomastoideus
		M. trapezius
N. glossopharyngeus	Os occipitale/Os temporale (Foramen jugulare)	M. stylopharyngeus
N. vagus	Os occipitale/Os temporale (Foramen jugulare)	Rachenmuskulatur
N. hypoglossus	Os occipitale	Zungenmuskulatur
		M. geniohyoideus

Störungen der Synchondrosis sphenobasilaris (SSB)

Die SSB ist eine gelenkige Verbindung zwischen dem Os sphenoidale und dem Os occipitale. Sie bildet das zentrale „Gelenk" im Schädel und ist oft sekundär aufgrund abnormer Dural- und Muskelspannungen betroffen.

Traumatische Einflüsse

Das Sphenoid beeinflusst die vorderen Schädel- und Gesichtsknochen, also auch den Oberkiefer. Das Okziput dagegen den hinteren Schädel, unter anderem die Ossa temporalia, und damit den Unterkiefer. Bei einem direkten Trauma des Kopfes kann es zu einer Dysfunktion mit gegensinniger Fixation der beiden Anteile der SSB kommen. Dabei verändert sich die Relation zwischen Ober- und Unterkiefer. Durch einen heftigen Stoß auf das Kinn beispielsweise kann es zu einer vertikalen Verschiebung des Sphenoids kommen (sog. „*vertical strain superior*" der SSB). Die Maxilla, beeinflusst durch das Sphenoid, ist so in einer Außenrotationsstellung fixiert und dadurch etwas breiter. Während die Mandibula durch Innenrotation der Ossa temporalia eher etwas schmaler wird. Die Folge ist ein asymmetrischer Biss und Kiefergelenkfunktionsstörungen.

Sekundäre Dysfunktion

Der M. pterygoideus lateralis ist weitläufig am Sphenoid verankert. Eine Torsion der SSB führt über den Processus pterygoideus zu Fehlspannungen in diesem Muskel mit einer daraus resultierenden Fixation des Kondylus mandibulae in anteriorer Position.

Die gestörte Beweglichkeit kranialer Knochen hat auch Auswirkungen auf nervale Strukturen, die wiederum zu Fehlspannungen der Muskulatur im Kieferbereich führen können (Tabelle 6-3).

6.5.3 Mögliche Auswirkungen zahnärztlicher Maßnahmen auf das kraniosakrale System

Baker konnte mittels eines Gerätes, dass beidseits an den zweiten oberen Molaren befestigt wurde, eine rhythmische laterale Oberkieferbewegung um 1,5 mm registrieren.[2] Werden diese Bewegungen im CSR durch eine Brücke, die mehrere Zähne oder die Sutura palatina mediana umspannt, behindert, kann es zu Dysfunktionen im kraniosakralen System kommen. Bewegliche Geschiebe in Zahnkonstruktionen können behilflich sein, diese Folgen zu vermeiden. In der Behandlung von CMD sind Aufbissschienen zur Bissregulierung meist unumgänglich. Auch hier ist eine Unterkieferschiene gegenüber einer solchen für den Oberkiefer von Vorteil, vor allem wenn der Patient aufgrund langjähriger Beschwerden sehr stark sensibilisiert ist.

Vertikale Bissveränderungen, z. B. eine überhöhte Krone im Molarenbereich als Okklusionshindernis, können beim Zubeißen neben einer Rotation des Unterkiefers zur Gegenseite, mit der Folge einer Distraktion des gleichseitigen und einer Kompression des gegenseitigen Kiefergelenkes auch eine Kaudalbewegung des Os temporale verursachen (Abb. 6 34). Ein Verlust der vertikalen Bisshöhe im Molarenbereich kann außer zu einer Kiefergelenkkompression der betroffenen Seite auch zu einer scherkraftbedingten Dysfunktion der Sutura temporoparietalis führen, die durch ihren schrägen Verlauf bedingt ist. In beiden Fällen kommt es zu einer ungünstigen Kraftübertragung auf das Os temporale mit Bewegungseinschränkungen auch der benachbarten Schädelknochen.

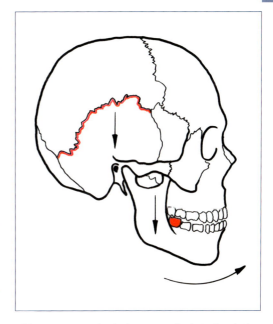

Abb. 6-34 Die überhöhte Krone funktioniert bei Okklusion wie eine Art Hypomochlion. Durch Hebelwirkung kommt es neben einer Distraktion im rechten Kiefergelenk auch zu einer Distraktion der Sutura temporoparietalis. (Umzeichnung nach Ridder[10])

Die korrekte zahnärztliche Einstellung der Kondylenposition in der Behandlung von CMD ist besonders wichtig, da ein direkter Einfluss auf die Beweglichkeit des Os temporale gegeben ist. Ist die Kondylenposition zu stark retrusiv eingestellt, verschiebt es sich nach posterior (Innenrotation). Die Folge ist unter anderem eine Kompression des Foramen jugulare mit den in Abschnitt 6.5.2 beschriebenen Auswirkungen.

6.5.4 Craniosacrale Therapie von CMD-Patienten

Leichter Druck und Zug (5–10 g) an Schädelknochen, Membranen und Körperfaszien sollen die Ausdehnung des kraniosakralen Rhythmus verbes-

Christiane Kahler

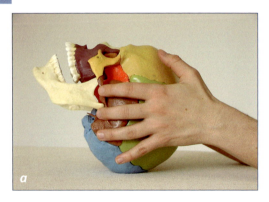
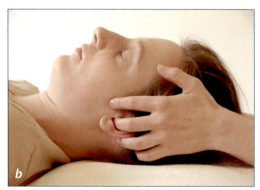

Abb. 6-35a, b Technik zur Verbesserung der freien Beweglichkeit und Ausgleich der Ossa temporalia. Sind die Schläfenbeine nicht in Balance, können Kiefergelenkbeschwerden nicht effektiv behandelt werden.

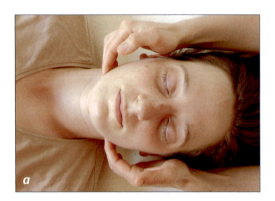
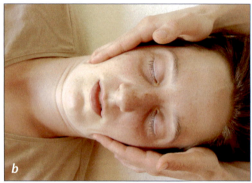

Abb. 6-36 Indirekte Technik zur Behandlung der Kiefergelenke: **(a)** 1. Phase: Kompression der Kiefergelenke, **(b)** 2. Phase: Dekompression der Kiefergelenke.

sern. Die geringe Kraft über einen längeren Zeitraum gehalten und die meist indirekte Herangehensweise ist für den Körper weniger traumatisierend, da keine Gegenspannung im Gewebe hervorgerufen wird (Abb. 6-35 bis 6-38).

Beispiel einer indirekten kranialen Technik

Bei einer Fixation des *Os temporale* in Außenrotation wird die Außenrotation zunächst übertrieben und gehalten, bis eine Gewebeentspannung wahrgenommen wird. Danach erfolgt ein sanfter Impuls in die vorher eingeschränkte Richtung, die Innenrotation, bis eine deutliche Bewegungserweiterung stattgefunden hat.

6.6 Abschließende Bemerkungen

Aus der bereits beschriebenen gegenseitigen Beeinflussung von Körperhaltung und Kieferposition ergibt sich die Notwendigkeit einer engen Zusammenarbeit zwischen Zahnärzten, Orthopäden und Physiotherapeuten.

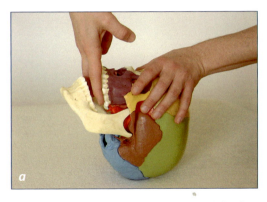
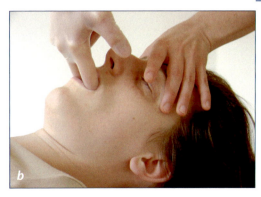

Abb. 6-37a, b Position der Hände zur Mobilisation der Maxilla und zum Lösen von Restriktionen zwischen Sphenoid und Maxilla (Torsion, transversale Scherkräfte, Verkeilung).

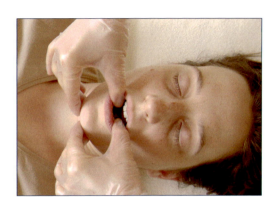

Abb. 6-38 „Unwinding" der Mandibula: Auf die Kiefergelenke ausgeübter leichter Druck oder Zug leitet eine Art Entwirrbewegung der Mandibula ein. Dabei werden die dysfunktionalen Bewegungsmuster solange nachvollzogen, bis ein Ausgleich aller an der Mandibula ansetzenden Strukturen stattgefunden hat.

Wenn bestehende Abweichungen der Zahnkontakte immer wieder zu erhöhter Aktivität der Kaumuskulatur und damit zur Aufrechterhaltung der Dysfunktion führen, kann auch eine noch so gute Physiotherapie nicht wirksam sein. Andererseits können Körperfehlhaltungen zu unbefriedigenden Behandlungsergebnissen und Rezidiven der CMD führen. Werden sie nicht mitbehandelt, würde eine Neueinstellung der Bissposition sogar zur Fixierung der Fehlstatik beitragen.

In der Praxis hat sich folgende Vorgehensweise bewährt: Direkt im Anschluss an die physiotherapeutische Behandlung konsultiert der Patient seinen Zahnarzt um die Behandlungsergebnisse durch Einschleifen der Aufbissschiene zu stabilisieren. Damit wird nach und nach, durch Lösen der reflektorischen Muskelverspannungen, eine zentrische Kontaktposition erreicht. Die Dokumentation der physiotherapeutischen und zahnärztlichen Maßnahmen in der Patientenkartei gibt wertvolle Hinweise zum bisherigen und weiteren Therapieverlauf. So sind die Auswirkungen der physiotherapeutischen Behandlung auf das Kausystem direkt überprüfbar.

6.7 Literatur

1. Ahlers MO, Jakstat HA. Klinische Funktionsanalyse. Interdisziplinäres Vorgehen mit optimierten Befundbögen. Hamburg: DentaConcept; 2001.
2. Baker EG. Alteration in width of maxillary arch and its relation to sutural movement of cranial bones. JAOA 1971;70:559-564.
3. Freesmeyer WB. Funktionelle Befunde im orofazialen System und deren Wechselwirkung. München: Hanser; 1987.
4. Kapandji IA. Funktionelle Anatomie der Gelenke. Schematisierte und kommentierte Zeichnungen zur menschlichen Biomechanik. Bd. 3. Rumpf und Wirbelsäule. Stuttgart: Enke; 1992.
5. Kraus M, Lilienfein W, Reinhart E, Reuther J. Das Kiefergelenk in der zahnärztlich-physiotherapeutischen Kombinationsbehandlung. Z Krankengym, 1998;50:1545-51.
6. Lewit K. Manuelle Medizin im Rahmen der medizinischen Rehabilitation. München: Urban & Schwarzenberg; 1987.
7. Liem T. Kraniosakrale Osteopathie. Stuttgart: Hippokrates; 1998.
8. Liem T. Praxis der Kraniosakralen Osteopathie. Stuttgart: Hippokrates; 2000.
9. Neuhuber W. M.longissimus als Vermittler zwischen kraniozervikalem Übergang und Becken. Man Med 2005;6:395-9.
10. Ridder PH. Kieferfunktionsstörungen und Zahnfehlstellungen mit ihren Auswirkungen auf die Körperperipherie. Man Med 1998;36:194-203.
11. Schöttl R. Die Cranio-mandibuläre Orthopädie. Unterleinleiter: MediPlus, 1996.
12. Schupp W. Schmerz und Kieferorthopädie. Man Med 2000;38:322-328.
13. Schupp W, Marx G. Manuelle Behandlung der Kiefergelenke zur Therapie der kraniomandibulären Dysfunktion. Man Med 2002;40:177-182.
14. Steenks MH, de Wijer A. Kiefergelenksfehlfunktionen aus physiotherapeutischer und zahnmedizinischer Sicht: Diagnose und Therapie. Berlin: Quintessenz; 1991.
15. Stelzenmüller W, Wiesner J. Therapie von Kiefergelenkschmerzen. Ein Behandlungskonzept für Zahnärzte, Kieferorthopäden und Physiotherapeuten. Stuttgart: Thieme; 2004.
16. St. John P. Trigger Points-TMJ. L.M.T. & Dawn Langnes, B.S., L.M.T. Triggerpunkttafel 1991.
17. Travell JG, Simons D G. Handbuch der Muskel-Triggerpunkte. 1. Aufl. München: Urban & Fischer; 2002.
18. Upledger JE. Lehrbuch der CranioSacralen Therapie II, Beyond the Dura. Stuttgart: Haug; 2002.
19. Upledger JE, Vredevoogd JD. Lehrbuch der Kraniosakral-Therapie. Heidelberg: Haug; 1991.
20. Winkelmann C, Schreiber TU, Weih C, Harrison PR. Ansätze zur Physiotherapie bei kraniomandibulären Dysfunktionen. Z Krankengym 1999;51:2042-54.

Kapitel 7

Die Bedeutung von aufsteigenden Ursache-Folge-Ketten für die Dysfunktion von Kiefergelenken

Alfred Wolkenhauer

7.1. Differenzierung von aufsteigenden und absteigenden Ursache-Folge-Ketten zwischen Becken und Kiefer

Für den behandelnden Zahnarzt oder Manualtherapeuten ist es nicht nur wichtig, die Auswirkungen einer CMD auf den Körper zu kennen. Er muss ebenso in der Lage sein zu erkennen, ob eine aufsteigende Kette mit negativen Einflüssen auf das Kiefergelenk vorliegt. Eine aufsteigende Ursache-Folge-Kette kann besonders dann eine Wirkung auf den Kiefer haben, wenn sie den Bereich ab C3 aufwärts beeinträchtigt. Ab dieser segmentalen Ebene besteht eine hohe Durchlässigkeit der Formatio reticularis für alle Afferenzen, aufgrund deren sich eine kinematische Kette zwischen oberer Halswirbelsäule, vorderem Hals und Kiefergelenken bilden kann.

7.1.1 Anamnese und Tests

Neben dem *Meersseman*-Test (s. Kap. 5.3.3) bieten die beiden im Folgenden vorgestellten Tests sowie Hinweise aus einer gezielten Anamnese-Erhebung eine gute Möglichkeit zur Differenzialdiagnostik aufsteigender und/oder absteigender Ursache-Folge-Ketten.

Vertikalentest nach Barre

Der Vertikalentest nach *Barre*[4] zeigt in der dorsalen oder ventralen Ansicht eines Patienten Abweichungen von der zentralen Lotlinie, die im Einzelnen folgende Bedeutung haben (Abb. 7-1):

- (I) Becken zu einer Seite verschoben: aufsteigende Kette vom Becken zum Kopf (Ursachen: kurzes Bein, Lumbalgie, Dysfunktion Fuß, Knie, Hüfte, Becken)
- (II) Kopf/Hals ist zu einer Seite verschoben: absteigende Kette vom Kopf in den Körper (Ursachen: CMD; Dysfunktion von HWS, Clavicula, Schulter, obere Rippen; Sehstörungen)
- (III) Kopf/Hals zu einer, Becken zur anderen Seite verschoben: aufsteigende Kette vom Becken und zugleich absteigende Kette vom Kopf
- (IV) Funktionsstörungen gleichen sich aus: kompensierter Zustand
- (V) Becken und Kopf zu einer Seite verschoben: einseitige Hypertonizität bei zentraler oder vestibulärer Störung

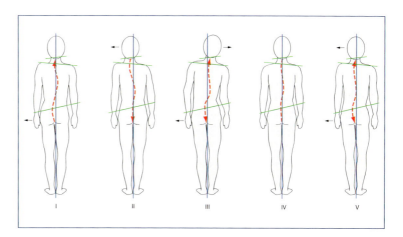

Abb. 7-1 Vertikalentest nach Barre (modifiziert nach Liem 2003).

Alfred Wolkenhauer

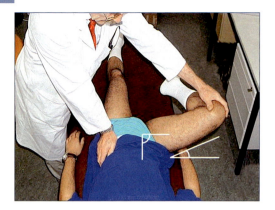

Abb. 7-2 Priener Abduktionstest.

Priener Abduktionstest

Eine von den Kopf- und den Kiefergelenken ausgehende Tonusänderung im ganzen Körper wird mithilfe des Priener Abduktionstests (PAT) angezeigt.[1] Der Patient liegt hierbei in bequemer Rückenlage. Der Untersucher steht auf Höhe des Patientenbeckens und fixiert mit einer Hand die gleichseitige Spina iliaca anterior superior, beugt das Patientenbein auf der ihm gegenüberliegenden Seite um 90° in der Hüfte und lässt das Knie passiv nach außen absinken. Dieser Test entspricht dem Hüft-Abduktionstest nach *Patrick-Kubis*. Durch die gleichzeitige Beugung in der Hüfte um 90° wird jedoch die Gelenkkapsel angespannt, und eine präzisere Aussage ist möglich. Die Modifikation wurde von *Marx* entwickelt und wird als Priener Abduktionstest bezeichnet. Gemessen wird der Winkel zwischen Oberschenkel und Untersuchungsliege im Seitenvergleich. Voraussetzung für diesen Test ist eine relativ freie Beweglichkeit im Hüftgelenk. Der Versuche wird zum einen in Ruheschwebelage des Unterkiefers (Mund ist leicht geöffnet, kein Zahnkontakt), zum anderen in maximaler Interkuspidation durchgeführt:
Ergebnis:
- Verschlechtert sich die Hüftabduktion durch den Zahnkontakt deutlich, muss zunächst eine CMD angenommen werden.

- Nach manualtherapeutischer Lösung der Kopfgelenke und/oder der Kiefergelenke verbessert sich die Hüftabduktion um 20° und mehr.
- Findet keine Veränderung statt, ist bei bestehender CMD zunächst eine aufsteigende Ursache-Folge-Kette zu den Kiefergelenken anzunehmen.

Anamnestische Hinweise

Zur Anamnese einer CMD-Problematik gehören die Fragen nach Störungen in folgenden Bereichen:
- Kopf, obere Halswirbelsäule, vorderer Hals,
- Mittlere und untere Halswirbelsäule mit Schultergürtel und Schlüsselbeinen,
- Brustwirbelsäule mit Rippen und Brustbein,
- Brust- und Bauchorgane,
- Becken und Lendenwirbelsäule,
- Knie und Hüften sowie
- Füße (Frage nach Verletzungen und Einlagen!).

7.1.2 Zusammenfassung

Zusammen mit dem Meersseman-Test (s. Kap. 5.3.3) und der Auswertung der Anamnese ermöglichen die beiden genannten Tests im Vergleich miteinander eine Differenzialdiagnose zwischen aufsteigenden und absteigenden Ketten im Körper des Patienten. Die Erfahrung zeigt, dass bei CMD-Problematiken oft eine Mischung aus beiden besteht und dass es zur optimalen Therapie sowohl einer zahnärztlichen als auch einer manualtherapeutischen Behandlung in gegenseitiger Abstimmung bedarf. Eine Ursache-Folge-Kette allein verursacht noch keine CMD. Vielmehr müssen mehrere Faktoren zusammenwirken, um ein solches Krankheitsbild entstehen zu lassen. Je älter eine CMD ist, desto länger haben sich ihre Auswirkungen im Körper manifestieren können und desto länger ist dann auch die erforderliche Behandlungszeit. Eine aufsteigende Kette zum Kiefer kann jedoch auslösend und/oder erhaltend für eine CMD sein – gewissermaßen das Tüpfelchen auf dem „i" –, weshalb die genannte Zusammenarbeit in jedem Fall sinnvoll ist.

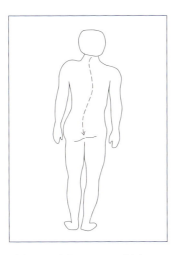

Abb. 7-3 Seitwärtsverschiebung des Beckens und die Reaktion des Körpers darauf.

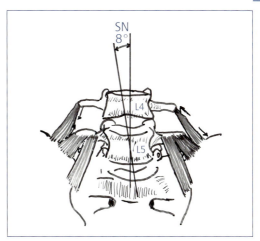

Abb. 7-4 Iliolumbale Bänder: Feste Verbindung zwischen dem Becken und dem 4. und 5. Lendenwirbel.

7.2 Auswirkung von Bewegungsstörungen des Beckens auf den Kiefer

7.2.1 Beckenbewegungsstörungen allgemein

Beckenbewegungsstörungen sind meistens erworbene Funktionsstörungen einer oder beider Beckenhälften und/oder des Kreuzbeins. Bewegungsstörungen in den Beckenhälften zeigen sich infolge unterschiedlicher Spannungen der am Becken ansetzenden Muskeln und Bänder, aufgrund einer Störung der im Becken und im Bauchraum liegenden inneren Organe oder bei Funktionsstörungen der oberen Lendenwirbelsäule und der unteren und mittleren Brustwirbelsäule.

Ausgangssituation

Durch die Bandverbindung zwischen den Beckenhälften und der unteren Lendenwirbelsäule (Iliolumbale Bänder) und infolge des Ursprungs des oft betroffenen M. psoas major (Ursprung: 12. Brustwirbel bis 4. Lendenwirbel, nicht vom 5. Lendenwirbel) können der 4. und der 5. Lendenwirbel in ihrer Stellung verändert werden und im unteren Rücken Beschwerden verursachen.

Folge

Eine Beckenstörung verändert in der Regel auch die Stellung des Beckens im Raum. Es kommt zu einer Seitwärtsverschiebung, zu einer Abweichung von den horizontalen Linien und damit reaktiv zu einer Veränderung der Schulterstellung und der Kopfhaltung (Abb. 7-3 und 7-4).

Welche Relevanz hat das für die Kiefergelenke und die Therapie?

- Beschwerden der unteren Lendenwirbelsäule können sich in einer Überspannung der kurzen Nakkenmuskulatur widerspiegeln (Relation des Bereiches Sakrum, L5, L4 zu Okziput, Atlas, Axis) und damit durch eine kinematische Verkettung auch in den Mundbodenmuskeln (suprahyoidale Muskeln/Mundöffner) und in den Kaumuskeln zu einer Überspannung führen.

- Die kompensatorischen Seitwärtsverschiebungen vermögen die Spannung der Muskeln in der oberen Halswirbelsäule und im vorderen Hals zu verändern und können so noch zusätzlich die Flexibilität des Kiefers durch Zug nach kaudal und lateral behindern.

7.2.2 Bewegungsstörung einer Beckenhälfte

Ilium posterior

Eine Beckenhälfte ist in eine posteriore Position gezogen (auch beiderseits möglich).

Ausgangssituation

Eine Beckenhälfte bewegt sich durch erhöhte und dysharmonische Spannungen der am Becken ansetzenden Muskeln und Faszien im Iliosakralgelenk nach hinten (die Spina iliaca posterior superior geht gut nach unten und hinten), aber nicht oder wenig nach vorn.

Folge

Der hintere Beckenkamm geht nach unten und zieht so besonders den äußeren Teil des langen Rückenstreckers (M. iliocostalis), den Schürzenbindermuskel (M. latissimus dorsi) und die Fascia thoracolumbalis nach kaudal.

Welche Relevanz hat das für die Kiefergelenke und die Therapie?

- Die kurze Nackenmuskulatur wird an ihrem Ansatz am Kopf durch den Zug des überspannten Rückenstreckers und der Fascia thoracolumbalis irritiert und überträgt die Störung auf den Mundboden und die Kaumuskulatur.
- Der Schürzenbindermuskel (M. latissimus dorsi) zieht seinerseits die gleichseitige Schulter nach hinten und unten – der gleichseitige M. trapezius wird überdehnt und der M. omohyoideus wird mit nach unten gezogen. Wir befinden uns im Innervationsgebiet von C3 – dieses Segment wird irritiert.

Der M. omohyoideus zieht das Zungenbein (Os hyoideum) einseitig nach kaudal, die suprahyoidale Muskulatur reagiert auf den Zug mit ausgleichenden Spannungen, der Mundschluss wird erschwert.
- Auf der gegenüberliegenden Seite wird der M. sternocleidomastoideus reaktiv hyperton und irritiert die bindegewebige Auskleidung des Foramen jugulare, die ebenfalls hyperton wird. Es kommt zu einer Kompression der austretenden Nerven. Das Foramen liegt im Verlauf der Sutur zwischen Os occipitale und Os temporale. Die Sutur ist, wie alle Schädelnähte, mit Bindegewebe ausgekleidet, stark innerviert und gut mit Gefäßen versorgt. Das gleiche Bindegewebe kleidet auch das Foramen aus. Dementsprechend reagiert es auf alle Irritationen der Sutur. Das Foramen ist Austrittspunkt des N. vagus, der unter anderem motorischen Einfluss auf die kurzen Nackenmuskeln hat, die hyperton werden, des N. accessorius, der die Mm. trapezius und sternoclaidomastoideus innerviert, und des N. glossopharyngeus, des Zungen-Schlund-Nervs, mit Bedeutung besonders für den Resonanzraum in der Phonation. Die hypertone kurze Nackenmuskulatur überträgt ihre Überspannung auf die Kaumuskeln und den Mundboden.
- Die Beweglichkeit des Os temporale im kraniosakralen Rhythmus wird behindert, es kann ein Hypertonus des M. temporalis entstehen.
- Der Behandler findet oft eine typische Reaktionskette über den M. sternocleidomastoideus, das Os temporale und den M. temporalis zum Kiefergelenk, das komprimiert wird.

Ilium anterior

Eine Beckenhälfte ist in eine anteriore Position gezogen (auch beiderseits möglich).

Ausgangssituation

Eine Beckenhälfte bewegt sich durch erhöhte und dysharmonische Spannungen der am Becken ansetzenden Muskeln und Faszien im Iliosakralgelenk gut nach vorn und außen (die Spina iliaca posterior superior geht nach oben und vorn), aber nicht oder wenig nach hinten.

Folge

Besonders durch diese Veränderung der Beckenbeweglichkeit werden über die iliolumbalen Bänder der 4. und 5. Lendenwirbel in ihrer Funktion beeinträchtigt (Abb. 7-4).

Welche Relevanz hat das für die Kiefergelenke und die Therapie?

- Diese beiden Lendenwirbel korrespondieren mit dem 1. und 2. Halswirbel und können dort eine Funktionsstörung mit verspannender Wirkung auf die Gewebe des vorderen Halses und die Kaumuskulatur bewirken.
- Die Halswirbelsäule reagiert oft mit einer Bewegungseinschränkung auch des 3. Halswirbels auf der Seite des Ilium anterior. Das wirkt neurologisch auf die infrahyoidale Muskulatur mit Auswirkung auf den Mundschluss sowie auf die Mm. trapezius und sternocleidomastoideus mit Auswirkung auf die kurze Nackenmuskulatur und die Kaumuskeln (vgl. oben „Ilium posterior")

7.2.3 Bewegungsstörungen im Kreuzbein

Ausgangssituation

Eine Bewegungsstörung des Kreuzbeins kann entweder als Reaktion auf den 5. Lendenwirbel, eine Beckenbewegungsstörung, eine aufsteigende Ursache-Folge-Kette vom Fuß oder eine Organstörung im Becken, besonders von der Blase, der Prostata, dem Uterus und dem Rektum entstehen. Das Kreuzbein und der 5. Lendenwirbel beeinflussen sich gegenseitig, die Störung des einen ruft die Störung des anderen hervor. Das Kreuzbein korrespondiert mit dem Hinterhauptbein (Os occipitale) des Schädels und dem 1. Halswirbel und kann dort eine Funktionsstörung hervorrufen.

Folge 1

Die kurzen Halsmuskeln reagieren mit Überspannung und rufen in den Muskeln zwischen Zungenbein und Unterkiefer ebenfalls eine Überspannung hervor.

Welche Relevanz hat das für die Kiefergelenke und die Therapie?

Der Unterkiefer wird nach unten gezogen, der Mundschluss wird erschwert.

Folge 2

Eine Steilstellung des Kreuzbeins (kontranutiert) führt zu einer geraden Wirbelsäule mit Verlust der Federungsfunktion durch ihre physiologische Doppel-S-Form. Die Halswirbelsäule verliert ihre Lordose, der Kopf wird nach ventral verschoben und das Kinn zum Brustkorb geneigt.

Welche Relevanz hat das für die Kiefergelenke und die Therapie?

Um den Blick geradeaus zu richten, muss der Kopf ständig in den Nacken gelegt werden. Die kurze Nackenmuskulatur verspannt sich, die Mundbodenmuskeln sind ständig überdehnt, ziehen den Unterkiefer nach kaudal und wirken auf die Kaumuskeln hypertonisierend (kinematische Kette).

Folge 3

Ein nach vorn gekipptes Kreuzbein (nutiert) führt zu einer starken Hohlstellung (Hyperlordose) der LWS, starken Kyphose des BWS und Hyperlordose der HWS.

Welche Relevanz hat das für die Kiefergelenke und die Therapie?

Es kommt zu einer Überstreckung der vorderen Halsmuskeln. Infolgedessen wird der Unterkiefer ständig nach kaudal gezogen und muss gegen den Widerstand der Mundöffner geschlossen werden.

Alfred Wolkenhauer

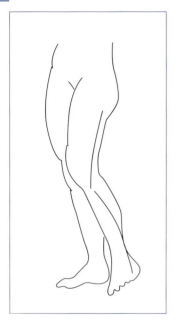

Abb. 7-5 Aufsteigende Kette vom Fuß zum Becken bei einer Funktionsstörung im Sinne eines Senk-Platt-Fuß.

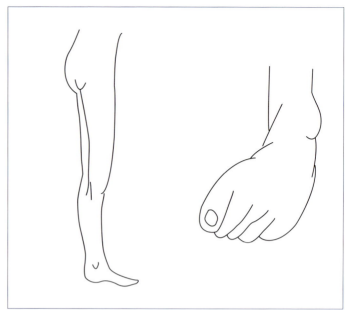

Abb. 7-6 Aufsteigende Kette zum Ilium posterior: Ausgehend von einem Inversionstrauma entsteht eine Ursache-Folge-Kette bis zum Becken.

7.3 Auswirkung von aufsteigenden Ursache-Folge-Ketten vom Fuß

Eine Funktionsstörung der Füße ist fast immer mit einer pathologischen Neigung zum Hohlfuß oder zum Senk-Platt-Fuß verbunden, die der Körper selbst nicht adäquat ausgleichen kann.

7.3.1 Funktionsstörung in Richtung Senk-Platt-Fuß

Ausgangssituation

Voraus geht oft ein Trauma des Fußes, eine Überlastung durch vieles Stehen oder ein zu hohes Körpergewicht. Auch genetische Gründe können vorliegen. Der Fuß sinkt ein, verliert seine Gewölbe und wird mit der Zeit instabil und wenig belastbar.

Folge 1

Infolgedessen wird das Bein im Stand und in der Belastungsphase beim Gehen nach innen gedreht. Daraus resultiert eine Drehung auch des Knies nach innen, es geht in X-Stellung (Valgusstellung) und neigt zur ständigen Beugung.

Folge 2

Die Beckenhälfte kippt durch Muskelzug ausgehend vom Fuß über das seitliche Bein bis zum Becken im Kreuzbein-Darmbein-Gelenk nach vorn, es entsteht ein Ilium anterior (Abb. 7-5).

Welche Relevanz hat das für die Phonation und die Therapie?

(s. Abschnitt 7.2.2, „Ilium anterior")

7.3.2 Funktionsstörung in Richtung Hohlfuß

Ausgangssituation

Der pathologische Hohlfuß entsteht meist durch ein Inversionstrauma oder durch das Tragen von hochhackigen Schuhen. Durch einen relativen Hohlfuß wird der Fuß sehr unbeweglich und unelastisch.

Folge 1

Das Bein wird im Stehen und im Gehen nach außen gedreht. Das Knie auf der betroffenen Seite wird auch nach außen gedreht, in O-Stellung (Varusstellung) gedrückt und überstreckt.

Folge 2

Die Beckenhälfte wird im Iliosakralgelenk durch einen Muskelzug ausgehend vom Fuß über die Außenseite des Unterschenkels, den hinteren Oberschenkel und Zug am Sitzbeinhöcker nach hinten gekippt, es entsteht ein Ilium posterior (Abb. 7-6).

Welche Relevanz hat das für die Kiefergelenke und die Therapie?

(s. Abschnitt 7.2.2, „Ilium posterior")

7.4. Auswirkung des M. psoas major auf die Kiefergelenke

Der M. psoas major verläuft paarig im hinteren Bauchraum und ist ein Multifunktionsmuskel – er ist Hüftbeuger, kann das Becken nach hinten kippen, bewegt die Lendenwirbelsäule und stabilisiert sie in ihrer lordotischen Form. Er reagiert auf alle Funktionsstörungen der ipsilateralen Bauchorgane (besonders der Nieren) mit Überspannung. Seine oberen Anteile verlaufen zusammen mit den Schenkeln des Zwerchfells und haben mit diesen gemeinsame Fasern (Abb. 7-7).

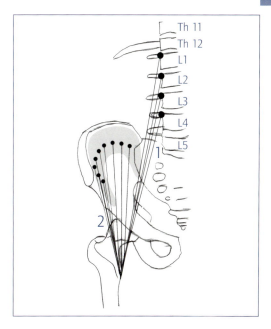

Abb. 7-7 M. iliopsoas: Verbindung zwischen Lendenwirbelsäule, Becken und Oberschenkel. *(1)* M. psoas, *(2)* M. iliacus.

Ausgangssituation

Eine Überspannung des M. psoas major kann das Becken nach posterior fixieren und so die Bewegung einschränken. Es entsteht ein Ilium posterior.

Folge 1

Es wird eine aufsteigende Kette vom Becken ausgehend ausgelöst (s. Abschnitt 7.2.2, „Ilium posterior").

Folge 2

Ist z. B. der linke M. psoas major überspannt, reagiert der rechte M. sternocleidomastoideus korrespondierend ebenfalls mit Überspannung.

Welche Relevanz hat das für die Kiefergelenke und die Therapie?

(s. Abschnitt 7.2.2, „Ilium posterior")

Alfred Wolkenhauer

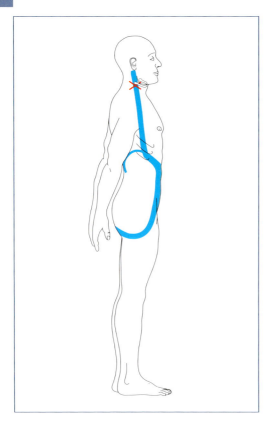

Abb. 7-8 Faszienkette vom Bauchraum zum Kopf (modifiziert nach Paoletti 2001).

7.5 Auswirkung von Störungen innerer Organe auf die Kiefergelenke

7.5.1 Therapeutenregel

Eine alte Therapeutenregel besagt, das eine Beckenstörung – knöchern und/oder als Organstörung – eine Problematik an derjenigen Stelle des Kopfes hervorruft, auf die sie sich projizieren würde, wenn man sich den Kopf ins Becken gelegt denkt. So kann z. B. ein Blasenproblem zu Schwierigkeiten im Gesichtsschädel führen, eine Funktionsstörung im inneren rechten Becken zu Kieferproblemen rechts. Dieser Übertragungsweg lässt sich immer wieder beobachten (Abb. 7-8).

7.5.2 Neurologische Übertragung einer Organstörung

Das Phrenikus-Syndrom

Der N. phrenicus entspringt in der mittleren Halswirbelsäule (C3–C5) und innerviert motorisch das Zwerchfell. Er enthält aber mehr afferente als efferente Anteile und meldet Organstörungen jeder Art aus dem Bauchraum, vom Zwerchfell und aus dem Brustkorb auf der Seite des Organproblems in die mittlere Halswirbelsäule. Hier kommt es zur Umschaltung der Meldung und folgenden Reaktionen darauf:

- Die Efferenzen zum Zwerchfell steigen an, dessen Tonus erhöht sich.
- Die autochtonen Halsmuskeln der mittleren Halswirbelsäule erhöhen ihren Tonus.
- Es kommt zu einer Funktionsstörung der betroffenen Segmente C3–C5.
- Über einen neurologischen Shunt gehen Efferenzen in einen motorischen Nerven, der den M. subclavius innerviert. Dieser Muskel erhöht seinen Tonus und zieht dadurch die 1. Rippe und das Schlüsselbein zusammen. Der Plexus brachialis und die Arterie zum Arm werden komprimiert, Schulter und Arm werden schlechter versorgt.

Welche Relevanz hat das für die Kiefergelenke und die Therapie?

- Das Schultergelenk und seine Muskulatur, das Innervationsgebiet von C3–C5 werden schlechter neural versorgt. Die Muskulatur wird weniger belastbar und reagiert auf Überforderungen mit Überspannung.
- Der M. trapezius mit seinem Ansatz am Os occipitale und der M. sternocleidomastoideus mit seinem Ansatz am Processus mastoideus des Schläfenbeins irritieren die kurze Nackenmuskulatur und das Kiefergelenk.

- In der Halswirbelsäule wird dabei auch die Region des 3. Halswirbels irritiert, aus der unter anderem auch die infrahyoidalen Muskeln innerviert werden. Es kann zur Behinderung des Mundschlusses kommen.

Übertragung auf die Brustwirbelsäule

Eine Organstörung wird an die Ursprungsstellen der neuralen Versorgung in der Brustwirbelsäule und im Stammhirn gemeldet und führt dort zu Gegenreaktionen, um das Organ zu normalisieren.
In der Brustwirbelsäule entsteht dabei oft durch Überforderungsreaktion eine mangelnde Beweglichkeit der innervierenden Wirbel und der zugehörigen Rippen.

Welche Relevanz hat das für die Kiefergelenke und die Therapie?

Es kann zu einer Störung in der physiologischen Krümmung und zu einer skoliotischen Veränderung der Brustwirbelsäule kommen. Beides hat Auswirkungen auf die Stellung des Kopfes über dem Körper und verändert damit die Kieferstellung.

N. vagus

Der N. vagus ist Antreiber der Organfunktion im Bauchraum, verringert den Herzschlag, verengt die Bronchien in der Lunge, innerviert den inneren Kehlkopf und beeinflusst die kurze Nackenmuskulatur.
Die afferente Meldung einer Organstörung führt zu einer Erhöhung der Efferenzen, um das Organ zu normalisieren.

Welche Relevanz hat das für die Kiefergelenke und die Therapie?

Eine Erhöhung der Efferenzen des N. vagus führt zur Tonuserhöhung der kurzen Nackenmuskeln und beeinflusst so in einer kinematischen Kette die Kaumuskeln und den Mundboden.

7.5.3 Fasziale Übertragung einer Organstörung

Die fasziale Übertragung einer Organstörung über das innere Fasziensystem kann sowohl bis zum Becken als auch bis zum Hals und Kopf erfolgen.
Am Beispiel eines hypertonen Magens sind folgende Reaktionen zu beobachten:
- absteigende Beeinflussung der linken Beckenhälfte (Es entsteht ein Ilium anterior, vgl. Abschnitt 7.2.2.)
- schlechte Beweglichkeit der linken Zwerchfellhälfte (Übertragung durch das obere Befestigungsband des Magens am Zwerchfell)
- Übertragung der Hypertonie auf das Perikard des Herzens
- schlechtere Verschieblichkeit des Rippenfells gegen das Lungenfell links durch eine Übertragung der Überspannung von den Zwerchfellfaszien
- Zug an der 1. Rippe links und vorn links am 6. und 7. Halswirbel durch die obere Befestigung des Rippenfells der linken Lungenhälfte
- Zug in der linken Mediastinumseite, der sich in die linke Hälfte der Fascia praetrachealis fortsetzt
- Fortleitung bis an das Hyoid und an das Os occipitale des Schädels, der Zug setzt an der Vorderseite des M. trapezius decendens an

Welche Relevanz hat das für die Kiefergelenke und die Therapie?

1. Die Fascia praetrachealis umfasst die infrahyoidalen und Teile der suprahyoidalen Muskeln – der linke Unterkiefer wird nach kaudal gezogen.
2. Die Fascia praetrachealis zieht an der Vorderseite des M. trapezius decendens, der reaktiv hyperton wird. Über eine Reizung an der Insertion am Schädel kann es zu einer Überspannungsreaktion der kurzen Nackenmuskeln und der Kaumuskeln kommen.

7.6 Zusammenfassung

Zusammenfassend ist der Einfluss von aufsteigenden Ursache-Folge-Ketten auf ein Kiefergelenkproblem möglich. Die aufsteigenden Übertragungswege sind knöcherner, muskulärer, faszialer und neurologischer Art. Eine CMD ist nur bedingt ein zahnärztliches Problem; besonders bei anamnestischen Hinweisen auf orthopädische und/oder internistische Probleme oder bei positivem Priener Abduktions- und/oder Barre-Tests ist die Zusammenarbeit mit anderen Disziplinen (s. o.) angezeigt.

7.7 Literatur

1. Hülse M. Einfluss der extalaryngealen Muskulatur auf funktionelle Stimmstörungen: Theoretische Grundlagen und Diagnostik. Osteopathische Medizin 2003;4(2):4-9.
2. International Academy of Osteopathy (IAO): Skripte.
3. Lason G, Peeters L. Handbuch für die Osteopathie, Band 1. Das Becken. Gent: Osteo 2000; 1993.
4. Liem T. Kraniosakrale Osteopathie. Stuttgart: Hippokrates; 1998.
5. Paoletti, S. Faszien. Anatomie, Strukturen, Techniken, Spezielle Osteopathie. München: Urban & Fischer; 2001.
6. Spiecker-Henke M, Wolkenhauer A. Funktionelle Stimmstörungen: osteopathische und stimmtherapeutische Aspekte. Osteopathische Medizin 2003;4(2):10-6.

Kapitel 8

Frühkindliche Symmetriestörungen und deren Folgen für die Steuerung des Kopfes

Gisa Zech unter Mitarbeit von Wolfgang von Heymann

8.1 Einleitung, Problemstellung

Der Begriff „Kopfgelenk-induzierte Symmetrie-Störungen (KISS) bei Kleinkindern", 1991 von *Biedermann* geprägt,[2] hat zahlreiche sehr kontroverse Diskussionen in einzelnen Fachgruppen bis hin zu völliger Ablehnung[39] provoziert. Nach zögerlichen ersten Schritten jedoch kann heute bereits auf praktische Erfolge in der Behandlung kindlicher Symmetriestörungen verwiesen werden: Kinderärzte, Orthopäden, Kieferorthopäden, Manualtherapeuten und Vertreter anderer Disziplinen haben viele positive therapeutische Erfahrungen in ihren Netzwerken gemacht, sodass bei fundierter Diagnosestellung und exaktem Befund vorhersagbare Behandlungserfolge heute Realität sind.

Auf dem jungen und wenig durch Langzeitstudien belegten Gebiet beruhen viele Behandlungsprinzipien auf Empirie. Dies wird sich in naher Zukunft nicht vollständig ändern. Zudem sind prospektiv-randomisierte Studien mit Kindern – insbesondere mit Placebo-Kontrolle – aus ethischen Gründen in Deutschland praktisch nicht durchführbar. Aktuelle Vergleichsstudien an Kindern mit Kopfschmerzen zeigen signifikante Unterschiede in der Motorik im Vergleich zur gesunden Kontrollgruppe.[33] Gerade Kopfschmerz bei Kindern ist ein häufig unterschätztes, schwer zu erfassendes Problem. Eine Querschnittsstudie mit 2358 Kindern im Alter von 10 bis 17 Jahren ergab, dass 21 % der Jungen und 26 % der Mädchen im Durchschnitt jede Woche einmal unter Kopfschmerzen litten.[1] Bei einer Untersuchung an 156 Kindern und Jugendlichen (6 bis 16 Jahre) mit diagnostiziertem Spannungskopfschmerz stellte sich der *International Headache Score* (IHS)[23] als nicht auseichend sensitiv für die Bewertung von Spannungskopfschmerzen bei Kindern heraus, sodass andere Verfahren entwickelt werden sollten.[42] Eine valide Studie an 2255 Jugendlichen ergab eine Inzidenz von CMD-bedingtem Kopfschmerz bei 6 % der Mädchen und 3 % der Jungen, mit deutlichem Anstieg bei zunehmendem Alter.[29]

8.2 Begriff und Geschichte der kindlichen Symmetriestörungen

Die erste Erwähnung einer Säuglingsskoliose 1905 betraf eher rachitische Erscheinungen.[38] Praktisch nutzbare Beobachtungen über Funktionsstörungen kindlicher Wirbelsäulen sind nicht so alt. 1953 erwähnte Gutmann eine funktionelle „Säuglingsskoliose".[17] *Müller-Wachendorff* berichtete 1961 über die Häufigkeit des Auftretens von Gebissanomalien zusammen mit kindlichen Skoliosen.[26] *Gutmann* berichtete dann 1963 erstmals über drei Kinder unter 71 Patienten.[17] Danach legte er wiederholt seine Diagnostik und Therapie an Kindern und Säuglingen mit Kopfgelenkstörungen dar.[18,19,20,21] Seifert, *Lewit*, *Mohr* und *Buchmann* haben seine Beobachtungen bestätigt.[8,9,24,25,37] *Gutmanns* Begriff des „cervical-diencephal-statischen Syndroms (CDS) des Kleinkindes" war allerdings recht unhandlich und fand wenige Anhänger. Nach seinem Tod im Jahr 1990 brachte sein Schüler *Biedermann* dafür den Begriff „Kopfgelenk-induzierte Symmetrie-Störung" (mit der wesentlich „griffigeren" Abkürzung „KISS") ins Gespräch.[2] Kurz darauf beschrieb *Coenen* das Phänomen als „Tonusasymmetrie-Syndrom" (TAS)[12] und die Folgen bei Nichtbehandlung als „sensomotorische Dyskybernese" (SMD)[13,14,15]. *Biedermann* bezeichnete seinerseits die sekundäre sensomotorische Störung als „kinematisch induzierte Dysgnosie und Dyspraxie" (KIDD).[5]

Die Begriffe „KISS" und „KIDD" haben ungeachtet ihrer weiten Verbreitung im nichtärztlichen Spachgebrauch – nicht zuletzt auch im Internet und auf Elternforen – bisher nicht unter allgemeinem Konsens Eingang in die wissenschaftliche Literatur gefunden. Aus Sicht der systematischen Krankheitslehre erscheint es vielen Fachleuten als unlogisch, dass die anatomisch als passiv definierten Kopfgelenke etwas induzieren können. Funktionelle Störungen hingegen können über neurophysiologische Reaktionen eine krankhafte Symptomatik induzieren. Außerdem gibt es eine Reihe von KISS-Symptomen, die nicht ausschließlich durch Störungen an den Kopfgelenken entstehen, sondern von anderen Wirbelgelenken und/oder von einem Kreuzdarmbeingelenk ausgehen.

Da diese Diskussion nicht abgeschlossen ist, sollen in diesem Artikel neben dem allgemeinen Begriff „kindliche Symmetriestörungen" die Begriffe „KISS" und „TAS" sowie „KIDD" und „SMD" nebeneinander verwendet werden, auch wenn sie nicht völlig deckungsgleich sind.

Damit ist der semantische Aspekt der Diskussionen rund um die Thematik „KISS/KIDD" und „TAS/SMD" umrissen. Das Folgende soll jedoch eher praktisch orientiert sein. Denn in meiner Praxis therapiere ich täglich mit Erfolg kindliche Symmetriestörungen und möchte diese Erfahrungen insbesondere an Ko-Therapeuten und Erstbehandler weitergeben. Ziel ist eine Weichenstellung für eine möglichst frühe Behandlung der kleinen Patienten. Meine Erfahrung zeigt: Nur mit dem Wissen um die Möglichkeiten der Therapie und mit der nötigen Sensibilität für die Probleme von Eltern und Kind kann man die jungen Eltern adäquat beraten und therapeutisch eingreifen, ohne sie zu verunsichern.

Nach dem Erstbefund in meiner Praxis sagen sehr viele Mütter: „Wieso hat man das nicht früher gesehen und etwas gemacht?" Ich antworte in diesen Fällen: „Schauen Sie nicht zurück und ärgern Sie sich nicht. Ziehen Sie einen Strich, fangen Sie dort an, wo wir gerade sind. Sehen Sie nach vorn." Einer meiner Patienten ist der kleine Philipp, der die folgenden Ausführungen exemplarisch illustrieren soll.

Zunächst einige Erläuterungen zu den kindlichen Symmetriestörungen:

Bei Kindern mit Symmetriestörungen liegen im Bereich der Kiefer- und Kopfgelenke, aber auch an anderen Gelenken der Wirbelsäule und des Beckens funktionelle Störungen vor, die zu einer Asymmetrie in der Körperhaltung führen. Sie äußern sich mehr oder weniger deutlich als eine C-Haltung des Rumpfes zu einer Seite oder nach hinten. Hauptmerkmal ist eine Schiefhaltung der Wirbelsäule, besonders im Bereich des Halses, die z. B. aufgrund einer Seitneigung, einer Drehung oder einer Überstreckung entstehen kann.

Das Tückische an dieser Problematik ist der zeitliche Verlauf, der oftmals ein sehr langes symptomarmes Intervall vom zweiten bis zum fünften Lebensjahr einschließt. Diese Zeitspanne ist lang genug, um die späteren Symptome nur allzu oft nicht mit den in den ersten zwei Lebensjahren aufgetretenen Problemen in Verbindung zu bringen. Dadurch wird eine effektive Therapie in vielen Fällen hinausgezögert oder gänzlich verhindert.

Spricht man über kindliche Symmetriestörungen, sollte zunächst durch ärztliche Differenzialdiagnostik eine andere (neurologische oder strukturelle) Ursache ausgeschlossen werden. Diese Differenzialdiagnostik, die genetische Schäden, zentralnervöse Störungen/Schäden sowie anatomische Fehlbildungen (Kraniosynostose, Übergangsmissbildungen, Blockwirbel und andere knöcherne oder muskuläre Fehlbildungen der HWS) zu bedenken hat, kann in diesem Zusammenhang nicht abgehandelt werden. Sie ist von den entsprechenden Fachärzten durchzuführen.

Ursachen, Symptome sowie diagnostische und therapeutische Aspekte sollen anhand eines Falles dargelegt werden. Daran lässt sich gut nachvollziehen, wie die unbehandelte Symmetrie-Symptomatik zu einer KIDD bzw. SMD führt und wie der Weg der Therapie aussehen kann. Zum ersten Mal sah ich „Philipp" vor 2 Jahren auf Zuweisung seines Kieferorthopäden mit der Diagnose: „Myoarthropathie, paradoxes Atlasphänomen und KISS". Nach initial häufigen Behandlungen, die nach und nach reduziert werden konnten, war nach 2 Jahren nur noch monatlich eine Kontrolle notwendig. Für diese positive Entwicklung ist meist ein interdisziplinäres Netzwerk verschiedener Fachleute erforderlich.

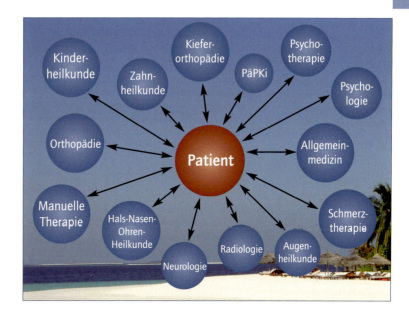

Abb. 8-1 Komplexe Störungen können nur in interdisziplinärer Zusammenarbeit erfolgreich behandelt werden.

8.3 Frühkindliche Symmetriestörungen und entwicklungsneurologische Folgen

In vielen Fällen verschwinden die in der Säuglings- und Kleinkindphase auftretenden Symptome einer Symmetriestörung nach der Aufrichtung weitgehend, um dann bei den 6- bis 12-jährigen Schulkindern erneut aufzutreten. Aufgrund empirischer Beobachtungen wird angenommen, dass ungefähr 60 % der Kinder mit einer solchen Vorgeschichte in der Schulzeit typische Symptome einer umfassenden Bewegungs- und Wahrnehmungsstörung zeigen, also unter anderem skoliotische Haltung, allgemeine Steifheit, sensomotorische Retardation, Hyperaktivität, inadäquate Statik und reduzierten Sinn für räumliche Orientierung.[5,7] In vielen Fällen entwickelt sich somit aus einer frühkindlichen Symmetriestörung eine sekundäre Hirnentwicklungsstörung,[14] schließlich auch eine Lernschwäche.[16] Es sollte daher früh mit der Behandlung begonnen werden.

8.3.1 Ursachen von KISS/TAS

Für 30 % der Symmetriestörungen nimmt Biedermann eine intrauterine Fehlbelastung an.[3] Unter dem Begriff „Geburtstraumata" fasst er 55 % zusammen. Dabei kann es insbesondere bei schwierigen, langwierigen Geburten zu einer Kompression der Gelenke der HWS kommen.[33,36] Ein Zusammenhang mit geburtsbedingter Kompression der Schädelknochen wird ebenfalls diskutiert.[10] Einige Fallstudien nannten okzipito-atlanto-axiale Verletzungen als Ursache für zervikogene Kopfschmerzen,[35] andere sehen eine auffällige Koinzidenz mit der Geburtsdauer und dem Einsatz einer Saugglocke oder Zange.[6] Beobachtet wurde die Problematik der Symmetriestörungen auch bei Kaiserschnittkindern, hier wird sie jedoch noch diskutiert.[6,39] Wird anamnestisch eine Mehrlingsschwangerschaft angegeben, kann von der Hypothese ausgegangen werden, dass es aufgrund des mangelnden Bewegungstrainings im Uterus zu derartigen Problemen bei mindestens einem der Mehrlinge kommen kann. Davon abzugrenzen ist als eine weitere Ursache für das Auftreten von vertebralen Funktionsstörungen in etwa 15 % der Fälle das sogenannte „Trauma post partum", das z. B. nach einem Sturz vom Wickeltisch auftreten kann.

Um die Ursachen der Symmetriestörungen im Detail nachvollziehen zu können, sind zunächst einige kurze Anmerkungen zur Anatomie erforderlich. Für die Symmetriestörung spielt die Dysfunktion von C1 eine große Rolle, die auch zu einer Rotationsachsenverschiebung führt. Damit können Scherkräfte auf die Weichteile, z. B. Gelenkkapseln, wirken und langfristig Muskelasymmetrien erzeugen. Gleich mehrere kraniale und spinale Nerven können aufgrund der neuroanatomischen Konvergenzen im Stammhirn in unterschiedlicher Weise beteiligt sein.

Von den 12 Hirnnerven sind in diesem Zusammenhang speziell die folgenden betroffen:
- *N. trigeminus* (V): sensible Versorgung des Gesichts und motorische Versorgung der meisten Kaumuskeln)
- *N. fazialis* (VII): Geschmackssensorik, Motorik der Mimik, auch des M. stylohyoideus im Mundboden
- *N. glossopharyngeus* (IX): Geschmack im hinteren Drittel der Zunge, Motorik des Pharynx
- *N. vagus* (X): Sensibilität der hinteren Schädelgrube, Motorik von Gaumen und Kehlkopf, parasympathisch Dura, Zungen-, Gaumen- und Rachendrüsen, Hals-, Brust- und Bauchorgane bis zur linken Kolonflexur (Darmprobleme, Bauchkrämpfe, Durchfall)
- *N. hypoglossus* (XII): Eine Störung der Zungenmuskulatur kann zu einer Saugreflexstörung führen.

Aus den embryonalen Zellen der Metamere C2 und C3 entwickeln sich schon früh Augenmuskeln, Nackenmuskeln, infra- und suprahyoidale Muskeln, Kaumuskeln, Zungenmuskeln und mimische Muskeln des Gesichts.[11] Diese Aussprossungen bedingen die heute aufgeklärten Zusammenhänge der Informationsverarbeitung aus den entsprechenden Afferenzen im Stammhirn. Frühe Wahrnehmung und deren Verarbeitung finden über die Augen, das Gleichgewichtsorgan und die obere Wirbelsäule statt. Daher können bei Funktionsstörungen der oberen HWS Wahrnehmung und Verarbeitung von Sinnesreizen negativ beeinflusst werden.[27,28]

Zusammenfassend lässt sich heute sagen: Die Fehlfunktion in der oberen Halswirbelsäule führt zu Symmetriestörungen, die wiederum sekundäre Dysfunktionen in folgenden Bereichen verursachen können:
- in der kraniozervikalen Region,
- in der kraniofazialen/kraniomandibulären Region,
- im zentralen Nervensystems (einschließlich emotionaler und kognitiver Funktionen) und
- in der thorakalen und lumbalen Wirbelsäule sowie im Becken.

8.3.2 Symptome einer Symmetriestörung

Aufgrund der abnormalen Hirnstammreaktionen fallen diese Kinder durch zerebrale Unruhe und entsprechend schnelles Ermüden auf. Oft treten Kreislaufstörungen in Form von kalten Händen und Füßen sowie unerklärliche Fieberanfälle und häufig rezidivierende Ohr-, Stirnhöhlen- und Mittelohrentzündungen auf.[24] Die Kinder zeigen Störungen der orofazialen Funktion, haben Ess- und Trinkprobleme und häufig Darmkoliken weit über die oft genannten 3 Monate hinaus.

8.3.3 Klinische Muster

Statt aufwendiger Diagnostik mit technischen Hilfsmitteln genügt zur Differenzierung der beiden möglichen, oft schwer voneinander zu trennenden Erscheinungsformen eine aufmerksame Betrachtung des Kindes. Aber nur selten ist der Unterschied „KISS I"/„KISS II" unstrittig, noch seltener von praktischer Bedeutung.

Generell gilt für die erste Form („KISS I"): Die Kinder haben Probleme in der transversalen Ebene und fallen durch eine Seitneigung des Kopfes auf. Die Eltern bemerken dies häufig auf Fotos in frontaler Ansicht. Sitzt das Kind z. B. beim Autofahren im Kindersitz in einer halb sitzenden Position kippt

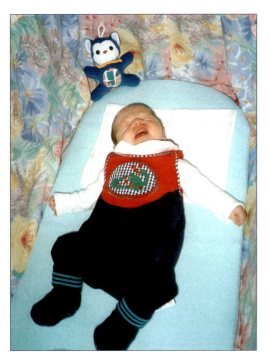

Abb. 8-2 Kind (hier Philipp) mit „KISS I" im Alter von 5 Wochen. Typisch die Seitneigung des Kopfes (hier nach rechts).

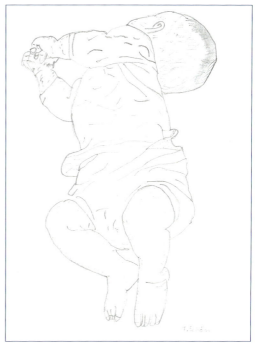

Abb. 8-3 Kind mit „KISS II" in typischer rückgebeugter Kopfhaltung (Zeichnung: F. Schön, modifiziert nach Biedermann).

es meist zur betroffenen Seite und zeigt die Richtung des Problems damit deutlich an.

Bei der zweiten Form („KISS II") liegen die Probleme in der sagittalen Ebene. Die kleinen Patienten liegen typischerweise in völliger Überstreckung nach hinten („wie ein Flitzebogen"). Der Kopf ist nach dorsal überstreckt und lässt sich auch nicht gerade einstellen.

Erste Schräglageform („KISS I")

Das klinische Kennzeichen der ersten Schräglageform ist die fixierte Lateralflexion. Diese dauernde Lateralflexion geht im klinischen Verlauf mit folgenden Zeichen einher:
- asymmetrisch-tonischer Nackenreflex (ATNR)
- Hyperextension des Kopfes
- haarloses Gebiet am Kopf

- Gesichtsasymmetrien
- einseitige Mikrosomie (fällt Eltern auf Fotos auf)
- Schädelasymmetrien (primäre oder sekundäre)
- motorischer Entwicklungsrückstand
- C-Skoliose von Hals und Rumpf
- Hyperabduktion der Hüfte
- Dysfunktion eines Sakroiliakalgelenks (SIG) mit Glutaealfalten-Asymmetrie
- Sichelfuß rechts und/oder links
- fehlende oder verkürzte Krabbel-Phase

Zweite Schräglageform („KISS II")

Klinisch ist die zweite Schräglageform gekennzeichnet durch eine fixierte Rückneigung des Kopfes als Folge einer Atlas-Kippbewegung nach vorne oder hinten. Bei diesen Kindern entwickeln sich folgende Auffälligkeiten:

- „Dreimonatskoliken"
- asymmetrische Schädelabplattung (rechts oder links)
- orofazialer Hypotonus
- schlechte Flexion des Kopfes
- Schulterhochstand
- ATNR dominierend
- Schluckprobleme, verstärktes Sabbern
- Stillprobleme (besonders einseitige)
- Schräglage
- Floppy-Haltung, kann nicht länger als 1 Minute aufrecht stehen
- abweichende Position der Füße
- hohe Sensibilität im Nacken (Rollkragen, Mütze, Haarewaschen)
- Fieber
- Schlafstörungen
- Schreien
- Appetitlosigkeit
- seitengleiche Flexion der Hüfte erschwert

- Schreien für mehr als 3 Stunden täglich,
- muskulärer Schiefhals, Schräglage,
- fixierte Haltung,
- Still- und Schluckstörungen,
- „Dreimonatskoliken",
- Schlafstörungen (besonders Einschlafstörungen) und
- motorische Entwicklungsstörungen (Drehen, Krabbeln und Aufrichten verzögert).

In physiotherapeutische Behandlung kommen die Kinder meist erst als „KIDD"- oder „SMD"-Patienten auf Zuweisung aufmerksamer Ärzte. Ein früherer Einstieg in die Therapie wäre für die Zukunft wünschenswert. Bringen die Eltern die Kinder früh in die Praxis – meist wegen Schreiens und Blähungen – kann die Therapie bereits nach wenigen Behandlungen abgeschlossen werden. Bei ausgeprägten sensomotorischen Störungen und Folgen im kraniomandibulären System ist die Therapie dann deutlich aufwändiger.[30,34]

Behandlungsindikation bis zum vollendeten 1. Lebensjahr

Für den Erstbehandler ist es immer schwer abzugrenzen, wann behandelt werden sollte oder wann man einfach nur beobachtend zur Seite steht. *Biedermann* hat daher einige Kriterien zusammengestellt, die insbesondere bei kombiniertem Auftreten eine Behandlung bis zum vollendeten 1. Lebensjahr nach sich ziehen sollten:[4,6]

Behandelt wird vor allem manualtherapeutisch. Gerade in der frühen Phase, also insbesondere im 1. Lebensjahr ist der manuelle Eingriff sehr effektiv und schnell wirksam. Säuglingen (die von ihren Eltern aufgrund von Mundpropaganda als Schreikinder zur Manuellen Therapie gebracht werden) kann man schnell und gut helfen. Während die glücklichen Eltern dann meist auch Freunde schicken, gestaltet sich der Kontakt zu vielen Kinderärzten noch schwierig. Daran gilt es zu arbeiten, um den kleinen Patienten den frühzeitigen Zugang zu dieser hilfreichen Therapie nicht vorzuenthalten.

8.3.4 Von der primären zur sekundären Störung

Oftmals kommen die Kinder erst nach mehrjähriger Entwicklung mit sekundären Störungen in die Praxis. Bei älteren Kindern, die bereits im Zahnwechsel begriffen sind und/oder bei denen bereits eine muskuläre Adaptation an die bestehende Situation erfolgt ist, bringt ein manuell mobilisierender Eingriff zwar zunächst wie bei den Säuglingen eine deutliche Besserung, aber nicht zwangsläufig ein stabiles Langzeitergebnis. Die Eltern äußern sich nach Therapie häufig folgendermaßen: „Es ist so, als ob unser Kind plötzlich ganz frei ist. Es kann sich gut konzentrieren, ist wesentlich aufmerksamer. Insgesamt hat dieser Zustand aber leider nur eine Woche angehalten – das Leiden hat sich zwar gebessert, ist aber nicht weg."

Zunehmend erkennen auch Kieferorthopäden sekundäre Entwicklungsstörungen auf der Basis von Symmetriestörungen, sie wissen heute immer mehr über die vertebralen Funktionsstörungen bei Kindern und ihre Auswirkungen. Klagt das Kind des Öfteren über Kopfschmerzen (was häufig auf Stress in Freizeit und Schule zurückgeführt wird), steht der Mund ständig offen und kann trotz Ermahnens einfach nicht geschlossen bleiben, erkennen auch die Eltern selbst das Problem. Ins Auge fällt ihnen dann häufig auch die Schiefhaltung auf Familienbildern.

Markant sind bei den sekundären Symmetriestörungen die Ergebnisse einfacher Tests. Das Kind wird aufgefordert zwei Schritte vor- und einen Schritt zurückzugehen. Bei Vorliegen einer Symmetriestörung kann es dies nicht umsetzen, sondern geht beispielsweise vier Schritte vor und einen zurück. Auch Alltagshandlungen wie Fahrradfahren oder Stelzenlaufen, die ein hohes Maß an Geschicklichkeit erfordern, können die Kinder meist schwer lernen oder geben aufgrund ihres vermeintlichen Ungeschicks schnell auf.

Zur klinischen Feststellung von Normabweichungen in der sensomotorischen Entwicklung hat *Coenen* einen sehr umfangreichen Test ab dem 5. Lebensjahr angeboten,[12] der als „motokybernetischer Test" (MKT) folgende Einzelschritte umfasst, die im Alltag meist nicht alle getestet werden können:

- Langsitz („Lasègue im Sitzen")
- Einbeinstand auf fester Unterlage
- Abspringen aus hüfthoher Liege
- Einbeinstand auf weicher Unterlage
- Einbeinhüpfen
- Einbeinhüpfen mit Ballfangen
- Hampelmannsprung
- Schersprung
- „Gliederpuppentest"
- Balance auf Kreisel (beidbeinig)
- Balance auf Kreisel (einbeinig)
- Purzelbaum
- seitliches Überhüpfen
- Fersengang vorwärts – rückwärts
- Wechselschritthüpfen
- Seiltänzergang
- Drehtest/Seiltänzergang
- Zeichnung „Baum/Haus/Mensch"

Bei Auftreten positiver Zeichen sollte aber auch abgeklärt werden, inwieweit eine zusätzliche Entwicklungsverzögerung durch die sekundäre Persistenz frühkindlicher Reflexe eingetreten ist. Die Erkennung und Behandlung dieser Entwicklungsstörungen (z. B. nach PäPKi®), die über die reine Funktionsstörung der Wirbelsäule einschließlich des Kopfes und der Beckengelenke hinaus geht, wird im Kapitel 9 behandelt.

Dysgnosie

Unter Dysgnosie versteht man eine Störung der Sinneswahrnehmung. Von der im Kopfgelenkbereich gestörten Orientierung über Bewegungen durch Zeit und Raum[22] ist es nur ein kleiner Schritt zum gestörten Zahlenraum, d. h. dem mathematischen Verständnis. Durch fehlende Sicherheit haben die Kinder Höhenangst und fürchten sich vor neuen Situationen, viele hören schlecht. Wenn die Kinder dann immer wieder an scheinbar kleinen Aufgaben scheitern, werden sie reizbarer, reagieren ungeduldig und aggressiv. Nach der Vertikalisierung, die auch bei Vorliegen einer Symmetriestörung meist nach 18 Monaten abgeschlossen ist, verschwinden die ursprünglichen Symptome zwischen dem 2. und 4. Lebensjahr. Die latenten propriozeptiven Dysfunktionen jedoch bleiben bestehen, was in anhaltend erhöhten Konvergenzreaktionen deutlich wird.

Dyspraxie

Bei der zweiten für die KIDD namensgebenden Einschränkung, der Dyspraxie, liegt eine Bewegungsstörung vor. Propriozeptive Dysfunktionen führen zu falschen Bewegungsmustern, die sich als

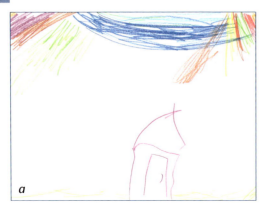
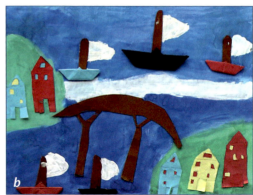
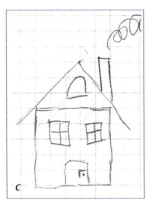

Abb. 8-4 Auf den von Philipp im Alter von 4 **(a)**, 9 **(b)** und 13 **(c)** Jahren gemalten Bildern erkennt man deutlich, wie ihm alles, was er darstellt, „schief" nach rechts gerät. Selbst wenn er die Möglichkeit der Orientierung an Linien hat, steht das Haus erst nach korrigierender Radierung gerade.

Fehlhaltungen manifestieren. Häufig erzeugen sie eine Fehlhaltung des Kopfes, können jedoch darüber hinaus den ganzen Körper betreffen. Das Kind leidet in der Folge an Kopfschmerzen und leicht kommt der Verdacht auf eine ADS (Aufmerksamkeits-Defizit-Störung) auf. Die Bewegungsstörungen manifestieren sich als Störungen der Feinmotorik und beeinträchtigen das Gleichgewicht. Das Kind fällt durch schlechte motorische Kontrolle (z. B. häufiges Stolpern) auf.

8.3.5 Späte Symptome von Symmetriestörungen

Die späten Symptome zeigen sich in der Präpubertät und betreffen die folgenden Aspekte:

- *Verarbeitung (kognitiv)*: Die Kinder leiden an Konzentrationsstörungen. Sie haben zudem ein schlechtes Gefühl für Zeit, Raum und Distanz. Beim Schreiben und Rechnen finden sie ihre eigenen Fehler nicht, viele werden irrtümlich als Legastheniker eingestuft.
- *Verarbeitung (affektiv)*: Die Kinder wirken nach außen unsicher, haben häufig Ängste vor ganz bestimmten Aktivitäten, sie werden schnell unmutig. Viele geben an, dass sie Angst vor ihren Altersgenossen haben und sehr darunter leiden. Sie gelten häufig als egozentrisch und sind in vielen Fällen intolerant in Bezug auf Leistungsdruck.
- *Alltagsverhalten*: Das „klassisch" symmetriegestörte Kind ist schnell abgelenkt, es fällt auf durch Frustrationsverhalten bis hin zu häufigen Wutanfällen und anderen Formen der Aggressivität. Die

Kinder leiden oft über längere Zeit unter Schlafstörungen und Kopfschmerzen, die keiner herkömmlichen Behandlung zugänglich sind.
- *Sozialverhalten*: Im Bereich der intersozialen Aktionen liegt bei diesen Kindern meist eine Kontaktstörung vor, häufig erweitert um eine gestörte Bindung zu den Eltern. Einige entwickeln Verhaltensauffälligkeiten, andere werden scheinbar zum Autisten. „Meistens bin ich der Letzte", ist ein häufiger Satz der kleinen Patienten.

8.4 Diagnostik und Therapie von kindlichen Symmetriestörungen und ihren Folgen

Am Anfang steht die Frage: Wie erkenne ich ein symmetriegestörtes Kind? Dazu bedienen wir uns zunächst der ausführlichen Anamnese. Diese wird auf der Grundlage von speziellen Fragen erstellt. Für die Schmerzeinordnung wird mit der VAS-Skala gearbeitet. Eine ausführliche Anamnese ist bei den ganz kleinen Patienten nur über die Mütter oder nahestehende Verwandten möglich und für mich die Basis zur weiteren Befunderfassung. Man unterscheide daher früh- und spätkindliche Anamnese.

In der spätkindlichen Anamnese der pubertierenden Kinder treten die bereits erwähnten Verhaltensauffälligkeiten (sozial, kognitiv, affektiv) in den Vordergrund. Wichtig sind hier die Fragen nach Kopfschmerzen, eventuell bemerkten Auffälligkeiten in Haltung, Motorik oder im Muskeltonus allgemein und die Frage nach dem Schlafverhalten.

Zur Vergleichbarkeit und Orientierung erfolgt in meiner Praxis die Erhebung der Anamnese zunächst mittels eines Fragebogens (www.kiss-kidd-zech.de – modifiziert nach *Biedermann*). Eine ergänzende Frage scheint mir besonders wichtig: „Ist Ihrem Kind schon einmal Ritalin® empfohlen worden?" Die Antworten sind erstaunlich, da 80 % der Eltern dies bejahen. Die Dauer der Einnahme variiert dabei zwischen einem halben Jahr und mehreren Jahren und die Einnahme beginnt oft mit dem Eintritt in die erste Klasse (Stress?) oder dem 6. Lebensjahr. Einige Eltern berichten, dass sie den Arzt aus Verzweiflung um eine Medikation gebeten hatten. Spontan erwähnen die Eltern diesen wichtigen Aspekt nie.

8.4.1 Ärztliche Diagnostik und manualtherapeutische Befunderhebung

Die Befunderhebung bei Kleinkindern basiert maßgeblich auf den sieben Reaktionstests, die *Vojta* zur Diagnostik zentralnervöser Schäden zusammengestellt hat,[40] sowie auf einer Labyrinthprüfung:
- Traktions-Versuch
- Axillar-Hangversuch
- *Vojta*-Reaktion
- Hangversuch – Collis vertikal
- Hangversuch – Collis horizontal
- *Peiper-Isbert*-Reaktion
- *Landau*-Reaktion
- Labyrinth-Stellreaktion

Die Untersuchung im frühkindlichen Alter mittels der Tests und Reaktionen von *Vojta* basiert darauf, dass bis zum 3. Monat nach dem errechneten Geburtstermin die primitiven Reflexe überwiegen. Hierbei wird nach abnormalen Störungen auf spinaler und zentraler Reflexebene gesucht und abgeklärt, ob der Entwicklungsstand dem Alter entsprechend ist. Sofern hiermit ein ZNS-Schaden ausgeschlossen werden kann, umfasst die weitere Befunderhebung die manualtherapeutische Untersuchung, den Blick auf die Haltung und die Prüfung der motorischen Gleichgewichtsreaktion in der Labyrinth-Stellreaktion.[13]

Anders als bei der *Vojta*-Reaktion wird das Kind am Becken in die Luft gehoben, genau senkrecht gehalten und dann langsam zur Seite gekippt. Ab dem 4. Monat sollte es versuchen, durch eine Gegenbewegung Mund und Augen horizontal einzustellen. Bei Störung auf einer Seite wird der Kopf nicht

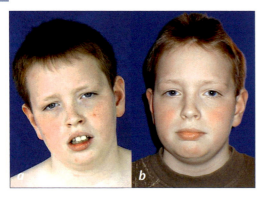

Abb. 8-5 Philipps zwei Gesichter am gleichen Tag: (a) „Relaxed", (b) „gerade hinstellen".

aufgerichtet. Diese Reaktion wird vermittelt durch die Rezeptoren in der oberen Halswirbelsäule und im Sakroiliakalgelenk. Bei Nichtaufrichtung ist nach weiteren Funktionsstörungen zu suchen.

Das Kind sollte zunächst die obigen Tests meistern und anschließend manuell untersucht werden:
- kraniozervikale Region
- kraniofaziale Region
- Nervensystem: Hirnnerven und Neurodynamik der kraniozervikalen Region
- Wirbelsäule: HWS mit C0/C1 bis Th4 inklusive der Rippengelenke
- Becken (SIG)
- Extremitäten

Älteren Kindern gibt man zur Untersuchung die visuelle Analogskala (VAS) in die Hand. „Smileys" mit mehr oder weniger glücklicher Mimik und einer Abstufung von 0 bis 10 erleichtern den Kindern die Angabe über ihren derzeitigen Schmerzzustand.

Bei der manuellen Befunderhebung sind die biomechanischen Regeln der gekoppelten Gelenkfunktionen nach *Fryette* zu berücksichtigen, in diesem Fall besonders die Rotations-Seitneigungs-Kopplung im atlantoaxialen Bereich.

Aufgrund dieser Untersuchungen kann es sein, dass weitere Therapeuten hinzugezogen werden müssen. Dies wird nach Rücksprache mit dem verantwortlichen Arzt eingeleitet. Die Zusammenarbeit zwischen Hebammen, Kinderärzten, Orthopäden, Kieferorthopäden, Physiotherapeuten und Entwicklungstherapeuten ist dabei äußerst wichtig. Generell sind eine gute Zusammenarbeit und vor allem die Kommunikation im Team des interdisziplinären Netzwerks eine Grundvoraussetzung. Dies impliziert weit mehr als den Austausch von Röntgen- oder MRT-Befunden mit Einwilligung des Patienten. Die Leitung der Behandlung liegt in der Hand des verantwortlichen Arztes/Zahnarztes.

8.4.2 Therapie

Es gibt eine Reihe von Kontraindikationen, die stets streng beachtet werden müssen. Bei genetischen Schäden, unklarer Diagnose, Vorliegen eines Traumas des Rückenmarkes, Infektionen, Intoxikationen oder Neoplasien entscheiden der behandelnde Arzt und gegebenenfalls hinzugezogene Spezialisten über das weitere Vorgehen.

Therapieoptionen bei rein funktionellen Störungen ergeben sich je nach den Ergebnissen der Diagnostik und umfassen:
- Manualtherapie,
- Kieferorthopädie,
- Psychologie und
- Neurologie.

8.5 Der Fall Philipp

8.5.1 Befunde

Als sich Philipp auf Zuweisung der behandelnden Kieferorthopäden (Dres. J. Weber und L. Meyer, Ludwigshafen) erstmals in meiner Praxis vorstellte, sollte er sich für ein Foto „einfach hinstellen". Das Ergebnis spricht für sich (Abb. 8-5a). Die Aufnahme in der kieferorthopädischen Praxis nach der Aufforderung Philipps zum aufrechten Stehen und Mundschließen zeigt ein völlig anderes Bild (Abb. 8-5b).

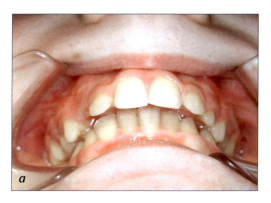
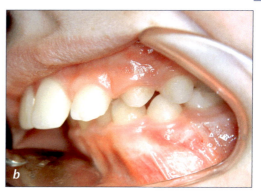

Abb. 8-6 Philipp vor der kieferorthopädischen Behandlung **(a)** frontal und **(b)** im Profil (Dres. J. Weber, L. Meyer, Ludwigshafen): Angle Klasse II/1, mit erheblicher Hypermobilität des Bandapparates und massivem Hypertonus des M. pterygoideus medialis beidseits.

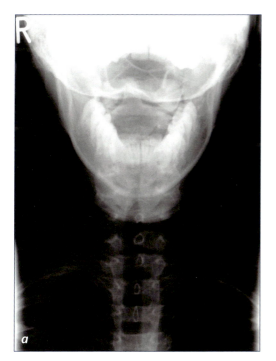
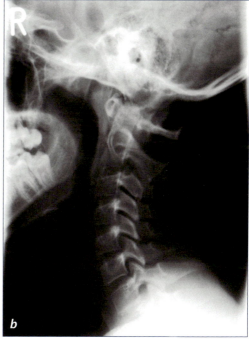

Abb. 8-7 Röntgenbefund: **(a)** HWS (anterior-posterior), **(b)** HWS (seitlich) (Orthopäde Dr. U. Radecker, Heidelberg).

Einen wichtigen Aufschluss in der nun erfolgten Befundaufnahme gibt die Röntgenuntersuchung, in der zwei Arten von Dysfunktionen sichtbar werden: Eine Verschiebung des Atlas nach einer Seite oder eine extreme Rotation um die sagittale Achse.[5,7,20]

Der *Röntgenbefund* zeigt in der A.p.-Aufnahme eine morphologische Asymmetrie zwischen Atlas und Axis, der hintere Bogen von C1 ist außerdem erkennbar hypoplastisch (*Biedermann*, persönliche Mitteilung) (Abb. 8-7a und b).

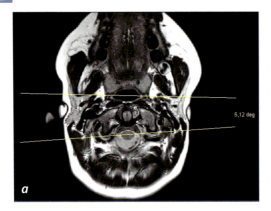

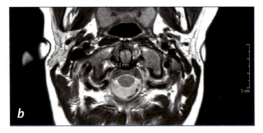

Abb. 8-8 MRT-Befund: **(a)** Fehlrotation C1 nach links, **(b)** Asymmetrie zwischen Atlas und Axis.

Zu Philipps *MRT-Befund* führt der Radiologe (Dr. *D. Weber*, Frankfurt) aus: „Axiale T2-gewichtete Aufnahme (Abb. 8-8a) auf Schädelbasis-Niveau: Auffällig erscheint die Fehlrotation von HWK 1 nach links um 5,12°. Die Messung erfolgte sowohl zwischen den gegenläufigen Geraden an den dorsalen Kanten der aufsteigenden Unterkieferäste als auch an den dorsalen Begrenzungen der oberen Gelenkflächen der Atlaskondylen. Auch atlantoaxial (Abb. 8-8b) haben sich Fehlstellungen eingestellt. Man beachte die Diskrepanz zwischen der atlantodentalen Distanz links (6,3 mm) und rechts (4,2 mm) in der Bildausschnitts-Vergrößerung."

Für die *Funktionsuntersuchung* reichen hier aus dem oben genannten motokybernetischen Test zunächst folgende Prüfungen:

- Philipps initialer *Haltungsbefund* zeigt aus der Ansicht von ventral eine Lateralflexion des Kopfes nach rechts sowie einen Schulterhochstand links. Paravertebral ist der Muskeltonus auf der linken Seite erhöht. Von dorsal imponiert eine Beckenhochstellung rechts, eine Außenrotation der Hüfte links und ein beidseits vorhandener Knick-Senk-Fuß.
- Danach erfolgt der *Langsitz-Test* (Slump-Test[41]). Der Patient sitzt mit angewinkelten Knien, nach vorn gebeugtem Nacken und nach vorn gebeugter Brustwirbelsäule und wird aus dieser Position aufgefordert, die Knie durchzustrecken. Der Untersucher provoziert nach der orientierenden Testung noch zusätzlich die Flexion mit Druck auf den Kopf bei gehaltener Kniestreckung. Damit kann man die Nervenmobilität beurteilen ebenso wie die Nackenflexion, die Reaktion von Wirbelsäule, Nacken und Beinen. Philipp ist es nicht möglich, Nacken und Wirbelsäule gebeugt zu lassen. Seine Nackenbeugung, die ohnehin eingeschränkt ist, kann er nicht halten. Schon bei der Streckung der Beine bemerkt er heftige Schmerzen in der ischiocruralen Muskulatur.
- Der *motorische Befund* gibt Aufschluss über das dynamische und statische Gleichgewicht, die Koordination und okulomotorische Stimulation.
  - Das *statische Gleichgewicht* prüft man mit dem Einbeinstand. Hier ist Philipp chancenlos (Abb. 8-9).
  - Das *dynamische Gleichgewicht* testet man mit Hüpfen oder dem Versuch, auf einer Linie zu balancieren.
- Interessant ist bei diesem Patienten eine typische assoziierte Reaktion. Philipp wird aufgefordert, im Sitzen einen Spatel mit der Zunge nach oben zu drücken. Nur mit der Zunge wohlgemerkt, ohne Kraft. Das schafft Philipp nur mit sogenannten „Ausgleichbewegungen", er klemmt sich mit den Füßen hinter die Liege, hält sich an der Bankkante fest und arbeitet kräftig mit Rumpf- und mimischer Muskulatur (Abb. 8-10).

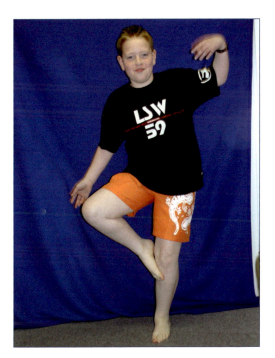

Abb. 8-9 Philipp benötigt beim Einbeinstand die Hilfe der gesamten Körpermuskulatur: gepresste Mimik, verkrampfte Fußsohlen, Armrudern.

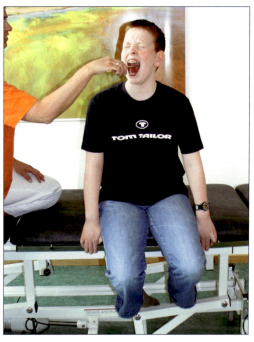

Abb. 8-10 Beim Versuch, die Zunge gegen den Spatel zu drücken, scheint Philipp alle Hilfsmuskeln zu aktivieren (unter anderem Fußklammer an der Untersuchungsbank, Augen zugepresst).

8.5.2 Therapie

Philipp war aufgrund dieser Befunde als chronisch symmetriegestörtes Kind einzustufen. Wegen guter Zusammenarbeit mit dem Kieferorthopäden konnte parallel kieferorthopädisch und manualtherapeutisch gearbeitet werden. Auch die Zusammenarbeit mit den Eltern ist stets eine Grundvoraussetzung: keine Kommunikation → keine Behandlung. Sowohl die Kinder als auch die Eltern müssen die Behandlung mittragen.

Grundmaxime in der Therapie war es auch hier, mit den auffälligen Zeichen anzufangen und diese in regelmäßigen Abständen zu kontrollieren. Dabei sind die Problemzonen meist das Okziput und C1. Die Therapie in der kraniozervikalen Region wird entsprechend des jeweils zu erhebenden tagesaktuellen Befundes durchgeführt, der die folgenden drei Punkte beinhaltet:

- Lateralflexion mit Differenz im Seitenvergleich Okziput – C1
- Rotation im Seitenvergleich
- Flexion/Extension Okziput – C1

Die entsprechenden Therapietechniken für Probleme in dieser Region sind:

- die C1-Haltetechnik nach *v. Pieckartz* mit Lateralflexion des Okziputs,
- die Lateralflexion- und Rotationsmobilisierung C1 – C2 sowie
- die Extension- und/oder Rotationsmobilisierung C1 – C2 im Sitzen.

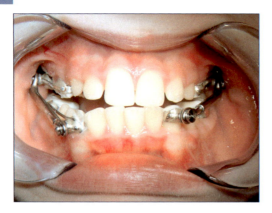

Abb. 8-11 Zustand 4 Monate nach Beginn der Therapie.

Die Therapie in der kraniofazialen Region umfasst bei Philipp (unter Beachtung von Endgefühl und Symptomen) Mobilisierungen nach jeweiligem Befund als
- kraniale Techniken an den Ossa occipitale, sphenoidale, frontale und parietale und
- kraniofaziale Techniken an den Ossa temporale und zygomaticum sowie den Orbitae.

Unter anderem wurden Weichteiltechniken an den jeweils gestörten Muskeln durchgeführt, darunter:
- sämtliche Muskeln des Kauapparates (intra- und extraoral),
- dorsolaterale Halsmuskel (Mm. trapezius, levator scapulae, sternocleidomastoideus),
- Steuerungsmuskeln des Beckenrings,
- Rumpfbehandlung (Aufbau der Bauch- und der interskapulären Muskulatur),
- Triggerpunktbehandlungen von allen auffälligen Muskeln,
- Koordinations-/Stabilisationstraining,
- Korrektur der Fußfehlstellung sowie Fußmobilisation und Stabilisation.

Philipp zeigte – wie viele andere Patienten – über den langen Behandlungszeitraum hinweg verschiedene typische Reaktionen während der Therapie, wie:

- vegetative Reaktionen: kurzfristige Rötung, Schweißausbruch,
- kurzzeitige „Verschlechterung": für eine Stunde müde und „total k.o.",
- Abwehrreaktion an den folgenden Tagen,
- Ermüdung, verändertes Schlafmuster,
- erhöhte Aktivität und
- veränderte Schmerzerfahrung.

Für das Umfeld aber wurden die Erfolge der Therapie sichtbar, die sich manifestierten in:
- besserer sensomotorischer Wahrnehmung,
- erhöhter symmetrischer motorischer Aktivität,
- verbessertem Schlafverhalten,
- Schmerzreduktion und
- Verbesserungen auf sozialer, affektiver und kognitiver Ebene.

Generell trifft der Therapeut in jeder Sitzung mit Patienten und Eltern immer wieder neu die Entscheidung bezüglich *„hands on"* oder *„hands off"* bzw. darüber, in welchen Anteilen gearbeitet wird. Bei einer Einschränkung wird mobilisiert (d. h. *hands on*). Ist die Einschränkung bei der nächsten Behandlung nicht mehr vorhanden, folgen Stabilisationsübungen (d. h. *hands off*).

Begleitend wird zur Schulung der Propriozeption der Zunge die entsprechende orofaziale Therapie durchgeführt (z. B. Widerstand nach kaudal/kranial, Zunge nach kranial und lateral).

Nach ca. 4 Monaten Kieferorthopädie mit Herbst-Apparatur hat sich Philipps Schlafdauer um 2 bis 2,5 Stunden täglich verlängert. Philipp kann besser sein Gleichgewicht halten und sich wesentlich besser konzentrieren. Der Mundschluss ist häufiger möglich.

Nach 14 Monaten hat Philipp keine Kopfschmerzen mehr und einen eigenen Antrieb zur Bewegung. Er spielt 3- bis 4-mal wöchentlich Fußball. Der Mundschluss normalisiert sich.

Nach 22 Monaten geht es Philipp „sehr gut!". Damit ist treffend die Summe dessen ausgedrückt, was in langer Arbeit und einzelnen Etappen ge-

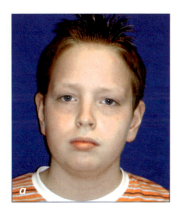 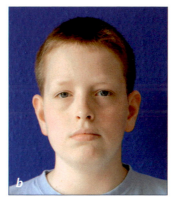 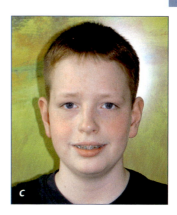

Abb. 8-12 Philipp von frontal **(a)** nach 1, **(b)** nach 9 und **(c)** nach 22 Monaten Therapie.

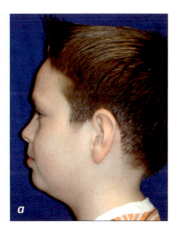 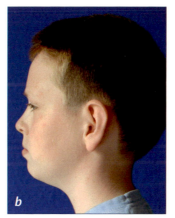 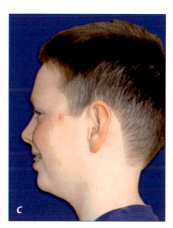

Abb. 8-13 Philipp im Profil **(a)** nach 1, **(b)** nach 9 und **(c)** nach 22 Monaten Therapie.

schafft wurde. Die Kontrolle, die anfangs monatlich stattfand, ist inzwischen nur noch alle 2 bis 3 Monate erforderlich und kann langfristig ganz entfallen.

Versuchen Sie, die Kinder mit anderen Augen als ausschließlich denen des Spezialisten zu sehen, der gerade um Rat in einer speziellen Angelegenheit gefragt wird. Viele der Kinder, auch wenn sie mit anderen Problemen zu Ihnen kommen, bedürfen einer genaueren Diagnostik und Therapie im interdisziplinären Netzwerk. Gewinner sind am Ende unsere kleinen Patienten – ein Leben lang.

8.6 Anhang

Die folgenden Fragen für Patienten sollen die Entscheidung erleichtern, den Patienten einem Physiotherapeuten/Manualtherapeuten/Osteopathen zur Abklärung auf KISS/KIDD zuzuweisen:

1. Bestand unmittelbar nach der Geburt für einige Monate intensives, scheinbar unbegründetes Schreien?
2. Bestand in den Monaten nach der Geburt ein asymmetrisches Liegen (ggf. auf Fotos nachsehen)
3. Besteht eine Aufmerksamkeitsdefizit-Störung/Hyperaktivität?

8.7 Literatur

Einige in dieser Arbeit erwähnte wissenschaftliche Bezüge können nicht mit genauer Autorenschaft und Jahreszahl angegeben werden, da sie das Ergebnis einer zweieinhalbjährigen Crafta®-Ausbildung sind. Die betreffenden Publikationen sind jedoch insgesamt benannt.

1. Bandell-Hoekstra IE, Abu-Saad HH, Passchier J, Frederiks CM, Feron FJ, Knipschild P. Prevalence and characteristics of headache in Dutch schoolchildren. Eur J Pain 2001;5:145-53.
2. Biedermann H. Kopfgelenk-induzierte Symmetriestörungen bei Kleinkindern, Kinderarzt 1991;22:1475-87.
3. Biedermann H. Das KISS-Syndrom der Neugeborenen und Kleinkinder, Man Med 1993;31:97-107.
4. Biedermann H. KISS-Kinder. Stuttgart: Enke; 1996.
5. Biedermann H. Manualtherapie bei Kindern. Stuttgart: Enke; 1999.
6. Biedermann H. Manual therapy in children: with special emphasis on the upper cervicogenic spine. In: Vernon, editor. The craniocervicogenic syndrome. Mechanism, Assessment and Treatment. Oxford: Butterworth Heinemann; 2001.
7. Biedermann H. Functional radiology of the cervicogenic spine in children. In: Biedermann H, editor. Manual therapy in children. Edinburgh: Churchill Livingstone; 2004.
8. Buchmann J, Bülow B. Funktionelle Kopfgelenksstörungen bei Neugeborenen im Zusammenhang mit Lagereaktionsverhalten und Tonusasymmetrien. Man Med 1980;18:37-9.
9. Buchmann J. Funktionelle Kopfgelenksstörungen bei Neugeborenen. Man Med 1983;21:59-62.
10. Carreiro J. Pädiatrie aus osteopathischer Sicht. München: Elsevier, Urban und Fischer; 2004. p. 129-44.
11. Christ B, Ordahl CP. Early stages of chick somite development. Anat Embryol 1995;191:381-96.
12. Coenen W. Die Behandlung der sensomotorischen Dyskybernese bei Säuglingen und Kleinkindern durch Atlastherapie nach Arlen. Orthop Praxis 1992;6:386-92.
13. Coenen W. Manualmedizinische Diagnostik und Therapie bei Säuglingen. Man Med 1996;34: 108-13.
14. Coenen W. Manuelle Medizin bei Kindern – eine entwicklungsneurologische Indikation. Man Med 2001;39:195-201.
15. Coenen W. Funktionelle Störungen der Wirbelsäule vom Säuglings- bis zum Kindesalter – das „Tonus-Asymmetrie-Syndrom". In: Hülse M, Neuhuber W, Wolff HD, editors. Die obere Halswirbelsäule, Pathophysiologie und Klinik. Heidelberg: Springer; 2005. p. 173-82.
16. Flehmig I, Stern L. Kindesentwicklung und Lernverhalten. Stuttgart: Fischer; 1986.
17. Gutmann G. Das cervico-diencephale Syndrom mit synkopaler Tendenz und seine Behandlung. In: Junghanns H, editor. Die Wirbelsäule in Forschung und Praxis, Band 26. Stuttgart: Hippokrates; 1963. p. 112-32.
18. Gutmann G. Das cervical-diencephal-statische Syndrom des Kleinkindes. Man Med 1968;6:112-9.
19. Gutmann G. Kopfgelenke und Kopfschmerz. Man Med 1977;15:1-15.
20. Gutmann G, Biedermann H. Die Halswirbelsäule. Teil 2: Allgemeine funktionelle Pathologie und klinische Syndrome. Stuttgart: Fischer; 1983.
21. Gutmann G. Das Atlas-Blockierungs-Syndrom des Säuglings und des Kleinkindes. Man Med 1987;25:5-10.
22. Hassenstein B. Der Kopfgelenksbereich im Funktionsgefüge der Raumorientierung: systemtheoretische bzw. biokybernetische Gesichtspunkte. In: Hülse M, Neuhuber W, Wolff HD, editors. Die obere Halswirbelsäule. Pathophysiologie und Klinik. Heidelberg: Springer; 2005. 19-32.
23. International Headache Society (IHS). Internationale Klassifikation von Kopfschmerzerkrankungen. 2. Auflage 2004. www.ihs-klassifikation.de.
24. Lewit K. Kopfgelenkblockierung und chronische Tonsillitis. Man Med 1976;14:106-9.
25. Mohr U. Kopfgelenkblockierungen beim Kleinkind. Man Med 1977;15:45-7.
26. Müller-Wachendorff R. Untersuchungen über die Häufigkeit des Auftretens von Gebißanomalien in Verbindung mit Skelettdeformitäten unter besonderer Berücksichtigung der Skoliosen. Fortschr Kieferorthop 1961;22:399-403.
27. Neuhuber WL. Funktionelle Neuroanatomie des kraniozervikalen Übergangs. In: Hülse M, Neuhuber W, Wolff HD, editors. Die obere Halswirbelsäule, Pathophysiologie und Klinik. Heidelberg: Springer; 2005. p. 55-70.
28. Neuhuber WL. Anatomie und funktionelle Neuroanatomie der oberen Halswirbelsäule. Man Med 2007;45:227-31.
29. Nilsson IM. Reliability, validity incidence and impact of temporomandibular pain disorders in adolescents. Swed Dent J Suppl. 2007;(183):7-86.

30. Peroz I. Bericht über die 78. Jahrestagung der International Association of Dental Research. Zahn Prax 2001;4:58-60.
31. Piekartz HJM. Kraniofaciale Dysfunktionen und Schmerzen. Stuttgart: Thieme; 2001.
32. Piekartz HJM. Kiefer, Gesichts- und Zervikalregion. Stuttgart: Thieme; 2005.
33. Piekartz HJM, Schouten S, Aufdenkampe G. Neurodynamische Reaktionen von Kindern mit Migräne oder zervikogenen Kopfschmerzen im Vergleich zu einer Kontrollgruppe – Vergleichsstudie. Man Ther 2008;12:25-31.
34. Prager A. Vergleichende Untersuchungen über die Häufigkeit von Zahnstellungs- und Kieferanomalien bei Patienten mit Deformitäten der Wirbelsäule. Fortschr Kieferothop 1980;41:163-8.
35. Sacher R. Geburtstrauma und (Hals-)Wirbelsäule. Der Einfluss von frühkindlichen Kopfgelenkfunktionsstörungen auf die sensomotorische Entwicklung – Manualmedizinische Gesichtspunkte. Man Med 2003;41:113-9.
36. Sacher R. Geburtstrauma und (Hals-) Wirbelsäule. In: Biedermann H, editor. Manuelle Therapie bei Kindern. München: Elsevier, Urban und Fischer; 2006. p. 77-88.
37. Seifert I. Die Kopfgelenksblockierung beim Neugeborenen. Rehabilitácia 1975;8(Suppl. 10/11):53-7.
38. Spitzy H. Rachitis und Frühskoliose. Verh Dtsch Orth Ges1905 183ff.
39. Stücker R. Das KISS –Syndrom – Fakt oder Fiktion? Pädiatrie hautnah 2000;12:523-4.
40. Vojta V. Die zerebralen Bewegungsstörungen im Säuglingsalter. Stuttgart: Enke; 1988.
41. White MA, Pape KE. The slump test. Am J Occup Ther 1992;46:271-4.
42. Wober-Bingol C, Wober C, Karwautz A et al. Tension-type headache in different age groups at two headache centres. Pain 1996;67:53-8.

Kapitel 9

Der neuromotorische Aufrichtungsprozess beim Säugling und seine Bedeutung für die Entstehung einer CMD

Andreas Pohl unter Mitarbeit von Wolfgang von Heymann

9.1 Einleitung

Schon seit den 60er-Jahren des letzten Jahrhunderts werden in der Kieferorthopädie Zusammenhänge zwischen der Haltung der Wirbelsäule, speziell der Halswirbelsäule, und Gebissanomalien diskutiert.[7] Die bedeutendste und häufigste Ursache orofazialer Dysfunktionen wird im „gestörten Haltungshintergrund" gesehen.[7] Die Ursachen von schlechter Haltung im Zusammenhang mit orofazialen Auffälligkeiten und Dysgnathien aber wurden bisher kaum untersucht.

Dieses Kapitel möchte einen Schritt in diese Richtung tun, indem es sich mit der ursächlichen Entstehung der Körperhaltung des Menschen unter dem Aspekt der neuromotorischen Aufrichtung von Säuglingen im ersten Lebensjahr beschäftigt und versucht, Rückschlüsse auf die CMD als Spätfolge einer Fehlentwicklung am Anfang des Lebens zu ziehen.

9.2 Der neuromotorische Aufrichtungsprozess

Der neuromotorische Aufrichtungsprozess umfasst den Zeitraum des ersten Lebensjahres eines Kindes vom Augenblick der Geburt an bis hin zum sicheren zweibeinigen Gehen mit etwa 12 bis 13 Lebensmonaten. Schon der klare Gegensatz der Anfangs- und Schlussmomente dieses Entwicklungsganges zeigt, dass in dieser Spanne des ersten Lebensjahres in hoher Dichte Wesentliches für die Entwicklung, das „Ins-Leben-Kommen", des Neugeborenen passiert. In dieser Zeit wird die Entwicklung in den Bereichen Neuromotorik, Sensorik, Kognition und Emotionalität vorangetrieben. Das „Fahrzeug" für diese Entwicklung ist Bewegung und – nicht minder wichtig – das zentral gesteuerte Interesse des Neugeborenen an seiner Umwelt. Dadurch, dass es von Anfang an aktiv „übt" und Haltungsmuster und Stützmotoriken entwickelt, versucht es, sich seine Umwelt anzueignen. Es lernt in dieser Phase, sich von einer stabilen horizontalen Ausgangslage aus über verschiedene Stationen gegen die Schwerkraft aufzurichten. Neben den motorischen kommt es dabei auch zu sensorischen Zugewinnen. Ununterbrochen strömen afferente Reize aus verschiedenen Körperregionen in das ZNS ein und werden dort zu sinnvollen Reaktionen verarbeitet. Nach und nach entsteht bei dem Kind ein sicheres Gefühl für seinen Körper und für den diesen umgebenden Raum. Wir sprechen von sensorischer Integration.

Die Entwicklung des ersten Lebensjahres geht nach einem festen, genetisch bedingten Entwicklungsplan vor sich, d. h. alle Kinder erlernen in ähnlicher Reihenfolge zu ähnlichen Entwicklungszeiten vergleichbare Haltungsmuster und Stützreaktionen.

Bei der Betrachtung des Aufrichtungsprozesses unterscheiden wir zwischen Rücken- und Bauchlage.

Die Wirbelsäule eines Neugeborenen ist von eher knorpelhafter, weicher und biegsamer Struktur. Sie verfügt noch nicht über die physiologischen Krümmungen der Wirbelsäule eines Erwachsenen, sondern sieht von der Seite leicht C-förmig aus. Schon diese Beschreibung legt nahe, dass die Wirbelsäule am Beginn des Lebens nicht belastbar und für das Sitzen und Stehen noch nicht geeignet bzw. vorbereitet ist. Erst wenn sich die ventralen und dorsalen Stützmotoriken im Rahmen des Aufrichtungsprozesses entfalten und im Idealfall einen Synergismus des Stützens und Haltens entwickeln zeigen sich die Krümmungen der Wirbelsäule und signalisieren Belastbarkeit für die Aufrichtung gegen die Schwerkraft.

Wie wichtig eine regelhafte neuromotorische Entwicklung des ersten Lebensjahres und ihr Schutz vor zu früher passiver Vertikalisierung durch Bezugspersonen ist, zeigt sich am Beispiel der Halslordose, der physiologischen Krümmung der Halswirbelsäule. Sie stellt eine leicht nach ventral konvexe Biegung dar, die sich in Ansätzen schon in der Fetalzeit zeigt. Verstärkt und ausgeformt wird sie durch das allmähliche Anheben des Kopfes in Bauchlage und

Andreas Pohl unter Mitarbeit von Wolfgang von Heymann

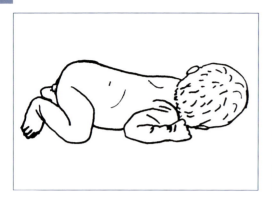

Abb 9-1 Henkelstellung.

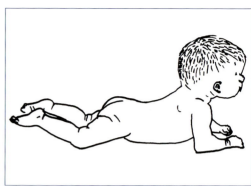

Abb. 9-2 Unterarmstütz.

im Unterarmstütz während der ersten drei Lebensmonate. Unterbleibt dieses Aufrichten des Oberkörpers, oder kann das Kind den Kopf nur vermindert vom Boden abheben, wird einerseits der gesamte folgende Prozess der körperlichen Aufrichtung verändert vor sich gehen, anderseits wird es im Bereich des orofazialen Traktes zu Entwicklungsdefiziten kommen.

Zentral für ein tieferes Verständnis der CMD aus Sicht der frühkindlichen Entwicklung sind die ersten 3 Lebensmonate eines Säuglings.

9.2.1 Der neuromotorische Aufrichtungsprozess in den ersten 3 Lebensmonaten

Die Bauchlage im 1. Trimenon

Zu Beginn seines Lebens liegt der Säugling auf dem Bauch in der sogenannten „Henkelstellung", einer Position, die durch viele Winkelstellungen gekennzeichnet ist (Abb. 9-1). Die Arme sind eng an den Körper, die Beine und die Füße zum Körper hin angewinkelt.[3]

Die Hände sind meist gefaustet. Wenn sie leicht geöffnet sind, lässt sich durch Berührung der Handinnenfläche der Palmar- oder Greifreflex auslösen.

Von den Füßen berühren nur die großen Zehen den Boden. Das Becken hat noch keinen Bodenkontakt.

Manchmal legt das Neugeborene unter Mitbewegung des gesamten Körpers den Kopf von der einen Wange auf die andere. Es liegt in einer asymmetrischen Körperhaltung. Zu diesem Zeitpunkt hat es noch keine Stützflächen entwickelt.

Nach 4 Wochen löst sich die absolute Beckenbeugung langsam und das Baby probiert zum ersten Mal, wechselweise zu strampeln. Dies wird auch als „primitives Kriechen" bezeichnet. Der Säugling kann den Kopf etwas länger mittig halten und legt ihn nach rechts und links ab (Abb. 9-2).[3]

Mit etwa 8 Wochen verändert sich durch die immer bessere optische Orientierung die gesamte Körperhaltung des Babys. Es kann den Kopf jetzt eine Weile mittig halten und stützt sich dabei schon recht gut auf seine Unterarme. Der Schwerpunkt des Körpers befindet sich im Brustbereich und bildet zusammen mit den Unterarmen eine erste Stützfläche, die es dem Kind ermöglicht, das schwere Köpfchen (ein Drittel des Körpergewichtes) gegen die Schwerkraft zu halten (Abb. 9-3).[3]

Die ventralen und dorsalen Stützmuskulaturen des Halses haben zu diesem Zeitpunkt ein gewisses Maß an Entfaltung erfahren und vollbringen mit dem Halten des Kopfes über eine gewisse Zeit eine

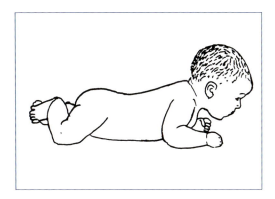

Abb. 9-3 Symmetrischer Ellenbogenstütz.

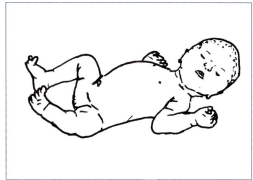

Abb 9-4 Neugeborenen-Haltung in Rückenlage.

kleine „Meisterleistung", die nur funktioniert, wenn der Synergismus des Haltens von vorne und hinten gut angebahnt ist. Sonst kann das Köpfchen nicht angehoben werden oder aber es kommt im angehobenen Zustand zur Reklination (In-den-Nacken-Fallen) des Kopfes.

Zum Gelingen dieses ersten Kopfhaltens ist weiterhin ein genau abgestimmtes Zusammenspiel von Propriozeption, Gleichgewicht und visuellem System notwendig. Diese drei Sinnessysteme müssen gelernt haben, die einströmenden Reize der Dehnungsrezeptoren in den beteiligten Muskeln, die Afferenzen aller am Gleichgewicht beteiligten Systeme und die des optischen Systems so zu verarbeiten, dass das Kind den Vorgang des Kopfhebens „sinnvoll" und effizient kontrollieren kann.

Nach etwa 3 Monaten hat das Neugeborene diese Position im Unterarmstütz gesichert. Es stützt sich jetzt dauerhaft sicher auf die Unterarme. Die Oberarme sind senkrecht zur Unterlage aufgestellt. Der Kopf wird freitragend, ohne Reklination gehalten und ist in der Lage, sich (seitengleich) 70 % nach jeder Seite zu drehen. Dies lässt auf eine gute Rotationsfähigkeit und frei gegeneinander bewegliche Wirbelkörper der HWS schließen, eine Grundlage für die Entwicklung der Funktionen des orofazialen Traktes.

Die Rückenlage im 1. Trimenon

Das Neugeborene liegt in dieser Position asymmetrisch (Abb. 9-4).[3] Es kann noch keine gezielten Bewegungen ausführen, sondern neigt zu ganzkörperlichen Bewegungen, den sogenannten „holokinetischen Massenbewegungen".

Die auffälligste Reaktion in den ersten 2 bis 3 Wochen des Lebens eines Neugeborenen ist der *Moro*-Reflex, eine durch plötzliches Zurücksinken des Kopfes sowie durch sensorische Reize wie Lärm oder helles Licht ausgelöste Angst-Schrei-Reaktion, die bei physiologischer neuromotorischer Entwicklung nach der „52. Schwangerschaftswoche" nicht mehr auslösbar ist. Sie findet hier Erwähnung, weil sie manchmal bei Kindern und selten auch bei Erwachsenen als „frühkindliche Restreaktion" zu beobachten ist, die den Betroffenen und den Therapeuten den Umgang miteinander sehr erschweren kann (s. unten).

In der 4. bis 6. Lebenswoche beginnt mit der Ausreifung der Sehbahn die optische Orientierung. Das Baby beginnt, Dinge zu fixieren und wendet den Kopf zur Seite, um die Welt besser sehen zu können. Dabei kommt es zur Fechter-Reaktion. Bei schneller, vollständiger Rotation der HWS entsteht eine lockere Streckbewegung der Extremitäten auf der Gesichtsseite, die bis in Finger und Zehen geht.

Andreas Pohl unter Mitarbeit von Wolfgang von Heymann

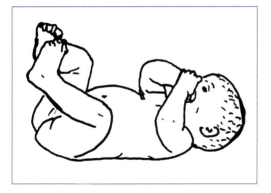

Abbildung 9-5 Hand-Hand-Zusammenspiel im 3. Monat: Bei schlecht aufgerichteter Halsmuskulatur ist in der Diagnostik häufig eine pathologische Variante der Fechter-Reaktion zu sehen: das ATNR-Muster (s. unten).

Dabei sind die HWS und besonders der Nacken gestreckt und das Kind blickt auf seine Hand, die zum Greifen bereit ist. Schultergelenk und Becken sind dabei nach außen rotiert. Die Extremitäten der Hinterhauptseite sind locker gebeugt. Das Kind übt hier die Auge-Hand-Koordination.

Die Fechter-Reaktion ist ein positiver „Meilenstein" in der neuromotorischen Entwicklung (Abb. 9-5).[3] Sie bereitet das Überschreiten der Medianen vor und zeigt, dass das Neugeborene nun beginnt, die beiden Körperseiten unabhängig voneinander zu nutzen. Sie ist vom visuellen Interesse des Kindes an seiner Umwelt geleitet.

Die wichtigsten Meilensteine des neuromotorischen Aufrichtungsprozesses in Rücken- und Bauchlage im 2. und 3. Trimenon

„Meilensteine" sind Entwicklungsmomente im ersten Lebensjahr, die Aussagen über den neuromotorischen Entwicklungsstand des Kindes zu einem bestimmten Zeitpunkt machen.

Im 5. bis 6. Lebensmonat beginnt der Säugling, sich in Bauchlage zunächst auf die Handwurzelknochen und etwas später auf die geöffneten Hände zu stützen und dabei die Arme durchzustrecken. Dabei hebt er zum ersten Mal den Körper vollständig vom Boden ab, was zeigt, das die Wirbelsäule bis ins Becken hinein stabilisiert und belastbar ist.

In Rückenlage entdeckt er in dieser Zeit zunächst die Knie und dann die Füße, die er in Richtung Mund zieht, um sie mit den Lippen zu "befühlen". Dies führt zu einer umfangreichen Dehnung der Muskeln im hinteren Lendenwirbelbereich.

Im 7. bis 8. Monat beginnt das Baby sich vom Rücken auf den Bauch zu drehen und alternierend zu krabbeln. Es ist nun in der Lage, mit vollständig aufgerichteter Wirbelsäule und locker gestreckten Beinen im Langsitz zu sitzen.

Mit etwa 12 Monaten beginnt das Kind frei zu laufen.

9.2.2 Die „physiologische Frühgeburt" des Menschen

In der zoologischen Forschung gilt der Mensch nach *Portmann* als "physiologische Frühgeburt". Aufgrund des einzigartigen Größenwachstums seines Kopfes muss der Säugling den Mutterleib im Verhältnis zu seinem Entwicklungsstand um etwa 12 Wochen früher verlassen als andere Primaten. Er ist zunächst ein auf umfassende Versorgung angewiesener „sekundärer Nesthocker". Seine erste Entwicklung nach der 40. Schwangerschaftswoche ist einerseits weiterhin von neurophysiologischen Reifungsprozessen geprägt, wie sie die meisten Säugetiere noch intrauterin durchlaufen. Andererseits aber beginnen bereits durch die Beziehung zu anderen Menschen und zur Umwelt beeinflusste Lernvorgängen, die ihn von anderen Primaten deutlich unterscheiden.[11] Allerdings bringt die Frühzeitigkeit der Geburt und das Lernen in extrauteriner Umgebung auch eine erhöhte Labilität des Säuglings im ersten Vierteljahr des Lebens mit sich. Der Stress der zu frühen Geburt muss zunächst verarbeitet werden.

Für die ersten 3 Lebensmonate ist der Säugling von der Natur mit frühkindlichen Reaktionen und Reflexen ausgestattet, die ihm helfen sollen, den Anfang des Lebens gut zu bewältigen.

9.3 Die wichtigsten dorsalen und ventralen Muskeln

9.3.1 Die autochthone Muskulatur[3]

Die Entfaltung der autochthonen, d. h. der segmental zuzuordnenden „ortsansässigen" Muskulatur spielt eine zentrale Rolle bei der allmählichen Aufrichtung des Kindes aus der Horizontalen in die Vertikale. Schulkinder mit neuromotorischen Aufrichtungsdefiziten haben häufig eine schlecht trainierte autochthone Muskulatur. Dieses Muskelsystem besteht aus der dorsalen Rumpf- und Nackenmuskulatur. Ihr Hauptmuskel ist der M. erector spinae, der der Aufrichtung der Wirbelsäule dient. Er stellt ein Muskelsystem dar, das mehrere Besonderheiten aufweist:

- Die einzelnen Fasern besitzen eine sehr unterschiedliche Länge. Die kürzesten sind die der Nackenmuskeln und decken ein Bewegungssegment ab, die längsten überspannen zehn Bewegungssegmente. Alle Fasern sind eng miteinander verschaltet und weisen keine getrennten Faszien auf,

was zur Folge hat, dass sich die Spannungsänderung eines Muskelstrangs auf das gesamte autochthone Muskelsystem auswirkt. Eine Fehlstellung verändert somit die propriozeptive Wahrnehmung des ganzen Systems, was Auswirkungen auf die wichtige Wahrnehmung des Verhältnisses von Kopf zu Rumpf haben kann und in der Folge die Körpereigenwahrnehmung, das Raum- und das Zeitgefühl sowie den Gleichgewichtssinn beeinträchtigen kann.
- Die autochthone Muskulatur besteht zu 25 % aus Bindegewebe. Dies ist ein wesentlich höherer Anteil, als in der übrigen Skelettmuskulatur und dient dem Schutz vor dem Verrutschen einzelner Wirbel durch heftige Krafteinwirkungen, etwa bei Stürzen.
- Die kurzen Nackenmuskeln enthalten bis zu 10-mal mehr Muskelspindeln, als die übrige Rumpfmuskulatur.[2] Die Dichte der für die Propriozeption sehr wichtigen Muskelspindeln beträgt im Kopfgelenksbereich 500 Spindeln pro Gramm Muskulatur (dagegen in den Extremitätenmuskeln 10 bis 30 Spindeln pro Gramm) (vgl. Kap. 5). Dies lässt den Schluss zu, dass es sich bei den kurzen Nackenmuskeln um sensorisch agierende Muskeln handelt, die die Stellung des Rumpfes zum Kopf abbilden und darüber hinaus wichtige Informationen über die Stellung von Extremitäten und Augen verarbeiten. Der zusätzliche Abgleich dieser propriozeptiven Information über den Nucleus cervicalis centralis mit dem Vestibularorgan macht die Nackenmuskeln zu einem dritten gleichwertigen Gleichgewichtsorgan (vgl. Kap. 5).

9.3.2 Die prävertebrale Muskulatur[11]

Im ventralen Bereich der HWS sind folgende Muskeln für die Neigung des Kopfes bzw. das Anheben des Kopfes in Rückenlage wichtig:
- M. longus capitis
- M. longus colli
- M. rectus capitis anterior

Alle drei Muskeln sind beidseitig auf drei unterschiedlichen Ebenen für die Ventralflexion im HWS- und Kopfbereich zuständig sowie einseitig für die Lateralflexion auf den verschiedenen Ebenen.

Der M. longus capitis verhilft dem gesamten Kopf zur Ventral- bzw. Lateralflexion. Der M. longus colli beugt die HWS nach vorn oder zur Seite. Der M. rectus captis anterior beugt im Bereich des Atlantookzipitalgelenks.

Die Aufrichtung und Funktionserweiterung dieser Muskeln im ersten Lebensjahr ist eine wichtige Voraussetzung für die Aufrichtung und Entwicklung der orofazialen Strukturen und Funktionen. Ein reifes Schluckmuster, bei dem die Zunge in Ruhelage hinter den Frontzähnen positioniert ist und sich beim Schluckakt in den Gaumen hinein wölbt, wird sich nicht entwickeln können, wenn diese Muskeln nicht gelernt haben, den Kopf des Kindes in Rückenlage anzuheben. Die Rotationsbewegungen beim Kauen werden auf „Nussknacker"-Bewegungen reduziert. Solche Kinder neigen zu Habits im Bereich des Kauorgans, da auch die propiozeptiv-taktile Verarbeitung im Mundraum verändert ist. Schließlich leiden viele der Kinder unter Aussprachestörungen, deren häufigste Formen Sigmatismen und laterale Schetismen sind. Bedenklich sind auch die aus dem oben Genannten resultierenden Tonusstörungen des orofazialen Traktes. Die Kinder knirschen mit den Zähnen oder stimulieren sich übermäßig im Wangen- und Lippenraum. Es kann auch sein, das der Mund permanent offen steht, was die Infektanfälligkeit solcher Kinder erhöht.

Wird die prävertebrale Muskulatur nicht innerhalb der ersten drei Lebensmonate eines Kindes aufgebaut, entsteht in der Folge auch im Bereich der kurzen Nackenmuskeln zu wenig propriozeptive Anregung. Das sensorische Netz aus Muskelspindeln wird sich in seiner Struktur weniger gut entwickeln. Wegen der spärlicheren Tiefenreize wird sich das propriozeptiv-vestibuläre Körperschema weniger gut ausbilden. Wahrnehmungsstörungen bei diesen Kindern sind zu erwarten.

9.3.3 Die supra- und infrahyoidalen Muskeln[12]

Die suprahyoidalen Muskeln: M. digastricus, M. geniohyoideus, M. mylohyoideus und M. stylohyoideus heben das Zungenbein und ziehen es nach vorn. Damit sind sie an der Schluckbewegung beteiligt. Außerdem unterstützen sie die Kieferöffnung. Der M. stylohyoideus hat zusätzlich eine Funktion bei der Translation der Mandibula und unterstützt damit die malende Kaubewegung des Kiefers.

Die infrahyoidalen Muskeln: M. sternohyoideus, M. sternothyroideus, M. thyrohyoideus und M. omohyoideus, ziehen das Zungenbein nach unten und fixieren es. Sie unterstützen den Schluckakt und die Phonation.

Die Aufrichtung und Funktionserweiterung der prävertebralen sowie der supra- und infrahyoidalen Muskeln im Rahmen des neuromotorischen Aufrichtungsprozesses in ersten 3 Lebensmonaten ist Voraussetzung für die Aufrichtung und die Entwicklung der orofazialen Strukturen und Funktionen.

9.4 Frühkindliche Reflexe im Bereich des orofazialen Traktes

Die frühkindlichen Reflexe im Bereich des Mundes und der Zunge sind wichtige „kleine Helfer" des Neugeborenen, die ihn dabei unterstützen, gut im Leben und in seinem Körper anzukommen. Die wichtigsten frühkindlichen Reflexe des orofazialen Traktes sind der Saug-, der Rooting-, und der *Babkin*-Reflex.

9.4.1 Der Rooting-Reflex

Die Waltezeit dieses Reflexes erstreckt sich bis zum 2. bzw. 3. Lebensmonat. Streicht die Mutter über die Wange des Babys, verzieht dieses den Mundwinkel der stimulierten Seite nach oben, zwinkert mit dem Auge der gleichen Seite und dreht den Kopf dorthin. Die Intensität der Reaktion auf den Stimulus ist abhängig von der Größe des Hungers und dem Wachheitsgrad des Kindes. Bei niedrigem Blutzuckerspiegel ist der Reflex verstärkt auslösbar.

Der Rooting-Reflex verschwindet in dem Maße, in dem die Aufrichtung der ventralen und dorsalen Stützmuskulatur der HWS voranschreitet.

9.4.2 Der Saugreflex

Die Waltezeit dauert von der 24. bis 28. Schwangerschaftswoche bis zum 3. Lebensmonat. Berührt die Mutter die Lippen des Kindes, kommt es zum Lippenspitzen, zum Herausstrecken der Zunge und zu Saugbewegungen. Auch diese Reaktion ist abhängig vom Sättigungsgrad, vom Blutzuckerspiegel und von der Wachheit des Kindes. Ein schwach ausgeprägter Saug-Reflex kann ein Hinweis auf eine Muskeltonusstörung im Bereich des orofazialen Traktes sein. Kinder, die zu Beginn ihres Lebens nur mit der Sonde ernährt wurden, behalten diesen Reflex oft bis ins Schulalter hinein. Seine Persistenz über die Waltezeit hinaus kann auch durch neuromotorische Aufrichtungsdefizite im Bereich der HWS, eine Fehlstellung des Kopfgelenkes oder durch eine Hirnstammschädigung bedingt sein.

9.4.3 Auswirkungen der Persistenz von Rooting- und Saugreflex

Kinder mit persistierendem Rooting- und Saugreflex weisen bis ins Schulalter hinein folgende Symptome auf:
- Sie sind im Bereich der Mund- und Wangenregion, aber auch im Bereich des Mundraumes hyper- oder hyposensibel und stimulieren sich häufig und übermäßig an den Lippen und den Wangen. Deshalb kann die Haut dort belastet, rot und entzündet sein. Die Kinder neigen zu unreifen Reaktionen bei Berührungen in der Mundregion, wie Zwinkern und Verziehen der Mundwinkel.
- Sie haben Schwierigkeiten beim Kauen und Schlucken insbesondere von fester Nahrung, da ein unreifes frühkindliches Schluckmuster vorliegt, wobei die Zunge beim Schlucken nach vorne gegen die Frontzähne drückt, anstatt sich nach oben in den Gaumen hinein zu schmiegen. Die Folgen sind, ein hoher spitzer Gaumen, eine verengte Nasenbasis, dadurch eine erschwerte Nasenatmung, was wiederum den Mundoffenstand solcher Kinder begünstigt. In der Logopädie sprechen wir hier von einer „myofunktionellen Störung".[10]
- Sie kämpfen mit Sprach- und Artikulationsproblemen, weil die Zunge zu weit vorn im Mund positioniert ist und beim Sprechen gegen und zwischen die Frontzähne arbeitet, was wiederum einen offenen Biss begünstigt. Typische logopädische Störungsbilder sind hier interdentaler Sigmatismus und lateraler Schetismus.
- Sie zeigen vermehrten Speichelfluss.
- Sie verfügen über eine verminderte manuelle Geschicklichkeit, da unreife Saug- und Schluckbewegungen Mitbewegungen der Hände auslösen können (vgl. Abschnitt 9.4.4).

9.4.4 Der Babkin-Reflex

Waltezeit reicht bis 4 Wochen nach der Geburt. Der Reflex lässt sich gut beobachten, wenn der Säugling an der Mutterbrust trinkt. Die Hände des Babys öffnen und schließen sich im Rhythmus des Saugens. Auch hier sind Sondenkinder häufig von Persistenzen betroffen. Außerdem spielen neuromotorische Aufrichtungsdefizite bei der Persistenz dieses Reflexes eine Rolle.

9.5 Störungen des neuromotorischen Aufrichtungsprozesses

9.5.1 Ursachen

Eine übersichtliche Zusammenfassung der Ursachen, die verschiedene Autoren im Zusammenhang mit motorisch auffälligen Kindern sehen, findet sich bei *Bein-Wierzbinski*.[3] Neben genetischen Faktoren wird eine Vielzahl prä-, peri- und postnataler Ursachen angeführt, darunter beispielsweise seelische oder körperliche Belastungen, Fruchtwasseruntersuchungen und Infektionen in der Schwangerschaft, der Einsatz von Zange oder Saugglocke und Nabelschnurumschlingungen während der Geburt, nachgeburtliche Erkrankungen und Operationen, schließlich Unfälle im ersten Lebensjahr (Hirnverletzungen, Intoxikationen), Nährstoffmangel, psychosoziale Einflüsse und der sozioökonomische Status der Familie.

Die Autorin erschließt darüber hinaus weitere, bisher unbeachtete Ursachen und nennt als wichtigste die Unwissenheit (und Unsicherheit) junger Eltern. Eltern wissen meist nichts oder nur wenig über die neuromotorisch-sensorische Entwicklung ihres Säuglings im ersten Lebensjahr. Sie haben keine Informationen über die Reifung der Wirbelsäule und die ersten wichtigen neuromotorischen Entwicklungsschritte. Folglich gehen sie einerseits zu ängstlich, andererseits zu unbekümmert mit ihrem Kind um.

Häufig vermeiden es junge Eltern, den Säugling in die Bauchlage zu legen. Hier spielt die Angst eine Rolle, das Kind könne ersticken. Oder aber das Kind schreit in Bauchlage ausdauernd oder zeigt sein Unbehagen in dieser Position. Nur eine Minderheit der betroffenen Eltern macht sich auf die Suche nach den Ursachen. Meist wird das Kind einfach nicht mehr in die Bauchlage gelegt, da „der Kleine sich darin ja nicht wohl fühlt". Damit wird dem Säugling die Möglichkeit der neuromotorischen Aufrichtung in Bauchlage genommen. Die rückwärtige Stützmuskulatur wird dadurch nur unzureichend aufgerichtet und ihrer Funktion zugeführt. Haltungsschäden schon beim jungen Kind sind zu erwarten, aber auch Defizite im Körpergefühl und in der Wahrnehmung der Außenwelt werden damit wahrscheinlich.

„Schreikinder" wurden in der Literatur erstmals Ende der 60er-Jahre beschrieben.[3] Schon damals erkannte man, dass das Unbehagen des Säuglings aus einer Kopfhalteschwäche bzw. -schiefhaltung entstand.

Heute wird dieses Phänomen wissenschaftlich als „Tonusasymmetrie-Syndrom" (TAS) bezeichnet.[9] Ebenfalls verbreitet ist die eingängige, wenngleich inhaltlich nicht ganz unproblematische Bezeichnung „Kopfgelenk-induzierte Symmetrie-Störung" (KISS) (vgl. Kap. 8).[5] Ursache dieses Phänomens ist eine Störung am Achsenorgan allgemein, meist unter Beteiligung der ersten drei Halswirbel. Dies führt in dem betroffenen Abschnitt zu einer einseitigen Spannungserhöhung der Muskulatur. Daraus ergibt sich zunächst eine Lageasymmetrie und später, nach der Vertikalisierung des Kindes, auch eine generelle Störung der Propriozeption mit veränderter Wahrnehmung von Stellung und Bewegung in Zeit und Raum.

Ein solches Tonusasymmetrie-Syndrom unterbricht und verändert den neuromotorischen Aufrichtungsprozess zunächst am entscheidenden Anfangspunkt, nämlich vom Hinterhaupt bis zum dritten Halswirbel.[9]

Derzeit gibt es eine Fülle von Trage- und Sitzgeräten für das Kind im ersten Lebensjahr, deren Hersteller die Erkenntnisse der frühkindlichen Gesamtentwicklung leider außer Acht lassen. Beispielsweise bringen die meisten Autositze für Kinder im ersten Lebensjahr Rücken und Kopf zu früh in die Vertikale. Zudem begünstigt die Form des Sitzes meist einen Rundrücken. Kopfstützen für sehr junge Kinder werden nicht angeboten, sodass der Kopf nach einer Weile zur Seite kippt. Dabei wird die nicht aufgerichtete HWS durch das schwere Köpfchen des Kindes ungünstig einseitig belastet oder gar geschädigt.

9.5.2 Ersatzmotorikmuster

Ein Kind, dass den neuromotorischen Aufrichtungsprozess nur unvollständig oder verändert durchläuft, wird sich „Umwege" suchen und Kompensationen aufbauen, die ihm dabei helfen, trotzdem einigermaßen gut ins Leben zu kommen. Zwei wesentliche kompensatorische Aufrichtungsmechanismen, sogenannte „Ersatzmotorikmuster", sollen hier vorgestellt werden.

Das ATNR-Muster

In der Literatur werden „frühkindliche Reflexe" noch immer als wesentliche Aufrichte- und Entwicklungsmechanismen beschrieben.[8] Nach *Bein-Wierzbinski* sind bestimmte frühkindliche Reflexe jedoch schon pathologische Abweichungen und Spannungsmuster, die eine ersatzmotorische Funktion erfüllen, dabei aber auch entwicklungshemmend wirken.[3] Sie hat dies sehr deutlich an der Gegenüberstellung von physiologischer Fechter-Reaktion und pathologischem „asymmetrisch-tonischem Nackenreflex", beschrieben (der in unserer Sichtweise ein Ersatzmotorikmuster ist, das wir ATNR-Muster nennen).

Die Fechter-Reaktion tritt mit dem Beginn der optischen Orientierung auf. Das Kind dreht den Kopf, um einen Gegenstand zu betrachten. Dabei strecken sich die Extremitäten der Gesichtsseite locker, die Schulter und die Hüfte sind außenrotiert. Die Hand ist zum Greifen leicht geöffnet. Die Augen blicken auf die Hand. Der Synergismus des Stützens von Hals- und Nackenmuskulatur muss dazu gut entwickelt sein.

Ist diese Reaktion z. B. wegen eines TAS gestört, kommt es bei den Säuglingen bei Drehung des Kopfes zu einer der Fechter-Reaktion ähnlichen Bewegung, die sich aber in wesentlichen Punkten in ihr Gegenteil verkehrt, das ATNR-Muster.

Die Extremitäten der Gesichtsseite sind beim ATNR-Muster starr nach unten gestreckt. Die Hüfte und die Schulter auf dieser Seite sind innenrotiert. Die Hand ist zur Faust geballt und ebenfalls innenrotiert. Auge und Hand der Gesichtsseite haben keinen Blickkontakt. Die Auge-Hand-Koordination wird nicht angebahnt und geübt. Die Extremitäten der Hinterhauptsseite sind gebeugt. Der Kopf des Kindes liegt überstreckt, was auf die unfertige Aufrichtung der ventralen und dorsalen Halsmuskulatur hindeutet. Die Lage des Kindes erinnert an einen spasmusähnlichen Zustand, in dem das Kind eher gefangen scheint, als zur Entwicklung befähigt.

Auswirkungen des ATNR-Musters

Durch die hemmende, „einrastende" Wirkung dieses ersatzmotorischen Musters hat das Kind auch in der Schulzeit und bis ins Erwachsenenalter hinein mit Einschränkungen zu kämpfen, die unter anderem die Beweglichkeit, Stabilität und Öffnungsfähigkeit der Hände (die Handaufrichtung) und die Fähigkeit, auf der Körpermitte (Mediane) und über sie hinweg zu agieren, beeinträchtigen. Es wird zu einer verkrampften Stifthaltung neigen und meist in asymmetrischer Körperhaltung auf einem untergeschlagenen Bein sitzen. Durch die Verzerrung des Aufrichtungsprozesses in den ersten drei Lebensmonaten kann eine wirkliche gesicherte Lateralität nicht etabliert werden. Sie ist aber unabdingbare Voraussetzung für alternierende Bewegungsmuster, wie sie auch die Rotationsbewegungen des Unterkiefers darstellen. So wird diese die Mediane übergreifende Kaubewegung durch ein einfacheres homologes Kaumuster ersetzt, das an das Beißen eines Nussknackers erinnert.[10] Auch ganzkörperlichen Bewegungen werden keinen alternierenden, sondern eher einen homolateralen oder homologen Charakter haben. Das alternierende Krabbeln etwa kann zu einer Art Froschhüpfen werden, das alternierende Gangmuster zum homolateralen „Passgang", bei dem das Kind immer wechselweise eine komplette Körperseite vorschiebt.

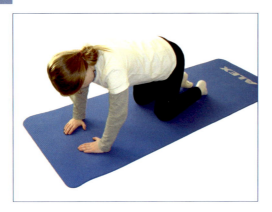

Abb. 9-6 ATNR-Test 1.

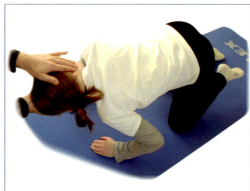

Abb. 9-7 Drehung des Kopfes durch den Untersucher nach rechts.

Test des ATNR-Musters

Jean Ayres publizierte in den Siebzigerjahren mit dem Ayres-Test ein Verfahren zur Überprüfung der Persistenz des asymmetrisch-tonischen Nackenreflexes,[1,8] das ursprünglich als Test für ältere Kinder gedacht war. Jedoch bietet uns dieser Test auch aus der Sicht des neuromotorischen Aufrichtungsprozesses interessante Ergebnisse zur Ersatzmotorik des ATNR-Musters.

Das Kind steht hierbei im Vierfüßlerstand (Abb. 9-6). Die Halswirbelsäule sollte gestreckt sein. Der Untersucher nimmt vorsichtig den Kopf in beide Hände und dreht ihn nach rechts und links (Abb. 9-7 und 9-8). Folgende Befunde sind hierbei in der Praxis des Autors bei Kindern von 4 bis 12 Jahren typisch:

- Der Kopf des Kindes lässt sich zu einer der beiden Seiten schlechter oder/und weniger weit drehen. Dies ist ein Hinweis auf das ATNR-Muster sowie auf neuromotorische Aufrichtungsdefizite im HWS-Bereich und es besteht der starke Verdacht, dass ein TAS mit Funktionsstörungen einzelner Wirbelgelenke vorliegt. Man sollte zur Abklärung zum Spezialisten schicken.
- Beim Drehen des Kopfes beugen sich die Extremitäten der Hinterhauptseite leicht bis deutlich. Selten strecken sich die Arme auf der Gesichtsseite etwas. Deutlich ist die Abhängigkeit der Streckung bzw. Beugung der Arme von der Kopfstellung zu sehen. Zur Gesichtsseite hin erhöht sich der Tonus der Körperseite, die Extremitäten haben eine Tendenz zur Streckung. Zur Hinterhauptseite hin vermindert er sich, die Extremitäten beugen sich (Abb. 9-9).
- Das Kind soll seinen Kopf auch eigenständig drehen. Kommt es hierbei zur seitlichen Reklination des Kopfes, ist von Aufrichtungsdefiziten im HWS-Bereich auszugehen.

Zusammenfassend lässt sich sagen, dass Kinder mit am Lebensanfang erworbenen Aufrichtungsdefiziten ein der physiologischen Entwicklung ähnlich scheinendes, jedoch äußerst pathologisches Ersatzmotorikmuster, das ATNR-Muster, zur Kompensation benutzen und von den Folgen und Resten dieses Musters auf lange Sicht beeinträchtigt werden. Es ist nicht anzunehmen, dass die Folgen dieser in der frühen Kindheit begonnenen Entwicklung im Erwachsenenalter von selbst verschwinden.

Eine solche Abhängigkeit von Tonus sowie Streckung und Beugung können Kinder auch im Verhältnis von Unterkörper zu Oberkörper aufweisen. Darauf soll hier nicht weiter eingegangen werden.

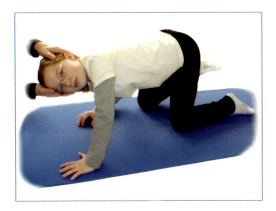

Abb. 9-8 Drehung des Kopfes durch den Untersucher nach links.

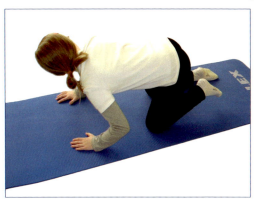

Abb. 9-9 ATNR-Test 2.

Das TLR-Muster

Auch dieses Ersatzmotorikmuster, der sogenannte „tonische Labyrinth-Reflex", wird in der Literatur zum Teil als physiologischer frühkindlicher Reflex beschrieben.[8] Andere Studien identifizieren ihn als pathologisches Ersatzmotorikmuster.[3] Es ist nach Ansicht des Autors das am häufigsten zu diagnostizierende Ersatzmotorikmuster bei Kindern mit myofunktionellen und artikulatorischen Störungen sowie Tonusstörungen im Bereich des orofazialen Traktes. Es bildet sich immer dann, wenn die neuromotorische Aufrichtung der ventralen Halsmuskeln in den ersten 3 Lebensmonaten behindert ist (z. B. durch TAS). Es verändert und hemmt die neuromotorische Aufrichtung an einem zentralen frühen Punkt und verändert und verzögert damit die weitere physiologische Entwicklung des betroffenen Kindes.

Das TLR-Muster ist ein Zeichen für ein Missverhältnis zwischen Beuge- und Strecktonus, also der ausgewogenen, sich gegenseitig stützenden Aufrichtung von ventralen und dorsalen Muskelketten.

Wir unterscheiden:
- TLR-Muster vorwärts: „Sofern der Säugling innerhalb der ersten 4 Lebenswochen nicht in der Lage ist, aus der Bauchlage heraus den Kopf gegen die Schwerkraft anzuheben, ist dies ein deutliches Zeichen für neuromotorische Aufrichtungsdefizite. Deutlich wird diese Schwäche beim Herabsenken des Kopfes: Aufgrund der Kopfneigung reagiert das Kind mit einem schlaffen Beugetonus."[3]
- TLR-Muster rückwärts: „Sobald der Kopf nach hinten kippt, reagiert das Kind mit einem Opisthotonus bzw. einer Hyperlordose."[3] Das pathologische TLR-Muster wird vom Säugling genutzt, wenn die synergetische Aufrichtung von ventraler und dorsaler Halsmuskulatur in den ersten Lebenswochen misslingt. Das Baby benutzt als Ersatzmotorik die vorderen und hinteren Schultermuskeln, wodurch die ventrale Halsmuskulatur zwar "umgangen" werden kann, andererseits aber die sensorisch arbeitenden kurzen Halsanteile des M. erector spinae keine Dehnung und Anregung erfahren und der gesamte rückwärtige „Rückenstrecker" sich weniger aufrichten wird.

Folgen des TLR-Musters

Als Folge eines TLR-Musters entwickeln sich Haltungsdefizite. Da das Kind dauerhaft Schwierigkeiten beim Aufrichten gegen die Schwerkraft hat und keine Kopfkontrolle erlernt, wird es in einer zusammengesunkenen Haltung mit leicht überstrecktem Kopf sitzen. Die Spannung des Oberkörpers ist reduziert.

Andreas Pohl unter Mitarbeit von Wolfgang von Heymann

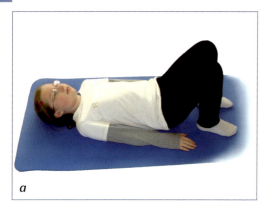
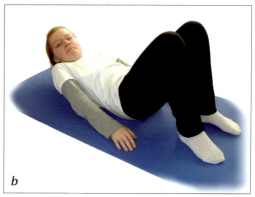

Abb. 9-10 TLR-Muster-Test: **(a)** Ausgangssituation: Das Kind liegt rücklings mit aufgestellten Beinen auf einer Matte. **(b)** Bei ersatzmotorischer Kompensation über ein TLR-Musters setzt das Kind auch die Muskulatur des Schultergürtels ein um den Kopf zu heben. Oft wird der Kopf über eine Seite angehoben, zusätzlich können die Mundwinkel herabgezogen sein.

Wegen des TLR-Musters, aber auch anderer beschriebener pathologischer Defizite bestehen Aufrichtungs- und Funktionsunfertigkeiten im Bereich des orofazialen Traktes. Zu den bereits genannten Störungsbildern sei hier noch die kindliche Stimmstörung angefügt. Sensorische Verarbeitungsdefizite wurden bereits beschrieben. Außerdem ergeben sich unterschiedliche Schwierigkeiten im Bereich kognitiver Leistungen, auf die hier nicht weiter eingegangen werden soll.

TLR-Muster-Test

Der TLR-Muster-Test wird auch als „Kopf-Test" bezeichnet.[8] Das Kind liegt hierbei rücklings mit aufgestellten Beinen auf einer Matte (Abb. 9-10a). Der Untersucher kniet am Kopfende der Matte und lässt die Hände locker auf den Schultern des Kindes ruhen. Er fordert das Kind auf, den Kopf anzuheben und in Richtung Füße zu schauen. Dabei beachtet er, ob das Kind den Schultergürtel als Hilfsmuskulatur einsetzt. Dies ist deutlich als Anspannung und Bewegung im Bereich der Schultern zu spüren.

Fast alle Kinder mit neuromotorischen Aufrichtungsdefiziten im HWS-Bereich benutzen dieses TLR-Ersatzmotorikmuster. Oft wird der Kopf dabei über die rechte oder linke Seite angehoben, die Mundwinkel können herab gezogen sein (Abb. 9-10b). Die Zungenspitze tritt zwischen Lippen hervor. Manche Kinder klagen über einseitige Nackenschmerzen.

Im zweiten Schritt kann der Untersucher versuchen, den Einsatz der Ersatzmotorik zu unterbinden, indem er die Schultern etwas fester hält und leicht gegen die Unterlage drückt. Das Heben des Kopfes wird für die Kinder damit sehr erschwert. Ein kleiner Teil der Patienten ist nun gar nicht mehr in der Lage, den Kopf anzuheben.

Ein „TLR-Muster", also die mehr oder weniger eingeschränkte Fähigkeit, in Rückenlage den Kopf anzuheben, ist ein Indikator, der auf die Zusammenhänge der Problemkomplexe im Bereich des orofazialen Traktes hinweist:

- Tonusasymmetrie-Syndrom (TAS),
- Musterwachstumsstörungen der Mandibula,
- myofunktionelle Störungen,
- Artikulationsstörungen.

9.5.3 Der Moro-Reflex

Der Moro-Reflex nimmt eine Sonderstellung unter den frühkindlichen Reflexen ein, da er beim Säugling eine durch einen plötzlichen deutlichen sensorischen Reiz (z. B. helles Licht, lautes Geräusch) ausgelöste, emotional gefärbte und zum Teil hormonell vermittelte heftige Reaktion zeigt. Die Waltezeit reicht bis zum 3. Lebensmonat. Die reflektorische Antwort läuft in zwei Phasen ab:
- Phase I: Ausbreiten der im Schulter- und Ellenbogengelenk gestreckten Arme mit nach oben geöffneter Hand, abgespreizten Fingern und mehr oder weniger ausgeprägter Streckhaltung der Beine.
- Phase II: Adduktion der Arme, Beugung im Ellenbogengelenk und Faustschluss in Form einer Umklammerungsbewegung über dem Körper. Hierbei ist auch eine Tendenz zur Beugung der Beine zu erkennen.[3]

Die Integration des Moro-Reflexes ist abhängig von der physiologischen Aufrichtung des M. erector spinae und von der Entfaltung der ventralen Halsmuskeln. Ursachen für seine Persistenz können neben der schlechten Aufrichtung der Muskulatur der HWS ein blockiertes Kopfgelenk, eine schlechte Kopfkontrolle, ein Opisthotonus und sensorische Integrationsdefizite sein.

In der Praxis des Autors werden häufig Vorschul- und Schulkinder vorgestellt, die mehr oder weniger deutliche „Reste" des Reflexes zu haben scheinen. Die Eltern beschreiben ihre Kinder entweder als übermäßig ängstlich oder aber als aggressiv und kontrollierend. Die ängstlichen Kinder mögen Abweichungen vom gewohnten Ablauf und Zustand der Dinge nicht. Also etwa vom gewohnten Tagesablauf, aber auch von der gewohnten Ordnung des Schulschreibtisches, von der Art, wie die Jacke angezogen wird etc. Sie brauchen lange, um sich an eine ungewohnte Umgebung oder an fremde Personen zu gewöhnen. Einigen gelingt dies gar nicht. Die Kinder mit aggressiver und dominierender Tendenz versuchen ihre Umgebung, besonders beim Spiel mit anderen Kindern, nach ihrem Willen zu manipulieren, weil ihnen dies Sicherheit zu geben scheint.

Bei beiden Typen, ob sie nun mit Rückzug oder Dominanz reagieren, geht es um Vermeidung. Das betrifft die Vermeidung von unbekannten, nicht kontrollierbaren Situationen, die sie durch das hormonelle „Anticken" der Restreaktion des Moro-Reflexes in eine gefühlsmäßiges Chaos stürzen, in denen sie nur noch zwei Möglichkeiten haben: Flucht oder Kampf. Solche Situationen können sein: laute Geräusche im Klassenzimmer, helles Licht, große Menschenmengen etc.

Folgende Punkte sind bei der Behandlung bzw. Therapie von Moro-Kindern zu beachten. Der Arzt oder Therapeut
- sollte sich Zeit für den Erstkontakt nehmen,
- unliebsame Überraschungen vermeiden,
- nicht mit lauten Geräuschen und hellen Lampen arbeiten,
- in einem übersichtlich gestalteten Behandlungs- bzw. Therapiezimmer arbeiten und
- am Ende der Behandlungssitzung einen inhaltlichen Ausblick auf den nächsten Termin geben.

Durch die Arbeit an der Verbesserung der Aufrichtung und der Funktionserweiterung der die HWS umgebende Muskulatur vermindert sich die emotionale Unsicherheit dieser Kinder.

9.6 Die Therapie von neuromotorischen Aufrichtungsdefiziten

Aus dem bisher Gesagten ergeben sich bei der überwiegenden Mehrheit der Kinder mit den oben genannten Störungen im Bereich des orofazialen Traktes als wesentliche primäre Therapieansätze:
- einerseits die Arbeit an einer Verbesserung der Aufrichtung der tiefen ventralen Halsmuskulatur,
- andererseits die Arbeit an der Verbesserung der Aufrichtung der kurzen Nackenmuskelanteile des M. erector spinae sowie

Andreas Pohl unter Mitarbeit von Wolfgang von Heymann

- die Beseitigung von artikulär oder neuromuskulär bedingten Funktionsstörungen am Achsenorgan (z. B. TAS),

sodass die ventralen und dorsalen Stützmuskulaturen synergistisch funktionieren.

Dies wird erfahrungsgemäß die genannten Defizite im orofazialen Bereich beheben bzw. positiv beeinflussen können und damit eine gute Grundlage für weiterführende Therapien wie Kieferorthopädie und Logopädie schaffen. Oft ist hierbei die Zusammenarbeit mit einem auf die Behandlung von Säuglingen und Kleinkindern spezialisierten Manualmediziner (Orthopäde, Pädiater) erforderlich.

9.6.1 Beschreibung der Therapieform

Aus der Forschung über den neuromotorischen Aufrichtungsprozess sind Therapieformen entstanden, deren Übungen in differenzierter Weise viele Einzelschritte der neuromotorischen Aufrichtung abbilden. Damit wird Kindern und Jugendlichen mit Aufrichtungsdefiziten die Möglichkeit gegeben, die für sie individuell wichtigen Anteile des Aufrichtungsprozesses nachzuholen. Die bekanntesten Therapieformen sind die der „Pädagogischen Praxis für Kindesentwicklung" (PäPKi®), die des *Institute for Neuro-Physiological Psychology*" (INPP), und die nach *Padovan*.

PäPKi®

„Die Entwicklungs- und Lerntherapie nach PäPKi® hat ihren Schwerpunkt im Diagnostizieren von Aufrichtungsdefiziten und damit einhergehenden persistierenden frühkindlichen Reaktionen sowie in der gezielten Förderung von Bewegungsdefiziten im Säuglings- und Schulalter. Motorische Bodenübungen zum nachträglichen Trainieren der Aufrichtungsdefizite, die im häuslichen Rahmen täglich unter elterlicher Aufsicht durchzuführen sind, führen dazu, dass neben Verbesserungen in der Motorik auch Verhaltens- und Lernauffälligkeiten verringert und zum Teil behoben werden können."[15]

INPP

„INPP ist die Abkürzung für ,*The Institute for Neuro-Physiological Psychology*'. Es wurde 1975 von *Peter Blythe* und seinem damaligen Partner *David McGlown* in Chester, England, gegründet. Mittlerweile gibt es INPPs in Schweden, Schottland, Irland, Frankreich und auch in Deutschland.

Die Direktoren des INPP in Chester, *Peter Blythe* und *Sally Goddard Blythe*, haben in jahrzehntelanger Forschungsarbeit herausgefunden, dass bei vielen Kindern mit (über)durchschnittlicher Intelligenz, aber auffallenden Lern-, Verhaltens- und Bewegungsproblemen, die durch herkömmliche Fördermethoden nicht behoben werden konnten, eine Reihe frühkindlicher (primitiver) Reflexe fortbestehen kann. Hierzu kann es kommen, wenn während der Schwangerschaft, der Geburt und während des 1. Lebensjahres Probleme auftraten, die die Ausreifung und Hemmung der Reflexmuster beeinträchtigten. Die weitere Entwicklung der Bewegung, der Wahrnehmung, des Verhaltens und des Lernens kann dadurch verzögert oder gestört werden."[16]

Padovan

Diese Therapieform wurde von der Logopädin *Beatriz Alves de Ednair Padovan* entwickelt. Ein wichtiges Element ist die „Neurofunktionelle Reorganisation", eine Methode, „die den Entwicklungsprozess nachvollzieht, d. h. die progressiven Phasen der ontogenetischen Entwicklung wiederholt. Sie beginnt mit den primitiven, natürlichen Bewegungen, die alle gleich nach der Geburt ausführen. Es folgen die Phasen der Fortbewegung: rollen, robben, krabbeln, usw. Es werden auch natürliche und evolutive Übungen für das Sehen, Hören, für die manuellen Fertigkeiten usw. durchgeführt. Ausgehend von der Tatsache, dass die reflektorisch-vegetativen Funktionen wie atmen, saugen, kauen und schlucken, prälinguistische Funktionen sind, d. h. der Sprache vorausgehen, werden mit diesen Funktionen auch evolutive Übungen durchgeführt. Oft erreicht oder vollendet das Individuum seine natürlichen Fähigkeiten nicht. Mit der „Neurofunktionellen Reorganisation" kann man Störungen der Motorik, der Sprache, des Lernens und sogar des Verhaltens verbessern oder sogar aufheben."[17]

Wichtig bei der Auswahl einer Therapieform ist, ob ihre Anwender die Abgrenzung von physiologischen Entwicklungsschritten zu pathologischen Ersatzmotorikmustern kennen und bei der Konzeption der Übungen berücksichtigen, da sonst pathologische Bewegungsmuster gefestigt werden. Nach Meinung des Autors ist dies bisher nur beim Therapieansatz der PäPKi® der Fall.

9.7 Zusammenfassung

Durch den neuromotorischen Aufrichtungsprozess erwirbt das Kind motorische Kompetenz. Seine Sinne lernen, den eigenen Körper und die Welt adäquat wahrzunehmen und sinnvoll zu reagieren. Der Säugling ist eine „physiologische Frühgeburt". Die ersten 3 Lebensmonate sind deshalb, mehr als bei anderen Primaten, eine krisenhafte Zeit. Er kommt mit einer Reihe frühkindlicher Reaktionen auf die Welt, die Ihm helfen, in sie hineinzuwachsen.

In den ersten 3 Lebensmonaten ist er damit beschäftigt seine ventralen und dorsalen Halsmuskeln aufzurichten und in ihrer Funktion zu erweitern. Misslingt dies bis etwa zum 6. Lebensmonat z. B. wegen eines fortbestehenden TAS, kann dies weitreichende Folgen für die weitere Entwicklung des Kindes haben. Es wird versuchen die schlechte neuromotorische Aufrichtung im HWS-Bereich durch Ersatzmotorikmuster zu kompensieren. Die frühkindlichen Reaktionen des orofazialen Traktes können persistieren. Es wird im Bereich des orofazialen Traktes zu Dysfunktionen, Parafunktionen, Habits und viszeralem Schlucken neigen. Dadurch wird das Kieferwachstum beeinträchtigt. Dysgnathien können die Folge sein.

9.8 Kann eine CMD als Spätfolge eines neuromotorischen Aufrichtungsdefizits entstehen?

Dieser Frage liegt die These zugrunde, dass eine neuromotorische Aufrichtungsproblematik im HWS-Bereich zu Beginn eines Menschenlebens so schwerwiegend ist (und sich nicht, wie oft behauptet, „verwächst"), dass sie im reiten Erwachsenalter nach langen Jahren mehr oder weniger erfolgreicher Kompensation des Aufrichtungsdefizits eine CMD hervor rufen kann.

Ein häufig anzutreffendes Symptom neuromotorischer Aufrichtungsdefizite in Verbindung mit einer asymmetrischen Problematik im HWS-Bereich ist die „ulnare Stifthaltung". Diese bezeichnet ein Halten des Schreibstiftes, bei dem sich der Mittelfinger in Opposition zum Daumen befindet und nicht, wie beim physiologischen Dreipunktgriff, der Zeigefinger. Eine ulnare Stifthaltung ist in der Diagnostik häufig ein erster Hinweis auf Ersatzmotorikmuster im HWS-Bereich und aller oben genannten damit verbundenen Problematiken. Sie ist bei Kindergartenkindern, Schulkindern und häufig bei Erwachsenen, z. B. den Patienteneltern in der Praxis des Autors anzutreffen. Menschen mit einer solchen Stifthaltung neigen dazu, die Körpermediane beim Schreiben nicht zu überqueren, sondern das Blatt beim Schreiben quer zu legen, um an der Körpermitte entlang zu schreiben. Sie sitzen dabei gern asymmetrisch, also mit einem untergeschlagenen Bein schräg zum Tisch. Es ergibt sich das Bild eines Menschen, der sich mit seinem ganzen Körper und seinem Handeln auf eine asymmetrisch wirkende Ursache in seiner frühen Kindheit eingestellt hat.

Der Anteil an Patienten mit Gesichtsasymmetrien in CMD-Praxen beträgt ca. 10 % (Angabe nach Köneke). Bei diesen Patienten ist zu vermuten, dass der Zusammenbruch der über lange Jahre aufrecht erhaltenen Kompensation neuromotorischer Aufrichtungsdefizite sie in die CMD-Praxis führt. An diesem Punkt sind jedoch weitere Studien notwendig.

9.9 Anhang

Die folgende Frage für Patienten soll die Entscheidung erleichtern, den Patienten einem Logopäden zur Abklärung von Ersatzmotorik-Mustern und Störungen im neuromotorischen Aufrichtungsprozess zuzuweisen:

1. Lagen Bei den Patienten in der Jugend Aufmerksamkeits- oder Konzentrationsstörungen vor? Liegen diese evtl. noch heute vor?
2. Bestand oder besteht eine Lese-Rechtschreib-Schwäche, die bei den Eltern nicht vorkommt?
3. Ist der Bereich um den Mund sehr über- oder unterempfindlich?

9.10 Literatur

1. Ayres J. Bausteine kindlicher Entwicklung, 4. Aufl. Berlin, Heidelberg: Springer; 2002.
2. Beigel D. Flügel und Wurzeln. Dortmund: Modernes Lernen; 2003.
3. Bein-Wierzbinski W. Räumlich-Konstruktive Störungen bei Grundschulkindern. Eine Untersuchung über die Bedeutung des neuromotorischen Aufrichtungsprozesses für die Blickmotorik und räumliches Darstellen sowie Möglichkeiten der Entwicklungsförderung durch motorisches Training. 2. Aufl., Frankfurt a. Main: Peter Lang; 2005.
4. Bein-Wierzbinski, W. (2000): Sprachentwicklungsverzögerung durch persistierende frühkindliche Reflexe. Logos Interdiziplinär 2000;8:111-6.
5. Biedermann H. Manuelle Therapie bei Kindern. München: Elsevier, Urban und Fischer: 2004.
6. Biedermann H. KISS-Kinder. Stuttgart: Thieme; 2001.
7. Clausnitzer R. Kieferorthopädische Grundlagen für Logopäden und Sprachtherapeuten. Dortmund: Modernes Lernen; 2002.
8. Goddard S. Greifen und Begreifen. Wie Lernen und Verhalten mit frühkindlichen Reflexen zusammenhängen. 2. Aufl. Freiburg: VAK; 2000.
9. Hülse M, Neuhuber W, Wolff HD, editors. Die obere Halswirbelsäule. Pathophysiologie und Klinik. Heidelberg: Springer; 2005.
10. Kittel A. Myofunktionelle Therapie. Idstein: Schulz-Kirchner; 1997.
11. Portmann A. Zoologie und das neue Bild vom Menschen. Rowohlts deutsche Enzyklopädie, Bd. 20. Hamburg: Rowohlt; 1956.
12. Schünke M, Schulte E, Schumacher U. Supra- und infrahyoidale Muskeln. Sprache, Stimme und Gehör 2007;11:6-8.
13. Schünke M, Schulte E, Schumacher U. Prävertebrale und seitliche (tiefe) Halsmuskeln. Sprache, Stimme und Gehör 2007;11:8-10.
14. Gutmann G. Das cervical-diencephal-statische Syndrom des Kleinkindes, Man Med 1968;6:112-9.
15. www.paepki.de
16. http://www.inpp.de/modules.php?op=modload-&name=PagEd&file=index&topic_id=0&page_id=5
17. http://www.kfo-online.de/lexikon/P/padovan.html

Kapitel 10

Logopädie bei CMD-Patienten

Kerstin Schauß-Golecki

10.1 Einleitung

Craniomandibuläre Dysfunktionen gehen oft einher mit Störungen im orofazialen System. Diese Störungen der Muskulatur können unterschiedlich starke Ausprägungen haben. Um eine Funktionsverbesserung im orofazialen Bereich zu erzielen, d. h. ein Gleichgewicht der orofazialen Muskulatur herzustellen, das sich wiederum positiv auf die CMD und darüber hinaus auch auf den ganzen Körper auswirken wird, ist eine logopädische Therapie als ergänzende Behandlungsmaßnahme sinnvoll und erstrebenswert.

Neben der Darstellung einiger Grundlagen auf diesem Gebiet, der Beschreibung des Störungsbildes und möglicher Ursachen, soll auf die Diagnostikmöglichkeiten aus logopädischer Sicht eingegangen und ein kurzer Überblick über Behandlungsmöglichkeiten gegeben werden, wobei zwei Behandlungskonzepte näher erläutert werden sollen.

10.2 Grundlagen

10.2.1 Das orofaziale System

Das orofaziale System besteht aus einer Vielzahl von Muskeln, die alle miteinander und aufeinander abgestimmt arbeiten. Dabei handelt es sich um
- die mimische Muskulatur (u. a. Muskulatur im Bereich der Mundöffnung),
- die Kaumuskulatur,
- die obere und untere Zungenbeinmuskulatur,
- die innere und äußere Zungenmuskulatur,
- die Gaumensegelmuskulatur sowie
- die Schlundmuskulatur.

Durch perfektes Zusammenspiel sind sie in der Lage, folgende Aufgaben und Funktionen zu erfüllen:
- Nahrungsaufnahme (Saugen, Kauen, Schlucken),
- Mimik,
- Artikulation (Sprechbewegung),
- Stützfunktion für eine korrekte Stellung des Oberkiefers zum Unterkiefer durch
  - Lippen und Frontzähne,
  - Wangen und Seitenzähne,
  - Zunge und Gaumen bzw. Zunge und Frontzähne.

Als Ergänzung zur orofazialen Muskulatur ist der Bukzinatormechanismus zu nennen. Er besteht aus den drei Muskeln M. orbicularis oris (Mimische Muskulatur), M. buccinator (Mimische Muskulatur) und M. constrictor pharyngis superior (Schlundmuskulatur), die miteinander und aufeinander abgestimmt arbeiten und einige sehr wichtige Funktionen bei der Nahrungsaufnahme, vor allem beim Schluckvorgang, erfüllen:
- guter Lippenschluss,
- Erhöhung des intraoralen Drucks.

Kommt es zu einer Störung des orofazialen Systems, einer sogenannten „orofazialen Dysfunktion", müssen eigentlich nicht betroffene Muskeln stärker als gewöhnlich aktiv werden, um das Muskelungleichgewicht zu kompensieren.

10.2.2 Zusammenspiel zwischen dem orofazialen System und dem gesamten Körper

Das orofaziale System selbst steht in einer engen Verbindung zum gesamten Körper. Das in Abbildung 10-1 dargestellte Schema nach *Brodie* (modiziert von *Castillo Morales*) soll dies verdeutlichen.

„Den Schädel betrachten wir als feststehendes Element (A); er stützt sich auf die Wirbelsäule (B), durch die er bewegt wird. An diesem freistehenden Element hängen mobile Elemente, wie die Mandibula (C) und das Zungenbein (D), die ständig ihre Position verändern und sich an die Haltungen und Bewegungen des Schädels anpassen. Die Mandibula und das Zungebein stehen ihrerseits über verschiedene Muskelketten in direkter Verbindung mit

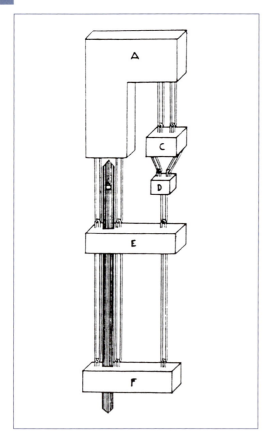

Abb. 10-1 Zusammenspiel feststehender und mobiler Elemente (Schema der Funktion nach Brodie, modifiziert von Castillo Morales, Zeichnung: Brondo).[5]

dem Schultergürtel (E) und darüber hinaus indirekt mit dem Beckengürtel (F), durch deren Bewegungen und Haltungen sie ebenfalls beeinflusst werden. Die großen Muskeln spielen die entscheidende Rolle, doch wirken die kleinen Muskeln wie kleine Hebel mit. Das Zusammenspiel aller Elemente bewirkt eine Kettenreaktion, die in einer angemessenen Aktivität endet."[5]

Störungen des orofazialen Systems sowie des gesamten Bewegungsapparates stehen daher häufig in einem engen Zusammenhang und beeinflussen sich gegenseitig. Praktisch bedeutet das:

- Die Haltung der Wirbelsäule beeinflusst die Haltung des Kopfes.
- Die Haltung des Kopfes beeinflusst die Haltung des Unterkiefers.
- Die Haltung des Unterkiefers beeinflusst die Lage bzw. Verschiebung des Zungenbeins und damit die der Zunge.

10.2.3 Die korrekte Zungenruhelage

- Die Zunge schmiegt sich in Ruhelage ab dem Alveolarrand mit ihrem Vorderteil weich an den Gaumen an (das vordere Drittel der Zunge hat leichten, flächenhaften Kontakt zum harten Gaumen). Im Idealfall sollte die Zunge die Zähne vorn und seitlich nicht berühren.
- Die Lippen sind in Kontakt (liegen locker aufeinander).
- Die Atmung erfolgt durch die Nase.
- Der Kinnmuskel ist entspannt.
- Die Zahnreihen befinden sich in Ruheschwebelage, d. h. sie sind weder fest aufeinander gebissen, noch hängt der Unterkiefer nach unten.[15]

Dort, wo die Zunge ihre Ruhelage innehat, beginnt das Schlucken, d. h. ist die Zungenruhelage korrekt, geht auch der Schluckvorgang von der richtigen Position aus (Abb. 10-2).

10.2.4 Der physiologische Schluckablauf

- Das Zungenvorderteil hat die gleiche Ausgangslage wie in Ruhe, wird jedoch beim Schlucken an den harten Gaumen gepresst (I).
- Die Lippen sind locker geschlossen.
- Die Seitenzähne sind durch den Einsatz der Kaumuskulatur geschlossen.
- Das Zungenmittelteil wird hoch an den Gaumen gesaugt (II) und der hintere Anteil der Zunge wird

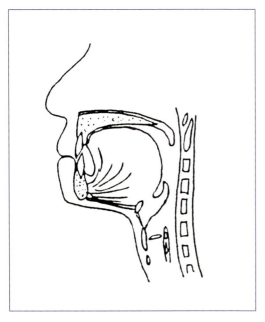
Abb. 10-2 Korrekte Ruhelage der Zunge (nach Kittel 2007, S. 17).[15]

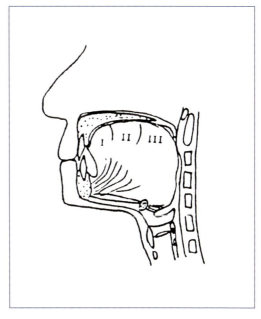
Abb. 10-3 Physiologischer Schluckablauf (nach Kittel 2007, S. 17).[15]

gegen den harten Gaumen gedrückt (III), um den Nasenrachenraum abzuschließen. Damit wird der Schluckreflex ausgelöst.
- Der Kinnmuskel ist entspannt (Abb. 10-3).[15]

Beim Schluckvorgang wirken erhebliche Kräfte. Im Durchschnitt erfolgen innerhalb von 24 Stunden bewusst und unbewusst eine erhebliche Menge an Schluckvorgängen (am Tag ca. zwei, in der Nacht ca. ein Schluckvorgang pro Minute), wobei jedes Mal eine Kraft von mehr als 10 N innerhalb des Mundraums ausgeübt wird. Liegt ein pathologisches Schluckmuster vor, richtet sich diese Kraft jedes Mal gegen die Zähne und nicht gegen den harten Gaumen.

10.2.5 Der pathologische Schluckablauf

- Die Zunge hat eine abnorme Ausgangslage, aus der heraus sie aktiv wird.
- Sie nimmt beim Schlucken unterschiedliche Positionen ein. Das Zungenvorderteil drückt sich gegen oder zwischen die Frontzähne und/oder die Zungenränder drücken gegen oder zwischen die Seitenzähne.
- Das Zungenmittelteil hebt sich nicht an den harten Gaumen, sondern bleibt auf dem Mundboden.
- Die Lippen sind entweder offen und schlaff oder befinden sich in starker Anspannung.
- Die Zahnreihen sind häufig geöffnet, d. h. es ist keine oder nur eine sehr geringe Anspannung der Mm. masseter und temporalis zu tasten oder zu messen.
- Der M. mentalis ist häufig hyperaktiv, doch lässt sich mitunter auch eine entspannte Haltung beobachten.[16]

10.2.5 Der korrekte Kaumechanismus

Der Kaumechanismus, als Teil des Ernährungsprozesses, wird in vier Phasen unterteilt:[5]
(1) Die *Annäherungsphase*: In ihr erfolgt die Annäherung der Nahrung zum Mund.
(2) Die *Greifphase*: Während der Greifphase senkt sich die Mandibula je nach Größe der Nahrung. Die Lippen sind geöffnet, um die Nahrung zu greifen.
(3) Die *Abbeißphase*: In dieser Phase hat die Nahrung Kontakt zu beiden Zahnreihen, wobei der M. orbicularis oris unterstützend mitarbeitet. Das Senken der Mandibula bewirkt eine Dehnung der Unterkieferheber, vor allem des M. masseter. Durch die gleichzeitige Aktivierung von Muskelspindeln und der sich daraus ergebenen Weiterleitung des Impulses kommt es zur Kontraktion, was ein Heben der Mandibula zur Folge hat.
(4) Die *Zerkleinerungsphase*: Durch die Aktivität der Zunge, den Bukzinatormechanismus und die Mandibulabewegungen wird die Nahrung zerkleinert, eingespeichelt und zu einem Nahrungsbolus geformt, womit der Kauprozess beendet ist und der Schluckvorgang beginnt.

Hieraus wird deutlich, dass der Kaumechanismus ein ebenso fein abgestimmtes Zusammenspiel der orofazialen Muskulatur erfordert wie der Schluckablauf.

10.3 Die orofaziale Dysfunktion

10.3.1 Was versteht man unter einer orofazialen Dysfunktion?

Unter einer orofazialen Dysfunktion ist eine Dysbalance des orofazialen Systems zu verstehen, d. h. ein unzureichendes Zusammenspiel der Muskulatur im Mund-, Kiefer- und Gesichtsbereich, mit Auswirkungen auf den Hals- und Nackenbereich und häufig zusätzlich eine Veränderung des gesamten Körpers in Bezug auf Tonus und Atmung. Dabei lässt sich häufig Folgendes beobachten:
- abnorme Zungenruhelage:
  - Das Zungenvorderteil liegt zwischen oder an den Frontzähnen.
  - Die Zungenränder liegen ein- oder beidseitig zwischen oder an den Seitenzähnen.
- pathologischer Schluckablauf:
  - Die eben beschriebene abnorme Zungenruhelage ist der Ausgangspunkt des pathologischen Schluckablaufes.
  - Beim Schlucken presst sich das Zungenvorderteil zwischen oder gegen die Frontzähne.
  - Die Zungenränder drücken ein- oder beidseitig zwischen oder gegen die Seitenzähne.
  - Die Zungenmitte bleibt auf dem Mundboden, sie hebt sich beim Schlucken nicht gegen den harten Gaumen, da das Zungenmittelteil zu schwach ist, um den nötigen Unterdruck zum Nahrungstransport aufzubauen.
  - Die Lippen werden beim Schluckvorgang fest zusammengepresst, um den Unterdruck zu erzeugen, oder sie sind genauso offen und schlaff wie in Ruhe, und die Zunge erzeugt den Unterdruck, in dem sie gegen die Zähne presst.
- Dystonie der Zunge:
  - Die Zunge wirkt aufgrund der Schlaffheit der Muskulatur groß, die Zungenmitte ist eher schwach, die Zungenränder sind stark, teilweise verdickt und/oder gerötet.
  - Es finden sich Zungeneinkerbungen.
- Veränderung der Lippen:
  - Die Lippen sind häufig leicht oder auch weit geöffnet, meist findet sich parallel eine Mundatmung, z. T. ist kompensatorisch ein Zusammenpressen der Lippen zu beobachten.
  - Die Oberlippenmuskulatur ist sehr häufig verkürzt.
  - Die Unterlippe ist nach außen gerollt, meist dick und gerötet.

- Hyperaktivität des M. mentalis:
  - Der Muskel ist vor allem beim Schlucken, zum Teil aber auch in Ruhe in Form eines sogenannten „Nadelkissenkinns" sichtbar.
- Veränderung der mimischen Muskulatur:
  - Die mimische Ausdrucksfähigkeit ist häufig wenig ausgeprägt, sodass das Gesicht langweilig bis traurig wirkt.
- Veränderungen der Kaumuskulatur:
  - Der Unterkiefer hängt nach unten, anstatt sich in Ruheschwebelage (leicht geöffneter Kiefer ohne Zahnkontakt) zu befinden.
- Veränderung des Gaumens:
  - Da keine ausreichende Formung des Gaumens durch die Zunge erfolgt ist, erscheint dieser hoch und spitz („gotisch").
  - Zusätzlich ist ein schmaler Kiefer zu beobachten.
- Craniomandibuläre Dysfunktionen (CMD):
  - Zu beobachten sind oft eine Störung der Unterkieferbeweglichkeit und Kiefergelenkgeräusche.
- Bissanomalien:
  - Kreuzbiss, offener Biss, Progenie oder Ähnliches können vorliegen.
- Veränderungen der Körperhaltung, des Tonus und der Atmung:
  - eher schlaffe Körperhaltung mit falscher Bekkenposition und Hyperlordose,
  - häufig gesamtkörperlicher Hypotonus mit Tendenz zu hoher, flacher Atmung.
- Artikulationsstörungen/phonetische Störungen:
  - Sigmatismen (unterschiedliche Fehlbildungen möglich: häufig interdental, adental oder lateral)
  - multiple Interdentalität (alveolare Laute),
  - Schetismen (Fehlbildung meist lateral).
- Ernährungsprobleme
  - Es kommt zu Magen-Darm-Problemen, unter anderem aufgrund zu geringer Kautätigkeit.
  - Durch Schlucken von zu viel Luft während der Nahrungsaufnahme kommt es zu Blähungen.
- Lymphödeme
  - Besonders unter den Augen sind Ödembildungen zu beobachten, da die Lymphe aufgrund der Funktionsstörung nicht abtransportiert wird und sich einlagert.
- Einschränkungen der oralen Stereognose:
  - Es bestehen Defizite in der Mundraumwahrnehmung.

Es müssen nicht immer alle Anzeichen vorliegen, damit von einer orofazialen Dysfunktion gesprochen werden kann. Die Kardinalsymptome sind allerdings die abnorme Zungenruhclage und das sich hieraus ergebende pathologische Schluckmuster.

10.3.2 Welche Ursachen hat eine orofaziale Dysfunktion?

Die Ursachen für eine orofaziale Dysfunktion können sehr unterschiedlich sein. Die im Folgenden aufgeführten stellen lediglich eine Auswahl aus der großen Gesamtmenge dar.

Manche der Ursachen sind schon im Säuglings- und Kindesalter anzusiedeln:
- keine Umstellung zum gaumenwärts gerichteten Schlucken aufgrund von Flaschenernährung mit einem zu kleinen Lippenschild und einer zu großen Öffnung im Sauger,
- Lutschgewohnheiten, wie Daumenlutschen und Schnuller, sowie Dyskinesien, wie Nägelkauen, Lippen- und Wangenbeißen.

Weitere Ursachen können sein:
- behinderte Nasenatmung aufgrund von Allergien, adenoide Vegetationen, Nasenscheidewandverkrümmungen, Tonsillenhyperplasien etc.,
- skelettale Anomalien (u.a. Spalten unterschiedlicher Art, Progenien) sowie
- Kiefer- und Zahnfehlstellungen.

Diskutiert werden immer wieder genetische Faktoren, die aber bis heute immer noch wenig erforscht sind.

Kerstin Schauß-Golecki

10.4 Diagnostik

Zeigen sich beim Patienten mit einer Craniomandibulären Dysfunktion Symptome, die auf eine orofaziale Dysfunktion weisen, ist es ratsam und sinnvoll einen Logopäden hinzuzuziehen. Meist gelingt es nur in der interdisziplinären Arbeit eine optimale Versorgung für den Patienten zu erreichen. Dabei kann nur auf der Grundlage einer genauen Anamnese und einer exakten Diagnostik eine auf den Patienten individuell abgestimmte Therapie erfolgen.

Die logopädische Diagnostik umfasst dabei folgende Punkte
- Anamnese mit gezielten Fragen (u. a. nach Ernährung, Habits, Ess- und Trinkgewohnheiten)
- Beobachtung und Überprüfung der orofazialen Muskulatur:
  - in Ruhe,
  - während des Abbeißens und Kauens von fester Nahrung,
  - während des Schluckens von fester und flüssiger Nahrung bei geöffneten Lippen (unterstützt mit Wangenhaltern zur besseren Beobachtung) sowie
  - bei motorischen Anforderungen.
- Durchführung der Payne-Technik zur Beurteilung der Zungenlage während des Schluckens:
  - Muskelfunktionsprüfung (u. a. M. masseter, M. mentalis),
  - Inspektion der Zahn- und Kieferstellung sowie des Gaumens,
  - Überprüfung der oralen Stereognosefähigkeit,
  - Beobachtung des gesamten Körpers in Bezug auf Tonus und Haltung sowie
  - Beobachtung der Atmung, Stimme und Lautbildung.

Die logopädische Diagnostik zeigt, dass eine genaue Beobachtung notwendig ist, um kleinste Veränderungen wahrzunehmen und aufgrund dessen zu handeln.

10.5 Therapie

Die logopädische Therapie einer orofazialen Störung bei einer Craniomandibulären Dysfunktion kann immer nur als eine unterstützende Behandlungsform angesehen werden, wobei der Erfolg der Veränderung im orofazialen Bereich sehr stark von der Mitarbeit des Patienten (sowohl in der Therapie als auch zu Hause) abhängig ist.

Daher ist eine Aufklärung des Patienten unerlässlich. Sie umfasst patientengerechte Informationen über:
- das orofaziale System,
- den Zusammenhang zwischen der orofazialen Muskulatur und den auftretenden Symptomen,
- den Zusammenhang zwischen dem orofazialen System und dem ganzen Körper (u. a. Haltung, Tonus und Atmung),
- die korrekte Zungenruhelage,
- den Ablauf des physiologischen und pathologischen Schluckens,
- mögliche Ursachen,
- den Aufbau und die Zielsetzung der Therapie sowie
- den zeitlicher Umfang sowohl der Therapie selbst als auch des Übens zu Hause.

Auf dieser Grundlage kann eine logopädische Therapie beginnen.

10.5.1 Ziele der Therapie

Allgemein hat die Therapie der orofazialen Dysfunktion folgende Zielsetzungen:
- die Wiederherstellung einer ausgeglichenen Muskelbalance innerhalb des orofazialen Systems (d. h. Herstellung eines orofazialen Gleichgewichtes),
- die Erarbeitung einer korrekten Zungenruhelage und darauf aufbauend eines korrekten Schluckmusters sowie
- die Eutonisierung des gesamten Körpers (u. a. Arbeit an der Körperhaltung, Verbesserung der Körperwahrnehmung, Verbesserung der Atmung).

10.5.2 Therapieansätze bei orofazialen Dysfunktionen

Die Therapie der orofazialen Dysfunktionen geht auf Ansätze amerikanischer Kieferorthopäden Anfang des letzten Jahrhunderts zurück. 1964 veröffentlichte *Daniel Garliner*[10,11] sein Programm in Amerika, das ab Mitte der 70er-Jahre durch von ihm selbst und von *Mary Ann Bolton* abgehaltene Kurse auch in Deutschland bekannt wurde. 1982 erschien die deutsche Übersetzung seines Buches. Das Hauptaugenmerk liegt dabei auf der Veränderung des Schluckmusters, wobei die Therapie sofort an diesem ansetzt, ohne zuerst eine orofaziale Basis dafür zu schaffen. Auf der Grundlage dieses Therapiekonzeptes wurden in Deutschland weitere Ansätze entwickelt und veröffentlicht.[6,12,14,15,22,23,24]

Parallel dazu entwickelte Ende der 60er, Anfang der 70er-Jahre der argentinische Rehabilitationsarzt *Rodolfo Castillo Morales* „die orofaziale Regulationstherapie für Patienten mit sensomotorischen Störungen im Bereich des Gesichtes, Mundes und Rachens, besonders für die Behandlung von Saug-, Kau-, Schluck- und Sprechstörungen",[5] die sich seit Ende der 70er-Jahre auch in Deutschland verbreitet hat. Geprägt wurde das Konzept durch seine Erfahrungen mit den Eingeborenen Lateinamerikas und darüber hinaus durch die Kontakte zu *Berta* und *Karel Bobath* sowie *Vaclav Vojta*.

In Brasilien entwickelte die Logopädin *Beatriz Alves de Ednair Padovan* parallel das Konzept der „Neurofunktionellen Reorganisation", das auf der Neurologischen Reorganisationstherapie von *Temple Fay* und Grundgedanken des deutschen Philosophen und Pädagogen *Rudolf Steiner* basiert, 1976 zum ersten Mal veröffentlicht wurde und sich seitdem ebenfalls in Deutschland verbreitet (s. auch Kap. 9.8).

10.5.2 Exemplarische Darstellung zweier Therapieansätze

Myofunktionelle Therapie nach Anita M. Kittel

Dieser Therapieansatz ist durch einen hierarchischen Aufbau gekennzeichnet. Anders als bei *Garliner* wird bei *Kittel* erst die orofaziale Muskulatur vorbereitet und in ein Gleichgewicht gebracht, bevor das physiologische Schlucken erarbeitet wird.

Die Übungen teilen sich in:
- Ruhelageübungen,
- Muskelübungen:
  - Zungenmuskelübungen,
  - Lippenmuskelübungen,
  - Ansaugmuskelübungen,
- Schluckübungen,
- eine Automatisierungsphase des neuen Schluckmusters sowie
- Ganzkörperarbeit.

Während die Übungen, die die orofaziale Muskulatur direkt betreffen, eine bestimmte Abfolge haben, zieht sich der Bereich der Ganzkörperarbeit, d. h. die Verbesserung der Haltung, Körperwahrnehmung, Atemfunktion etc., durch die gesamte Therapie.

Voraussetzung für die Therapie ist eine gute Haltung sowohl im Sitzen als auch im Stehen. Mit Beginn der Therapie werden systematisch aufeinander aufbauende Zungen- und Lippenmuskelübungen in der Regel vor einem bzw. mit einem Spiegel erarbeitet, die das Ziel einer Tonus-, Funktions- und Lageveränderung verfolgen. Die Auswirkungen der Veränderung zeigen sich im gesamten orofazialen System, d. h. sie sind nicht auf die Zunge und die Lippen beschränkt, sondern gehen darüber hinaus. Kann aufgrund der Tonusveränderung der mimischen Muskulatur der Mundschluss immer leichter eingenommen werden, ist die Umstellung von Mund- auf Nasenatmung ebenfalls leichter möglich, was sich wiederum positiv auf die

gesamte Atemfunktion sowie die Zwerchfellfunktion auswirkt. Im Folgenden hierzu einige Beispiele:
- Zungenübungen:
  - Bei weit geöffnetem Mund wird jeder Zahn (Kau- oder Schneidefläche) jeweils neu mit der Zunge angetippt.
  - Die Zunge wird gerade herausgestreckt und arbeitet im rechten Winkel gegen einen Spatel, auch mit isometrischem Druck.[15]
- Lippenübungen:
  - Die Lippen werden bei geschlossenen Zahnreihen rund geformt und im Wechsel geöffnet und geschlossen.
  - Die Oberlippe wird über die oberen Schneidezähne gelegt und dann mit beiden Zeigefingerkuppen ausgehend von oberhalb des Lippenrotes senkrecht in Richtung Nase massiert. Sie soll dem Zug dabei nicht nachgeben.[15]

Die Erarbeitung der in Abschnitt 10.2.3 beschriebenen korrekten Zungenruhelage (u. a. durch eine genaue Erklärung mit gegebenenfalls notwendiger Stimulation) erfolgt ebenfalls zu Beginn der Therapie. Damit diese neue Lage der Zunge sich festigen und schließlich automatisieren kann, begleitet ein immer wiederkehrendes Kontrollieren und Erinnern die gesamte Therapie.

Nach Abschluss der Zungenübungen werden die sogenannten „Ansaugübungen" durchgeführt. Sie dienen der Kräftigung des Zungenmittelteils und damit der direkten Vorbereitung des Schluckens, da das Ansaugen des Zungenmittelteils an den harten Gaumen Voraussetzung für einen physiologischen Schluckablauf ist. Zwei Beispiele:
- Die Zunge wird aus der Ruhelage an den Gaumen gesaugt, sodass nur das Zungebändchen zu sehen ist.
- Das Ansaugen erfolgt mit einem Gummiring, der bündig mit dem Zungenspitzenrand auf der Zunge aufliegt (wichtig!), der Mund ist geöffnet.[15]

Auf der Grundlage all dessen schließen sich die Schluckübungen an. Das Schlucken geschieht dabei in vier Schritten. Eingesetzt werden hierbei zuerst noch Gummiringe, die bereits von den Ansaugübungen bekannt sind:
(1) erstes Gummi andrücken,
(2) zubeißen, Lippen breit ziehen,
(3) mittleres Gummi hochsaugen,
(4) hinteres Gummi nach hinten oben drücken, schlucken.[15]

Gelingt das „Trockenschlucken", wird zu fester und anschließend zu flüssiger Nahrung übergegangen. Den Abschluss der Therapie bildet die Automatisierungsphase. In immer größer werdenden Abständen wird das neu erworbene Schluckmuster kontrolliert, um sicherzustellen, dass eine dauerhafte Veränderung erreicht wurde.

Um dem Patienten optimale Hilfestellungen zur korrekten Umsetzung bzw. Korrektur geben zu können, ist bei allen Übungen eine genaue Beobachtung durch den Therapeuten entscheidend.

Orofaziale Regulationstherapie nach Rodolfo Castillo Morales

Das Castillo-Morales-Konzept ist ein umfassendes neurophysiologisches Therapiekonzept, das sowohl sensomotorische als auch orofaziale Schwerpunkte beinhaltet:
- neuromotorische Entwicklungstherapie (NET),
- orofaziale Regulationstherapie (ORT).

Das orofaziale Behandlungskonzept entstand aus der Arbeit mit Kindern mit Lippen-Kiefer-Gaumen-Spalten und solchen mit Down-Syndrom. Heute wird das Konzept allgemein bei Kindern und Erwachsenen mit unterschiedlichen Störungen im orofazialen Bereich angewendet.

Nur mit einem exakten Wissen über die verschiedenen orofazialen Muskeln, ihre Verläufe und Funktionen sowie das Zusammenspiel dieser Muskeln mit dem gesamten Körper ist es möglich dieses Konzept anzuwenden.

Ausgangspunkt einer jeden Behandlung ist eine gute individuelle Kopf- und Körperhaltung entweder im Liegen oder im Sitzen, gegebenenfalls durch entsprechende Lagerung. *Castillo Morales* richtet sich dabei nach dem unter 10.2.2 dargestellten modifizierten Schema von *Brodie*. „Um funktionelle Bewegungsmuster im Gesichtsbereich auszulösen zu können, ist eine korrekte Körperhaltung Voraussetzung, die eine gute Kopf- und Mandibulahaltung möglich macht."[5] Ist eine gute Körperhaltung für den Patienten gefunden, wird zur Aufrichtung von Kopf und Nacken sowie zur Stabilisierung des Körpers die sogenannte „Kopf- und Kieferkontrolle" durchgeführt.

Die spezifischen manuellen Behandlungstechniken
- Berührung,
- Streichen,
- Zug,
- Druck und
- Vibration

sind die Techniken, die bei den einzelnen Übungen, unter anderem für eine aktive Kieferöffnung, zur Vorverlagerung der Mandibula oder zur Vibration der Wangen und/oder Lippen, in verschiedenartiger Kombination angewendet werden. Mithilfe dieser Stimuli werden verschiedene Muskeln insbesondere der mimischen Muskulatur „modeliert".[5] Zusätzlich werden Übungen im Mund durchgeführt, um motorische Störungen zu beeinflussen. Dazu zählen unter anderem die Zahnfleischmassage, die Gaumenmassage sowie die Aktivierung der Zungenrotation und der lateralen Zungenbewegungen.

10.6 Anhang

Die folgenden Fragen für Patienten sollen die Entscheidung erleichtern, den Patienten einem Logopäden zum Schluck- und Sprachtraining zuzuweisen:
1. Liegt Ihre Zunge beim Schlucken zwischen den Schneidezähnen?
2. Bestehen Sprachstörungen (z. B. Lispeln)?
3. Sind Sie oft heiser oder haben Sie oft das Gefühl, dass Ihre Stimme versagt?

10.7 Literatur

1. Barrett RH, Hanson ML. Oral Myofunktional Disorders. St. Louis: Mosby; 1994.
2. Biegenzahn W. Orofaziale Dysfunktion im Kindesalter. Stuttgart: Thieme; 2002.
3. Brügge W, Mohs K. Therapie funktioneller Stimmstörungen. Übungssammlung zu Körper, Atem, Stimme. München: Reinhardt; 2005.
4. Campiche Weber M. Therapie der orofazialen Dysfunktion. In Böhme G, editor. Sprach-, Sprech-, Stimm- und Schluckstörungen. Band 2: Therapie. München: Urban und Fischer; 2001.
5. Castillo Morales R. Die orofaziale Regulationstherapie. München: Pflaum; 1998.
6. Clausnitzer V. Orofaziale Muskelfunktionstherapie (OMF). Ein myofunktinelles Übungsbuch. Dortmund: Verlag Modernes Lernen; 2001.
7. Coblenzer H, Muhar F. Atem und Stimme. Wien: Österreichischer Bundesverlag; 1976.
8. Codini S. Der myofunktionelle Ansatz bei Schluckstörungen. Forum Logopädie 1993;1:5-10.
9. Curschellas C, editor. Muskelfunktionsübungen im orofazialen Bereich. Luzern: Edition SZH/SPC; 1990.
10. Garliner D. Myofunktionelle Diagnose und Therapie der gestörten Gesichtsmuskulatur. München: Verlag Zahnärztlich-medizinisches Schrifttum; 1982.
11. Garliner D. Myofunktionelle Therapie in der Praxis. 2. Aufl. Heidelberg: Hüthig; 1989.
12. Hahn V. Myofunktionelle Therapie. München: Profil; 1988.
13. Kahl-Nieke B. Einführung in die Kieferorthopädie. München: Urban und Schwarzenberg; 1995.
14. Kittel AM. Jenatschke F. Myofunktionelle Therapie (MFT) bei Dysfunktionen der Zungen-, Kiefer- und Gesichtsmuskulatur. Sprache Stimme Gehör 1984;8:113-4.

15. Kittel AM. Myofunktionelle Therapie. Idstein: Schulz-Kirchner; 2007.
16. Kittel AM. Myofunktionelle Therapie. In: Grohnfeldt M, editor. Handbuch der Sprachtherapie, Bd. 2. Berlin: Marhold; 1990.
17. Kittel AM. Myofunktionelle Therapie, Fortbildungskurse.
18. Lodes H. Atme richtig. Bergisch-Gladbach: Lübbe; 1981.
19. Padovan BAE. Reeducação mioterápica nas pressões atípicas de língua: diagnóstico e terapêutica. Ortodontia 1976;9(1,2). (Deutsche Übersetzung: Treuenfels H. Myofunktionelles Training bei Zungenfehlfunktion: Diagnose und Therapie. Privat; 1980.)
20. Padovan B. Neurofunktionelle Reorganisation, Fortbildungskurse.
21. Schalch F. Schlucken und Schluckstörungen. München: Urban und Fischer; 2007.
22. Thiele E. Myofunktionelle Therapie. Bd. 1: Aus sprechwissenschaftlicher und kieferorthopädischer Sicht. Heidelberg: Haug; 1992.
23. Thiele E. Myofunktionelle Therapie. Bd. 2: In der Anwendung. Heidelberg: Haug; 1992.
24. Thiele E. Myofunktionelle Therapie. Bd. 3: Katalog der Übungen zur neuromotorischen Funktionsregulation, Heidelberg: Haug; 1997.

Teil IV

Weitergehende interdisziplinäre CMD-Diagnostik und -Therapie

Kapitel 11

Radiologische Differenzialdiagnostik bei CMD-Patienten

Stefan Neumann

11.1 Einleitung

Neben der konventionellen Röntgendiagnostik haben seit mehr als 10 Jahren die Schnittbildverfahren in der Zahnmedizin und der Mund-Kiefer-Gesichts-Chirurgie einen festen Platz in der Diagnostik eingenommen. Die Computertomografie (CT), die heutzutage als Spiral-CT oder Multislice-Spiral-CT durchgeführt wird, hat ihre Haupteinsatzgebiete in der Traumatologie, in der Tumordiagnostik und in der Vorbereitung rekonstruktiver Therapien. Die Kernspintomografie (Magnetresonanztomografie, MRT) ist aus der Diagnostik der Craniomandibulären Dysfunktion zur Beurteilung der Kiefergelenksituation nicht mehr wegzudenken. Darüber hinaus hat sie sich aufgrund des hervorragenden Weichteilkontrastes auch in der Entzündungs- und Tumor- sowie in der Gefäßdiagnostik etabliert.

Funktionsstörungen, Formveränderungen und Anomalien des Kiefergelenkes lassen sich mit konventionellen radiologischen Methoden und der Computertomografie nur eingeschränkt beurteilen. Die CT vermag lediglich ossäre Strukturen hochauflösend und überlagerungsfrei darzustellen. Frühe Veränderungen, insbesondere aber pathologische Veränderungen des Diskus, der Synovialmembran und der Gelenkkapsel entziehen sich einer Beurteilung. Die sehr schmerzhafte Arthrografie bzw. Arthrotomografie hat sich nicht durchsetzen können. Mithilfe der MRT können die Weichgewebsstrukturen sehr kontrastreich abgebildet werden. Moderne Kernspintomografen sind durch apparative und rechentechnische Verbesserungen in der Lage, die Kiefergelenke hochauflösend darzustellen. Damit hat sich auch die Beurteilbarkeit der knöchernen Strukturen deutlich verbessert, sodass diese Untersuchungstechnik am Kiefergelenk die Methode der Wahl darstellt. In der Diagnostik der Craniomandibulären Dysfunktion kann die MRT zuverlässig pathologische Kiefergelenksprozesse aufzeigen.

11.2 Kernspintomografie (MRT) der Kiefergelenke

11.2.1 Technische Aspekte

Die MRT ist im Gegensatz zur CT ein bildgebendes Schnittbildverfahren ohne ionisierende Strahlung. In einem Magnetfeld von 0,5 bis 3 Tesla werden Wasserstoffprotonen durch Radiowellen angeregt. Die Energieabgabe der Protonen nach dem Sendesignal wird durch ein Spulensystem empfangen. Aus diesen Signalen erfolgt die Bilderzeugung. Die Untersuchung wird mithilfe einer Ringspule, idealerweise in einer dedizierten Kiefergelenkspule durchgeführt (Abb. 11-1). Die beiden Spulenelemente werden ventral und kaudal des äußeren Gehörganges auf das

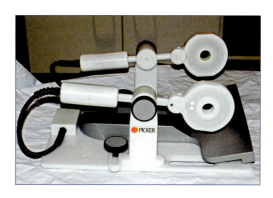

Abb. 11-1 Dedizierte Kiefergelenkspule, Voraussetzung für gute Detailerkennbarkeit.

Tab. 11-1 Untersuchungsablauf.

T1-Gewichtung	schräg-sagittal	bei geschlossenem Mund
T1-Gewichtung	schräg-coronal	bei geschlossenem Mund
T2-Gewichtung (PD Fat-Sat)	schräg-sagittal	bei geöffnetem Mund
T1-Gewichtung	schräg-sagittal	mit Aufbissschiene
Kinematografie (cine-mode)		mit Darstellung der Mundöffnungsphase oder, wenn technisch möglich, einschließlich Mundschluss

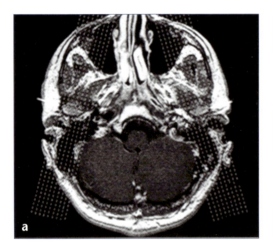 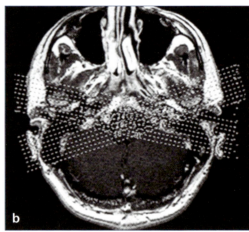

Abb. 11-2 Anhand von schnellen Übersichtsbildern erfolgt die genaue Planung der schräg-sagittalen und koronaren Aufnahmen.

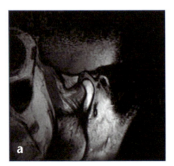 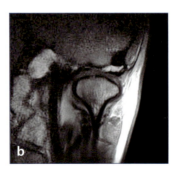 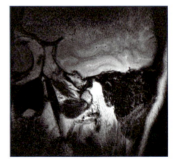

Abb. 11-3 (a) Normalbefund in T1-Gewichtung, schräg-sagittal: signalarmer, scharf konturierter Discus articularis in regelrechter Position bei unauffälliger Darstellung von Kieferköpfchen und Gelenkpfanne. (b) Diskus in koronarer Schichtführung nur als zartes dunkles Band, das dem Köpfchen kappenartig aufsitzt.

Abb. 11-4 Normalbefund T2-Gewichtung, schräg-sagittal bei maximaler Mundöffnung: Das Kieferköpfchen gelangt unter die Eminentia condylaris und der hintere Diskusbauch verlagert sich nach dorsal. Kein Gelenkerguss.

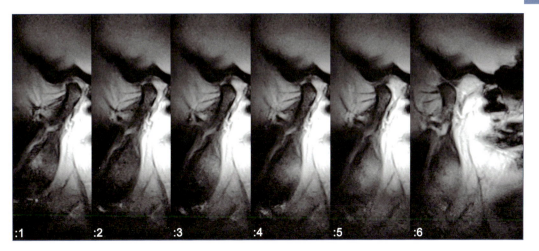

Abb. 11-5 Kinematografie: Normalbefund mit Darstellung von sechs Mundöffnungsphasen. Der Ablauf lässt sich als Bildschleife (Cine loop) am Monitor darstellen.

Kiefergelenk projiziert und am besten durch einen externen Haltemechanismus fixiert. Dabei liegt der Patient in Rückenlage in entspannter Position. Der Untersuchungsablauf wird zuvor mit dem Patienten besprochen, wodurch die Untersuchungsakzeptanz und -abfolge deutlich erleichtert werden. Das Untersuchungsprotokoll ist in Tabelle 11-1 abgebildet.

Zunächst werden sogenannte „Localizer" (schnelle Sequenzen mit reduzierter Auflösung) angefertigt, um die anatomische Region näher einzugrenzen. Anhand dieser groben Übersichtsbilder erfolgt die präzise Schichtplanung. Schräg-sagittale und schräg-koronare Schichten lassen das Ausmaß der Diskusverlagerung besser beurteilen. Zudem sind in der schräg-koronaren Schichtführung auch Formveränderungen des Kieferköpfchens darstellbar, die oftmals zu einer Diskusverlagerung eine Prädisposition darstellen (Abb. 11-2).

Zuerst werden T1-gewichtete Aufnahmen des Kiefergelenkes bei geschlossenem Mund in schräg-sagittaler und koronarer Schichtführung angefertigt (Abb. 11-3). Anschließend erfolgt eine sagittale T2-gewichtete Sequenz bei maximaler Mundöffnung (Abb. 11-4). Neuerdings werden, wie in der Untersuchung großer Gelenke schon seit Langem etabliert, Protonen-gewichtete Aufnahmen in Fettunterdrückungstechnik angewendet. Hierbei werden pathologische Prozesse umfassender als bei T2-Techniken ohne Fettsupression dargestellt. T1-gewichtete Sequenzen mit Fettsupression verlangen bei der Untersuchung des Kiefergelenkes eine intravenöse Kontrastmittelgabe und sollten nur bei der Abklärung tumoröser und entzündlicher Prozesse zum Einsatz kommen.

Zur Fixierung der Mundöffnung haben sich Aufbisskeile aus Kunststoff oder Holz bewährt. Bei Bedarf erfolgen Aufnahmen in T2-Gewichtung oder fettunterdrückter Protonengewichtung mit der mitgelieferten Aufbissschiene. Als letzte Untersuchungssequenz erfolgt die dynamische Abbildung des Kiefergelenks bei zunehmender Mundöffnung (Kinematografie, *Cine mode*). Dabei werden schnelle Gradientenechosequenzen genutzt, um hier Einzelbilder in 0,5–20 Sek. zu erreichen. In 5 bis 30 Mundöffnungsphasen werden dann Einzelschichtaufnahmen, zunächst der betroffenen und gegebenenfalls der weniger stark erkrankten Seite angefertigt (Abb. 11-5). Die Kinematografie erzielt bessere Ergebnisse, wenn der Mundöffnungsablauf vor der Untersuchung mit dem Patienten

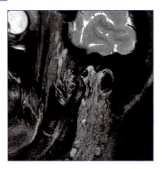

Abb. 11-6 Degeneration in der Pars posterior des Discus articularis sowie in der bilaminären Zone PD. Fettunterdrückungstechnik bei 3 Tesla mit erhöhter Signalausbeute und besserer Bildqualität.

besprochen und geübt wird. Durch Verbesserungen der MRT-Techniken in den letzten Jahren (schnelle Gradienten, Mehrkanalspulen und verbesserte Software zur Nutzung dieser Neuerungen) sowie infolge der Einführung von Magnetfeldern bis 3 Tesla ist die Aufnahmequalität weiter gesteigert worden (Abb. 11-6).

Kürzere Aufnahmesequenzen und eine höhere Signalausbeute erlauben eine nahezu physiologische Darstellung der Mundöffnung. Auch komplette Artikulationen mit anschließendem Mundschluss sind praktikabel geworden. Schienenmaterial beeinflusst die Bildqualität naturgemäß. Gegenwärtig wird der Bewegungsablauf ohne und mit mittels Schiene voreingestellter Position geprüft. Eine Einschätzung des Therapieerfolges wäre denkbar.

Für die Praxis hat es sich als sinnvoll erwiesen, die Dokumentation der einzelnen Untersuchungssequenzen zu standardisieren. So kann dem überweisenden Kollegen die Mitbeurteilung der Aufnahmen durch korrekte und übersichtliche Beschriftung deutlich vereinfacht werden. Dabei sollte auf dem Filmdokument neben der Wahl der Sequenz und der Seitenlokalisation auch die Mundöffnungsphase dokumentiert sein. Zudem sollten nur die entscheidenden Aufnahmen, die den Gelenkbezug zeigen, auf Film aufgezeichnet werden.

Für die Übermittlung von Kinematografien sind derzeit noch individuelle digitale Datenübermittlungen (standardisierte Videoformate) einzusetzen, die zwischen den diagnostischen Partnern optimiert werden müssen. Industrielle Lösungen werden hier hoffentlich eine Erleichterung bringen.

Die T1-Gewichtung ist in der Lage, die Anatomie des Kiefergelenkes in einer sehr guten Auflösung präzise darzustellen. Die knöchernen Strukturen werden entsprechend ihrer Zusammensetzung unterschiedlich abgebildet. So erfolgt die Darstellung der Spongiosa mit dem Fettmark signalintens. Die Kompakta, der Diskus, Sehnen und Bänder sowie etwaige Verkalkungen imponieren signalarm. Die Muskulatur zeigt eine intermediäre Signalgebung. Ergussbildungen im Kiefergelenk verbleiben dunkel.

Hingegen sind in der T2-Gewichtung Flüssigkeitsansammlungen signalintens. Somit wird ein Gelenkerguss im Kiefergelenk ebenso wie der mit angeschnittene Liquor, signalintens (weiß) abgebildet. Die Signalintensität intakter knöcherner Strukturen ist nahezu vergleichbar mit der bei der T1-Gewichtung.

11.2.2 Normale Darstellung der Anatomie des Kiefergelenkes

Das Temporomandibulargelenk ist die gelenkige Verbindung von Os temporale und Mandibula. Bei geschlossenem Mund ist unter physiologischen Bedingungen der Gelenkkopf (Kondylus) in der Fossa temporalis lokalisiert. Die Kompakta beider Gelenkflächen lässt sich als ein zartes signalarmes Band erkennen. Die vordere Begrenzung des Gelenkes wird durch die Eminentia articularis und die okzipitale Begrenzung durch die Vorderwand des äußeren Gehörganges gebildet. Die Gelenkflächen sind von dünnem Faserknorpel überzogen, der gemeinsam mit der subchondralen Kompakta als signalarmes Gewebe zur Abbildung kommt. Auch der Discus articularis besteht aus Faserknorpel und stellt sich somit, ähnlich wie die Kompaktastrukturen, ebenfalls signalarm (dunkel) dar. Unter physiologischen Bedingungen liegt der Diskus direkt oberhalb des Kieferköpfchens, allerdings mit einer leichten Ventralneigung. Der Diskus selbst weist eine bikonkave Form auf. Ventral ist der Diskus mit der Gelenkkapsel und den oberen Dritteln des Caput laterale des M. pterygoideus lateralis verschmolzen. Nach dorsal entwickelt sich die bilaminäre Zone, bestehend aus zwei bindegewebigen Blättern, die den Diskus mit der hinteren Gelenkkapsel verbinden. Die etwas helleren zentralen Abschnitte bestehen aus fibrovaskulärem Gewebe.

Die anatomische Befundung von Größe und Form der Gelenkflächen erfolgt weniger anhand von Normwerten, die eine sehr breite Streuung aufweisen (medial-lateraler Durchmesser 15,6–26,6 mm; anterior-posteriorer Durchschnittswert 13,0–23,0 mm). Vielmehr bezieht sich die Deskription auf die Kongruenz zwischen Kondylus, Fossa articularis und Discus articularis. Wichtig ist die Formbeschreibung des Kieferköpfchens in der koronaren Schichtführung, was insbesondere im Seitenvergleich zur gesunden bzw. weniger betroffenen Seite geschehen muss. Aus diesem Grund ist eine exakte anatomische Schichtführungswahl unerlässlich. In dieser Schichtebene ist zusätzlich auf den Diskus zu achten, der kappenförmig auf dem Kieferköpfchen abgebildet sein muss. Asymmetrien in der Höhe zwischen lateralem und medialem Kompartiment sollten nicht überbewertet werden, da hier schon geringe Angulationen in den schräg-koronaren Schichtführungen dazu führen, dass in einer Schichtebene sowohl dickere vordere Abschnitte als auch mittlere schmalere Zonen des Diskus getroffen werden. Die wichtige schräg-sagittale Schichtführung parallel zum aufsteigenden Unterkieferast zeigt den Diskus beim Mundschluss bikonkav in leichter Ventralneigung. Das Kieferköpfchen wird vom hinteren Diskusbauch, dem posterioren Band überdeckt. Bei Mundöffnung wandert der Kondylus durch eine primäre Rotationsbewegung und eine nachfolgende horizontale Schiebebewegung nach ventral bis unterhalb der Eminentia articularis. Der hintere Diskusbauch verlagert sich nach dorsal, die bilaminäre Zone wirkt gestaucht. Zwischen der Eminenz und dem Kondylus liegt nunmehr die schlanke Intermediärzone (s. Abb. 11-3).

Die dynamischen Studien, die am Bildschirm als Kinematografie (*Cine loop*) betrachtet werden können, erfassen den phasenhaften Ablauf der Mundöffnung. Trotz eingeschränkter Ortsauflösung der schnellen Gradienten-Echo-Sequenzen ergeben sich aus der nahezu physiologischen Betrachtung der Mundöffnungsbewegung diagnostische Zusatzinformationen. Der diagnostische Wert dieser Zusatzuntersuchung wird noch unterschiedlich beurteilt, ein großer Vorteil liegt aber darin, dass die Patienten in den letzten Phasen der Untersuchung offensichtlich eine Mundöffnung bis über das Knacken hinaus zulassen. Dagegen werden in der T2-gewichteten Sequenz mit geöffnetem Mund zum Teil nur inkomplette Mundöffnungen erzielt (s. Abb. 11-4).

11.2.3 Darstellung degenerativer Kiefergelenkprozesse

Häufigster Grund für eine Craniomandibuläre Dysfunktion sind degenerative Veränderungen des Kiefergelenkes und damit assoziierte Diskusläsionen und -verlagerungen, auch als *„Internal derangement"* bezeichnet. Im Vordergrund stehen die Symptome: lokaler Kiefergelenkschmerz, Knacken und eingeschränkte Mundöffnung. Unabhängig davon oder im weiteren Verlauf können auch Gleichgewichtsstörungen, vor allem Schwindel, bis hin zu Störungen des Haltungs- und Bewegungsapparates mit Zervikobrachialgien auftreten. Die Pathogenese der Kiefergelenkveränderungen ist nach wie vor nicht eindeutig geklärt. Obwohl ein großer Teil (bis 28 %) der Erwachsenen unterschiedliche Diskusverlagerungen aufweisen, wird nur ein kleiner Anteil symptomatisch. Außer den prädisponierend wirkenden anatomischen Varianten, werden oftmals iatrogene Hyperextensionen des Gelenkes sowie direkte und indirekte Gelenktraumata als Ursache angesprochen, während in letzter Zeit zunehmend auch psychische Belastungen und Stress mit nächtlichem Zähneknirschen als Ursachen genannt werden. Die Formveränderungen des Discus articularis zeigen einen stadienhaften Verlauf, und beginnen mit einem Signalanstieg des hinteren Diskusbandes. Im Initialstadium kommt es hier zu einem Ödem mit einer Verbreiterung der dorsalen Abschnitte, vor allem der bilaminären Zone. Nach Rückgang des Ödems und beginnender Organisation der fibrinoiden Verquellung normalisiert sich die Diskushöhe. Für das chronische Stadium sind durch Wasserverlust und narbige Fibrose bedingte Ausdünnungen der bilaminären Zone beschrieben. Zu diesem Zeitpunkt sind die Diskusabschnitte, vor allem das hintere Band, in den Degenerationsprozess einbezogen. Es folgt eine zunehmende Deformierung und Verkleinerung des Diskus. Entsprechend kommt es zu einer Annäherung von Kondylus und Fossa mit einer Abflachung des Kondylenbahnwinkels (Winkel zwischen der Geraden, die von der Eminentia articularis zur Fossa condylaris läuft, und der Horizontalen). Durch die begleitende Auflockerung des Halteapparates kommt es zu einer Vorverlagerung des Diskus. Eine weitere Folge sind Diskusperforationen mit entsprechenden resorptiven und reaktiv-entzündlichen Veränderungen, die dann im weiteren Verlauf zu einer Arthrose führen.

Die frühen Erkrankungen des Kiefergelenkes mit beginnenden Veränderungen in der bilaminären Zone lassen sich im Einzelfall kernspintomografisch schwer objektivieren. Das Alter des Patienten mit unterschiedlicher Ausprägung der mittleren Schicht der bilaminären Zone (fibrovaskuläres Bindegewebe) hat einen zusätzlichen Einfluss auf die Gestalt. Mit fortschreitender Alteration kommt es zunächst zu einer Verdickung des posterioren Bandes und zu einem Verlust der harmonischen bikonkaven Diskusform mit entsprechenden morphologischen Veränderungen der intermediären Zone. Schwere Deformierungen des Diskus treten dann zusammen mit persistierenden Diskusverlagerungen auf.

11.2.4 Darstellung von Diskusläsionen

Dorsale Diskusverlagerungen sind selten und oftmals posttraumatischer Natur. Im Vordergrund stehen anteriore Diskusverlagerungen. Diese müssen aber grundsätzlich mit Diskusverlagerungen in der Koronarebene nach ventral oder lateral korreliert werden. Die Stadieneinteilung der Diskusverlagerung (*Internal derangement*) des Temporomandibulargelenkes nach *Wilkes* zeigt die Tabelle 11-2. Aufgabe der Kernspintomografie ist es, zwischen partieller und kompletter Diskusverlagerung zu differenzieren. Während bei der kompletten Diskusverlagerung eine Reposition bei Mundöffnung praktisch nicht möglich ist, sollte bei partieller Diskusverlagerung auf eine mögliche Reposition in der Mundöffnungsuntersuchung (T2-Gewichtung) geachtet werden. Zwei Drittel aller Patienten sind symptomlos. Oftmals ist die Translation nur wenig oder kaum eingeschränkt. Bei der genauen Beurteilung sind auch in diesem Fall die koronaren Schichten sinnvoll, weil die lateralen Diskusabschnitte hierbei bevorzugt werden. Ergänzend zeigt hier die dynamische Untersuchung der Kiefergelenke oftmals erst in der letzten und maximalen Mundöffnung die Reposition.

Die Beurteilung der Diskusintegrität ist deutlicher schwieriger als z. B. bei den Menisken am Kniegelenk. Diskusadhäsionen können schwer beurteilt werden. Eine Diskusperforation ist nur dann sicher erkennbar, wenn eine größere Kontinuitätsunterbrechung vorliegt. Signalinhomogenitäten des Diskus können aber Hinweise auf derartige Veränderungen sein.

In diesen Stadien kommt es bereits zu einer Mitreaktion der kommunizierenden Gelenkflächen. Zunächst reagiert der dünne Faserknorpel. Anschließend wird die subchondrale Grenzlamelle erfasst. Erst diese Veränderungen sind kernspintomografisch sichtbar. Die signalarmen Kompaktastrukturen werden ausgedünnt (regressives Remodelling). Auf der anderen Seite können aber auch proliferative dege-

Tab. 11-2 Stadieneinteilung des Internal derangements des Temporomandibulargelenkes (nach Wilkes).[5]

	Stadium I (Frühphase)	Stadium II (Früh-/Intermediärphase)	Stadium III (Intermediärphase)	Stadium IV (Intermediär-/Spätphase)	Stadium V (Spätphase)
Klinik	bis auf ein reziprokes Gelenkknacken keine signifikanten mechanischen Symptome	1 bis 2 durchgemachte Schmerzepisoden; lautes Knacken; beginnende mechanische Mundöffnungsbehinderung	multiple Schmerzepisoden; Funktionsbehinderung bis zur Kieferklemme	Zunahme der Symptome gegenüber dem Stadium III	Gelenkknirschen; variabler, episodenartiger Schmerz; Funktionsbehinderung mit chronischer Bewegungseinschränkung
Radiologie	geringe anteriore Diskusverlagerung; erhaltene Diskusform	geringe anteriore Verlagerung; beginnende Diskusdeformierung und Verdickung des posterioren Bandes	anteriore Verlagerung mit signifikanter Deformierung	Zunahme der Diskusveränderungen; erste degenerative Umformung von Kondylus und Fossa articularis erkennbar	grobe Diskusdeformierung; Perforation des Diskus oder der Diskusanheftung; deutliche degenerative Deformierung der knöchernen Gelenkanteile mit Abflachung des Kondylus und der Eminentia articularis; subkortikale Zysten
Anatomie	wie Radiologie	anteriore Verlagerung und leichte Diskusdeformierung	wie Radiologie	Zunahme der Diskusdeformierung, ossäres Remodelling mit Osteophytenbildung; multiple Adhäsionen im vorderen und hinteren Recessus der Gelenkkammer	wie Radiologie; Nachweis multipler Adhäsionen

nerative Umbauvorgänge mit osteophytären Spornbildungen und vermehrten Sklerosierungen der Gelenkflächen (Schlifffächenbildungen) vorliegen. Am Ende münden beide Reaktionsformen oft in subchondrale Zystenbildungen. Die Synovialmembran ist in der Regel verdickt. Bei den sogenannten „aktivierten Arthrosen" kommt es dann in Folge der Synovitis zusätzlich zu intraartikulären Ergussbildungen. Die Abbildung 11-7 bis 11-11 zeigen unterschiedliche Grade der Diskus- und Kiefergelenksveränderung.

11.2.5 Tumoröse und entzündliche Erkrankungen in der MRT-Diagnostik

Der hohe Weichgewebskontrast in der Kernspintomografie hat in den letzten Jahren in der HNO- und kieferchirurgischen Diagnostik zunehmend zum Einsatz der Kernspintomografie geführt. Besondere Untersuchungstechniken wie die Fettsuppression, die Gabe von Kontrastmittel und die Kombination beider Techniken haben die Detektion und Lokalisationsdiagnostik deutlich vereinfacht. Trotz dieser Vorteile sei darauf verwiesen, dass Feinstrukturveränderungen des Knochens mit der Computer-

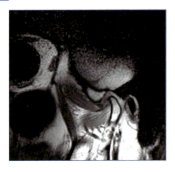

Abb. 11-7 Degeneration des hinteren Diskusbauches mit Verbreiterung und Signalsteigerung der bilaminären Zone. Kein Nachweis einer Diskusverlagerung.

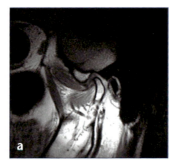

Abb. 11-8 (a) Anteriore Verlagerung des degenerativ veränderten Discus articularis: Kieferköpfchen und Gelenkpfanne zeigen auf den sagittalen Aufnahmen keine pathologischen Veränderungen. **(b)** In der Koronaren Schichtführung imponiert eine Verschmälerung mit lateraler Abflachung des Kieferköpfchens als prädisponierende Dysplasie.

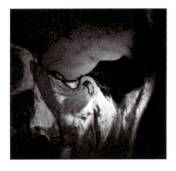

Abb. 11-9 Arthrose des Kiefergelenks mit deutlicher Sklerosierung des kleinen Kieferköpfchens. Der Discus articularis besteht nur noch aus Fragmenten des vorderen Diskusbauches. Es liegt eine komplette anteriore Dislokation vor.

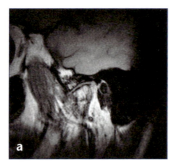

Abb. 11-10 (a) Schwerste Arthrose mit deutlicher Funktionseinschränkung: Der Discus articularis ist nicht mehr nachweisbar. Deutliche Schliffflächen und Sklerosierungen der hypertrophierten Gelenkflächen. **(b)** Die dynamische Aufnahme (maximale Mundöffnung) zeigt die limitierte Beweglichkeit.

tomografie deutlicher dargestellt und genauer eingeschätzt werden können. Insbesondere tumorsimulierende oder tumoröse Veränderungen des Os temporale, der Maxilla und der Mandibula lassen sich oft nur unter Zuhilfenahme der CT pathologisch genau einordnen. Nicht zuletzt hat auch die Szintigrafie bei der Beurteilung der Aktivität einer Läsion und bei der Ausbreitungsdiagnostik (multifokaler Prozess, Knochenfiliae) ihre Bedeutung.

11.2.6 MRT-Kontraindikationen

Ferromagnetische Gegenstände (Clips, Metallsplitter, Pumpen) gelten grundsätzlich als Kontraindikation. Ein Herzschrittmacher wird bei Hochfeldmagneten nach wie vor als Gegenanzeige angesehen. Bei Herzklappen, intrazerebralen Clips und Stents ist nach Implantation ab dem Jahr 1990 nicht mehr von einer Kontraindikation auszugehen. Bei

Unklarheiten sollte in jedem Fall eine Nachfrage beim Hersteller erfolgen. Endoprothesen und regelrecht fixiertes Osteosynthesematerial sind nicht als Kontraindikationen anzusehen. Festsitzende kieferorthopädische Apparaturen und zahnärztliche Restaurationen sprechen nicht gegen die Untersuchung, können im Einzelfall jedoch zu einer Beeinträchtigung der Bildqualität führen.

11.3 Computertomografische Differenzialdiagnostik/ Dental-CT

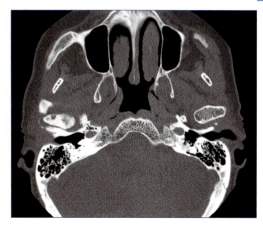

Abb. 11-11 CT: Zystische Arthrose des rechten Kieferköpfchens mit subchondraler Zystenbildung in der ventralen Zirkumferenz und aufgebrauchtem Gelenkspalt (vgl. Gegenseite).

Während die Beurteilung des Kiefergelenkes im Rahmen der Craniomandibulären Dysfunktion die Domäne der Kernspintomografie darstellt, hat die Computertomografie nach wie vor ihre Wertigkeit in der Darstellung der knöchernen Strukturen von Ober- und Unterkiefer unter besonderer Berücksichtigung der Zahnhaltefunktion. Zunächst ist es durch die Schichttechnik möglich, bei Dysmorphien, versprengten Zahnanlagen oder fraglichen Lagebeziehungen von Zähnen bzw. Fremdmaterial zu Nervenstrukturen sinnvolle Aussagen zu treffen. In der Implantologie hat die Computertomografie heute einen festen Platz. Einerseits kann mit ihrer Hilfe die Frage beantwortet werden, ob eine Implantation bei den gegebenen anatomischen Verhältnissen sinnvoll ist oder ob rekonstruktive Maßnahmen getroffen werden sollten. Andererseits kann die Wahl des Implantationsverfahrens und die Optimierung des therapeutischen Vorgehens im Einzelfall besser bedacht werden.

Da der dentalen Implantologie im Rahmen der Funktionstherapie eine bedeutende Rolle zukommt und da die Differenzialdiagnostik von funktionell bedingten Schmerzen zu Schmerzen aus tumorösen Prozessen oder Fehlbildungen im Rahmen der Funktionstherapie wichtig ist, soll in diesem Abschnitt auch das CT näher erläutert werden.

11.3.1 Technische Aspekte[7]

Folgendes Scan-Protokoll hat sich für die Dental-CT bewährt:

Erforderlich ist die komplette Darstellung des Unter- bzw. Oberkiefers einschließlich der Recessus maxillares bei der Darstellung des Oberkiefers. Dabei ist der Lagerung des Patienten besondere Aufmerksamkeit zu widmen. Zur Untersuchung des Oberkiefers sollte die Schichtebene parallel zum harten Gaumen bzw. parallel zur Okklusionsebene, bei der Untersuchung des Unterkiefers parallel zur Basis des Corpus mandibulae gewählt werden. Metalltragende Abschnitte von Kronen sollten wegen der Überstrahlungsartefakte durch Lagerung und Scanwinkelwahl möglichst reduziert werden. Die Untersuchung erfolgt in Rückenlage. Fixierungen des Kopfes durch Klettbänder können hilfreich sein.

Die CT-Schichten sollten mit einer Schichtdicke von 0,5–2 mm durchgeführt werden, dabei hat sich in letzter Zeit eine Low-dose-CT mit Werten von 25–50 mAs als ausreichend für die Implantationsplanung erwiesen. Stehen aber feindiagnostische Aussagen im Mittelpunkt, sollte eine höhere Strom-

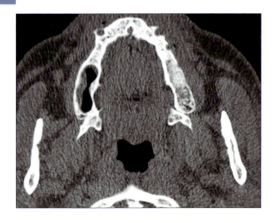

Abb. 11-12 Dental-CT des Oberkiefers mit horizontaler und vertikaler Alveolarkammatrophie des zahnlosen Oberkiefers. Kleine Defektzonen der bukkalen Kompakta. Noch engmaschige Spongiosa bei ausgedünnter Kortikalis, somit eingeschränkte Knochenqualität (Klasse III nach Lekholm und Zarb)[6].

stärke gewählt werden. Existiert vor der Implantologie bereits eine Schablone, sollte auf ein exaktes Einsetzen geachtet werden, um die Titanhülsen genau zu positionieren.

11.3.2 Indikationen zur Dental-CT im Rahmen einer dentalen Implantationsplanung

Wenn aufgrund klinischer Überlegungen und aus konventionell radiologischer Sicht Unklarheiten über den Erfolg einer Implantation bestehen, sollte ergänzend ein Dental-CT angefertigt werden. Ist infolge bestimmter anatomischer oder anatomisch-pathologischer Gegebenheiten die Auswahl eines bestimmten Implantationssystems notwendig, bietet sich ebenfalls die Computertomografie für die Entscheidungsfindung an. Darüber hinaus kann die CT auch den völligen Verzicht auf den Eingriff nahelegen oder aber Hinweise auf sinnvolle Augmentationen bieten. Die Beurteilung des Alveolarkammes bzw. des Unterkiefers beinhaltet die Beschreibung des Ausmaßes der horizontalen und vertikalen Alveolarkammatrophie. Zumindest bei deutlich eingeschränkter Knochenstruktur sollte eine Einschätzung der Knochenqualität erfolgen. Die quantitative Knochendichtebestimmung hat im praktischen Alltag keine Anwendung gefunden. Mithilfe der einfachen Dichtemessung der HE-Skala (Hounsfield-Einheiten-Skala) kann eine qualitative Zusatzaussage in der Spongiosabeurteilung erfolgen. Die Beurteilung der Knochenqualität kann jedoch anhand der Knochenstruktur von Kompakta und Spongiosa erfolgen. Hierzu ist von *Lekholm* und *Zarb* (1985) eine Klassifikation der Knochenqualität vorgeschlagen worden, die vier Klassen unterscheidet, wobei ein Kiefer der Klasse I fast ausschließlich aus homogener Kompakta besteht. Die Klasse II zeigt eine engmaschige Spongiosa mit breiter umgebender Kompakta, die Klasse III ist bereits durch eine dünne Kortikalis bei noch relativ engmaschiger Spongiosa gekennzeichnet. Knochen der Klasse IV schließlich weist eine dünne Kortikalis und eine sehr weitmaschige Spongiosa auf. Diese Veränderungen werden dann häufig bei ausgeprägter horizontaler und vertikaler Alveolarkammatrophie des meist zahnlosen Kiefers angetroffen (Abb. 11-12).

Nicht nur bei pathologischen Prozessen sollte eine Beurteilung des Alveolarkanals erfolgen. Wichtig ist die Darstellung des Alveolarkanals in den Cross-Sectional-Schichten, wobei hier durch eine geeignete Fensterwahl die Strukturen akzentuierter herausgearbeitet werden können. Dies ist jedoch Aufgabe des Radiologen. Zudem sollte auf den Restzahnstatus eingegangen werden. Letztlich muss eine genaue Beurteilung eventueller pathologischer Prozesse sowie die genaue Beschreibung und

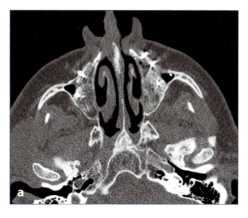 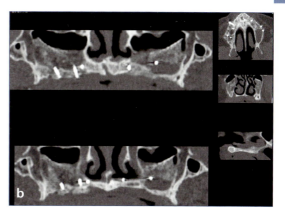

Abb. 11-13 (**a**) Dental-CT des Oberkiefers, feste Durchbauung nach Sinuslift in Höhe des Recessus alveolaris beider Kieferhöhlen. (**b**) Die zweidimensionale Computersimulation zeigt das operative Ergebnis in gewohnter OPT-Sicht.

Tab. 11-3 Implantationsdiagnostik.

Alveolarkamm	horizontale und vertikale Ausmessung
	Knochenqualität und -dichte
	Verlauf des Alveolarkanales
	Restzahnstatus
	pathologische ossäre Prozesse
Umgebung	Beurteilung der Nasennebenhöhlen und Nasengänge (Septen, Anomalien)
	Ausschluss Sinusitis, Retentionszysten
Perioperative Beurteilung	Implantation sinnvoll?
	Kontrolle vor/nach Sinuslift oder kleineren Augmentationen
	Einschätzung von Komplikationen

Benennung von Destruktionen der Kompakta und etwaiger zystischer, tumorsimulierender oder tumoröser Prozesse erfolgen.

Bei der Darstellung des Unterkiefers sollte darauf geachtet werden, dass der komplette Unterrand und somit das Foramen mentale abgebildet wird. Bei der Darstellung des Oberkiefers müssen die Schichten weit genug bis in die Kieferhöhle hineinreichen. Dadurch wird die Voraussetzung geschaffen, eventuelle Septierungen, entzündliche Veränderungen oder Zystenbildungen in den Kieferhöhlen bzw. versprengte Zahnanlagen zu erfassen.

In der postoperativen Phase haben sich bei größeren Knochenaufbauten Kontrolluntersuchungen bewährt. Bei einer Sinuslift-OP kann die knöcherne Durchbauung beurteilt werden. Auch ist die CT in der Lage, Komplikationen wie Osteomyelitiden oder Osteonekrosen zu erkennen (Abb. 11-13).

Stefan Neumann

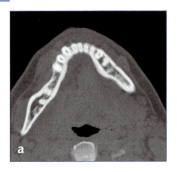
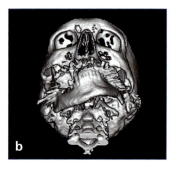

Abb. 11-14 Präopertive axiale *(a)* und dreidimensionale *(b)* Darstellung einer Unterkieferdysplasie. In diesen Fällen vermag die räumliche Darstellung in verschiedenen Betrachtungsebenen dem Operateur die OP-Planung zu erleichtern.

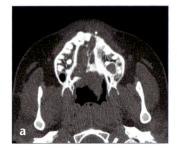
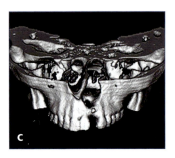
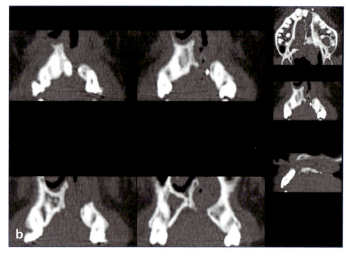

Abb. 11-15 Lippen-Kiefer-Gaumen-Spalte: Aus primären axialen Schichtaufnahmen *(a)* werden zur OP-Unterstützung zweidimensionale *(b)* und dreidimensionale *(c)* Ansichten generiert.

11.3.3 Darstellung von Fehlbildungen und Anomalien

Angeborene oder erworbene Dysmorphien stellen aus kieferchirurgischer und zahnärztlicher Sicht mehrere Fragen an den radiologischen Kollegen. Neben der Einordnung von Krankheitsbildern, häufig auch Syndromen, steht die Planung einer möglichen Operation im Vordergrund. Die Abhandlung dieses Themas kann nicht Gegenstand dieses Kapitels sein, vielmehr sei auf die weiterführende Fachliteratur verwiesen. Exemplarisch sollen hier nur Unterkieferdysplasien und Spaltenbildungen genannt sein (Abb. 11-14 und 11-15).

11.3.4 Darstellung von Tumoren oder tumorähnlichen Prozessen

Primäre Tumoren des Kiefergelenkes sowie des Ober- und Unterkiefer sind selten. Die häufigsten tumorsimulierenden Läsionen in der Zahnheilkunde und

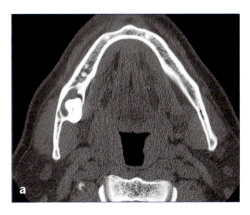 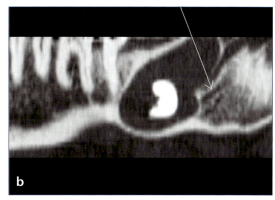

Abb. 11-16 *(a) Odontogene Zyste mit typischer Lokalisation im Weisheitszahnbereich, (b) Lagebeziehung zum Nervkanal.*

der Mund-Kiefer-Gesichts-Chirurgie stellt die breite Palette der *Kieferzysten* dar. Sie werden oft bei Anfertigung eines Zahnfilms oder eines Orthopantomogramms entdeckt. Kieferzysten sind mit Epithel ausgekleidete intraossäre Hohlräume und unterliegen einem expansiven Wachstum. Aufgabe der Computertomografie ist die genaue Darstellung der Ausdehnung der Zyste, die Darstellung ihrer Lagebeziehung zum Alveolarkanal sowie die Beurteilung ihrer bukkalen bzw. lingualen Begrenzung. Computertomografisch stellen sich Zysten als osteolytische und relativ glattrandige Läsionen dar. Unter Umständen kann eine Zyste so stark wachsen, dass der Kiefer erhebliche Formveränderungen aufweist.

Die Einordnung der zystischen Läsionen erfolgt computertomografisch anhand der Beziehung zu den Zahnbestandteilen. Die übergeordnete Einteilung epithelialer Zysten erfolgt in entzündlich und entwicklungsbedingte Läsionen.

Bei Letzteren werden odontogene von nichtodontogenen Zysten unterschieden. Während die selteneren nichtodontogenen Zysten als Folge embryonaler Entwicklungsstörungen zu verstehen sind, entstehen odontogene Zysten aus dem Epithel der Zahnleisten nach entzündlichen Reizzuständen oder infolge von Gewebefehldifferenzierungen. Follikuläre Zysten entwickeln sich aus dem Schmelzepithel eines nicht durchgebrochenen Zahnes. Somit werden sie häufiger im Bereich der Weisheitszähne, der unteren Prämolaren und der Eckzähne angetroffen (Abb. 11-16). Die Keratozyste (oder Primordialzyste) entsteht direkt aus der Zahnleiste, häufig in der Weisheitszahnregion. Sie kann des öfteren rezidivieren und auch entarten. Multiple Keratozysten treten beim Gorlin-Goltz-Syndrom auf. Residualzysten sind möglicherweise Residuen von follikulären oder Keratozysten.[2]

Entzündlich bedingt sind die häufige radikuläre und die seltenere paradentale Zyste. Die radikuläre Zyste als Folge der chronisch apikalen Peridontitis (CAP) zeigt regelhaft den topografischen Bezug zu der betroffenen Zahnwurzel. Der Übergang von einem akuten periapikalen Abszess in eine CAP, ein Granulom und letztlich eine radikuläre Zyste ist von individuellen Faktoren abhängig und kann entsprechend der Ausbreitung der Läsion in apikal und lateral unterschieden werden (Abb. 11-17). Die paradontale Zyste tritt im lateralen Peridont eines Zahnes infolge einer durch einen Reizzustand ausgelösten Proliferation der Malassez-Inseln auf.

Die solitären und aneurysmatischen Knochenzysten (pseudozystische Läsionen) treten bevorzugt am Achsen- und Stammskelett auf und sind am Kie-

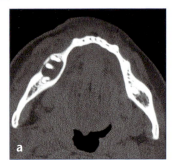 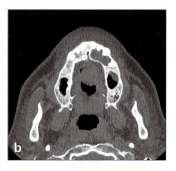

Abb. 11-17 Radikuläre Zysten: *(a)* zystische, glatt berandete Läsion im rechten Unterkiefer, *(a)* radikuläre, expansiv wachsende Zyste im Oberkiefer (Regio 21–24) (beachte den Bezug zu den angrenzenden Zahnwurzeln!).

fer als Seltenheit aufzufassen. Im Unterschied zu echten Zysten mit einer Epithelauskleidung werden hier die Hohlräume durch eine bindegewebige Schicht begrenzt.

Neoplasmen und andere Tumoren des odontogenen Apparates sind selten. Primäre Läsionen des Knochens gelten im Kieferbereich als Besonderheit. *Benigne odontogene Läsionen* können epithelialen oder mesenchymalen Ursprungs sein (vgl. WHO-Klassifikation 1992). Das *Ameloblastom* als häufigster Vertreter imponiert osteolytisch und muss von den oben aufgeführten Kieferzysten abgegrenzt werden. Während diese in der Regel eine glatte Berandung zeigen, kann das Ameloblastom unscharfe Grenzen aufweisen. Zudem imponiert es weniger uni- als multilokulär und zeigt eine seifenblasen- bis honigwabenartige osteolytische Begrenzung (Abb. 11-18). Oft sind Röntgen und CT nicht richtungsweisend. In diesen Fällen kann die MRT eine Abgrenzung gegenüber Keratozysten ermöglichen. Durch den hohen Weichteilkontrast der Methode können für das Ameloblastom typische gemischte zystische und solide Anteile mit irregulären Wandverdickungen nachgewiesen werden. Die soliden Formationen sind gut vaskularisiert und zeigen eine kräftige Gadolinium-Aufnahme. Therapeutisch ist wegen der hohen Gefahr eines Lokalrezidives die weite Resektion sicher im Gesunden anzustreben, was die präoperative Diagnosestellung unterstreicht.

Vom Ameloblastom abzugrenzen ist das seltenere *ameloblastische Fibrom* und das *ameloblastische Fibrodentinom*. Beide Entitäten imponieren als uni-, seltener als multilokuläre Osteolyse und lassen sich letztlich nur pathologisch vom Ameloblastom abgrenzen.

Odontome sind entwicklungsbedingte Anomalien, die in unterschiedlicher Zusammensetzung aus Dentin, kleineren Schmelzpartikeln und gelegentlich auch Pulpagewebe bestehen. Neben dem komplexen Odontom wird histologisch das Verbunddosteom (fehlende Osteoblastenelemente) abgegrenzt. Radiologisch zeigt das komplexe Odontom knochen- bis elfenbeinartige Verdichtungen, die

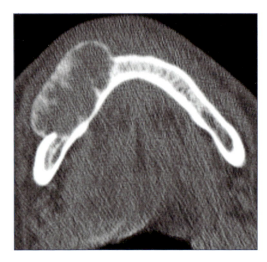

Abb. 11-18 Ameloblastom mit seifenblasenartiger expansiver Osteolyse. Die bukkale Randbegrenzung der Läsion ist unscharf abgebildet.

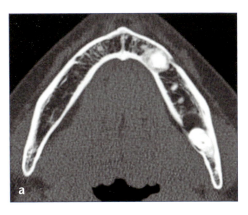
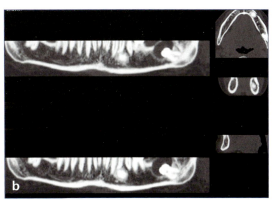

Abb. 11-19a, b Zementom im ventralen Anschnitt des linken Unterkiefers. Nebenbefundlich stellt sich eine odontogene Zyste Regio 38 dar.

oft mit einem retinierten Zahn verbunden sind und sich häufig über dessen Krone befinden. Das Verbundosteom ist oft im Röntgenbild als Ansammlung kleinster Zähnchen zu diagnostizieren (Jund).

Zu den Vertretern der odontogenen mesenchymalen Tumoren zählen das seltene *odontogene Fibrom*, das *Myxom* und das *benigne Zementoblastom* (Abb. 11-19).

Maligne odontogene Tumoren mit den beiden Hauptvertretern odontogenes Karzinom und Sarkom sind eine Rarität.

Primäre Läsionen des Knochens werden in der WHO-Klassifikation nur partiell berücksichtigt. Überblicksartig sollen hier die wichtigsten benignen mesenchymalen Tumoren genannt werden. Am häufigsten begegnet man dem *Osteom* (Kompaktainsel) als hamartöser Proliferation von kompaktem Knochen. Finden sich multiple Osteome, muss an ein *Gardener*-Syndrom bei familiärer adenomatöser Polyposis gedacht werden. Osteochondrome (kartilaginäre Exostosen) finden sich häufiger an den gelenknahen Abschnitten des Processus condylaris. Klinisch stehen Bewegungseinschränkungen des Kiefergelenkes und schmerzhafte Irritationen bei der Mundöffnung im Vordergrund. Bildgebend und histologisch gilt der Nachweis einer Knorpelkappe als wegweisend. Das *ossifizierende Fibrom* (zemento-ossifizierendes Fibrom) betrifft meist jüngere Frauen und ist bevorzugt im Seitenzahnbereich lokalisiert (Abb. 11-20). Der Tumor wird meist zufällig entdeckt und stellt sich radiologisch als relativ gleichmäßige oväläre Aufhellung dar, die in der Regel keinen Kontakt zu einer Zahnwurzel aufweist. In späten Stadien kann eine milchglasartige Struktur beobachtet werden, wie sie von der fibrösen Dysplasie be-

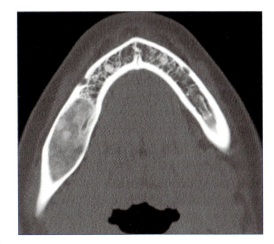

Abb. 11-20 Ossifizierendes Fibrom als Zufallsbefund im OPT ohne Schmerzsymptomatik. Das ossifizierende Fibrom ist häufig im Seitenzahnbereich lokalisiert.

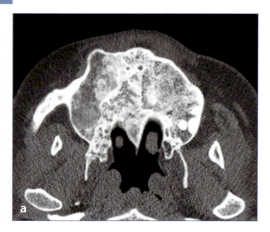 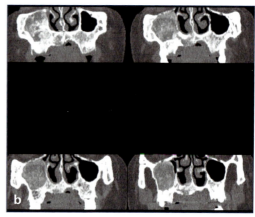

Abb. 11-21 (b) Fibröse Dysplasie des gesamten Oberkiefers mit Volumenvermehrung und mattglasartiger Darstellung des Knochens. **(a)** Die koronaren Rekonstruktionen zeigen die Ausbreitung mit Befall der rechten Kieferhöhle.

kannt ist. Die *fibröse Dysplasie* stellt eine Fehldifferenzierung des knochenbildenden Mesenchyms dar und kann sowohl mono- als auch polyostotisch auftreten. Die monostotische Form scheint hormonabhängig und kommt meist nach der Pubertät zum Stillstand. Bis dahin werden gelegentlich ausgeprägte Deformierungen und Asymmetrien des Gesichtes beobachtet (Abb. 11-21). Die polyostotische Form kann länger aktiv sein und wird in Kombination mit einer Pubertas praecox, geistiger Retardierung und Pigmentflecken als Albright-Syndrom bezeichnet.

Maligne Kiefertumoren, die von der Knochensubstanz ausgehen, lassen sich in primäre und sekundäre differenzieren. Hauptvertreter ist das *Osteosarkom*, das im Gegensatz zu Osteosarkomen des peripheren Skeletts des Kindesalters erst etwa 10 Jahre später seinen Altersgipfel hat und auch eine geringere Aggressivität aufweist. Daraus ergibt sich auch die röntgendiagnostische Schwierigkeit, da die Läsionen sehr uncharakteristisch imponieren können. Als Zeichen des aggressiven Wachstums gelten Destruktionen der Kortikalis, permeative Randbegrenzungen, amorphe Tumormatrixbeschaffenheit und aggressive Periostreaktionen. Differenzialdiagnostisch müssen die selteneren Chondro- und Fibrosarkome abgegrenzt werden.

Die nichtzystischen benignen Läsionen des Ober- bzw. Unterkiefers verlangen eine strenge Abgrenzung gegenüber malignen Entitäten. Tabelle 11-4 soll eine Hilfe bei der ersten Grobeinschätzung der Malignität einer Läsion geben. Neben dem aggressiven Wachstum und dem entsprechend infiltrierend-destruierenden Charakter der Läsion wird für die Beurteilung der Entität im Wesentlichen die Tumormatrix beurteilt. Unterschieden werden Tumoren, die Knochen-, Knorpel- oder Bindegewebe bilden bzw. aus vaskulären Strukturen bestehen. Zudem erlauben dann auch die Alters- und die Geschlechtsverteilung eine weitere Eingrenzung.

Sekundäre Läsionen des Kiefers stellen meist *Knochenmetastasen* dar. Am häufigsten sind Filiae bei einem Mammakarzinom (31 %) anzutreffen. Darüber hinaus finden sich Metastasen von Bronchial- (18 %), Nierenzell- (15 %) und Schilddrüsen- (6 %) sowie Prostatakarzinomen (6 %).[2] Systemerkrankungen wie Lymphome und Plasmozytome sowie die Histiozytose im Kinder- und Jugendalter können in seltenen Fällen auch einen Befall des Kiefers zur Folge haben.

Tab. 11-4 Beurteilung pathologischer Knochenläsionen im Kieferbereich.

	benigne	maligne
Kompakta	bogige Ausdünnung mit glatter Berandung	unscharfe Kontur; evtl. destruiert
Periostreaktion	keine, solide	lamellär, spikulaeartig; bei sehr raschem Wachstum keine
Spongiosa	Sklerosesaum	osteolytische Destruktion; path. Tumormatrix
umgebende Weichgewebe	nicht einbezogen; bei expansiven Läsionen Verdrängung	häufig infiltriert, oft begleitender Weichgewebstumoranteil

Sekundäre maligne Kieferprozesse begegnen dem klinisch tätigen Zahnarzt und MKG-Chirurgen in der Regel als Oropharynx- oder Mundboden-Karzinom. Dabei können Ober- und Unterkiefer unterschiedlich stark destruiert und infiltriert sein. In diesen Fällen ist eine gründliche radiologische Diagnostik mit genauer Darstellung der Ausbreitung des Tumors sowie seiner Lymphknotenstationen notwendig. Hier hat sich in den letzten Jahren die Kernspintomografie als Methode der Wahl durchgesetzt. Tumoren, die von den Nasennebenhöhlen ausgehen und zu einer Osteodestruktion des Oberkiefers führen können, sind häufig Adeno-Karzinome. Maligne Tumoren der Speicheldrüse (adenoidzystisches Karzinom) zeigen kaum Osteodestruktionen.

Entzündliche Kieferprozesse imponieren in der Regel osteolytisch und können erst im reparativen Stadium ein reparatives (osteosklerotisches) Reaktionsmuster aufweisen. In der Regel sind akute Prozesse wie im konventionellen Röntgen auch computertomografisch nicht erkennbar. Erst die reaktive knöcherne Veränderung lässt sich bei der Parodontitis fassen. Die chronisch apikale Parodontitis (CAP) entsteht durch die Entzündung und Nekrose der Zahnpulpa mit fortgeleiteter Infektion über das Wurzelsystem in den periapikalen Raum. In der CT imponiert ein periapikaler Abszess als unscharf begrenzte Aufhellung um die Wurzelspitze, hingegen zeigt die chronische Verlaufsform dann bereits einen etwas unregelmäßigen Randsaum. Nach Rückgang des Akutgeschehens verbleibt oft eine relativ umschriebene rundliche bis ovale und glatt berandete Aufhellung von bis zu 1 cm Größe. Diese weist oft einen glatten Sklerosesaum auf. Eine Umwandlung zu einer parodontalen Zyste ist möglich. Die schwerste Verlaufsform, die Osteomyelitis ist im frühen Stadium computertomografisch oft nicht sicher nachzuweisen. Hier bieten sich die Kernspintomografie und die Knochenszintigrafie (Abb. 11-22) an, um diese Komplikation nachzuweisen. Im späteren Verlauf reichen Computertomografie oder konventionelle Röntgenaufnahmen aus, um das Ausmaß der Entzündung zu dokumentieren. Für die Differenzialdiagnose, ob ein chronischer Schmerz odontogen oder sinogen bedingt ist, haben sich in den letzten Jahren kernspintomografische Untersuchungen mit fettunterdrückten Sequenzen bewährt. Hier kann mit sehr dünnen Schichten das periapikale Ödem sehr gut visualisiert werden. Diese Untersuchung sollte jedoch für unklare Einzelfälle reserviert bleiben.

Traumatische Kieferläsionen als Folge von Verkehrsunfällen, Freizeitunfällen oder Rohheitsdelikten können komplexe Ausmaße annehmen, sodass mitunter kleinere Frakturen konventionell-radiologisch übersehen werden. Die überlagerungsfreie

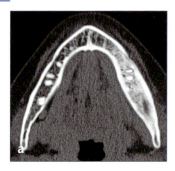
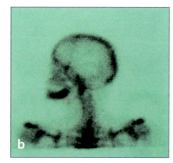

Abb. 11-22 Osteomyelitis des Unterkiefers mit breitflächiger Sklerosierung der Spongiosa im CT *(a)* und kräftiger Radionuklidspeicherung im Knochenszintigramm *(b)*.

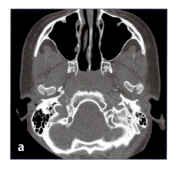
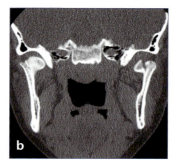

Abb. 11-23 Beidseitige traumatische Kieferköpfchenfraktur in axialer *(a)* und koronarer *(b)* Schichtführung. Dislokation des Fragmentes auf der linken Seite.

Darstellung in der CT mit nachfolgender multiplanarer Rekonstruktion und 3-D-Darstellung erleichtert die Diagnostik. Komplizierte Kieferköpfchenfrakturen lassen sich am sichersten mit axialen und koronaren Schichtführungen darstellen (Abb 11-23). Auch die Kontrolle osteosynthetischer Versorgungen ist im CT mit wenigen Artefakten möglich. Findet sich nach einem Trauma computertomografisch kein Korrelat für die Schmerzsymptomatik, kann kernspintomografisch der Nachweis okkulter fissuraler Frakturen gelingen. Als Vorstufe findet man ein traumatisches Knochenödem (*bone bruise*), das als Ausdruck trabekulärer Mikrofrakturen gewertet werden kann.

11.4 Weiterführende Literatur

1. Freyschmidt J, Ostertag H, Jundt G. Knochentumoren: Klinik, Radiologie, Pathologie; Berlin-Heidelberg 1998
2. Mäurer, J., Lorenz, M.: Kiefergelenk. In Freyschmidt J., Vogl, T. J.: Handbuch diagnostische Radiologie. Berlin-Heidelberg Bd. 3. Kopf-Hals 2001
3. Pindborg J. J., Kramer I. R. H.,Histological typing of odontogenic tumors, jaw cysts abd allied lesions. WHO Genf 1971
4. Thiel H. J., Hassfeld S.: Schnittbiddiagnostik in der zahnärztlichen Radiologie. Georg Thieme Verlag Stuttgart 2001
5. Wilkens, C. H.: International derangement of the temporomandibular Joint. Arch. Otolarynol. 115 (1989) 489-477
6. Zarb G. A., Carlsson G. E.: Physiologie und Pathophysiologie des Kiefergelenkes. Quintessenz, Berlin 1985

Kapitel 12

Schmerzentstehung, Chronifizierung von Schmerz und medikamentöse Begleittherapie bei CMD

Hubertus Kayser

12.1 Schmerz und Schmerzkrankheit

Schmerz ist dasjenige Symptom, das den Patienten am häufigsten zum Arzt führt. Die Therapie dieses Symptoms ist und war immer eine der wichtigsten Aufgaben des Arztes. Im Gegensatz dazu steht seine beinahe stiefmütterliche Behandlung in der ärztlichen Ausbildung, vor allem, wenn es um chronifizierte Verläufe geht. Die Behandlung chronischer Schmerzen wurde erst 1993 in den Lernzielkatalog des Medizinstudiums aufgenommen. In der letzten Zeit tauchten allerdings in den Multiple-Choice-Prüfungen keine Fragen mehr zu diesem Gebiet auf. So ist nimmt es nicht wunder, dass eine enorme Lücke zwischen der Aufgabe und dem Anspruch, Schmerzen zu behandeln, und dem tatsächlichen Behandlungsangebot klafft, das der leidende und Hilfe suchende Patient häufig erhält. Insbesondere der hausärztlich tätige Arzt kennt die alltäglichen Frustrationen, die entstehen, wenn Patienten sich in ihrem Leiden nicht ernst genommen fühlen und eine Odyssee zu medizinischen Fachkollegen und paramedizinischen Einrichtungen durchmachen.

Der Begriff „Schmerz" wird nach einer Definition der *International Association for the Study of Pain* (IASP) folgendermaßen beschrieben: „Schmerz ist ein unangenehmes Sinnes- und Gefühlserlebnis, das mit aktueller oder potenzieller Gewebeschädigung einhergeht oder mit Begriffen einer solchen Schädigung beschrieben wird."[3]

12.1.1 Akuter Schmerz

Dabei orientiert sich sowohl der Patient als auch der behandelnde Arzt zunächst an seinen Erfahrungen, die er mit akuten Schmerzen gemacht hat. Der akute Schmerz als Ausdruck einer Beschädigung des Körpers durch Verletzung oder die zugrunde liegende Erkrankung besitzt eine wichtige biologische Warnfunktion. Eine kausale Behandlung der vorliegenden Störung führt nach einiger Zeit zur Schmerzfreiheit.

Der akute Schmerz ist symptomatisch mit Analgetika gut zu beherrschen. Für den Patienten sind die psychischen Auswirkungen eher untergeordnet, obwohl eine erhebliche vegetative Symptomatik (z. B. Anstieg der Herzfrequenz, des Blutdrucks und der Atmung) und Angstreaktionen den akuten Schmerz je nach Stärke begleiten können.

12.1.2 Chronischer Schmerz und Chronifizierung

Verliert der Schmerz bei zunehmender Chronifizierung seine Warnfunktion, erlangt er häufig eigenen Krankheitswert: Er wird zur Schmerzkrankheit. Diese Schmerzkrankheit wird außer von den organischen vor allem durch die fortschreitenden psychosozialen Veränderungen bestimmt, die letztlich das Leben des Patienten und seiner Bezugspersonen erheblich beeinträchtigen können.

Tab. 12-1 Gegenüberstellung: Akutschmerz vs. chronischer Schmerz.

	Akutschmerz	Chronischer Schmerz
Ätiologie	meist monokausal	oft multifaktoriell
Pathogenese	verständlich	äußerst komplex
Symptomatik	leicht fassbar	vielschichtig
Diagnostik	einfach	aufwendig
Therapie	wenig problematisch	schwierig; interdisziplinär

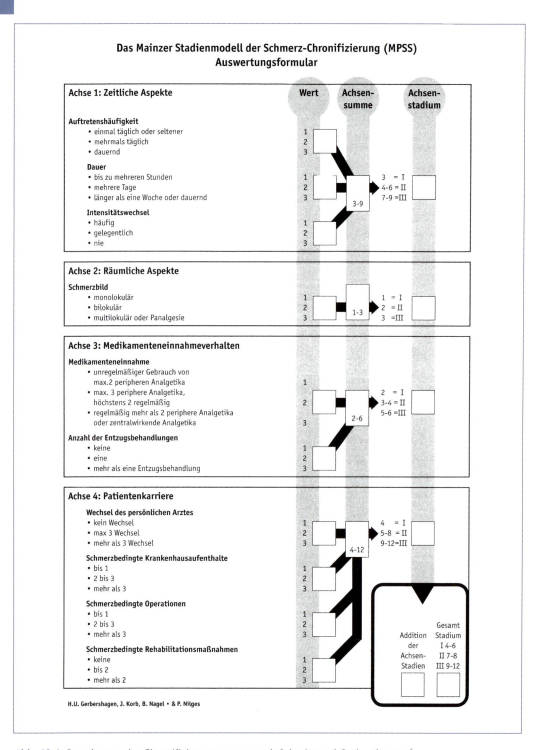

Abb. 12-1 Berechnung des Chronifizierungsscores nach Schmitt und Gerbershagen.[6]

Als chronisch wurden früher solche Schmerzen bezeichnet, die länger als 6 Monate bestanden. Diese unidimensionale Definition berücksichtigt jedoch nur den zeitlichen Aspekt, nicht aber die Komplexität der mit dem chronischen Schmerz und weiterer Chronifizierung einhergehenden Veränderungen. Einen Fortschritt stellt die Definition der IASP dar. Als chronischer Schmerz wird hier der Schmerz bezeichnet, der den zu erwartenden Zeitraum, in dem üblicherweise eine Heilung stattfindet, überdauert. Aber auch diese Definition hat Schwächen. Bei einigen Patienten muss schon nach wenigen Monaten von einer Chronifizierung ausgegangen werden, bei anderen wiederum (hier sind z. B. die PcP-Patienten zu nennen) tritt eine Chronifizierung trotz jahrelanger Schmerzanamnese nicht ein.

Für die Anamnese und die nachfolgende Therapieplanung hat sich deshalb in den letzten Jahren der Einsatz des Mainzer Stadienkonzeptes des Schmerzes (*Mainz Pain Staging System*, MPSS) nach *Gerbershagen* bewährt. In einem sehr einfachen Verfahren werden die auf die Chronifizierung einwirkenden Faktoren, wie zeitliche und räumliche Aspekte des Schmerzes, das Medikamenteneinnahmeverhalten und die Patientenkarriere berücksichtigt. Das sich aus diesen Parametern ergebende Summenscore gibt das Schmerzchronifizierungsstadium an, in dem sich der Patient befindet. Dieses hat dann unmittelbare Auswirkungen auf die wünschenswerte Behandlung des Patienten. Typisch für einen hohen Chronifizierungsgrad ist, dass die Schmerzintensität nur noch gering schwankt; bei einigen Patienten kommt es zum Dauerschmerz. Auch sieht man häufig die Ausbreitung des Schmerzgebietes bis hin zum Ganzkörperschmerz (Panalgesie). Ebenso ändert sich das Medikamenteneinnahmeverhalten bis hin zur Polytoxikomanie. Bei höherer Chronifizierung zeigen sich außerdem Veränderungen in der Lebensführung der Patienten: Die zu beobachtende Beeinträchtigung der sozialen Bindungen habt ihren Ausdruck z. B. in häufigen Arztwechseln. Die Häufung schmerzbedingter Krankenhausaufenthalte, Operationen und Rehabilitationen verdeutlichen das Drängen der Patienten nach invasiven Behandlungsmaßnahmen.

Kann ein Patient in das Chronifizierungsstadium II oder III eingestuft werden, ist eine weitere monokausale Behandlung nicht nur unsinnig sondern schädlich. Er sollte, wenn irgend möglich einer Behandlung in einer schmerztherapeutischen Spezialpraxis oder -ambulanz zugeführt werden.

12.2 Dokumentation

Der Einsatz eines oder mehrerer Dokumentationssysteme in der Behandlung chronischer Schmerzzustände dient dazu, die Kommunikation zwischen dem Patienten, evtl. seinem Angehörigen und dem Arzt zu verbessern. Denn das Erleben von Schmerzen ist im Gegensatz zu anderen Sinnesqualitäten, wie Sehen und Hören, nicht objektivier- und messbar, da es stark von emotionalen Faktoren abhängig ist. Auch kann das Führen einer Basisdokumentation hilfreich in der Kommunikation mit anderen ärztlichen und nichtärztlichen Mitbehandlern sein, da diese Patienten mit chronischen Verläufen häufig mehrere Behandler gleichzeitig anlaufen (neben dem Hausarzt z. B. einen Orthopäden, einen Physiotherapeuten und einen Psychologen). Außerdem ist sie hilfreich bei der Erstellung von Arztbriefen und dient der Qualitätssicherung von Diagnostik und Therapie. Durch die von ihm geforderte Mitarbeit, etwa das Führen eines Schmerztagebuches, fühlt sich der Patient mit seinem Problem ernst genommen, was seine ärztliche Führung deutlich erleichtert.

Dokumentation verbessert:
- die Kommunikation zwischen Patient und Arzt,
- die Kommunikation zwischen den Behandlern,
- die Behandlungsqualität sowie
- die Compliance des Patienten.

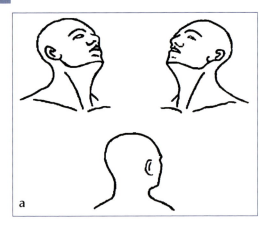 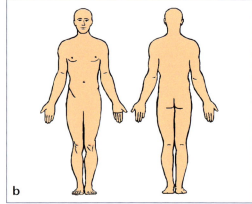

Abb. 12-2a, b Körperschema.

12.2.1 Ausgangsdokumentation

Schmerzfragebögen dienen der Vereinfachung der Anamneseführung ohne diese zu ersetzen. Der Deutsche Schmerzfragebogen (DSF)[4] ist geeignet zur Schmerzanamnese bei allen Patienten mit andauernden Schmerzerkrankungen, spätestens wenn sie in eine spezialisierte schmerztherapeutische Versorgung kommen. Er wurde in einer gemeinsamen Untersuchung der Deutschen Gesellschaft zum Studium des Schmerzes (DGSS) und der Deutschen Gesellschaft für Schmerztherapie (DGS) geprüft, ergänzt und aktualisiert. Der Deutsche Schmerzfragebogen erfüllt die Anforderungen an die standardisierte Verlaufsdokumentation entsprechend der Qualitätssicherungsvereinbarung „Spezielle Schmerztherapie".

Der Arbeitsaufwand für den Arzt ist gering, da der Bogen so gestaltet ist, dass der Patient ihn relativ unabhängig von Alter und Bildung selbständig ausfüllen kann. Neben Fragen zur Schmerzvorgeschichte und Biografie ist zur Erhellung der aktuellen Schmerzsituation ein Körperschema zum Einzeichnen der Schmerzlokalisation obligater Bestandteil des Fragebogens (Abb. 12-2).

Innerhalb eines bio-psycho-sozialen Modells des Schmerzes wird davon ausgegangen, dass neben den körperlichen Befunden auch psychische und soziale Faktoren das Erleben und Verhalten des Schmerzpatienten modulieren und wesentliche aufrechterhaltende und verstärkende Bedingungen für das Schmerzgeschehen darstellen. Daher ist ihre Erfassung unmittelbar nützlich und notwendig für die Therapieplanung.

Der DSF soll als standardisierter Fragenkatalog folgende Funktionen erfüllen:
- Vorab-Screening neu angemeldeter Patienten mit chronischen Schmerzen,
- Informationsbasis für die erweiterte ärztliche und psychologische Anamnese,
- Datenbasis für spätere Verlaufsuntersuchungen (Follow-up),
- Grundlage einer internen und externen Qualitätssicherung.

Der DSF steht als Papierversion und als Maschinenlesbare Scan-Version zur Verfügung. Zum Basis-Fragebogen gehören:
- Demografische Daten (Alter, Geschlecht, Körpergewicht, Körpergröße),
- ausführliche subjektive Schmerzbeschreibung (Lokalisation, Charakteristik, zeitlicher Verlauf, Intensität etc.),

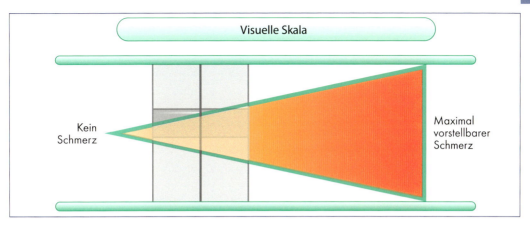

Abb. 12-3 Visuelle Analogskalen (VAS) zur Erfassung der Schmerzintensität. (Mit freundlicher Genehmigung der Firma Grünenthal)

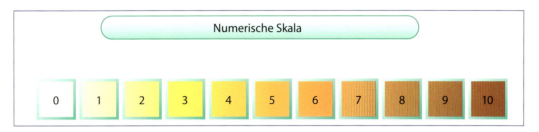

Abb. 12-4 Numerische Analogskala (NAS). (Mit freundlicher Genehmigung der Firma Grünenthal)

- Erfassung schmerzlindernder und -verstärkender Bedingungen, Begleitsymptome,
- subjektive Schmerzempfindung (die Schmerzbeschreibungsliste SBL),
- schmerzbedingte Beeinträchtigung (auch gültig für die v.-Korff-Graduierung),
- subjektives Schmerzmodell, Kausalattribution, lindernde bzw. verstärkende Faktoren,
- Screening von depressiven und ängstlichen Störungen (Hospital Anxiety and Depression Score, HADS),
- allgemeines Wohlbefinden (Marburger Fragebogen zum habituellen Wohlbefinden, MFHW),
- Krankheitsverlauf (Umfang der bisherigen Behandlung, Fachrichtungen wegen Schmerzen aufgesuchter Ärzte, Medikamenteneinnahme, schmerztherapeutische Behandlungsverfahren, OPs),
- medizinische und psychologische/psychiatrische Ko-Morbidität.

Zur Erfassung der Schmerzintensität haben sich sogenannte „visuelle Analogskalen" (VAS) bewährt (Abb. 12-3). Als Ausgangspunkt für den anschließenden Behandlungsverlauf sind sie in den Schmerzfragebogen integriert. Neben der aktuellen Schmerzintensität wird als Vergleichswert für die Therapiezufriedenheit diejenige Schmerzstärke erhoben, die der Patient als erträglich empfindet.

In den letzten Jahren werden zunehmend auch 11-stufige numerische Ratingskalen (NRS) bzw. numerische Analogskalen (NAS) verwendet, die auch in der Verlaufskontrolle nach diagnostischen oder therapeutischen Eingriffen zum Tragen kommen (Abb. 12-4).

Kieler Kopfschmerztagebuch

Kopfschmerzanfall	1	2	3	4	5	6	7	8	9	10
Datum										
Schmerzstärke 1 = Schwach; 2 = Mittel 3 = Stark; 4 = Sehr stark										
Einseitiger Kopfschmerz	☐	☐	☐	☐	☐	☐	☐	☐	☐	☐
Beidseitiger Kopfschmerz	☐	☐	☐	☐	☐	☐	☐	☐	☐	☐
Pulsierend oder pochend	☐	☐	☐	☐	☐	☐	☐	☐	☐	☐
Drückend, dumpf bis ziehend	☐	☐	☐	☐	☐	☐	☐	☐	☐	☐
Erheblich hinderlich bei üblicher Tätigkeit	☐	☐	☐	☐	☐	☐	☐	☐	☐	☐
Verstärkung bei körperlicher Aktivität	☐	☐	☐	☐	☐	☐	☐	☐	☐	☐
Übelkeit	☐	☐	☐	☐	☐	☐	☐	☐	☐	☐
Erbrechen	☐	☐	☐	☐	☐	☐	☐	☐	☐	☐
Lichtscheu	☐	☐	☐	☐	☐	☐	☐	☐	☐	☐
Lärmscheu	☐	☐	☐	☐	☐	☐	☐	☐	☐	☐
Anfallsdauer (Stunden)										
Arbeits-/Schulausfall (Stunden)										
Reduzierung der Leistungsfähigkeit (Stunden)										
Medikamente oder andere Behandlung (bitte eintragen, ggfs. zusätzliches Blatt verwenden)										
Wirkung: gut	☐	☐	☐	☐	☐	☐	☐	☐	☐	☐
mäßig	☐	☐	☐	☐	☐	☐	☐	☐	☐	☐
schlecht	☐	☐	☐	☐	☐	☐	☐	☐	☐	☐

Bitte wenden

Abb. 12-5 Beispiel für ein Schmerztagebuch. (Mit freundlicher Genehmigung der Firma Grünenthal)

Wichtig: Der Schmerzfragebogen sollte dem Patienten zum Ausfüllen nach Hause mitgegeben werden, obwohl die Gefahr besteht, dass Angehörige einen Teil der Angaben verfälschen. Der Informationsgehalt des Fragebogens ist groß und rechtfertigt den minimal erhöhten Zeitaufwand, der durch die (Aus-)Wertung der Tests entsteht, zumal durch die vereinfachte Schmerzanamnese wieder Zeit eingespart werden kann. Ein nicht ausgewerteter Test gibt keine Informationen!

12.2.2 Verlaufsdokumentation durch den Patienten

Zur Verlaufsdokumentation chronischer Schmerzen haben sich Schmerztagebücher bewährt (Abb. 12-5). Diese sollten von den Patienten immer dann geführt werden, wenn therapeutische Veränderungen erfolgen, z. B. eine Umstellung der Analgetikamedikation. Neben den visuellen Analogskalen und Angaben über Schmerzdauer und Einnahme der Medikamente können sie je nach Ausstattung auch noch andere Informationen beinhalten, wie z. B. Informationen über auslösende und nachfolgende Bedingungen des Schmerzes, das Befinden (Schlaf, Stuhlgang) und Aktivitäten des Patienten. Schmerztagebücher sind bei vielen pharmazeutischen Firmen kostenlos erhältlich. Zu empfehlen ist das „Heidelberger Schmerztagebuch",[7] das kostenpflichtig über die Zentrale der Deutschen Gesellschaft für Schmerztherapie (DGS) in Oberursel bezogen werden kann (Adresse: s. Abschnitt 12.5). Bei der Behandlung von episodischen Kopfschmerzen hat sich der „Kieler Kopfschmerzkalender" bewährt.

Wichtig: Das Führen von Schmerztagebüchern ist Zeitverschwendung, wenn sich Arzt und Patient nicht regelmäßig gemeinsam die Ergebnisse ansehen und auswerten. Nur dann sind die Tagebücher wertvoll – als Schmerzkontrolle für den Patienten und als Entscheidungshilfe für den Arzt.

12.2.3 Multiaxiale Schmerzklassifikation (MASK-S)

In jüngerer Zeit ist es zwingend gesetzlich vorgeschrieben, die Diagnosen, die wir unseren Patienten geben, mithilfe der „Internationalen Klassifikation von Krankheiten" (ICD) zu verschlüsseln. Vor dem Hintergrund der mangelnden Klassifikation chronischer Schmerzen im Rahmen dieses herkömmlichen Verschlüsselungssystems haben die Arbeitsgruppen um *Maier* und *Hildebrand* die Multiaxiale Schmerzklassifikation (MASK) etabliert.[2] Die somatische Dimension (MASK-S) kann dabei optional um die psychosoziale Dimension (MASK-P) (Arbeitsgruppen *Klinger*, *Hasenbring* und *Pfingsten*) ergänzt werden. Diese Schmerzklassifikation wird mittlerweile in einigen Schmerzzentren regelmäßig angewandt. Sie existiert auch als Softwareprogramm. Interessierte sollten sich an das Sekratariat der Deutschen Gesellschaft zum Studium des Schmerzes (DGSS) wenden (Adresse: s. Abschnitt 12.5).

12.2.4 Zusammenfassung

Jeder, der in einer Klinik oder Praxis ärztlich tätig ist, beklagt die steigende Papierflut, mit der er tagtäglich zu kämpfen hat. Einiges davon ist notwendig, vieles eher lästig. Die in diesem Kapitel vorgestellten Dokumentationsinstrumente bieten einfache, überwiegend patientenseitig erstellte Informationen, die, zusammen mit dem Patienten ausgewertet, eine gute Patienten-Arzt-Kommunikation fördern helfen und dem Arzt eine exzellente Basis für die Behandlung bieten.

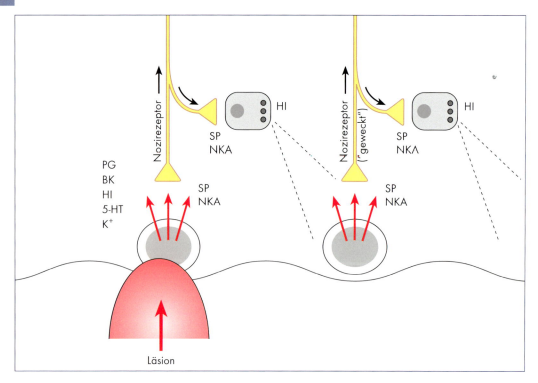

Abb. 12-6 Sensibilisierung von Nozizeptoren im peripheren Gewebe (PG: Prostaglandin; BK: Bradykinin; HI: Histamin; 5-HT: Serotonin; SP: Substanz P; NKA: Neurokinin A).[9]

12.3 Schmerzphysiologie

12.3.1 Peripherie

Periphere Schmerzen entstehen, wenn bestimmte Schmerzmelder, die Nozizeptoren, durch mechanische, thermische oder chemische Reize erregt werden. Bei diesen Schmerzmeldern handelt es sich um die freien Nervenendigungen von Aδ- und C-Fasern. Bei traumatischen Gewebsschädigungen oder bei Entzündungen werden Substanzen freigesetzt (z. B. Serotonin, Histamin, Wasserstoffionen), die in der Lage sind, Schmerzrezeptoren zu erregen).

Neben dieser direkten Freisetzung von schmerzauslösenden Stoffen kommt es bei einem Trauma oder einer Entzündung zur Freisetzung von Bradykinin oder zur Bildung von Prostaglandin welches aus Phospholipiden von geschädigten Zellmembranen unter Einwirkung von Enzymen wie Phospholipase A und Zyklooxygenase entsteht. Prostaglandin und Bradykinin sind nicht nur in der Lage den Nozizeptor zu erregen, sondern sie können über Sensibilisierungsprozesse die Nozizeptorschwelle verändern, sodass bereits nichtnoxische Reize, die z. B. nur eine Berührung signalisieren als schmerzhaft empfunden werden.

Ziel jeder Schmerztherapie, die im Bereich der Peripherie ansetzt, muss deshalb sein, die Nozizeptorsensibilisierung zu vermindern. Minimierung des Traumas, z. B. durch minimalinvasive Chirurgie, Ruhigstellung und Kältetherapie, kann dazu beitragen, dass die Freisetzung von sensibilisierten Substanzen verringert wird. Darüber hinaus haben wir die Möglichkeit, mit antientzündlichen Substanzen, die zu einer verminderten Prostaglandinbildung führen, sinnvoll in die Schmerzentstehung einzugreifen.

Die Schmerzreize werden aus der Körperperipherie über Aδ- und C-Fasern zum Rückenmark geleitet.

Jedes Trauma führt zu einer direkten Aktivierung der Nozizeptoren (freie Endigungen von Aδ- und C-Fasern). Neben dieser direkten Reizung kommt es stets auch zur entzündlichen Reaktion des betroffenen Gewebes: Durch pH-Absenkung und Ausschüttung beispielsweise von Bradykinin und Histamin werden weitere Nozizeptoren gereizt; die Ausschüttung von Prostaglandinen führt zur *peripheren Sensibilisierung*.

Die afferenten C-Fasern reagieren auf diesen gesteigerten nozizeptiven Input mit der peripheren Ausschuttung von Substanz P. Diese führt zu Vasodilatation und gesteigerter Kapillarpermeabilität („neurogene Entzündung"), möglicherweise auch zur chemotaktischen Einwanderung von Leukozyten.

Insgesamt führen diese Vorgänge zu einer pathologisch gesteigerten Erregungsleitung im ersten afferenten Neuron: Die Reizschwelle der Nozizeptoren wird gesenkt, zuvor funktionell inaktive C-Fasern („schlafende Neurone") werden rekrutiert („geweckt") und entfalten spontane und evozierte Aktivität.

Die klinische Konsequenz besteht in erheblichem, die Zeit der chirurgischen Intervention lange überdauerndem Spontanschmerz sowie in einer gesteigerten Empfindlichkeit auf schmerzhafte Reize im Bereich des Traumas (primäre Hyperalgesie).

Bei Schädigungen dieser nervalen Strukturen kommt es zu lokalen, peripheren und zentralen Veränderungen. Diese Veränderungen können zu sogenannten „neuropathischen Schmerzen" führen. Diese Schmerzen sind dadurch gekennzeichnet, dass sie in das Versorgungsgebiet der nervalen Struktur ausstrahlen (projizierter Schmerz) und einen anfallsartigen und einschießenden Charakter haben (Trigeminusneuralgie) oder dass sie eine brennende und dumpfe Qualität besitzen. Wegen der vielfältigen Veränderungen in der gesamten nervalen Struktur (Erhöhung von Natriumkanälen, Zunahme von peripheren Rezeptoren, zentrale Sensibilisierungsprozesse) sind neuropathische Schmerzen nur mit kombinierten Therapieansätzen adäquat zu beeinflussen.

12.3.2 Rückenmark und Gehirn

Die schmerzleitenden afferenten Fasern treten über die Hinterwurzel in das Rückenmark ein und enden in der Substanzia gelatinosa des Hinterhorns. Die Erregungsübertragung erfolgt über Freisetzung von exzitatorischen Neurotransmittern, z. B. Substanz P, CGRP, Glutamat, Neurokinin, usw. Bei der Umschaltung vom afferenten ersten Neuron auf das zweite Neuron finden auf Rückenmarksebene viele Filter- und Modulationsprozesse der Schmerzimpulse statt. Hier spielen auch deszendierende Schmerzhemm-Mechanismen und hemmende Neurotransmitter wie Endorphin und Enkephalin eine wichtige Rolle. Besonders starke oder länger anhaltende Schmerzreize können auf Rückenmarksebene zu bleibenden zellulären Veränderungen führen (sog. Neuroplastizität). Durch diese intrazellulären Veränderungen, die mit Bildung von neuen Rezeptoren einhergehen, kann es zu einer dauerhaften Steigerung der Schmerzempfindung kommen. Es wird dann von einer sekundären Hyperalgesie gesprochen. Neuroplastische Veränderungen und Sensibilisierungsprozesse auf Rückenmarksebene können auch dazu führen, dass normalerweise nicht schmerzhafte Reize (Berührung) als schmerzhaft empfunden werden (Allodynie). Diese Sensibilisierungsprozesse treten vor allem dann auf, wenn durch wiederholte Erregung von Rückenmarksneuronen sogenannte „NMDA-Rezeptorkanäle" geöffnet werden und es zu einem gesteigerten Kalziumeinstrom kommt.

Die nozizeptive Information zieht vom Rückenmark über den Vorderseitenstrang zum Thalamus. Der Vorderseitenstrang hat auch Verbindungen zur Formatio reticularis des Hirnstamms. Vom Thalamus aus bestehen Verbindungen zur Hirnrinde, wo der Entstehungsort der Schmerzen erkannt wird. Im limbischen System wird die affektiv emotionale Komponente des Schmerzes wahrgenommen. Außerdem bestehen enge Verbindungen der nozizeptiven Bahnen zur Hypophyse und damit zum endokrinen System.

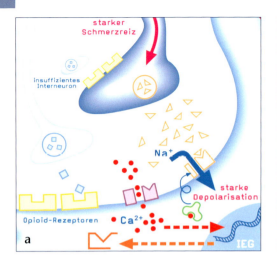 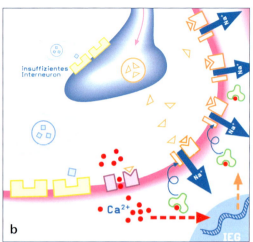

Abb. 12-7a, b *Schmerzchronifizierung:[5] Stark anhaltende Schmerzreize überfordern die körpereigene Schmerzabwehr. Aktivierte Enzyme erweitern die Rezeptorkanäle. Durch Aktivierung von Transkriptionsfaktoren kommt es über die verstärkte Exprimierung der „immediate early genes" (IEG) zur gesteigerten Proteinsynthese und somit zur Bildung neuer Rezeptorkanäle. Die Zelle hat sich verändert (Neuroplastizität). (Mit freundlicher Genehmigung der Janssen-Cilag GmbH)*

12.4 Medikamentöse Begleittherapie bei CMD

12.4.1 Grundregel

Die medikamentöse Behandlung einer chronischen Schmerzerkrankung wie der CMD sollte immer im Rahmen eines multimodalen Konzeptes erfolgen, in dem die medikamentöse Behandlung nur einen Teilaspekt darstellt. Dabei ist allerdings zu bedenken, dass im Rahmen der evidenzbasierten Medizin nur wenige Medikamente tatsächlich nach wissenschaftlichen Kriterien ihre Effektivität bei CMD nachweisen konnten.

12.4.2 Lokalanästhetikaapplikation

In der Initialphase der Erkrankung kann versucht werden, mithilfe von Lokalanästhetikainfiltrationen in die Triggerpunkte der Kaumuskulatur das Schmerzniveau zu senken. Hierzu können beispielsweise jeweils 1–2 ml eines langwirkenden Lokalanästhetikums (z. B. Bupivacain 0,25 %) eingesetzt werden. Eine evidenzbasierte Therapie ist dies aber genau so wenig, wie die Durchführung der sogenannten „ganglionären lokalen Opioid-Analgesie" (GLOA) am Ganglion cervicale medium. Sollte nach ein bis zwei Infiltrationen keine Linderung des Beschwerdebildes eintreten, ist auf eine weitere invasive medikamentöse Lokaltherapie zu verzichten.

12.4.3 Systemische medikamentöse Therapie[10]

Trizyklische Antidepressiva wirken über eine ausgewogene Hemmung des Serotonin- und Noradrenalin-Reuptake mit Aktivierung schmerzhemmender Neurone im ZNS. Hierdurch kommt es langfristig zu einer Down-Regulierung noradrenerger Rezeptoren.[12] Bei der systemischen medikamentösen Therapie ist

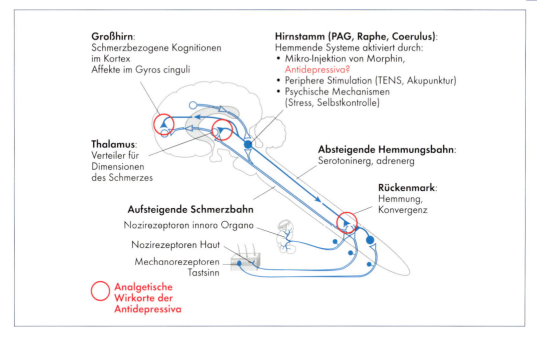

Abb. 12-8 *Nozizeptives System. (Mit freundlicher Genehmigung der Janssen-Cilag GmbH)*

allein die Behandlung mit der Referenzsubstanz Amitriptylin in einer Dosierung von 25–75 mg, bevorzugt in retardierter Form, wissenschaftlich belegt.[8] Wegen der bekannten anticholinergen Nebenwirkungen sollte immer einschleichend dosiert werden.

Nichtsteroidale Antiphlogistika (NSAR) als Nicht-Opioid-Analgetika können probeweise appliziert werden.[1] Sie wirken über eine unselektive Hemmung der Zyklooxygenase, die wiederum die Prostaglandinsynthese hemmt. Dadurch kommt es einerseits zu einer Normalisierung der erhöhten Empfindlichkeit der Nozizeptoren im geschädigten Gewebe, andererseits zur dosisabhängigen Hemmung der spinalen Prostaglandinfreisetzung bei gleichzeitiger Aktivierung der deszendierenden Hemmbahnen im Rückenmark. NSAR sollten aber wegen der Gefahr von gastrointestinalen Nebenwirkungen und von Nieren- und kardiovaskulären Schäden nur für kurze Zeiträume eingesetzt werden. Zu präferieren sind retardierte Präparate, wie Ibuprofen retard und Diclofenac retard, die nach den Mahlzeiten eingenommen werden. Alternativ können auch die selektiv die Zyklooxygenase 2 hemmenden COX-2-Hemmer Celecoxib (Celebrex®) und Etirocoxib (Arcoxia®) eingesetzt werden.

Opioide sind nur in wenigen Einzelfällen wirksam. Ihr Einsatz sollte mit äußerster Vorsicht in retardierter Form abgestuft im Rahmen des multimodalen Therapieansatzes erfolgen und schmerztherapeutisch erfahrenen Therapeuten vorbehalten bleiben.

Erfolgversprechender ist der Einsatz von Flupirtin (Katadolon®, Trancopal dolo®), ein Analgetikum mit muskelentspannender Wirkung in einer Dosierung von 2 x 1 bis 2 Kapseln pro Tag oder auch als retardierter Einmalgabe von 400 mg/d. Es gibt Hinweise darauf, dass Flupirtin aufgrund seines zentralnervösen Effektes (Verstärkung deszendierender antinozizeptiver Bahnen im ZNS durch vermutete adrenerge, serotoninerge und GABAerge Mechanismen) einer Schmerzchronifizierung entgegenwirken kann. Der Einsatz wird vor allem bei chronischen Myopathieformen empfohlen.

Zur Therapie myogener Schmerzen werden häufig Muskelrelaxantien eingesetzt. Ein empfehlenswertes Muskelrelaxans zur längeren Anwendung ist das Tolperisonhydrochlorid (Mydocalm®), da ein Suchtpotential im Gegensatz zu Benzodiazepinen nicht bekannt ist. Die Dosierung beträgt 3 x täglich 1 bis 3 Tabletten. Alternativ kann auch Methocarbamol (Ortoton®) eingesetzt werden.

Generell gibt es leider nur wenige Studien, die einen gesicherten Therapienachweis der verschiedenen Medikamente in der Behandlung der CMD erbringen. Hier besteht dringender Bedarf an hochwertigen Studien.[11]

12.5 Anhang

Die folgenden Fragen für Patienten sollen die Entscheidung erleichtern, den Patienten einem Schmerztherapeuten zuzuweisen:

1. Nimmt Ihr Gesichtsschmerz eine immer größer werdende Rolle in Ihrem Leben ein?
2. Hat Ihr Gesichtsschmerz Sie zu verschiedenen Ärzten und Zahnärzten geführt, ohne dass eine ausreichende Linderung Ihres Beschwerdebildes erreicht werden konnte?
3. Müssen Sie zur Linderung Ihrer Beschwerden eine steigende Anzahl von Medikamenten einnehmen?

Adressen

DGS
Deutsche Gesellschaft für Schmerztherapie e. V.
Adenauerallee 18
61440 Oberursel

DGSS
Deutsche Gesellschaft zum Studium des Schmerzes e. V.
Obere Rheingasse 3
56154 Boppard

12.6 Literatur

1. Kayser H. Medikamentöse Schmerztherapie – Nicht-Opioid-Analgetika. In: Wieden T, Sittig HB, editors. Leitfaden Schmerztherapie. München: Elsevier; 2005. p. 138-45.
2. Klinger R. Klassifikation chronischer Schmerzen – Multiaxiale Schmerzklassifikation. In: Basler HD, Franz C, Kröner-Herwig B, Rehfisch HP, Seemann H, editors. Psychologische Schmerztherapie. Heidelberg: Springer; 2003.
3. List of Pain terms. Pain 1979;6:249-52.
4. Nagel B, Gerbershagen HU, Lindena G, Pfingsten M. Entwicklung und empirische Überprüfung des Deutschen Schmerzfragebogens der DGSS. Schmerz 2002;16(4):263-70.
5. Sandkühler J. Schmerzgedächtnis – Entstehung, Vermeidung und Löschung. Dtsch Arztebl 2001;42:2725-30.
6. Schmitt N, Gerbershagen HU. The Mainz Pain Staging System (MPSS) for chronic pain. Pain 1990;41(Suppl 1);S484.
7. Seemann H. Anamnese und Verlaufsprotokolle chronischer Schmerzen für die Praxis – ein Überblick. Schmerz 1987;1(1):3-12.
8. Sharav Y, Singer E, Schmidt E, Dionne RA, Dubner R. The analgesic effect of amitriptyline on chronic facial pain. Pain 1987;31:199-209.
9. Sittl R. Schmerzphysiologie. In: Kayser H, editor. Behandlung chronischer Schmerzzustände in der Praxis. Bremen: Uni-med; 2001. p. 21-4.
10. Sprotte G, Türp JC. Myoarthropathien des Kausystems. In: Zenz M, Jurna I. Lehrbuch der Schmerztherapie. Stuttgart: WVG; 2001. p. 692-3.
11. Türp JC und Schindler HJ. Chronische Myoarthropathien des Kausystems, Schmerz 2004;18(2):109-17.
12. Wieden T. Medikamentöse Schmerztherapie – Koanalgetika. In: Wieden T, Sittig HB, editors. Leitfaden Schmerztherapie. München: Elsevier; 2005. p. 182-3.

Kapitel 13

Psychotherapeutische Möglichkeiten bei Patienten mit CMD

Karin Kieseritzky

13.1 Einleitung

Zusammenhänge zwischen Psyche und Kauapparat sind schon lange bekannt. So kennt der Volksmund Aussprüche wie „etwas ganz verbissen sehen", „Zähne zusammenbeißen und durch!", „sich durchbeißen", „jemandem die Zähne zeigen", „Biss haben", „auf einem Problem herumkauen", „auf dem Zahnfleisch gehen" die sicherlich nicht auf eine wünschenswerte Ruheschwebelage des Unterkiefers hinweisen.

Die Diskrepanz zwischen Befund und Befinden bei CMD-Patienten veranlasst häufig zu einem Bezug auf die Psyche der Patienten als Ultima Ratio. Das Ansprechen psychischer Einflussfaktoren oder die Überweisung zum Psychotherapeuten bewirken bei vielen dieser Patienten Abwehr („Ich bin doch nicht verrückt!"), besonders dann wenn sie erst nach ergebnisloser somatischer Diagnostik und erfolglosen Therapieversuchen erfolgt.

Im Folgenden sollen Zusammenhänge zwischen psychischen Faktoren und der Entstehung und Aufrechterhaltung Craniomandibulärer Dysfunktionen, die Diagnostik dieser Faktoren sowie psychologisch fundierte Methoden zur Behandlung der CMD dargestellt werden. Das Wissen darüber ist hilfreich für die Patientenführung, für die Vermeidung einer Chronifizierung und gegebenenfalls für die Motivierung zu psychotherapeutischen Behandlungsoptionen.

13.2 Grundlagen

13.2.1 Schmerz

Die *International Association for the Study of Pain* (IASP) definierte im Jahr 1979 Schmerz folgendermaßen: „Schmerz ist ein unangenehmes Sinnes- und Gefühlsereignis, das mit aktueller oder potenzieller Gewebsschädigung verbunden ist oder mit Begriffen einer solchen beschrieben wird."

Schmerz ist demnach in erster Linie ein subjektives Erlebnis, das nicht notwendigerweise an eine Gewebsschädigung gebunden ist und dass sich jeder objektiven Messung oder Quantifizierung entzieht. Es gibt kein Verfahren, dass das Vorliegen von Schmerzen beweisen kann. Das bedeutet, dass der schmerzgeplagte und dadurch beeinträchtigte Mensch sich häufig in „Beweisnot" fühlt.

Der Satz „Schmerz hat immer eine somatische Ursache, man muss nur lange genug danach suchen" ist demnach falsch.

13.2.2 Chronischer Schmerz

Bei einer nicht unbedeutenden Anzahl von Patienten mit CMD wirken sich die anhaltenden Schmerzen in deutlich negativer Weise auf das soziale, private und berufliche Leben aus. Diese Patienten weisen viele Gemeinsamkeiten mit Patienten auf, die an chronischen Schmerzen in anderen Körperbereichen wie z. B. an Rückenschmerzen und Kopfschmerzen leiden Tab. 13-1).

„Chronisch" bedeutet zunächst „lang andauernd". Früher definierte sich chronischer Schmerz allein durch die zeitliche Dauer – länger als 6 Monate. Heute wird er über Chronifizierungsstadien bestimmt (z. B. nach *Gerbershagen*[48]) oder als Chronifizierungsmaß (*von Korff*)[31]. Diese Maße ergeben sich aus dem Ausmaß der Inanspruchnahme des Gesundheitssystems wegen der Schmerzen bzw. aus dem Grad der Beeinträchtigung durch den Schmerz.

Einigen sich Patient und Behandler darauf, dass es nur darum gehen kann, noch feinere Diagnose- und Behandlungsstrategien zu entwickeln, um den Schmerz zu besiegen, ist Erfolglosigkeit und Enttäuschung auf beiden Seiten vorprogrammiert. Viele Patienten machen den Schmerz zum Lebensinhalt, gehen von Arzt zu Arzt.

Wenn all dies nicht zur erwarteten Heilung führt, wird ein Grund für dieses Versagen gesucht und der Schmerz als „psychisch" etikettiert, ein Wort das häufig gleichbedeutend mit „psychopathologisch" gebraucht wird. Was ist nun die Psyche, die angeschuldigt wird, für die Schmerzen verantwortlich zu sein?

Tab. 13-1 Gemeinsamkeiten von Schmerzpatienten.[42]

Gemeinsamkeiten von Schmerzpatienten
• häufig hohe psychische Belastung durch Schmerz
• erhöhtes Risiko von Depression, Angst und Somatisierung sowie anhaltender Beschäftigung mit den Beschwerden
• Beeinträchtigung der üblichen Aktivitäten
• Entwicklung dysfunktionalen Verhaltens mit direkten Konsequenzen für den Schmerz (z. B. Parafunktionen, Rückzug, Schonung)
• Häufige Inanspruchnahme des Gesundheitssystems
• Gefahr von Behandlungsexzessen und Medikamentenmissbrauch
• geringer Zusammenhang zwischen pathophysiologischen Veränderungen sowie Art und Ausmaß der Schmerzen

13.2.3 Was ist psychisch?

Leider hat der Begriff „psychisch" im Denken vieler Menschen (auch „Behandler" sind Menschen!) den Beigeschmack, von „verrückt", „abnorm" oder „eingebildet". Psychologie, ursprünglich die Wissenschaft von der Seele, versteht sich heute als die Wissenschaft vom Verhalten und Erleben des Individuums.[23] Dementsprechend bedeutet „psychisch" nichts Anderes als „durch das Verhalten und Erleben des Individuums beeinflusst". Es handelt sich also zunächst um ganz normale Verhaltensweisen, Gefühle, Gedanken, Werthaltungen und physiologische Reaktionen (Tab. 13-2). Damit verbunden ist natürlich auch die Frage des Abweichens von der Norm, des „Gestörten". Dabei muss etwas „Abnormes" nicht zwangsläufig mit Leid oder Verminderung der Lebensqualität einhergehen und deshalb in einer Psychotherapie behandelt werden (z. B. Hochbegabung).

Was wir beobachten können, ist das sichtbare Verhalten. Auch über Messungen lassen sich psychophysiologische Veränderungen erfassen. Was wir erfragen können, sind Gedanken und Gefühle. Hieraus ergeben sich soziale, interaktive und motivationale Aspekte, die wir ebenfalls erfragen und beobachten können. Natürlich werden all diese Faktoren von der Biografie, der Lerngeschichte, den Fähigkeiten und Erfahrungen des Einzelnen abgebildet, die sich erheben lassen. Das sogenannte „Unbewusste" stellt eine Modellvorstellung dar; es kann nur retrospektiv erschlossen werden, bietet also Raum für viele Spekulationen, deren diagnostischer und therapeutischer Nutzen nicht gesichert ist.

Tab. 13-2 Was ist psychisch?

Was ist psychisch?
• Erleben
• Verhalten
• Gefühle
• Gedanken und Bewertungen (Kognitionen)
• physiologische Parameter
• soziale Interaktionen

13.2.4 Psyche und Schmerz

Die Schmerzwahrnehmung, das Schmerzerleben und die Schmerzbewältigung des Einzelnen wird nicht nur durch eine Noxe sondern durch ganz individuelle psychische, soziale und funktionelle

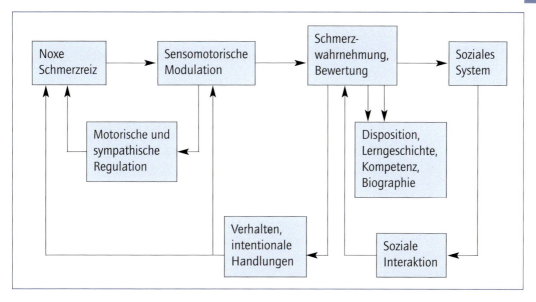

Abb. 13-1 *Erweitertes kybernetisches Regulationsmodell.*[29]

Faktoren moduliert, die zunächst im Bereich des „ganz Normalen", Nachvollziehbaren oder gesellschaftlich positiv Sanktionierten liegen. Jeder von uns kennt diese Einflüsse auf das eigene Schmerzerleben: Verstärkte Aufmerksamkeit auf den Schmerz, Stress, Angst, Depression, Hilflosigkeit, körperliche Erregung verstärken das Schmerzerleben und verändern die Fähigkeit mit den Schmerzen umzugehen. Ablenkung, Entspannung, befriedigende Aktivitäten können das Schmerzerleben und die Schmerzbewältigung positiv beeinflussen. Schmerzverhalten (Grimassieren, Stöhnen, Schonhaltungen) kann durch Lernprozesse auch ohne Vorliegen einer Organpathologie auftreten und fortbestehen.[15]

Ein großer Einfluss kommt den persönlichen Bewertungen des Schmerzereignisses zu. Vorstellungen über Ursachen des Schmerzes, Erwartungen und Befürchtungen in Bezug auf den Schmerz führen bei vergleichbaren körperlichen Schädigungen zu unterschiedlichen Ergebnissen in Hinsicht auf die empfundene Schmerzstärke sowie die Veränderungen von Stimmung und Aktivität.[41]

Psychophysiologische Befunde zeigen, dass psychosozialer Stress das Risiko, Schmerzen zu entwickeln um das 13-fache erhöhen.[36] Kontrollverlust oder Misserfolge, vermittelt über den Serotonin- und Endorphinhaushalt, können die Schmerzempfindlichkeit so erhöhen, dass eine gewöhnliche sensorische Stimulation als Schmerz erlebt wird.[41]

13.2.5 Bio-psycho-soziales Modell der Schmerzchronifizierung

Am Beginn einer chronischen „Schmerzkarriere" steht nicht selten ein definierbares Ereignis im Sinne einer Verletzung eines Unfalltraumas, einer Operation, Überlastung, Verschleißfolgen, kritische Lebensereignisse, Stress. Durch verschiedene somatische, funktionelle, psychische, physiologische, zentralnervöse und soziale miteinander interagierende Mechanismen, Wechselwirkungen, Rückkopplungen und Regelkreise (Abb. 13-1) überdauert der chronische Schmerz seinen Anlass, der Schmerz „chronifiziert" sich.

1. Über die physiologische Regelung hat chronischer Schmerz nicht nur Auswirkungen auf das motorische (z. B. Muskelverspannung) und das sympathische System (chronische Erregung), sondern umgekehrt können auch Fehlregulationen in beiden Systemen chronischen Schmerz erzeugen und unterhalten. Aktive Entspannung, Autosuggestion, Biofeedback, Bewegungs- und Haltungstraining, TENS etc. können zur Schmerzlinderung und -bewältigung beitragen.
2. Über die Verhaltensregulation können motorische Fehlhaltungen, angstvolle Hinwendung zum Schmerz, Weiterarbeiten trotz Schmerz, ausgeprägtes nonverbales Schmerzverhalten (z. B. Schmerzstelle halten etc.), ausgeprägtes Schonverhalten zur Schmerzverstärkung beitragen. Entspannung, adäquates Arbeitsverhalten, entspannte Haltung, Schmerzvermeidung und angenehme Aktivitäten sorgen für Schmerzlinderung.
3. Über die perzeptiv-kognitive Regulation können Fehlinterpretationen des Schmerzes (Bedrohlichkeit, Bagatellisierung), eine niedrige Erwartung, den Schmerz selbst aktiv beeinflussen zu können, Gefühle der Angst, Hoffnungs- und Hilflosigkeit oder Depressionen und die daraus resultierenden (Fehl-)Erwartungen und Denkstrategien zu einer Verstärkung der Schmerzwahrnehmung führen. Ein adäquates Schmerzmodell, gedankliche und verhaltensmäßige Bewältigungsstrategien (Coping) führen zu einem Erleben eigener Kompetenz, zu einer veränderten Schmerzwahrnehmung und zur subjektiven Schmerzreduktion.
4. Über die Regelung intentionaler Handlungen können unnötige Operationen oder Medikamentenabusus neue Noxen und weitere ungünstige Verhaltensweisen (übertriebenes Schonverhalten, Überlastung) mit ihren Folgen nach sich ziehen und zur Verstärkung der Schmerzwahrnehmung beitragen. Schmerzbewältigungsstrategien, Ablenkung, interdisziplinäre Beratung und Therapie wirken dagegen schmerzreduzierend.
5. Über den Regelkreis der sozialen Interaktionen kann das Schmerzverhalten, d. h. verbale oder nonverbale Schmerzäußerungen, durch vermehrte Zuwendung und Aufmerksamkeit, die Entlastung von ungeliebten Tätigkeiten oder die Vermeidung von Konflikten quasi belohnt werden. Zugleich kann dies zu einer Unterforderung des Schmerzkranken und somit über mangelnde Selbstbestätigung durch Aktivitäten, zu Passivität, geringem Selbstwertgefühl, sozialer Isolation und Depressionen führen. Übernimmt ein Familienmitglied eine Invalidenrolle, hat dies häufig stabilisierende Auswirkungen auf das System. Wenn Schmerzen im Mittelpunkt der Kommunikation und Aufmerksamkeit stehen, können Konflikte vermieden und dysfunktionale Rollen- und Machtverteilungen stabilisiert werden („Macht des Schwachen") oder als Hilfeappell ein Auseinanderbrechen einer Familie verhindern. Zugleich droht eine Fixierung der ganzen Familie auf die Schmerzen und die soziale Isolation, was wiederum schmerzverstärkend wirkt. Ähnliche Mechanismen finden aber auch Eingang in die Arzt-Patient-Beziehung. Asymmetrische Interaktionen zwischen Arzt und Patient können Missverständnisse und Fehlinterpretationen fördern, besonders wenn passive Behandlungserwartungen des Patienten an Omnipotenzgefühle des Arztes appellieren.

Zugleich sind Schmerzkranke aber auch eingebunden in unser soziales Sicherungssystem. Insbesondere lokale Bedingungen des Arbeitsmarktes erschweren es für Menschen mit geringerer Qualifikation, einen angemessenen, körperlich weniger belastenden Arbeitsplatz zu finden oder eine Umschulung zu machen. Da ferner der Begriff „Krankheit" eine weitaus geringere Stigmatisierung bedeutet als der Begriff „Arbeitslosigkeit", muss es nicht verwundern, wenn einige Patienten versuchen, über Schmerzen ihre materielle Versorgung zu sichern.

Eine weitere chronifizierende Rolle kommt unserem Versorgungssystem zu:[47] Neben dem Umstand, dass niedergelassener Ärzte häufig zu spät überweisen, können Probleme in der Abgrenzung und Leistungsdiffusion unterschiedlicher Leistungsträger dazu beitragen, dass wertvolle Zeit durch Klärung der Zuständigkeiten oder allzu lange Dauer sozialmedizinischer Verfahren verloren geht. So sind auch die Unterschiede in den Erfolgsquoten bei der Behandlung chronischer Schmerzen des Bewegungsapparates in verschiedenen Ländern durch Unterschiede in deren sozialen und medizinischen Sicherungssystemen zu suchen.

6. Alle Regelkreise werden beeinflusst von der Lerngeschichte, der Biografie, der Persönlichkeit und der individuellen Dispositionen des Betroffenen. Biografische Brüche, kritische Lebensereignisse und lang andauernde Konflikte und Alltagsbelastungen gehen häufig mit dem Beginn oder einer Verstärkung der Schmerzen einher. Der Umgang mit Schmerzen in der Herkunftsfamilie kann Modellcharakter haben für die positiven Konsequenzen von Schmerzen, kann die Ausbildung von Strategien zur Schmerzbewältigung behindern und somit Schmerzwahrnehmung und Schmerzverarbeitung ungünstig beeinflussen. Mangelnde soziale Kompetenz, Mängel in der Fähigkeit mit Stress umzugehen, eine rigide Persönlichkeit, erlittene Traumata erhöhen das Risiko der Herausbildung von chronischen Schmerzen. Kränkungen und Traumata in der Behandlungsgeschichte können ebenfalls zur Schmerzverstärkung beitragen, z. B. dann, wenn Patienten meinen, ihrer Umwelt und auch ihren Behandlern beweisen zu müssen, dass sie wirklich Schmerzen haben.

Chronischer Schmerz kann demnach als Ausdruck einer Störung der Regulation der miteinander vernetzten Regelkreise verstanden werden, die sich auf ein dysfunktionales Gleichgewicht eingependelt haben. Insofern kann chronischer Schmerz auf Störungen im biologischen, psychischen und sozialen System hinweisen und zugleich eine das psychische und/oder soziale System stabilisierende Funktion besitzen. Dies ist oft verantwortlich für eine ausgeprägte Therapieresistenz gegenüber rein somatischen Behandlungsversuchen.

Bezogen auf den einzelnen Schmerzpatienten sind eine Vielzahl möglicher zirkulärer Mechanismen (Teufelskreise) in Betracht zu ziehen, die wechselseitig aufeinander einwirken und das Schmerzgeschehen modulieren.

Auf dem Hintergrund der klassischen Psychosomatik wurde das Hauptaugenmerk lange auf die „Psychogenese" von chronischen Schmerzen gelegt, was sich als wenig fruchtbar für die Analyse psychosomatischer bzw. psychobiologischer Zusammenhänge chronischen Schmerzes und auch als wenig hilfreich für die Entwicklung einer adäquaten Therapie erwiesen hat.[35] Auch die Annahme einer spezifischen „Schmerzpersönlichkeit" (*pain-prone patient*) ließ sich wissenschaftlich nicht verifizieren, obgleich nicht von der Hand zu weisen ist, dass bei Schmerzpatienten im Vergleich zur Normalbevölkerung mehr Neurotizismus und Depressivität nachzuweisen sind. Letztere variiert allerdings eher mit der Länge der Erkrankung, dem Ausmaß der Chronifizierung[56] und dem Alter[50]. Inzwischen mehren sich die Belege dafür, dass Schmerzen häufiger zu Depressionen führen als umgekehrt.[35] Zugleich tragen Depressionen zu einer vermehrten Schmerzempfindlichkeit und zur weiteren Chronifizierung bei.[17]

Schmerz stellt einen Auslöser für psychische Veränderungen dar, die wiederum mit vorbestehenden psychosozialen Gegebenheiten des Betroffenen in Wechselwirkung treten und somit Schmerzerleben und Schmerzbewältigung modulieren. In der Mehrzahl der Fälle sind es aber nicht wirklich psychopathologische Faktoren, die da zur Amplifizierung des Symptoms beitragen, sondern eher alltägliche Kleinigkeiten (sog. *„daily hassles"*) oder auch gesellschaftlich und interaktionell belohnte Strategien (z. B. „Zähne zusammenbeißen").

Bei chronischen Schmerzen treten im Verlauf der Krankengeschichte also die ursprünglich auslösenden Faktoren in den Hintergrund. Der Umgang mit den Beschwerden und deren Bewältigung bestimmen wesentlich den weiteren Verlauf. Chronische Schmerzen entwickeln sich schließlich zu einem ei-

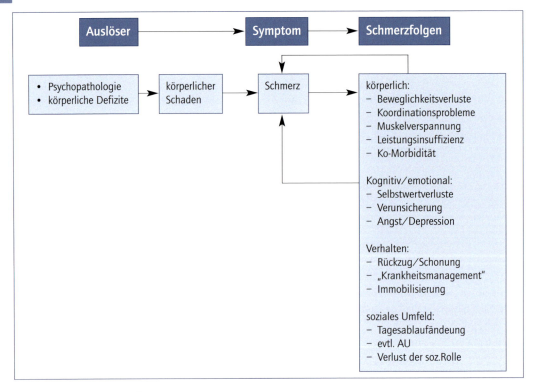

Abb. 13-2 Folgenmodell.[43]

genständigen Krankheitsbild, das durch Auswirkungen auf körperlicher, kognitiv-emotionaler, verhaltensmäßiger und sozialer Ebene bestimmt wird (Abb. 13-2).

13.2.6 Was ist Stress?

Stress („Druck, Anspannung" aus gleichbedeutend engl. *„stress"*, dies über das Mittelengl. und Altfr. zu lat. distringere „auseinanderziehen, dehnen") bezeichnet zum einen durch spezifische äußere Reize (Stressoren) hervorgerufene psychische und physiologische Reaktionen bei Tieren und Menschen, die zur Bewältigung besonderer Anforderungen befähigen, und zum anderen die dadurch entstehende körperlichen und geistigen Veränderungen und Belastungen.

Sogenannte „kritische Lebensereignisse", Alltagsbelastungen in Familie, Beruf und Freizeit, die Arbeits- und Lebenssituation (besonders die Zufriedenheit damit) sowie die wirtschaftliche Situation gehören ebenso zu den schmerzmodulierenden psychosozialen Faktoren wie Erwartungen und Bewertungen (Kognitionen), persönliche Krankheitstheorien, Verhaltensstile, psychophysiologische Reaktionsmuster und Bewältigungsfertigkeiten. Etwa die Hälfte der CMD-Patienten gibt eine extreme Belastung durch solche Ereignisse an.[49]

Die Konzeption von Stress über „kritische Lebensereignisse" hat eine lange Tradition und gute empirische Evidenz[49] auch für die Ausbildung einer CMD[12]. Dabei bietet dieses Konzept keinen Anhalt dafür, warum kritische Lebensereignisse bei der einen Person CMD auslösen und bei der anderen nicht. Welcher Reiz als Stressor erlebt und welche körperlichseelische Stressreaktion hervorgerufen wird, ist individuell verschieden. Was den einen stresst, lässt den anderen kalt oder spornt ihn an. Erfahrungen und Bewertungen entscheiden mit darüber, was uns stresst. Die Disposition zu einer individuellen Reaktionsbereitschaft (z. B. vegetative oder muskuläre Aktivierung und Reagibilität, besonders erhöhter Muskeltonus) und die individuelle Bewertung der körperlichen Reaktion bestimmen das Stresserleben. Bei experimentell erzeugtem Stress wird bei Patienten mit Gesichtsschmerz die Gesichtsmuskulatur aktiviert, bei Rückenschmerzpatienten die Rückenmuskulatur.[14]

Es ist also nicht eine bestimmte Situation, die Stress auslöst, dem wir hilflos ausgesetzt sind, vielmehr sind es die sich dazu einstellenden Gedanken, die individuelle körperliche Reaktion, die Gefühle, die in der Situation entstehen, und das Verhalten bzw. die wahrgenommen Verhaltensmöglichkeiten, die wesentlich dazu beitragen, ob sich Stress schädigend auswirkt.

Bewältigungsfähigkeiten (Coping) spielen eine herausragende Rolle beim Umgang mit Stress. Ungünstige Strategien (z. B. mangelnde Problemlösefähigkeiten oder Vermeidungsverhalten) können mit zu einer CMD beitragen.[2,11]

13.3 Psychische Faktoren bei CMD

Ältere psychologische Forschungsansätze versuchten Zusammenhänge zwischen Gesichtsschmerzen und biografischen Besonderheiten, Persönlichkeitsmerkmalen oder psychopathologischen Gegebenheiten herzustellen und erbrachten heterogene und auch widersprüchliche Befunde.[44] Auch Aussagen wie: „Je mehr Gefühle verdrängt werden, desto mehr Parafunktionen werden durchgeführt."[26] klingen zwar plausibel, halten einer empirischen Prüfung jedoch nicht stand.

Die neuere psychologische Forschung belegt eindeutig Zusammenhänge zwischen Kauapparat, Gesichtsschmerz und psychischen Einflussfaktoren. In einer Stellungnahme des Arbeitskreises Epidemiologie in der DGZMK heißt es: „Die Ätiopathogenese von CMD ist multifaktoriell. Entsprechend einem biosozialen Krankheitsverständnis sind traumatische, anatomische, neuromuskuläre und psychosoziale Faktoren an der Prädisposition, Auslösung und Unterhaltung der Erkrankung beteiligt."[25] Wie bei anderen Schmerzarten auch hat sich die wissenschaftliche Betrachtung der CMD weg von einer Suche nach ursächlichen psychischen Einflussfaktoren und hin zu einer angemessenen Berücksichtigung der Folgen des Schmerzes auf die Psyche und spezifischen Faktoren der Chronifizierung von Schmerzen bewegt.[18] So sind bei 80 % aller Menschen okklusale Dysharmonien zu finden, ohne dass diese über Beschwerden im Sinne einer CMD klagen, häufig wechseln die geklagten Beschwerden oder verschwinden ohne Intervention.[1,6]

„Der gegenwärtige Kenntnisstand hinsichtlich der Ursachen von CMD bestätigt nicht die Vermutung, dass bei den meisten Patienten eine funktionale Komponente eine starke Rolle spielt."[19], also psychische Störungen wie Angst, Depressivität oder andere psychopathologische Auffälligkeiten. Dennoch wird übereinstimmend eine frühzeitige Integration psychologischer Diagnostik (und somit auch geeigneter Diagnostiker) bei der Behandlung von CMD empfohlen. Auch wenn psychische Faktoren meist keine kausale Rolle spielen, ist davon auszugehen, dass sie in ungünstige Wechselwirkungen mit den Schmerzen treten können, die zur Aufrechterhaltung der Beschwerden beitragen und erhebliche Probleme in der Therapie mit sich bringen.

Fast alle Studien zur CMD belegen den wichtigen Einfluss von Verhalten, Kognitionen und Gefühlen. Zunehmende Suche nach Behandlung, Behinderung, Angst und Depression sind regelmäßige Folgen lang anhaltender Beschwerden. Auch vor Schmerzbeginn bestehende Depressionen oder Ängste beeinflussen erheblich das Bewältigungsverhalten, die Belastbarkeit, den Interaktionsstil und die Compliance der Betroffenen. Bei ca. 25 % der

Karin Kieseritzky

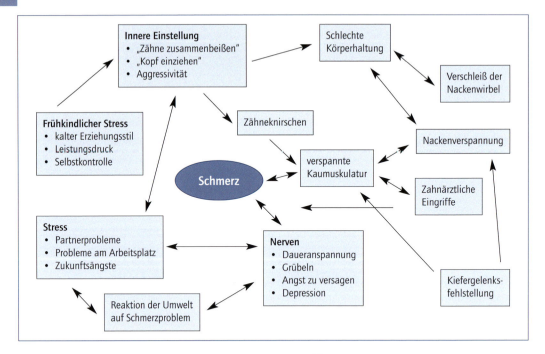

Abb. 13-3 Individuelles Störungsmodell eines CMD-Patienten.[39]

CMD-Patienten finden sich erhöhte Depressionswerte.[8] Dabei führen Schmerzen häufiger zu Depressionen als umgekehrt.[13]

13.4 Behandlungsprinzipien bei CMD

13.4.1 Patientenführung

Unabhängig von der Befundlage sollte der Patient über das Zusammenspiel zwischen organischen, funktionellen und psychischen Prozessen bei der Entstehung und Aufrechterhaltung chronischer Schmerzen aufgeklärt werden. Dass die Art der psychischen Verarbeitung von Schmerzen immer – bei jedem Menschen unterschiedlich – Einfluss auf das Schmerzerleben hat, ohne dass dies als psychopathologisch zu bewerten ist, sollte dabei genauso einfließen wie die Notwendigkeit zur Reflexion und zu einer daraus abzuleitenden aktiven Veränderung des Lebensstils des Patienten. Dabei hat sich das unspezifische Ansprechen von Stress als hilfreicher Einstieg in bio-psycho-soziale Zusammenhänge bei der Entstehung und Aufrechterhaltung erwiesen.

Für die erfolgreiche Behandlung chronischer Schmerzen ist es von äußerster Wichtigkeit, gemeinsam ein Modell der Entstehung und Aufrechterhaltung der Beschwerden zu erarbeiten.[29] Stimmen die Krankheitsmodelle von Behandler und Patient nämlich nicht überein, ist jeder Behandlungsversuch zum Scheitern verurteilt, da die subjektive Krankheitstheorie des Patienten wesentlich die Akzeptanz von Therapiestrategien, das motivationale Engagement und die therapierelevante Eigenaktivität des Patienten bestimmt. Dazu gehört es auch, dem Patienten zu versichern, dass seine Beschwerden geglaubt werden.

Tab. 13-3 Anamnesefrage zu Patientenkonzepten.[39]

Anamnesefragen zu Patientenkonzepten
• "Was ist Ihrer Meinung nach nicht in Ordnung? Was vermuten Sie?"
• "Welche Befürchtungen haben Sie im Zusammenhang mit Ihren Beschwerden?"
• "Welche hauptsächlichen Schwierigkeiten verursachen die Beschwerden für Sie?"
• "Was haben Sie bereits selbst unternommen? Was hat gelindert, was verstärkt?"
• "Was denken Sie, warum die Beschwerden gerade zu diesem Zeitpunkt begannen?"
• "Was halten Sie von den Erklärungen, die Sie von anderen erhalten haben?"
• "Für wie wirksam halten Sie die bisher empfohlenen Behandlungen?"

Tab. 13-4 Themen und Inhalte von beratenden Gesprächen zwischen Arzt und Patient.

Themen und Inhalte von beratenden Gesprächen zwischen Arzt und Patient
• den Patienten zur aktiven Mitarbeit bei der Bewältigung seines Problems gewinnen
• Voreilige, rein somatische Erklärungsmodelle tragen eher zur Chronifizierung des Problems bei.
• Schmerz als Signal zur Veränderung: „Was tut mir gut? Was wünsche ich mir?"
• Belastung und Belastbarkeit im Sinne überhöhter Anforderungen an die körperliche Leistungsfähigkeit, Bedeutung angemessener Anforderungen
• Notwendigkeit von Muße und Genuss, Pausen- und Freizeitgestaltung
• aktive Bewältigungsstrategien, z. B. befriedigende Lebensgestaltung mit dem Schmerz, Erlernen von Entspannungstechniken
• Schonhaltung, Vermeidung und Durchhaltestrategien als chronifizierende Bedingungen
• Ansprechen von zusätzlichen Belastungen
• Aufbau einer realistischen Therapieerwartung (Schmerzlinderung/-bewältigung statt Heilung)
• Harmlosigkeit der Beschwerden deutlich machen und zur befriedigenden Aktivität anregen
• abwartende Haltung gegenüber irreversiblen Eingriffen, um zunächst gemeinsam zu überlegen, was der Patient selbst unternehmen kann, um Einfluss auf seine Beschwerden zu nehmen.

Hier lassen sich Ansatzpunkte für eine Veränderung formulieren.

Die aktive Selbstbeobachtung durch das Führen eines Schmerztagebuches hat sich als nützlich und unentbehrlich für die Verlaufsdiagnostik, aber auch für das gemeinsame Herausarbeiten psychosozialer Faktoren sowie für die Compliance erwiesen.

Der behandelnde Arzt kann auf dem Hintergrund eines bio-psycho-sozialen Schmerzmodells beraten.

Ein bio-psycho-soziales Schmerzverständnis kann dem Patienten mit chronischem Schmerz helfen zu akzeptieren, dass weniger eine Heilung sondern eher die Verbesserung der Lebensqualität trotz Schmerz realistisches Behandlungsziel sein kann. Menschen mit chronischem Schmerz bedürfen nicht einer schnell wirksamen „Be-Handlung" sondern der Unterstützung in ihren eigenen Bemühungen zur Verbesserung ihrer Gesamtsituation.

Tab. 13-5 Initialtherapie der CMD durch den behandelnden Arzt.

Initialtherapie der CMD
• Aufklärung
• Selbstbeobachtung (Schmerztagebuch)
• Erarbeitung eines individuellen Bedingungsmodells
• Selbstmassage
• Krankengymnastik, Physiotherapie
• Entspannungstraining

13.4.2 Diagnostik

Einigkeit besteht darüber, dass psychische Einflussfaktoren immer schon zu Beginn einer Behandlung der CMD mit in Betracht gezogen werden sollten, besonders dann, wenn die Beschwerden schon länger persistieren.[52] Selbstverständlich sollte das Vorliegen anderer Ursachen für die Beschwerden differenzialdiagnostisch ausgeschlossen werden, z. B. Trigeminus-Neuralgie, Migräne, Sjörgen-Syndrom. Hier kann die Hinzuziehung eines Schmerztherapeuten oder Neurologen nötig sein. Auch die psychosozialen und verhaltensbezogenen Auswirkungen der Schmerzen müssen im Rahmen der Diagnostik erfasst und bei der Therapie berücksichtigt werden. Insbesondere sollte die Vermeidung der Schmerzchronifizierung im Mittelpunkt der therapeutischen Bemühungen stehen, d. h. der Entwicklung von akuten Schmerzen zu chronisch rezidivierenden oder persistierenden Schmerzen muss entgegen gewirkt werden.

Der interdisziplinäre Arbeitskreis für Mund- und Gesichtsschmerzen hat eine standardisierte Systematik zur Diagnostik und Klassifikation von CMD vorgeschlagen,[52] die auf den *Research Diagnostic Criteria for Temporomandibular Disorders* RDC/TMD[9] basiert. Hierbei handelt es sich um ein zweiachsiges

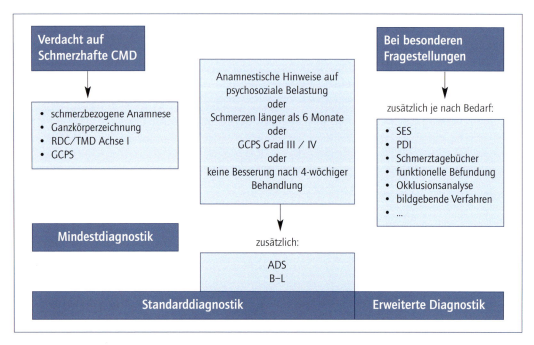

Abb. 13-4 Diagnostik der CMD nach Türp et al. (ADS20 – Depressivitätsfragebogen; B-L57 – Fragebogen zur allgemeinen Belastung; SES16– Fragebogen zur affektiven und sensorischen Schmerzqualität; PDI7 – Fragebogen zur Beeinträchtigung in Bereiches des täglichen Lebensbereichen).[52]

Tab. 13-6 Kriterien zur psychologischen Schmerzdiagnostik und -behandlung.[29]

Kriterien zur psychologischen Schmerzdiagnostik und -behandlung
• psychiatrische/psychosomatische Vorbehandlungen (stationär oder ambulant) ohne Einbeziehung einer speziellen Schmerztherapie oder behandlungsbedürftige psychische Probleme
• wiederholte Schmerzerkrankungen unterschiedlicher Lokalisation und unklarer Genese
• Belastungen durch aktuelle Krisen und Konflikte in Familie und Beruf
• depressive Verstimmung, ausgeprägte psychovegetative Begleitsymptome, wiederkehrende Angstzustände mit starkem Vermeidungsverhalten, posttraumatische Belastungsstörung
• auffallendes Schmerzverhalten während der Untersuchung (z. B. unphysiologische bzw. unanatomische Zeichen), ausgeprägt affektive Schmerzbeschreibung
• auffälliger – auch unsystematischer – Medikamentenkonsum oder -abusus, Wunsch nach Psychopharmaka zur Behebung psychovegetativer Beeinträchtigung
• selektive, d. h. einseitige Compliance, bei der der Patient z. B. Therapien, die seine aktive Beteiligung erfordern, ablehnt, jegliche ihn passiv haltende Therapieformen jedoch einklagt und akzeptiert, häufiger Arztwechsel aus eigenem Antrieb (doctor hopping)
• Schmerz führt im Lebenszusammenhang des Patienten (Partnerschaft, Familie, Beruf) kurzfristig zu Entlastungen oder steht in einen anderen funktionalen Zusammenhang

Untersuchungssystem, in dem sowohl physische als auch schmerzassoziierte psychische Parameter erfasst werden (Abb. 13-4). *Türp* und *Marinello* haben dazu einen standardisierten Schmerzfragebogen für Patienten mit orofazialen Schmerzen entwickelt, der auf der Homepage des Verlages kostenlos abrufbar ist.[55]

Zentraler Bestandteil ist die Erstellung einer ausführlichen Schmerzanamnese, die auch die Erhebung anderer Schmerzlokalisationen außerhalb des Gesichtsbereiches umfasst.[53] Der Chronifizierungsgrad (GCPS)[31] wurde für CMD-Patienten entwickelt, ist einfach zu erheben (nur 7 Fragen) und auszuwerten und sollte neben der medizinischen Untersuchung bei jedem CMD-Patienten zu Beginn der Behandlung bestimmt werden.[51] Ein kostenloser Download ist möglich.[31]

Etwa 10 % aller CMD-Patienten weisen psychosoziale Beeinträchtigungen auf.[46] Patienten ohne psychosoziale Beeinträchtigung sollten nach 4 Wochen erfolgloser symptomatischer Behandlung einer erweiterten Diagnostik und einer kognitiven Verhaltenstherapie zugeführt werden.[46]

13.4.3 Wann sind psychologisch-psychotherapeutische Behandlungsmethoden angezeigt?

Alle Patienten mit chronischer CMD können sowohl bei fehlender als auch bei gegebener organischer Diagnose von einer schmerzpsychologischen Diagnostik und Behandlung profitieren, ohne dass damit Rückschlüsse auf eine „psychische Bedingtheit" der Beschwerden gezogen werden könnten. Im Sinne einer ganzheitlichen Behandlung chronischer Schmerzen sollten also nicht nur medizinische und physikalische sondern auch psychotherapeutische Verfahren rechtzeitig und gleichberechtigt zur Anwendung kommen, besonders solche, die auf eine Veränderung des Schmerzerlebens und eine Erweiterung der Schmerzbewältigungsstrategien abzielen. Eine rechtzeitige Einbeziehung kann sowohl dem Patienten als auch dem behandelnden Arzt eine Reihe frustraner Behandlungsversuche ersparen, die das Chronifizierungsrisiko und damit die

Therapieresistenz erhöhen. Zusätzlich wird auf diese Weise auch der Widerstand des Patienten gegen psychologische Ansätze verringert.

Bei welchen Patienten ist eine spezielle psychologische Schmerzdiagnostik und Schmerztherapie sinnvoll? Der Chronifizierungsgrad (GCPS)[31] und die folgenden Kriterien geben weitere Hinweise auf psychosoziale Belastungen:[29]

Wichtig ist eine möglichst frühe Einbeziehung eines psychologischen Schmerztherapeuten, um das Gefühl der Stigmatisierung des Patienten (Psyche als Ultima Ratio) zu vermeiden und das Vertrauensverhältnis nicht zu gefährden.

13.5 Psychotherapeutische Möglichkeiten bei CMD

13.5.1 Psychologische Schmerzdiagnostik

Vor dem Hintergrund eines bio-psycho-sozialen Schmerzverständnisses erfasst die psychologische Schmerzdiagnostik systematisch den an chronischen Schmerzen leidenden Menschen auch als Teil eines sozialen Systems, sowie dessen Störungen,

Tab. 13-7 Ebenen der psychologischen Schmerzdiagnostik.

Ebenen der psychologischen Schmerzdiagnostik
• motorisch-behaviorale Ebene (Verhalten)
• kognitive Ebene (Gedanken, Einstellungen, Werthaltungen)
• emotionale Ebene (Gefühle)
• Ebene der Persönlichkeit (Bewältigungsstile)
• soziale Ebene (soziale Beziehungen, Einbindung, Belastungen)
• physiologische Ebene (Anspannung, vegetative Reagibilität)

aber auch Ressourcen in den einzelnen Regelkreisen und deren mögliche Wechselwirkungen.

Die klinische Psychologie fordert eine multidimensionale Diagnostik. Klinisch relevante Befunde werden demnach auf sechs Ebenen erhoben:

Wie oben beschrieben, können Störungen, aber auch Ressourcen des einzelnen Patienten auf all diesen 6 Modalitäten erhoben werden, um dann daraus direkt Ansatzpunkte, Verfahren und Ziele für eine psychologische Schmerztherapie abzuleiten.

Kernstück der psychologischen Schmerzdiagnostik ist nach Sichtung der Vorbefunde und des Schmerzfragebogens die Erstellung einer Schmerzanamnese. Über die Erhebung der Krankengeschichte hinaus stellt die Schmerzanamnese eine Möglichkeit der interaktiven Informationsgewinnung zu Art, Umfang und Entwicklung von aktuellen und früheren Beschwerden, zu Erfahrungen, Einstellungen und Erwartungen bezüglich Entstehungsbedingungen und Änderungsmöglichkeiten früherer und aktueller Einflüsse auf das Schmerzgeschehen, sowie zu Veränderungsmotivation, -zielen und -möglichkeiten dar. Dabei muss es gelingen, das Vertrauen des Patienten zu gewinnen und ihn zu einer aktiven Mitarbeit in der Behandlung seiner Beschwerden zu motivieren. Auch sollte in diesem Interview ein Grundstein zur Entwicklung eines individuellen Schmerzmodells gelegt werden.

Das schmerzpsychologische Interview und die Beobachtung schmerzbezogener Verhaltensweisen lassen sich durch standardisierte psychodiagnostische Messinstrumente (Fragebögen, Testverfahren) nicht ersetzen, können aber durch sie und andere Informationsquellen ergänzt werden.

Schmerztagebücher sind nicht nur wichtig für die Eingangsdiagnostik, sondern auch für die Verlaufskontrolle und Evaluation der Therapie. Zudem können zusammen mit dem Patienten mögliche Zusammenhänge zwischen Stressoren und dem Auftreten von Schmerzen bzw. Veränderungen der Schmerzintensität oder -dauer erarbeitet werden. Kopfschmerztagebücher oder unspezifische Tagebücher für alle Schmerzen enthalten Skalen zur Einschätzung der Intensität, Dauer und Erträglichkeit der Schmerzen sowie Rubriken für therapeutische Maßnahmen und die Medikamenteneinnahme. Im Prinzip können alle störungsbezogenen und behandlungsrelevanten Parameter wie Stimmung, Wohlbefinden (!), Gedanken, Gefühle, angenehme oder unangenehme Aktivitäten über solche Tagebücher erfasst werden.

Im Sinne der Qualitätssicherung und einer verbesserten Kommunizierbarkeit psychodiagnostischer Befunde ist ein verstärktes Bemühen zur Standardisierung[33] und Objektivierung psychologischer Schmerzdiagnostik, z. B. multiaxiale Schmerzklassifikation – psychologische Dimension (MASK P)[30] zu verzeichnen.

13.5.2 Formen der psychotherapeutischen Mitbehandlung chronischer CMD

Jede Form der Psychotherapie, so auch die psychologische Schmerztherapie, besteht aus einem System von lehr- und lernbaren, auf psychologischen Grundlagen basierenden Verfahren, die entsprechend unterschiedlicher Indikationen und Zielsetzungen eingesetzt werden können (Symptombeseitigung oder -linderung, Verhaltens- oder Persönlichkeitsänderung). Psychotherapie ist keine passive Behandlung sondern verlangt aktive Mitarbeit des Patienten.

Auch ohne Vorliegen psychischer/psychopathologischer Ko-Morbiditäten stellen psychologische bzw. verhaltensmedizinische Verfahren eine sinnvolle Ergänzung der zahnmedizinischen Therapie bei CMD dar.

Da nicht die Stärke der Schmerzen den größten Anteil an der subjektiven Beeinträchtigung hat, sondern vor allem die Bewältigungsressourcen, die kognitiven Bewertungsmuster, die emotionale Verarbeitung und das gelernte Schmerzverhalten des Betroffenen, zielen psychologisch-psychotherapeutische Interventionen auf eine Veränderung des Verhaltens und Erlebens und die Fähigkeit zum Selbstmanagement der Schmerzen ab.

Tab. 13-8 Informationsquellen der psychologischen Schmerzdiagnostik.

Informationsquellen der psychologischen Schmerzdiagnostik
• medizinische Vorbefunde und Krankengeschichte
• testpsychologische Screeningverfahren (Schmerzfragebogen)
• Schmerzanamnese
• Schmerztagebuch
• systematische Verhaltensbeobachtung
• ergänzende testpsychologische Untersuchungen
• Einbeziehung von Bezugspersonen als Informationsquelle
• psychophysiologische Erhebungsverfahren (z. B. EMG, Hautwiderstand)

Je nachdem, ob ein chronischer Schmerz mit oder ohne eine positive psychologische Diagnose (z. B. aufrechterhaltende psychische Faktoren oder zusätzliche psychische Störungen) vorliegt, lassen sich drei Formen psychologisch-psychotherapeutischer Intervention unterscheiden: das psychologische Schmerzbewältigungstraining, die psychologische Schmerztherapie und die Psychotherapie bei Schmerz (Tab 13-9). Die Übergänge zwischen den drei Formen können fließend sein. Alle basieren auf dem bio-psycho-sozialen Schmerzmodell und setzen bei Störungen und Ressourcen in den einzelnen Regulationskreisen an.

Schmerzbewältigungstraining

Möglichst jede Therapie der schmerzhaften CMD sollte durch ein Schmerzbewältigungstraining ergänzt werden. Hier können Patienten aus der Erweiterung der Kompetenz im Umgang mit Schmerzen Nutzen ziehen. Schmerzbewältigungstrainings liegt meist ein kognitiv-verhaltenstherapeutischer Ansatz zugrunde. Sie können die unten beschriebenen Ein-

Tab. 13-9 Psychologisch-psychotherapeutische Behandlung chronischer Schmerzen.

	Schmerzbewältigungstraining	Psychologische Schmerztherapie	Psychotherapie bei Schmerz
Indikation	Vorliegen von chronischen Schmerzen	Nachweis eines funktionellen Zusammenhangs zwischen dem Erleben und Verhalten des Patienten mit dem chronischen Schmerz oder von psychischen Problemen als Schmerzfolge	Nachweis von psychischen Störungen mit Krankheitswert zusätzlich zu den Schmerzen oder mit Schmerzen als einem von mehreren Symptomen dieser Störung
Kontraindikation	den angewandten Techniken entsprechend, bei schweren psychischen Störungen	keine positive Diagnostik eines funktionellen Zusammenhangs	keine positive Diagnostik von psychischen Störungen mit Krankheitswert
Diagnostik	• Schmerztagebuch • Schmerzanamnese • Schmerzfragebogen	• Schmerzanamnese • Verhaltensanalyse • psychometrische Tests • Biofeedback	• Anamnese • Verhaltensanalyse • psychometrische Verfahren
Methoden	• Entspannung • Kognitions- und Verhaltenstraining • einzeln oder in Gruppen, ambulant oder stationär	• Verhaltenstherapie unter Einbeziehung von Techniken der Schmerzbewältigung • einzeln, ambulant oder stationär	• Verhaltenstherapie oder indikationsspezifisch andere psychotherapeutische Methoden • Schmerzbewältigung evtl. als Ergänzung
Ziele	• Veränderung des Schmerzerlebens • Verbesserung der Bewältigungskompetenz • Prävention weiterer Chronifizierung und Sekundärerkrankungen	• individuell nach Diagnostik und Verhaltensanalyse (z. B. Verbesserung der sozialen Kompetenz, Stress- und Konfliktbewältigung, Veränderung depressiver Verstimmungen etc.) • Schmerzbewältigung	• Individuell nach Diagnostik • Behandlung psychischer Störungen und Beschwerden

zeltechniken beinhalten oder sind als sogenannte „multimodale Programme" konzipiert. Sie enthalten psycho-physiologische, „klassisch" verhaltenstherapeutische und kognitive Methoden. Standardisierte Gruppenverfahren haben häufig eher Trainingscharakter und umfassen zwischen 8 und 15 Sitzungen. Diese bieten den Vorteil, dass Patienten sich auch gegenseitig unterstützen und voneinander lernen können.

Sie können ambulant oder stationär, aber auch einzeln nach Diagnostik und Verhaltensanalyse mit individuellen Schwerpunkten, durchgeführt werden.

Im Verlauf eines Schmerzbewältigungstrainings können von den Teilnehmern auch neue Problembereiche thematisiert werden, die die Indikation zu einer Psychotherapie darstellen.

Tab. 13-10 Ziele von Schmerzbewältigungstrainings.

Ziele von Schmerzbewältigungstrainings
• Vermittlung einer neuen Sichtweise des Schmerzes im Sinne eines multifaktoriellen Geschehens, das prinzipiell veränderbar ist und von Verhalten, Gefühlen, Gedanken und Erfahrungen beeinflusst wird
• Vermittlung von Möglichkeiten, Schmerzen aktiv zu beeinflussen und ein befriedigendes, erfülltes Leben mit oder trotz Schmerz zu führen
• Abbau von Hilflosigkeit, Resignation und Depression
• Verringerung des Analgetikabedarfs
• Aufbau von Gesundheitsverhalten
• Anleitung zur Selbsthilfe
• Rückfallprophylaxe

Psychologische Schmerztherapie

Eine psychologische Schmerztherapie ist dann angezeigt, wenn erkennbar ist, dass nicht nur organische sondern auch psychosoziale Faktoren an der Aufrechterhaltung des Schmerzes beteiligt sind. Dies gilt beispielsweise für Menschen, die erst durch Schmerzen in der Lage sind, etwas abzulehnen oder sich zu behaupten. Hier können alle Strategien der Schmerzbehandlung und -bewältigung deshalb nicht greifen, weil sie keine alternativen Möglichkeiten des Umgangs mit schwierigen Situationen vermitteln. Der Schmerz hat hier quasi prothetische Funktion. Auch starke Belastungen, Probleme in der Bewältigung von Stress, Medikamentenmissbrauch oder depressive Verstimmungen können eine Indikation darstellen.

Je nach zusätzlich zu den Schmerzen diagnostizierten psychischen Problemen oder aufrechterhaltenden Bedingungen und damit verbundener Indikation zur Psychotherapie können prinzipiell unterschiedliche psychotherapeutische Verfahren zur Anwendung kommen. In der Praxis ist jedoch für Schmerzpatienten die Verhaltenstherapie unter Einschluss kognitiver und systemischer Ansätze[28] die Methode der Wahl. Verfahren zur Schmerzbewältigung werden als ein Baustein einbezogen.

Psychotherapeutische Ansätze, die als Ursache für den Schmerz eine psychische Störung annehmen, die beseitigt werden muss, damit sich der Schmerz auflöst, z. B. psychoanalytisch orientierte Verfahren stellen aufgrund ihrer hohen Anforderungen an die Introspektionsfähigkeit und Motivation oft eine Überforderung für den schmerzgeplagten Patienten dar.

Psychotherapie bei Schmerz

Eine Psychotherapie bei Schmerz ist dann indiziert, wenn zusätzlich zu den Schmerzen andere psychische Probleme oder Störungen diagnostiziert wurden, deren Behandlung vorrangig ist, z. B. Somatisierungsstörung, posttraumatische Belastungsstörung, starke Depressionen, Ängste oder Persönlichkeitsstörungen, z. B. Borderline-Störung. Die Indikation einer psychotherapeutischen Methode ergibt sich aus der diagnostizierten psychischen Störung. Schmerzbewältigungstechniken können Teil der Therapie sein.

13.5.3 Gemeinsamkeiten psychologisch-psychotherapeutischer Verfahren

Bei den meisten psychologisch-psychotherapeutischen Therapieverfahren lassen sich bestimmte Gemeinsamkeiten feststellen, die unabhängig von

spezifischen Techniken offensichtlich grundlegend für ihre Effizienz bei chronischen Schmerzen sind.
1. Schmerz ist kein rein sensorisches Ereignis, dessen Kontrolle außerhalb der Person liegt. Wie bei anderen Belastungen kann der Betroffene ihn als Herausforderung betrachten, bereits vorhandene Bewältigungsstrategien zu nutzen oder neue Strategien zu erwerben.
2. Der Patient kann das Schmerzgeschehen durch eine Vielzahl von Bewältigungsstrategien aktiv beeinflussen und ist nicht nur passiv auf Hilfe von Außen angewiesen.
3. Der Therapeut ist Mitarbeiter, Unterstützer und Förderer der Möglichkeiten des Patienten, der sein Expertenwissen dem Patienten zur Verfügung stellt und gemeinsam mit dem Patienten neue Strategien ausprobiert, bewertet und verbessert.
4. Im Mittelpunkt steht die Erhöhung der Kompetenz des Patienten im Umgang mit dem Schmerz, eine Steigerung der Lebensqualität mit/trotz Schmerz.
5. Die Patienten müssen die Behandlungsprinzipien genau nachvollziehen können, um zu Hause selbständig zu üben und zu handeln und das neu Erworbene oder Verbesserte in ihrem Alltag einzusetzen. Der Patient wird quasi zum eigenen Therapeuten.

Körpersignale, deren Höhe und Veränderungen vom Betroffenen nur schwer wahrnehmbar sind, werden mit technischen Hilfsmitteln erfasst, in sichtbare oder hörbare Signale umgewandelt und so für die Person unmittelbar erfahrbar gemacht.

13.5.3 Grundlagen und Methoden psychologischer Schmerztherapie

Chronische Schmerzen erfordern wie jede Krankheit vom Betroffenen psychosoziale Anpassungsprozesse, eine aktive Auseinandersetzung damit und Formen der aktiven Bewältigung (Coping), deren Ge- oder Misslingen sich auf den Krankheits- und Behandlungsverlauf und die Lebensqualität des Betroffenen auswirken. Wurde bisher den aktiv bewältigenden Strategien im Sinne einer Schmerzverringerung oder -beseitigung besondere Bedeutung zugemessen, kommen neuere Untersuchungen zu dem Ergebnis, dass diese Zielsetzung für einen Teil der Schmerzpatienten zu einem ungünstigen Stil der Auseinandersetzung mit dem bestehenden Schmerzproblem führen und zu Enttäuschung und Verstärkung des Schmerzproblems beitragen kann,[40] eine akkomodative, flexible Bewältigung im Sinne von Akzeptanz, Umbewertung der Situation und Konzentration auf erreichbare Ziele im Sinne eines aktiven, an den Schmerz angepassten Lebensstils eine günstige Strategie in der Schmerzbewältigung darstellen kann.[38] Das Erreichen von Akzeptanz des Schmerzproblems ist häufig mit starken Trauerreaktionen verbunden.

Es lassen sich drei grundlegende Ansätze der psychologischen Schmerzbehandlung mit den dazugehörigen Behandlungsmethoden unterscheiden: der psychophysiologische, der „klassisch"-verhaltenstherapeutische und der kognitiv-verhaltenstherapeutische Ansatz.[34]

Der psycho-physiologische Ansatz

Der psycho-physiologische Ansatz basiert auf der Annahme einer Störung psycho-physiologischer Regulationsmechanismen. Entspannungstrainings als Gegenregulation stellen eine Basistherapie für alle Schmerzpatienten dar. Häufig steht das Einüben von Entspannung am Anfang von Schmerzbewältigungstrainings oder verhaltenstherapeutischer Schmerztherapie.

Gerade für Schmerzpatienten ist die Progressive Muskelentspannung nach *Jacobson* am besten geeignet, da sie auch für schmerzgeplagte Menschen leicht zu erlernen ist und die Wirkung für den Übenden relativ schnell spürbar ist.

Es kann einzeln eingesetzt werden, aber auch mit anderen Verfahren wie Biofeedback (Tab. 13-13), Atemregulation, Imagination (gelenkte Phantasien) kombiniert werden.

Tab. 13-11 Merkmale von Entspannungstrainings.

Entspannungstrainings
• reduzieren den Schmerz verstärkende Verspannungen,
• erleichtern die Wahrnehmung von Spannung in der Muskulatur (eine bei Schmerzpatienten häufig zu beobachtende fehlende Sensibilität für Körpervorgänge kann zu Überlastung und somit zu noch mehr Schmerz führen),
• lenken vom Schmerzerleben ab,
• vermitteln die Erfahrung, selbst etwas gegen den Schmerz und Stress tun zu können, und
• fördern einen gelasseneren Umgang mit Schmerz und Stress.

Beim Biofeedback Verfahren werden Messwerte von Körperfunktionen (Muskelspannung, Atemfrequenz, Hautwiderstand oder Dehnung der Schläfenarterie bei Migräne, Hauttemperatur) in optische oder akustische Signale umgewandelt und damit wahrnehmbar gemacht. Es handelt sich also in erster Linie um ein Wahrnehmungstraining. Der Patient kann damit sein Körpergefühl steigern und so in die Lage versetzt werden, zunächst unter Anleitung, später selbständig seine Körperfunktionen aktiv zu beeinflussen. Im Grunde genommen stellt das Verfahren eine – häufig motivationsfördernde – Ergänzung zu Entspannung und Imagination dar.

Ein anschauliches Beispiel für eine Biofeedback-Behandlung bei CMD findet sich bei Heuser.[22] Prinzipiell gibt es kaum Kontraindikationen für Entspannungsverfahren und Biofeedback. Patienten mit Psychosen, Depressionen, ängstlich-hypochondrischer Selbstbeobachtung oder Zwängen sollten es nur in modifizierter Form bei einem sehr erfahrenen Therapeuten erlernen.

Was ist bei Entspannungsverfahren sonst noch zu beachten?
- Generell handelt es sich um Übungsverfahren, die tägliches häusliches Üben erfordern.
- Kompetente Anleitung ist wichtig, da es beim Üben zu einer Reihe von Missempfindungen kommen kann. Diese weisen zwar meist auf eine Umstellung des Organismus auf eine entspannte Reaktionslage hin, müssen aber sorgfältig besprochen werden, ebenso wie Probleme beim häuslichen Üben.

Tab. 13-12 Merkmale der Progressiven Muskelentspannung nach Jacobson.

Progressive Muskelentspannung nach Jacobson
• wissenschaftlich erprobtes Übungsverfahren
• leicht erlernbar
• überall und ohne Hilfsmittel einsetzbar
• keine Nebenwirkungen
• dämpft seelische und körperliche Stressreaktion
• verringert das Schmerzerleben, verringert schmerzbedingte Verspannungen, schärft das Bewusstsein für den Spannungszustand der Muskeln

Tab. 13-13 Merkmale von Biofeedbackverfahren.

Merkmale von Biofeedbackverfahren
• Einblick in einfache biologische Abläufe
• Verständnis für das Zusammenspiel verschiedener Körperfunktionen
• Erleben der persönlichen Körperreaktion auf bestimmte Anforderungssituationen
• gezielte Beeinflussung von Körperfunktionen durch sofortige Rückmeldung von Veränderungen dieser Funktionen mittels sichtbarer oder hörbarer Signale

Tab. 13-14 Ungünstiges Schmerzverhalten.

Ungünstiges Schmerzverhalten
• exzessives Schonverhalten (Gefahr der unnötigen Schwächung von Kraft, Ausdauer und Belastbarkeit sowie Mangel an befriedigenden Aktivitäten und an Selbstbestätigung)
• exzessives Jammern und Klagen, auch nonverbal (Gefahr der gedanklichen Fixierung auf die Schmerzen bis hin zur sozialen Isolation, der „Belohnung" der Schmerzen durch vermehrte Zuwendung und Aufmerksamkeit)
• mangelnde soziale Kompetenz (Gefahr der Belohnung des Schmerzes durch die damit verbundene Möglichkeit, dadurch Unangenehmes zu vermeiden oder Ziele zu erreichen)
• exzessiver Medikamentenkonsum (Gefahr des Medikamentenmissbrauchs und seiner Folgen)
• exzessive Inanspruchnahme des Gesundheitssystems (Gefahr iatrogener Schädigung und der sozialen Isolation, Kostenfaktor)

- Große Bedeutung kommt dem Transfer des Erlernten in den individuellen Alltag des Patienten zu. Dazu gehören ebenso die Erarbeitung von Kurzübungen wie auch der langfristige Verzicht auf direkte Anleitung oder Entspannungs-CDs.

Entspannungsverfahren, gezielt als Schmerzbewältigungsstrategien vermittelt, machen als niederschwelliges Angebot die Wirksamkeit psychotherapeutischer Maßnahmen erfahrbar.

Ein nicht neuer, aber neu erforschter und erfolgversprechender Ansatz ist das Achtsamkeitstraining oder die *Mindfulness Based Stress Reduction* (MBSR)[27]. Hier stehen geleitete Übungen zur Verbesserung der Körperwahrnehmung im Mittelpunkt, die bei regelmäßigem Training eine verbesserte Fähigkeit zur Entspannung bewirken. Sie sind leicht zu erlernen.

Der „klassisch"-verhaltenstherapeutische Ansatz

Der „klassisch"-verhaltenstherapeutische Ansatz basiert auf der Annahme, dass Schmerzverhalten durch klassische und/oder operante Konditionierung quasi erlernt wird.

Klassische Konditionierung: Tritt Schmerz als unwillkürliche, automatische Reaktion auf einen nozizeptiven Reiz in einer bestimmten Situation auf, so kann der Schmerz auch ohne den Reiz in einer ähnlichen Situation erneut auftreten.

Beispiele: Tritt Schmerz bei einer medizinischen Behandlung auf, so kann später allein der Anblick eines weißen Kittels oder der Geruch einer Arztpraxis dieselben Schmerzen auslösen. Viele Menschen, die Opfer von schmerzhafter Gewalt wurden, empfinden bei der Wahrnehmung bestimmter, mit der Gewaltsituation verbundener Merkmale erneut Schmerzen.

Operante Konditionierung: Über die Wirkung von Zuwendung und Aufmerksamkeit, aber auch durch den Wegfall von Unangenehmem erfährt der Patient unbewusst eine Belohnung seines Schmerzverhaltens. Schmerzen zu haben und zu zeigen wird so ein „erfolgreiches" Verhalten zur Bewältigung schwieriger Situationen.

Beispiele: Wenn Menschen, die schlecht „nein" sagen können, die Erfahrung machen, dass sie nur bei Schmerzen Forderungen ablehnen oder Unangenehmes vermeiden können, wird der Schmerz quasi belohnt.

Über operante Mechanismen erworbenes Schmerzverhalten ist relativ veränderungsresistent, da der Patient neue Verhaltensweisen finden muss, mit denen er diese Vorteile leichter bekommt als

Tab. 13-15 Ziele verhaltenstherapeutischer Interventionen.

Ziele verhaltenstherapeutischer Interventionen
• Erhöhung bzw. Anpassung der körperlichen Aktivität inkl. Pausengestaltung unterhalb der Schmerzschwelle, Verbesserung der physischen Kondition
• Erhöhung der psychosozialen Aktivität
• Erhöhung der sozialen Kompetenz (Umgang mit Forderungen und Konflikten)
• Aufbau von adäquater Kommunikation (Alternativen zum Sprechen über Schmerzen als wesentlichem Bestandteil der Kommunikation)
• Kontrolle über die Medikamenteneinnahme, z. B. durch zeitkontingente Verabreichung (evtl. nach stationärem Entzug), Anleitung zur aktiven Schmerzbewältigung kann zur Reduktion der Medikamente beitragen
• Aufbau von befriedigenden Aktivitäten, Genusstraining

durch Schmerzen. Um Schmerzverhalten zu löschen oder alternative Verhaltensweisen zu erarbeiten, müssen häufig auch die Bezugspersonen in eine Behandlung miteinbezogen werden, besonders dann, wenn deutlich ist, dass ein Beziehungssystem durch die Schmerzen stabilisiert wird.

Im Mittelpunkt verhaltenstherapeutischer Interventionen steht die Beeinflussung unangemessenen Schmerzverhaltens und weniger des Schmerzes selbst.

Therapeutisches Vorgehen: Zunächst wird dem Patienten der Einfluss von Lernmechanismen auf das Schmerzgeschehen vermittelt. Der Patient lernt über gezielte Selbstbeobachtung, z. B. durch ein Schmerztagebuch, die den Schmerz auslösenden und aufrechterhaltenden, aber auch die lindernden Faktoren zu identifizieren. Da dieses Wissen für eine Veränderung nicht ausreicht, kann nur systematisches Üben erworbenes Verhalten verändern und neu Gelerntes verfestigen. Unter fachlicher Anleitung lernt der Patient, dass er sein Verhalten aktiv verändern kann. Dazu gehören Selbstbeobachtung, Rollenspiele, Verhaltensübungen, „Hausaufgaben", Anleitung zur Selbstbelohnung.

Entscheidend für den Erfolg ist, dass die bewusste Kontrolle allmählich wegfällt und alternative Verhaltensweisen zunehmend „automatisch" im Alltag eingesetzt werden.

Der kognitiv-verhaltenstherapeutische Ansatz

Der kognitive Ansatz geht davon aus, dass Menschen ihr Handeln und Fühlen vornehmlich nach ihrer subjektiven Wahrnehmung und Bewertung ausrichten und nicht nach objektiven Merkmalen von Ereignissen. Neben dem Schmerzverhalten bestimmten kognitive (gedankliche) Bewertungen das Schmerzerleben. Dysfunktionale, d. h. depressive, katastrophisierende, resignierende und fatalistische Einstellungen und innere Selbstgespräche, die im Zusammenhang mit dem Schmerz, aber auch mit der Leistungsfähigkeit auftreten, erschweren oder behindern eine adäquate Schmerzbewältigung (Coping). Negative Erwartungen in Bezug auf Heilungschancen und der Fähigkeit, selbst etwas gegen den Schmerz tun zu können, erzeugen Hoffnungslosigkeit und eine passive Behandlungserwartung bis hin zu Angst und Depressionen.

Beispiele: „Bei Schmerzen hilft nur Ruhe", „Schmerzen sind Zeichen einer fortschreitenden Erkrankung", „Trotz Schmerz muss man zu Ende bringen, was man angefangen hat", „Alles wird immer schlimmer", „Bei Schmerz kann nur der Arzt helfen", „Es muss eine Ursache gefunden werden", „Ich bin ein hoffnungsloser Fall" etc.

Tab. 13-16 Therapeutisches Vorgehen in der Kognitiven Verhaltenstherapie.

Therapeutisches Vorgehen in der Kognitiven Verhaltenstherapie
• Erarbeitung eines individuellen Schmerzmodells, das den Zusammenhang zwischen Gedanken und Bewertungen, Gefühlen, Verhalten und Schmerzerleben einbezieht
• Vermittlung von Entspannungstechniken
• Anleitung zur Identifikation schmerzverstärkender und -lindernder Bedingungen über gezielte Selbstbeobachtung
• Vermittlung von Ablenkungstechniken
• Anleitung zum Erkennen dysfunktionaler und entmutigender Selbstgespräche
• Analyse der Überzeugungen zur Kontrollierbarkeit und zu den Ursachen des Schmerzes
• Anleitung zu gezielten Veränderung von Selbstgesprächen in solche, die die aktive Schmerzbewältigung fördern
• Aufbau von mit dem Schmerz nicht vereinbaren Verhaltensweisen
• Verbesserung der sozialen Kompetenz
• Förderung der Genussfähigkeit
• Aufbau von Problemlöse- und Stressbewältigungsfähigkeiten
• Transfer des Erlernten in den individuellen Alltag des Patienten

Die Hauptaktivität in der Therapie liegt beim Patienten, der im Verlauf der Therapie immer mehr in die Rolle des Experten für seinen Schmerz geleitet wird.

Acceptance-Commitment-Therapie (ACT)

Ein neuerer verhaltenstherapeutischer Ansatz ist die Acceptance-Commitment-Therapie (ACT).[21] Im Unterschied zu vielen anderen Ansätzen geht es bei der ACT nicht um die Veränderung kognitiver und emotionaler Inhalte, sondern um die Veränderung von Kontextbedingungen, die die Wirkung von Gedanken und Emotionen bestimmen. Dazu dienen einerseits Techniken, die Akzeptieren und Loslösung statt Veränderung von unerwünschten Gefühlen und Gedanken betonen. Andererseits werden existenzielle Lebensziele erarbeitet, um die Motivation zu engagiertem und entschlossenem Handeln zu fördern und ein wert- und sinnvolles Leben zu ermöglichen. Ein bisher allerdings nur in den USA empirisch überprüftes Behandlungsmanual[3] für chronische Schmerzen haben Dahl und Lundgren vorgelegt.[4]

13.5.4 Sonstige Therapieverfahren und Techniken

Eingebettet in eine Selbstmanagementtherapie (s. oben) bei chronischem Schmerz auf kognitiv-verhaltenstherapeutischer Grundlage können auch Einzeltechniken wie Hypnose, Hypnotherapie nach *Milton H. Erickson* (s. Kap. 14) oder das Neurolinguistische Programmieren (NLP) zum Einsatz kommen.

Tiefenpsychologisch orientierte Schmerzbehandlungen lassen zwar neurophysiologische Grundlagen des Schmerzes außer Acht und folgen empirisch schwer prüfbaren Hypothesen, haben aber deshalb in der psychologisch-psychotherapeutischen Schmerzbehandlung ihren Platz, weil sie sich mit biografischen Aspekten und der Entwicklung der Persönlichkeit als Determinanten der Schmerzauslösung und Konfliktbewältigung beschäftigen.[10] Allerdings bringen viele chronische Schmerzpatienten nicht die nötigen motivationalen und introspektiven Voraussetzungen dafür mit. Es werden auch keine Strategien zur direkten Schmerzbeeinflussung angeboten.

Solche Verfahren können aber zum Einsatz kommen bei Vorliegen einer tieferen psychischen Störung im Rahmen einer Psychotherapie bei Schmerz (s. oben).

13.5.5 Zur Effektivität psychotherapeutischer Verfahren bei CMD

In einer neuen Übersichtsarbeit[46] werden kognitive Verhaltenstherapie, progressive Muskelentspannung und Biofeedback als empfehlenswert zur Behandlung der CMD eingestuft. Dabei scheint eine Kombination von Verhaltenstherapie mit Okklusionsschiene, Aufklärung und Physikalischer Therapie zur Schmerzbehandlung als effektiv. Nach einem Jahr zeigte sich die Verhaltenstherapie jedoch überlegen. Metaanalysen belegen eine gute Effektivität von EMG-Biofeedback.[32] Bei einem Ein-Jahres-Follow-up erwies sich eine Kombination von Biofeedback mit Entspannung und kognitiver Verhaltenstherapie in Bezug auf die Verringerung von Schmerzintensität und schmerzbezogener Beeinträchtigung als erfolgreicher.[32] Es gibt empirische Hinweise, dass das Erlernen von Stressbewältigungstechniken einen günstigen Einfluss auf das Spannungsverhalten bei CMD-Patienten hat.[49] *Korn* weist jedoch mit Recht darauf hin, dass die Wirkmechanismen von Biofeedback auf CMD noch weitgehend ungeklärt sind.[32] Die Ergebnisse deuten darauf hin, dass verschiedene psychotherapeutischer Ansätze einzeln oder in Gruppen mit einer zahnärztlichen Behandlung kombiniert werden können und sollten.[39]

13.6 Zusammenfassung

Auch wenn die Studienlage hinsichtlich CMD-spezifischer psychotherapeutischer Verfahren noch uneinheitlich ist, ermöglicht ein Wissen über bio-psycho-soziale Einflussfaktoren und psychologisch-psychotherapeutische Behandlungsmöglichkeiten dem Zahnarzt ein tieferes Verständnis des Menschen mit CMD, der sich in seine Behandlung begibt. Eine frühzeitige Einbeziehung psychosozialer Aspekte in die Diagnostik erspart frustrane Therapieversuche und bei vorhandenen psychosozialen Problemen und kann Einflussfaktoren die Motivierung des Patienten, sich psychotherapeutische Unterstützung zu suchen, wesentlich erleichtern. Das dient nicht nur dem Patienten sondern auch dem Zahnarzt selbst, der sich durch eine Erweiterung seiner Sichtweise und psychosozialen Kompetenz besser vor einem „Ausbrennen" (Burn-out) durch die häufig frustrane Behandlung dieser Patientengruppe schützen kann.

Vor dem Hintergrund der Erkenntnis, dass die Therapie der CMD von Anfang an ein interdisziplinäres Vorgehen verlangt, erscheint es mir wichtig, der Psyche und der Psychotherapie etwas von dem Hauch des „Nebulösen" zu nehmen und sie für Behandler und Patienten transparenter zu machen.

Liegt also bei einem CMD-Patienten eine ausgeprägte psychosoziale Belastung vor (GCPS-Grad III oder IV), also eine deutliche Beeinträchtigung durch die Schmerzen in den Aktivitäten des täglichen Lebens, sollte dies dem Patienten zusammen mit dem Hinweis zurückgemeldet werden, dass er in einer Psychotherapie lernen kann, diese Beeinträchtigung zu reduzieren, mit Stress und Schmerz besser umzugehen und wieder mehr Lebensqualität zu erlangen.

13.7 Anhang

Die folgenden Fragen für Patienten sollen die Entscheidung erleichtern, den Patienten einem psychologischen Psychotherapeuten zuzuweisen:
1. Wie hoch ist Ihre private oder berufliche Stressbelastung?
2. Gibt es besondere Vorkommnisse in Ihrem privaten oder beruflichen Umfeld?
3. Knirschen Sie nachts mit den Zähnen oder pressen Sie diese stark aufeinander?

13.8 Literatur

1. Bell HW. Nonsurgical management of the pain-dysfunction syndrome. J Am Dent Assoc 1969;79:161.
2. Callahan C. Stress, coping, and personality hardiness in patients with temporomandibular disorders. Rehabil psychol 2000;45:38-48.
3. Dahl J, Wilson KG, Nilsson, A. Acceptance and Commitment Therapy and the Treatment of Persons at Risk for Long-Term Disability Resulting From Stress and Pain Symptoms: A Prelimary Randomized Trial. Behav Ther 2004;35:785-801.
4. Dahl J, Lundgren, T. Living beyond your pain. Using acceptance & commitment therapy to ease chronic pain. New Harbiger Oakland, 2006.
5. Demmel HJ. Der „merk-würdige" Patient in der zahnärztlichen Praxis. Zahnärztl Mitt 2006;96(1):29-31.
6. Desjatnikov VF, Nikitina TV, Chartulari NI, Pavlova II. Pain indental patients as an expression of depression. Quintessence Int 1978;9:81.
7. Dillmann UP, Nilges H, Saile HU. Gerbershagen: Behinderungseinschätzung bei chronischen Schmerzpatienten. Schmerz 1994;8:100-10.
8. Dworkin SF. Temporomandibular disorders: a problem in health care. In: Gatchel RJ, Turk DC. Psychosocial factors in pain. New York: Guilford; 1999. p. 213-26.
9. Dworkin SF, LeResche L. Research diagnostic criteria for temporomandibular disorders: review, criteria, examinations and specifications, critique. J Craniomandib Disord 1992;6:301-55.
10. Egle UT, Nickel R, Hoffmann SO. Psychodynamische Therapie bei chronischem Schmerz. In: Kröner-Herwig B, Frettlöh J, Klinger R, Nilges P. Schmerzpsychotherapie, Heidelberg: Springer; 2007. p. 617-24.
11. Epker J, Gatchel RJ. Coping profile differences in the biopsychosocial functioning of patients with temporomandibular disorder. Psychsom Med 2000;62:69-75.
12. Ferrando M, Andreu Y, Galdón MJ, Durá E, Poveda R, Bagán JV. Psychological variables and temporomandibular disorders: distress, coping, and personality. Oral Surg, 98, 153-160, 2004.
13. Fishbain DA, Cutler R, Rosomoff HL, Rosomoff RS. Chronic pain-associated depression: antecedent or consequence of chronic pain? A review. Clin J Pain 1997;13:116-37.
14. Flor, H. Psychologie des Schmerzes. Bern: Huber; 1990.
15. Fordyce WE. Pain viewed as learned behaviour. Adv Neurol 1974;4:415-22.
16. Geissner E. Die Schmerzempfindungsskala. Göttingen: Hogrefe; 1996.
17. Harris S, Morley SJ, Barton SB. Role loss and emotional adjustment in chronic pain. Pain 2003;105:363-70.
18. Hasenbring M, Pfingsten M. Psychologische Mechanismen der Chronifizierung. In: Kröner-Herwig B, Frettlöh J, Klinger R, Nilges P. Schmerzpsychotherapie. Berlin: Springer; 2007. p. 103-22.
19. Hathaway KM. Evaluation and management of maladaptive behaviors und psychological issues in temporomandibular disorder patients. Dent Clin North Am 1997;41:341-54.
20. Hautzinger M, Bailer M. Allgemeine Depressionsskala. Weinheim: Beltz; 1995.
21. Hayes S, Strosahl K, Wilson K. 2004. Akzeptanz- und Commitment-Therapie – Ein erlebnisorientierter Ansatz zur Verhaltensänderung. München: CIP-Medien; 2004.
22. Heuser, J. Temporomandibuläre Dysfunktion und Bruxismus: Biofeedback als Therapiebaustein. In: Kröner-Herwig B, Franz C, Geissner E. Praxisfeld Schmerztherapie. Stuttgart: Thieme; 1999.
23. Hofstätter PR. Psychologie. Frankfurt: Fischer; 1973.
24. John M. Mehrdimensionaler Therapieerfolg für schmerzhafte kraniomandibuläre Dysfunktionen. Dtsch Zahnärztl Z 1999;54:391-5.
25. John M. Stellungnahme des Arbeitskreises Epidemiologie in der DGZMK in Zusammenarbeit mit der Arbeitsgemeinschaft für Funktionslehre in der DGZMK zu epidemiologischen Studien über kraniomandibuläre Dysfunktionen (CMD); 2000. URL:http://www.dgzmk.de/index.php?site=Der%20Arbeitskreis%20Epidemiologie
26. Johnke, G. Psychische Aspekte dentaler Parafunktionen. Hannover: Schlüter; 2000.

27. Kabat-Zinn J. Gesund durch Meditation. Frankfurt: Barth; 2005.
28. Kanfer FH, Reinecker H, Schmelzer D. Selbstmangement-Therapie. Springer: Berlin; 2004.
29. Kieseritzky, K. Das bio-psycho-soziale Schmerzmodell und psychologische Diagnostik. In: Kayser H, editor. Behandlung chronischer Schmerzzustände in der Praxis. Bremen: Uni-Med; 2001. p. 27-32.
30. Klinger R, Hasenbring, M, Pfingsten M, Hürter A, Maier C, Hildebrandt J. Die Multiaxiale Schmerzklassifikation (MASK) Band 1: Psychosoziale Dimension – MASK-P. Hamburg: Deutscher Schmerzverlag; 2000.
31. Von Korff M, Ormel J, Keefe FJ, Dworkin SF. Grading the severity of chronic pain Pain 1992;50:133-149. http://www.drk-schmerz-zentrum.de.
32. Korn, HJ. Biofeedback und zahnmedizinische Behandlungsansätze bei temporomandibulären Störungen und Bruxismus. Verhaltenstherapie 2005;15:94-102.
33. Kröner-Herwig B, Deneke H, Glier B, et al. Qualitätssicherung in der Therapie chronischen Schmerzes. Schmerz 1996;10:47-52.
34. Kröner-Herwig B, Frettlöh J, Klinger R, Nilges P. Schmerzpsychotherapie. Berlin: Springer; 2007.
35. Kröner-Herwig, B. Die Schmerzpersönlichkeit – eine Fiktion? In: Kröner-Herwig B, Frettlöh J, Klinger R, Nilges P. Schmerzpsychotherapie. Berlin: Springer; 2007. p. 141-150.
36. Linton SJ. A review of psychological risk factors in back and neck pain. Spine 2000;25:1148-56.
37. Lipton J, Dworkin S, Marbach J, Gold S, Gurion B. Psychosocial considerations in the MPD-syndrome. J Dent Res 1974;53(special issue):127.
38. McCracken LM, Eccleston C, Keefe FJ. A prospective study of acceptance of pain an patient functioning with chronic pain. Pain 2005:109;164-9.
39. Nilges P. Psychosoziale Faktoren bei Gesichtsschmerz. Schmerz 2002;16:365-72.
40. Nilges P, Köster B, Schmidt CO. Schmerzakzeptanz – Konzept und Überprüfung einer deutschen Fassung des Chronic Pain Questionaire. Schmerz 2007;21:57-67.
41. Nilges P, Traue H. Psychologische Aspekte des Schmerzes. Verhaltensther Verhaltensmed 2007;28:302-22.
42. Nilges P. Die psychosoziale Seite des Schmerzes. Zahnärztl Mitt 2000;10:66-73.
43. Pfingsten M. Behandlung von Rückenschmerzen als Angsttherapie. PiD 2005;6:52-8.
44. Rugh JD, Solberg WK. Psychological implications in temporomandibular pain and dysfunction. Oral Sci Rev 1976;7:3-30.
45. Schindler HJ, Türp JC. Kiefermuskelschmerz - Neurobiologische Grundlagen. Schmerz 2002;16:346-54.
46. Schindler HJ, Türp JC, Sommer C, Kares H, Nilges P, Hugger A. Therapie bei Schmerzen der Kaumuskulatur. Schmerz 2007;21:102-55.
47. Schliehe F, Vogel H. Weiterentwicklung der Rehabilitation in der gesetzlichen Rentenversicherung. In: Verband deutscher Rentenversicherungsträger, editor. Klinische Psychologie in der Rehabilitationsklinik, Bd. 5. Modelle der Rehabilitation – psychologischer und gesellschaftlicher Kontext. Frankfurt: Selbstverlag; 1992.
48. Schmitt N, Gerbershagen HU. The Mainz Pain Staging System (MPSS) for chronic pain. Pain 1990;41(Suppl 1);S484.
49. Schüz B, Kanzlivius B, Peroz I. Stress, Stressverarbeitung und kraniomandibuläre Dysfunktion. Schmerz 2006;20:490-7.
50. Turk DC, Okifuji A, Scharff L. Chronic pain and depression – role of perceived impact and perceived control in different age cohorts. Pain 1995;61:93-101.
51. Türp JC, Nilges P. Diagnostik von Patienten mit chronischen orofazialen Schmerzen. Die deutsche Version des "Graded Chronic Pain Status". Quintessenz 2000;51:721-7.
52. Türp JC, John M, Nilges P, et al. Schmerzen im Bereich der Kaumuskulatur und Kiefergelenke. Schmerz 2000:14;416.
53. Türp JC, Hugger A., Nilges P, et al. Aktualisierung der Empfehlungen zur standardisierten Diagnostik und Klassifikation von kaumuskel- und Kiefergelenkschmerzen. Schmerz 2006;20:481-9.
54. Türp JC, John M, Nilges P, Jürgens J, et al. Empfehlungen zur standardisierten Diagnostik und Klassifikation von Patienten mit Schmerzen im Bereich der Kaumuskulatur und Kiefergelenke. Schmerz 2000;14:416-28.
55. Türp JC, Marinello CP. Schmerzfragebogen für Patienten mit chronischen orofazialen Schmerzen. Quintessenz 2002;53:1333-40. (Download: http://qos.quintessenz.de/qos/downloads/schmerzfragebogen.pdf)
56. Wurmthaler C, Gerbershagen HU, Dietz G, Korb J, Nilges P, Schillig S. Chronifizierung und psychologische Merkmale - die Beziehung zwischen Chronifizierungsstadien bei Schmerz und psychophysischem Befinden, Behinderung und familiären Merkmalen. Zeitschr Gesundheitspsychologie 1996;4:113-36.
57. von Zerssen D. Die Beschwerden-Liste (B-L). Manual. Weinheim: Beltz; 1976.

Kapitel 14

Die Tranceinduktion bei der Behandlung der CMD

Christof Kohrs

14.1 Einleitung

Erst in der 2. Hälfte des 19. Jahrhunderts waren Pharmakologie und Medizin imstande, wirkungsvolle Analgetika zu entwickeln und zur Schmerzbekämpfung einzusetzen.[16] Davor gab es bereits Verfahren mentaler Schmerz- bzw. Befindlichkeitssteuerung, und die Hypnose spielte neben den europäischen Varianten der Akupunktur und sonstigen Naturheilkundeverfahren von jeher eine zentrale Rolle. Systematische Studien zu der Frage, wie sich die Wirkung der Hypnose von anderen Wirkmechanismen, beispielsweise von Placebo- oder Ablenkeffekten, von Entspannungsverfahren oder von der Endorphinausschüttung, unterscheiden lässt, sind allerdings erst seit Mitte des 20. Jahrhunderts durchgeführt worden.[20] Die zunehmende Anwendung und Akzeptanz von Hypnose in der zahnärztlichen Praxis zeigt, dass die effektive Nutzung mentaler Prozesse zur Schmerz- und Angstbewältigung oder zur Bewältigung der psychologischen Implikationen einer CMD das Vertrauen und die Kooperationsbereitschaft der Patienten fördert.[13]

Mithilfe verschiedener tranceauslösender Techniken werden hierbei im Patienten angst- und stresslösende oder -transformierende Gedanken und Vorstellungsbilder erzeugt, die sich an die Stelle der real ablaufenden Schmerzwahrnehmung setzen, indem sie das situative Bewusstsein des Patienten daran binden und als alternativ erlebter Seinszustand wirken.

Die inneren Ressourcen des Patienten sind daran entscheidend beteiligt, denn sie müssen angesprochen werden, damit die gewünschte Dissoziation der negativen Affekte oder Einstellungen erreicht werden kann.[18] Die Möglichkeiten reichen hier bis hin zur Veränderung physiologischer Parameter (z. B. zur Unterdrückung der Nachblutungsbereitschaft nach chirurgischen Eingriffen) und posthypnotischen Suggestionen (s. Abschnitt 14.4.4).

Im Grundsatz handelt es sich bei der Anwendung von Hypnose in der CMD-Therapie um ein Verfahren mit breiter Indikation im somatoformen Bereich. Insbesondere dient Sie der Förderung von lernbarer CMD-relevanter Selbstkontrolle. Die positiven Auswirkungen liegen in der Reduktion leidensbedingter Angstreaktionen und Stressbelastungen, sowie der Verringerung des Schmerzmittelverbrauchs. Dabei steht für die Empfänglichkeit für Suggestionen in der hypnotischen Trance – im Gegensatz zur generellen Suggestibilität eines Menschen – der Leidensdruck im Vordergrund.

14.2 Grundlagen der klinischen Hypnose

Die Bezeichnung als „Hypnose" (von griechisch hýpnos: „Schlaf") zeigt, dass das vorwissenschaftliche Verständnis die Hypnose als schlafartigen Zustand auffasste. Heute hingegen wird sie von Entspannung, Schlaf oder dem wachen Bewusstsein deutlich unterschieden, denn nach *Kossak* handelt es sich beim hypnotischen Hauptcharakteristikum, der Trance, um einen Zustand subjektiv veränderter Bewusstseinslage.[11] Daran binden sich sogenannte „Trancephänomene", vor allem das Dissoziieren von negativen Gefühlen und Vorstellungsinhalten, die im Rahmen der CMD-Behandlung genutzt werden.

Banayi und *Hilgard* beschreiben, dass hypnotische Trance sowohl durch Entspannung und die damit einhergehende Verschiebung des vegetativen Gleichgewichtes vom sympatikotonen zum vagotonen Zustand, als auch durch Anspannung und Bewegung ausgelöst werden kann.[3] Anders als die meditative Trance zur Ruhigstellung mentaler Vorgänge ist die hypnotische Trance nach *Fromm* und *Hurt* mit einer nach innen gerichteten Aufmerksamkeit verbunden, die entweder erweitert oder fokussiert sein kann und der Aktivierung zur Problemlösung oder Konfliktbearbeitung dient.[6] Die Bahnung erfolgt auf der Basis der hypnotischen

Beziehung, welche die vorübergehende Delegation der verantwortlichen Gestaltung der äußeren Umstände und mentalen Inhalte auf den Behandler überträgt, der damit zum Hypnotiseur wird.

14.2.1 Pacing und Leading

Vertrauen in der hypnotischen Behandlungsbeziehung entsteht, wenn der Patient merkt, dass der Therapeut ihn in seinen Reaktionen oder nonverbalen Äußerungen versteht, und ihm diese wie ein Spiegel zurückspielt (Feedback). Diese Form des Begleitens ist das Pacing, eine durch Beobachtung gewonnene Übersicht des momentanen Zustandes und dessen Zurückspiegelung an den Patienten mit dem Vertrauensgewinn, dass der Patient sich auch in seinen Ängsten, Verunsicherungen oder Aggressionen angenommen und verstanden fühlt.

Erst damit ist die Voraussetzung dafür geschaffen, dass der Patient die Führung des Behandlers z. B. in Form von Vorschlägen, Suggestionen, Hilfen, Bestätigung und Angeboten akzeptiert. Dieses Leading bedarf also der Bereitschaft des Patienten, die durch das Pacing geweckt und gefördert wird.

Hierzu stehen verschiedene verbale und nonverbale Möglichkeiten zur Verfügung.[20]

Die hypnotische Kommunikation geschieht am wirkungsvollsten unter Berücksichtigung der fünf Sinnesmodalitäten des Menschen (visuell, auditiv, kinästhetisch, olfaktorisch, gustatorisch; nach *Schmierer* und *Schütz* abgekürzt als VAKOG[20]) und ihrer individuell unterschiedlichen Bevorzugung. Pacing und Leading verlaufen so in größtmöglicher Einfühlsamkeit.

14.2.2 Rapport

Damit Pacing und Leading funktionieren, muss der Patient auch seinerseits Aufmerksamkeit und Hinwendungsbereitschaft dem Behandler gegenüber zeigen. Die Erzeugung dieses Rapportes ist bereits eine erste Anwendung von Pacing und Leading. Sie gelingt z. B. durch eine positive Bemerkung über den Patienten, die dessen positive Aufmerksamkeit, Zuwendung und Zustimmung zum Behandler erzeugt. Der Rapport ist erfolgreich hergestellt.

14.2.3 Utilisation

Alles, was anamnestisch über den Patienten in Erfahrung zu bringen ist, hilft, ihn genau dort anzusprechen, wo er vorstellungs- oder erwartungsmäßig hinsichtlich der Tranceinduktion steht. Vorwissen, Rollenerwartungen, aber auch Vorerfahrungen, Unsicherheiten und Verspannungen utilisiert (aufgreifen, um daran anzuknüpfen) der Behandler, um z. B. die bevorzugte Sinnes- und Wahrnehmungsmodalität, Reaktionsweise oder Zielvorstellung des Patienten zu berücksichtigen.

14.3 Stand der Forschung

Relevant für die Anwendung der hypnotischen Trance in der CMD-Behandlung ist in erster Linie der Bereich der Schmerzausschaltung bzw. -reduktion in subjektiv empfundener Hinsicht und auf der Grundlage objektiv nachweisbarer hirnphysiologischer Prozesse. Hierzu sind vor allem Veränderungen der eigenen Körperwahrnehmung im Verhältnis zu Zeit, äußeren motorischen Stimuli und neurophysiologischen Vorgängen untersucht worden, und es wurde deutlich, dass „hypnotische Phänomene mit mentalen Verarbeitungsmechanismen einhergehen, die sich von denen des Alltagsbewusstseins unterscheiden. Sie bilden schwerpunktmäßig einen Komplex aus erhöhter Fokussierung, Dissoziation von sensorischen und affektiven Anteilen der Erfahrung sowie implizitem Lernen und nichtdeklarativem Gedächtnis."[18]

14.3.1 Hirnphysiologische Erkenntnisse

Im Ergebnis zeigen die von *Revenstorf* erhobenen Befunde eine Korrelation zwischen hypnotischen Trancezuständen und einer Veränderung der Hirndurchblutung. So konnten bei Probanden in Trance Durchblutungssteigerungen insbesondere in aufmerksamkeits- und bewusstseinsregulierenden Strukturen des Gehirns beobachtet werden. Auch andere Regionen des Gehirns zeigten auffällige Veränderungen, die auf durch Trancezustände hervorgerufene spezifische hirnphysiologische Aktivierungsprozesse schließen ließen.[18]

14.3.2 Neurobiologische Erkenntnisse

Seit Ende der 90er-Jahre wurde durch die Anwendung moderner bildgebender Verfahren, wie PET (Positronenemissionstomografie), MRT (Magnetresonanztomografie) oder BOLD-MRT (*Blood Oxygenation Level Dependent*-MRT), ausführlich dargestellt und besprochen bei *Revenstorf*, gezeigt, dass die Neuroplastizität des Gehirns eine nachweisbare Veränderung durch hypnotische Trance erfährt.[18] Neuronale Aktivitäten in unterschiedlichen Hirnarealen waren signifikant erhöht, und der durch Trance veränderte Bewusstseinszustand korrelierte mit einer neurobiologisch nachgewiesenen Beeinflussung der Hirnfunktion.

Dabei ist bemerkenswert, dass in Trance gerade diejenigen neuronalen Verschaltungen aktiviert werden, die für den Bereich des impliziten Lernens von Bedeutung sind. Nach *Maquet* steht die Erkenntnis im Mittelpunkt, dass es bei der Nutzung impliziten Wissens und erlernter Fähigkeiten zu einer Abspaltung eines Anteils der handlungsbezogenen Eigenwahrnehmung kommt, der dann unbewusst durchgeführt und registriert wird.[11] Dieser Mechanismus ermöglicht in der Trancearbeit, dass implizites Wissen aktiviert und implizite Informationsverarbeitung stimuliert wird.

Erickson formuliert bereits 1939: „Werden Trancezustände [...] ausgelöst, so stellen sie [...] das Ergebnis von Ideen, Assoziationen, mentalen Prozessen und Kenntnissen dar, die bereits vorhanden sind und lediglich bei der betreffenden Person zum Leben erweckt werden."[8]

Dieses Erwecken funktioniert am besten, wenn die Suggestionen indirekt gehalten sind, sodass der in der Persönlichkeit archivierte und individuell unterschiedlich ausgeprägte Erfahrungsraum assoziativ erreicht wird. Nicht die explizite Dimension von Begrifflichkeit und deren Nachvollziehbarkeit sind wirksam, sondern das implizite Umsetzen der Suggestion anhand des vorhandenen Erlebten aktiviert die Fähigkeit eines jeden Patienten zur eigenen bestmöglichen Lösungsfindung.

Die zur Bewältigung von Schmerzen eingesetzte Hypnose bezieht damit ihre Effizienz nicht in erster Linie aus Ablenkungs-, Placebo- oder Endorphineffekten, sondern muss als davon zu unterscheidender mentaler Prozess verstanden werden. Hirnphysiologisch lässt sich die Dissoziation von affektiven und sensorischen Anteilen darstellen, und umfangreiches Studienmaterial bestätigt nach *Montgomery* die klinische Bedeutung der hypnotischen Analgesie.[14]

14.4 Die hypnotische Trance

Um die hypnotische Trance einordnen zu können, ist der gesamte hypnotische Prozess in den Blick zu nehmen. Abbildung 14-1 bietet hierzu eine Übersicht.

Kernstück der klinischen Hypnose ist die Trance, also derjenige veränderte Bewusstseinszustand, der sich sowohl vom Schlaf als auch von Entspannungszuständen charakteristisch unterscheidet[10] und hauptsächlich durch das Phänomen der Dissoziation mit daraus resultierenden (z. B. ideomotorischen) Reaktionsweisen wirksam wird. Durch eine Aufmerksamkeitslenkung nach innen gelingt

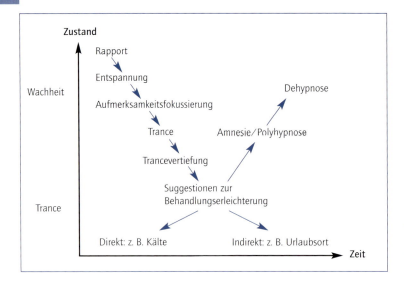

Abb. 14-1 Schematischer Ablauf einer Hypnose (nach Schmierer/Schütz).[20]

nicht nur der Zugang zu verdrängten Erinnerungsinhalten leichter. Auch die Induzierbarkeit bzw. Vorstellungsmöglichkeit kognitiver, affektiver und sensorischer Inhalte erfährt eine deutliche Vertiefung und Intensivierung.

Wo findet dies alles statt? Welches Wiedererkennungsmedium primärprozesshafter Appellation durch den Hypnotiseur kann dem Patienten angeboten werden? *Peter* führt hier den Begriff des „therapeutischen Tertiums" ein, wonach das Unbewusste des Patienten als Metapher des Ortes von induzierten Lern-, Vorstellungs-, oder Erinnerungsprozessen fungiert und als „Projektionsfläche für ungenutzte Möglichkeiten des Patienten" dient.[15]

So können intern ablaufende verändernde Prozesse projektiv nach außen verlagert werden und mittels der Hoffnung des Patienten in die Funktionstüchtigkeit seines „Unbewussten" katalysiert werden. Der Kniff dabei ist, dass der Patient auf sich selbst zurückbezogen bleibt, denn er rekurriert auf sein eigenes Unbewusstes, nicht etwa auf dasjenige des Therapeuten (z. B. auf dem Wege unbewusster Übertragung). Damit bleibt der Patient vom Hypnotiseur unabhängig.

14.4.1 Trancephänomene

Das Charakteristische an Trancephänomenen ist, dass sie sich zwar unwillkürlich und in verselbstständigter Form vollziehen, aber dennoch der mentalen Kontrolle unterworfen bleiben. Deshalb können sie nach *Peter* „hervorgerufen, verstärkt, abgeschwächt, moduliert und beendet werden".[15]

Die therapeutisch relevanten Trancephänomene lassen sich nach *Revenstorf* im Wesentlichen in vier Bereiche einteilen:[18]

- *perzeptive und sensorische Prozesse*, zu denen u. a. die Analgesie/Anästhesie gehört,
- *kinästhetische und motorische Phänomene*, zu denen unter anderem die Katalepsie und Levitation gehören,
- *kognitive Phänomene*, wie posthypnotische Suggestion oder Amnesie, und
- *physiologische Reaktionen*, z. B. die vegetative Umschaltung.

14.4.2 Die Ressourcen des Patienten

Die Herbeiführung und die Nutzung der Trancephänomene hängt von der Möglichkeit ab, auf im Patienten individuell vorhandene Ressourcen zuzugreifen, wie es das zentrale Konzept der Utilisation (s. Abschnitt 14.2.3) beschreibt. Nach *Erickson* setzt sich jede Eigenschaft eines Menschen aus spezifischen Begabungen, Geschicklichkeiten und Lernentwicklungen zusammen, auf die im Sinne individueller Ressourcen zurückgegriffen werden kann, um Veränderungen zu intendieren.[7]

Das Therapieziel entscheidet darüber, welche der im Patienten liegenden Möglichkeiten, die zwar vorhanden sind, aber unter dem gegenwärtigen Selbsterleben des Patienten bisher nicht genutzt werden können, utilisiert werden. Bloße Veränderungsappelle in Form direkter Suggestionen sind nahezu unwirksam und damit kaum dazu geeignet, neue Erfahrungen oder Verhaltensweisen hervorzurufen. Dies gelingt nur, wenn die gewohnten Muster durchbrochen werden. Erst diese Destabilisierung bewirkt, dass die immanenten Ressourcen zur Freisetzung neuer Gestaltungskräfte leichter zugänglich werden. Eine solche Durchbrechung der gewohnheitsmäßig verankerten Muster stellt die Trance dar.

14.4.3 Die hypnotische Beziehung

Da sich die Utilisation an die Individualität des Patienten knüpft, ist eine kooperative Beziehungsgestaltung erforderlich. Die Anwendung von hypnotischer Trance, der Auftrag und die Zielsetzung werden gemeinsam mit dem Patienten festgelegt, und der Hypnotiseur versichert sich des Verstehens und der Zustimmung des Letzteren, damit eine tragfähige Kooperation entsteht.

Das hypnotische Arbeitsbündnis, der Rapport (s. Abschnitt 14.2.2) kann auch nonverbal gestaltet und gehalten werden. Aus Gründen der Beziehungssymmetrie ist es erforderlich, dass der Patient in demjenigen Kontext erkannt und abgeholt wird, der seiner aktuellen Verfassung entspricht, damit die weiteren Schritte gemeinsam gegangen werden können. Dieses Pacing kann verbal stattfinden. *Revenstof* spricht hier von einer „Ja-Haltung" (Yes-Set).[18]

Aber auch nonverbal sucht der Hypnotiseur die Abgleichung mit dem Patienten. Das nonverbale Pacing determiniert sich durch alle körpersprachlichen Ausdrucksmöglichkeiten, von der Körperhaltung bis zur Stimmführung. *Erickson* erwähnt insbesondere Atemmuster und Sprechrhythmus, die sich bei der Tranceinduktion synchronisieren lassen.[9] Beispielsweise können Patient und Therapeut ihren Einatemrhythmus so abstimmen, dass der Patient ausatmet, während der Therapeut spricht, und beide gleichzeitig einatmen. Dabei beobachtet der Therapeut, ob und inwieweit sich der Patient angleicht und nimmt gegebenenfalls die erforderlichen Modifikationen im eigenen Verhalten vor.

Mit dem Pacing wird die Bereitschaft des Patienten gefördert, nach einer entsprechen Induktion in Trance zu fallen.

14.4.4 Die Tranceinduktion in der Zahnmedizin

Die Vielfalt der Induktionsmethoden zwingt zur Begrenzung auf diejenigen Verfahren, die im zahnmedizinischen Anwendungskontext bei der CMD-Behandlung eine Rolle spielen.

Die Drei-Worte-Induktion[20]

Dieses Verfahren wird aufgrund seines stringenten Ablaufes im Praxisalltag bevorzugt genutzt, sodass es hier an erster Stelle stehen soll. Ausgangspunkt ist die Frage, wie die lösungsorientierten Ressourcen eines Patienten im zahnärztlichen Dialog entwickelt und in die angstbehaftete Behandlungssituation überführt werden können, wie diejenigen Fähigkeiten des Patienten genutzt werden können, die er selbst aus seinen Alltagserfahrungen mitbringt, die ihm aber im Behandlungsstuhl zunächst nicht zur Verfügung stehen.

Es soll also gelingen, die Lösungserfahrungen aus dem Alltag auf das CMD-bedingte Schmerz- und Stresserleben des Patienten zu beziehen. Zugleich soll sich die Bezugnahme auf drei Erfahrungsaspekte beschränken, damit ein tranceinduzierender Konzentrationseffekt gewährleistet ist. Für den Behandler bietet sich als Erinnerungsbrücke zu dieser Vorgehensweise die Grundfrage an „Was wäre, wenn ...?"

Zur Vorbereitung hierauf bedarf es einer speziellen suggestiven Fragetechnik, die im Sinne eines verbalen Pacings ergründet,
1. was der Patient aus seiner Sicht braucht, damit er seine Schmerzsituation weniger intensiv wahrnehmen kann,
2. was der Behandler aus Sicht des Patienten tun kann, damit die Intensität der Schmerzwahrnehmung abnimmt,
3. wie die Schmerzwahrnehmung aus Sicht des Patienten sein müsste, damit er sie als weniger intensiv erleben kann, und
4. was sich für den Patienten subjektiv ändern würde, wenn es gelänge, eine weniger intensive Schmerzwahrnehmung zu erfahren.

So wird der Patient in die für seine Ressourcen förderliche Lage versetzt, dasjenige mitteilen zu können, was ihm in der Behandlungssituation wertvoll und von Bedeutung ist.

Da es sich in vielen CMD-Fällen um eine angstbesetzte Schmerzproblematik handelt, repräsentieren die „drei Worte" im Sinne einer bewusst gewählten Begrenzung die Gegenerfahrung beispielsweise von Sicherheit, Selbstvertrauen oder Gelassenheit. Andere Problematiken bedürfen der Begrenzung auf andere „drei Worte".

Jetzt ist der Boden für die Frage nach der Alltagsressource bereitet: Welche Situation, in der er schon einmal von dieser Bedeutung oder subjektiven Werthaltigkeit profitiert hat, kennt oder erinnert der Patient?

Als nächstes muss die Ressource von der äußeren Erinnerung auf das Niveau der inneren sinnlichen Wahrnehmung gebracht werden. Das innere Erleben wird in seinen affektiven und emotionalen Qualitäten durch detailliertes Nachfragen und Beschreibenlassen intensiviert und die Trance durch Einspeisen der „drei Worte" (z. B. „Sicherheit", „Selbstvertrauen", „Gelassenheit") induziert und vertieft.[20]

Direkte Techniken

Die Darstellung der direkten Techniken zur Tranceinduktion kann aufgrund des Reichtums an Varianten nicht vollständig sein. Die folgende Auswahl will die Grundprinzipien nachvollziehbar machen und zu eigener Neugier und Phantasie anregen.

Fixationstechniken

Stellvertretend für die Fixationstechniken sei hier die Blickfixation erwähnt. Der Fixationspunkt kann ein Gegenstand (z. B. Kugelschreiber) sein, den der Patient konzentriert anstarrt. Im Verlauf wird er entweder infolge von Ermüdung die Augen schließen oder in eine Augenstarre (Augenkatalepsie) verfallen. Pacing und Leading führen fast immer zum Augenschluss. Anschließend kann die Trance vertieft werden. Vor allem Entspannungssuggestionen, mit anschließendem Lob oder einer Feedbackanweisung zur Vergewisserung hinsichtlich des am Patienten Beobachteten, führen zur angestrebten Trancetiefe.

Eine weitere Möglichkeit der Blickfixierung besteht darin, einen Finger des Behandlers in anstrengender Scheitelhöhenposition zu fixieren und der wiederholten Absenkbewegung Richtung Nasenwurzel zu folgen. Sowohl variierte Absenkungsgeschwindigkeiten, als auch der Schieleffekt beim Verfolgen des Fingers mit den Augen sind so anstrengend für die Augenmuskulatur, dass eine schnelle und starke Ermüdung mit Tranceinduktion erreicht wird.

Ähnliches kann in erstaunlich kurzer Zeit mit der Fixierung auf den Lichtkegel einer Taschenlampe erreicht werden („Turboinduktion").[21] Hier lautet die Anweisung, die Augen auf das Licht zu fixieren. Beim Schließen nach Aufforderung oder Ermüdung wird der Lichtkegel dann alternierend zwischen den Augen des Patienten bewegt, sodass durch entsprechendes Pacing die Trance sicher induziert wird. Da das Vorgehen den Patienten aufgrund schneller und überraschender Reize sehr stark fordert, bedarf es einer sehr genauen Kenntnis der Aversionen und Vorlieben des Patienten, sodass die Eignung des Verfahrens für die Hypnose im Hinblick auf Ängste und Zwänge sorgfältig individuell exploriert werden muss.[20]

Zählmethoden

Auch die Zählmethoden basieren letztendlich auf einer Aufmerksamkeitsfixierung, indem der mentale Prozess des Zählens mit der Fixierung auf eine Körperwahrnehmung, z. B. Kopfnicken oder Augenschließen, verknüpft wird. Beispielsweise kann der Patient bei 10, 20, 30 etc. mit dem Kopf nicken oder bei jeder geraden Zahl die Augen schließen, jeweils bis sich die Trance einstellt. Die einsetzende Augenermüdung wird bis zum resultierenden Augenschluss gepaced, die Trance setzt ein.

Indirekte Techniken

Wenn die Gefahr besteht, dass direkte Induktionstechniken Widerstände bis hin zur Verweigerung des Patienten hervorrufen, sind indirekte Methoden erforderlich, die den Patienten selbst herausfinden lassen, wie die Wege aus dem Problem heraus und hin zu einer Verhaltensveränderung aussehen könnten. Die innere Vorstellung von Selbstheilung, utilisiert und geweckt mit den Mitteln des Pacings und Leadings, steht dabei im Mittelpunkt. Im Prinzip folgt der Behandler denjenigen Reaktionen, die der Patient auf Suggestionen hin zeigt. Es entsteht eine Art hypnotischen Behandlungsdialoges mit dem Ziel des Trancezustandes.

So lässt sich die bildhafte Vorstellungscharakteristik primärprozesshaften Denkens (s. o.) nutzen, um Metaphern zu platzieren, auf die das Unbewusste wie auf Suggestionen reagiert, ohne dass das Bewusstsein sie als solche identifiziert. Gleichnisse, Anekdoten, Sinnsprüche, Märchen, Geschichten und Analogien sind Möglichkeiten, dem Patienten etwas indirekt mitzuteilen und damit innere Prozesse von Erleben, Fühlen, Handlungsimpulsen und anerkennenden Bestärkungen auszulösen, die letztendlich in lösungsorientierte Verinnerlichungen münden, deren Ziel in einer neuen, im Verhältnis zum Bisherigen veränderten Erfahrung besteht. Selbstheilungsinduzierende Veränderung, Korrektur oder Alternative mit der immanenten Chance eines verbesserten Seinszustand werden für den Patienten in Trance erlebbar.

Einstreutechnik („Seeding")

Hoffnung machen, Vertrauen bilden, Symptomschwere reduzieren, Heilungschancen in Aussicht stellen, veränderte Kontexte suggerieren geschieht in lockerer Gesprächs- oder Erklärungsatmosphäre, wobei die Suggestionen so gezielt und gleichzeitig so unverfänglich gestreut werden, dass sie als solche nicht erkannt werden. Das Bewusstsein ist fasziniert vom Rahmengeschehen und hat dadurch gar keine Chance, Vorbehalte an die unauffälligen Suggestionen zu binden, die bei direkter Vermittlung eventuell innere Widerstände erzeugen könnten.

Die verwendete verbale Technik ist das sogenannte „Seeding" und meint das Einstreuen von Begriffen, die aufgrund ihrer verwandtschaftlichen Bedeutungskonnotation als atmosphärische Vorprägung genutzt werden, um assoziativ die intendierte Trancevertiefung zu bahnen.[19]

Doppelinduktion

Aufmerksamkeit, die aus zwei Richtungen (z. B. durch Arzt und Helferin) gleichzeitig beansprucht wird, verliert ihre Gerichtetheit und gerät damit in einen Zustand der Überlastung, d. h. den Patienten überschwemmen mehr Informationen, als er verarbeiten kann. Das innere Archiv des Patienten hat in der Regel keine funktionierende Gleichzeitigkeitserfahrung, das Bewusstsein kommt sozusagen durcheinander, die Trance ist als Ausweichmanöver bzw. als eine Art Bewältigungsversuch gebahnt. Besonders Patienten, die innerlich bereits mit ihren Gedanken kreisen, lassen sich auf dieser Art gut „abholen" und nehmen die beidseitige Tranceinduktion durch ein Therapeutendoppel willig auf.

Behandler und Helferin können sich zudem noch die unterschiedlichen Eigenschaften der Gehirnhälften zunutze machen, indem beispielsweise der Arzt am rechten Ohr des Patienten vermehrt die linke Hälfte mit logischen Erklärungen und die Helferin am linken Ohr vermehrt die rechte Hälfte mit emotionalen Assoziationen ansprechen. Abwechselndes oder gleichzeitiges Sprechen führen zu dissoziativen Prozessen, der Patient gibt bald auf, zuzuhören, die Trance entsteht. Das *Pacing* hilft auch hier, den Patienten über die Richtigkeit seiner subjektiv als insuffizient erlebten Aufmerksamkeitslenkung zu beruhigen.

Konfusionstechnik

Stark kontrollierte Patienten betrachten sich und ihr Selbsterleben häufig aus einer überwiegend rationalen Perspektive. Um diese Vorrangigkeit zu therapeutischen Zwecken zu reduzieren, müssen mannigfaltige rationale Muster durch Irritation oder unerwartete Beanspruchung durchbrochen werden. Dies empfinden die Patienten als stark verunsichernd, und mit der Zunahme von Verunsicherung und Abneigung steigt die Motivation für Veränderungen. Die Aufforderung, jetzt in Trance zu gehen, hilft sozusagen als Ausweg aus dieser als unangenehm erlebten Situation.

Absurde, unerwartete Begriffsschöpfungen, bewusst fehlerhafte Benennungen, Dialoge mit betroffenen Körperteilen, Aufforderungen und Lob bezüglich Haltung, Geste oder Funktion des Patienten bzw. seines Körpers: dies alles bindet die Aufmerksamkeit des Patienten, führt zur erfolglosen Verständnissuche im Inneren, und muss schließlich dissoziiert werden. Informationsüberlastung oder Ablenkung des Bewusstseins bahnen hier die Trance. Insofern ist das Verfahren dem der Doppelinduktion nicht unähnlich, nur dass hier ein einzelner Therapeut agiert.

Vertiefungstechniken

Vertiefungstechniken werden dann angewendet, wenn der Trancezustand zwar induziert werden konnte, der Grad der Tiefe jedoch noch nicht ausreichend ist, um die erforderliche zahnärztliche Behandlung durchzuführen (s. Abschnitt 14.4.1). Von Bedeutung sind:

- *Fraktionierungen*:[19] Während einer leichten Trance wird der Patient „geweckt" und nach trancefördernden oder -hinderndem Erleben befragt, ohne dass die Trance als solche unterbrochen wird. Aus diesem Feedback erfolgen Pacing und Leading in eine vertiefte Form. Sollte dies nicht erfolgreich sein, wird der Patient abermals „geweckt" und befragt, was ihn an einer erweiterten oder vertieften Entspannung gehindert habe, und wieder werden diese Informationen durch Pacing und Leading eingespeist, um eine weitere Vertiefung der Trance zu induzieren. Der Kunstgriff besteht also darin, im gerade erreichten Grad der Trance ein Feedback zu erhalten, das zur Induktion einer Trancevertiefung genutzt wird, ohne dass der Patienten unter das aktuelle Niveau zurückfällt.
- *Direkte Suggestionen*: Ein Patient, dem die Trance bereits gelungen ist, kann durch weitere direkte Anweisungen in einen immer tieferen Entspannungszustand geführt werden, bis die erforderliche Trancetiefe erreicht ist.
- *Hypnotische Erfahrungen*: Mit Erstaunen erlebte Katalepsien, sonstige Trancephänomene, zuvor als unmöglich Eingestuftes beschleunigen und befördern die Suggestibilität und Trancebereitschaft.[19]

Posthypnotische Suggestion und Selbsthypnose

Die Implementierung verhaltens-, erlebens- oder befindlichkeitsbezogener Veränderungen in die Lebensvorgänge außerhalb der hypnotischen Trance wird durch Suggestionen bzw. Aufträge erreicht, die während der Trance eingeführt werden, um anschließend „im wirklichen Leben" Wirkung zu entfalten (posthypnotische Suggestion[18]).

Für die CMD-Behandlung bedeutet dies, dass der Patient den heilsamen Zustand, den er in der Trance erlebt hat, in den Alltagszustand mit hinüber nimmt und lernt, ihn dort wieder aufzurufen. Vor allem betrifft dieses Vorgehen Verspannungen oder Verkrampfungen der Kiefermuskulatur, die in Trance auf ein anderes Körperteil, bei Rechtshändern z. B. auf die rechte Hand, delegiert werden konnten. Dabei wird nicht die Funktion der Verspannung geklärt, sondern das unbewusste Bedürfnis nach Anspannung der Mundregion „entzogen" und sozusagen ersatzhalber in der rechten Hand verankert. Die posthypnotische Suggestion, auch als „Auftrag" bezeichnet, ist für den Patienten eine Art Erlaubnis oder Selbstanleitung dazu, dass die rechte Hand sich im Schlaf, also dann, wenn die bewusste Kontrolle über die subjektive Kieferverspanntheit aussetzt, zu einer festen Faust schließt und die Spannung aufnimmt. Verbunden damit wird die Folge, dass sich der übrige Körper vollkommen entspannen und erholen darf bzw. wird.

Zum Erreichen dieses Zweckes spielt die Selbsthypnose (Autohypnose) eine wichtige Rolle. Dabei kann die Tiefe einer Fremdhypnose nicht erreicht werden. Limitierende innere Faktoren sind individuelle Ängste, Zwänge oder Hemmungen, sowie äußere situative Einflüsse. So bleibt gewährleistet, dass die Rücknahme der Trance durch den Probanden selbst gelingt, sobald er mit seiner Aufmerksamkeit den umgekehrten Weg geht, nämlich von innen nach außen. Über welche Sinnesmodalität die Selbstinduktion der Trance am besten gelingt, zeigen Übung und Erfahrung.[20]

14.4.5 Indikationsbereich

Die Indikation zur Anwendung von Hypnose ergibt sich aus der Besonderheit, dass die von ihr gezeitigten Phänomene wie Katalepsie, Dissoziation und Affektabspaltung, negative Halluzinationen, Regression, Amnesie usw. pathologischen Erscheinungen nicht unähnlich sind.[18] Das besondere ist, dass diese Phänomene in der Trance herstellbar und umkehrbar sind.

Eine weitere Besonderheit ist von Bedeutung: Seelische Prozesse können körperliches Erleben auslösen, sodass die Hypnose eine „Brückenfunktion zwischen Medizin und Psychotherapie"[17] einnimmt. Aufgrund der psychovegetativen und damit psychoimmunologischen Ansprechbarkeit während der Trance können nach *Bongartz* Genesungs- und Symptomlinderungsprozesse eingeleitet werden.[4]

Somatoforme Schmerzstörungen, chronische Schmerzen, muskuläre Verspannungen und somit die unterschiedlichen Aspekte von CMD-assoziierten Beschwerden sind dadurch gut zugänglich, sodass das Erlernen der Tranceinduktion geeignet ist, in der Eigenanwendung durch den Patienten im Sinne einer Selbsthypnose praktiziert zu werden. Durch Visualisierung eines störungsbedingten Zustandes kann der Patient seine eigene physiologische Reaktionsbereitschaft oder -konditionierung beeinflussen, da sich die meisten Funktionen bildhaft als gegenständlich förderbar und aktivierbar vorstellen lassen.

14.4.6 Kontraindikationen

Bei den Kontraindikationen sind vier Problembereiche zu unterscheiden:
(1) absolute Kontraindikation (Psychosen),
(2) relative Kontraindikation (bestimmte Persönlichkeitsstörungen, z. B. Borderline- und narzisstische Störungen),
(3) posttraumatische Zustände (z. B. Missbrauchsopfer) und
(4) mangelhafte Hypnotisierbarkeit (ca. 10 % der Bevölkerung).[18]

Es ist also deutlich, dass eine differenzielle Indikationsstellung zu erfolgen hat, um jede Form von Retraumatisierung zu vermeiden und um der relativen Vorbehaltlosigkeit des Normalpatienten gegenüber der Trance im Rahmen der Hypnosevoraussetzungen den notwendigen Vorrang einzuräumen.

14.5 Hypnose in der zahnärztlichen Behandlung bei CMD

Die Deutsche Gesellschaft für zahnärztliche Hypnose (DGZH) empfiehlt die Anwendung der Hypnose, um dem Patienten eine völlig neue Form des Erlebens im Behandlungsstuhl zu ermöglichen.[6] Für die CMD-Behandlung gilt, dass es der wünschenswerte Effekt für die außerhalb der Zahnarztpraxis zu praktizierende Selbsthypnose ist.

14.5.1 Indikation

Die Indikation zur Anwendung von Hypnose bei der CMD ergibt sich daraus, dass die Erkrankung einen Kreislauf von Okklusionsstörungen oder sogar Parafunktionen somatischerseits und damit korrespondierenden und zirkulär verstärkenden Implikationen psychologischerseits darstellt.

Somatisch bedingter Stress wird neben oder mittels individualneurotischer Angstdisponiertheit zum Auslöser einer Reihe von Schmerzbildern unterschiedlicher Lokalisation, die vom Schulter-Nakken-Syndrom bis zum Kiefer-, Ohr- oder Kopfschmerz reichen. Diese Zustände lassen sich anteilig psychologisch verstehen, die psychologische Komponente kann bis hin zum sekundären Krankheitsgewinn reichen.

Letztlich knüpft sich die starke psychologische Komponente auch an die mit der dentalen Behandlung einhergehende Heilungserwartung und an den zu deren Erreichen erbrachten zeitlichen und materiellen Aufwand, sodass auch die Bewältigung von Enttäuschungsreaktionen für das Gelingen des Behandlungsprozesses notwendig ist.[19]

14.5.2 Psychotherapeutische Aspekte

Grundlegend hierbei ist die psychotherapeutische Diagnostik. Betrachten wir die CMD als Symptomkomplex, so gilt, dass der Mensch als Gesamtkomplex einer individuellen Lebenswirklichkeit seelische Spannungen infolge ungelöster Konflikte entweder an einen solchen Symptomkomplex bindet oder dass diese einen solchen im Sinne einer Scheinlösung generieren.

Die psychotherapeutische Bearbeitung dieser basalen Konflikte führt immer wieder zu der Beobachtung bzw. dem Ergebnis, dass die CMD-Problematik sehr schnell in den Hintergrund tritt oder im besten Fall behoben ist.

Praktisch bedeutet dies für den CMD-Therapeuten, dass er lernen muss, organische bzw. psychogene Mechanismen zueinander ins Verhältnis zu setzen. Das gelingt ihm, wenn er registriert, welche Gefühlsregungen und -qualitäten der Patient in ihm auslösen kann, wenn er also auf seine Gegenübertragungsreaktion zu achten lernt. Eine Übersicht zur Differenzialdiagnose organischer und nichtorganischer Ursachen bietet Tabelle 14-1.

Transportiert werden die Stimmungen des Patienten szenisch, über Gestus und Wortwahl. Auf letztere ist daher besonders zu achten. Je massiver der Behandler seine eigene emotionale Reaktion erlebt, desto wahrscheinlicher ist, dass der Patient zunächst psychotherapeutisch behandelt werden muss. Mitunter ist eine zahnärztliche Behandlung sogar (vorerst) abzulehnen.

Wenn der Schilderung der CMD-Beschwerden durch den Patienten beispielsweise eine lebensumfassende Dramatik innewohnt, die den Bestand von Beziehungen infrage stellt oder die Geltung des Patienten in der Welt zu reduzieren droht, ist davon

Tab. 14-1 Differenzialdiagnose zwischen organischen und nicht organischen Ursachen (nach Schmierer/Schütz und Adler).[2,20]

organisch ←	Merkmale →	nicht organisch
eindeutig umschrieben	Schmerzlokalisation	vage, unklar, wechselnd
Bild passt	Schmerzschilderung	inadäquat, dramatisch
unabhängig davon	Schmerz und mitmenschliche Beziehung	damit verbunden
passend zum Schmerz, eindeutig	Affekte des Patienten, Zeitdimension (Schmerz)	inadäquat, dauernd zu spüren, etwa gleich intensiv
vorhanden	Abhängigkeit von Willkürmotorik	fehlt
plausibel	Reaktion auf Medikamente	nicht verständlich
psychisch betont	Ursache	organisch betont
einfach, klar, nüchtern	Sprache	intellektuell, Ärztejargon
ruhig, aufmerksam	Affekte des Arztes	Ärger, Wut, Einfühlung, Langeweile, Ungeduld, Lächeln, Hilflosigkeit, Verwirrung

auszugehen, dass die CMD-Symptomatik dem Patienten als Scheinursache oder -erklärung für unabhängig von ihr bestehende ungelöste persönlichen Konflikte dient und mit einer hohen selbstbezogene Bedeutungsrelevanz aufgeladen wird.

Daneben stellen überzogene Arztschelte, Systemkritik oder beständige Hinweisen auf mögliche tatsächliche oder vermeintliche Behandlungsrisiken oder -fehler einen weiteren Aspekt des sekundären Krankheitsgewinnes dar.

14.5 Ausbildungsmöglichkeiten

Das Verständnis der Hypnose entwickelt sich stetig weiter und ihre Bedeutung in der CMD-Behandlung nimmt ständig zu, sodass sich an die Kompetenz des CMD-Therapeuten und seines Teams kontinuierlich wachsende Anforderungen stellen. Infolge dessen scheint das Ausbildungsinteresse an der Hypnose und der Hypnotherapie zurzeit deutlich anzuwachsen, und das damit verbundene und zur Ausübung benötigte Wissen wird einschließlich der notwendigen Selbsterprobung von einer Vielzahl von Institutionen angeboten. Kontaktdaten hierzu finden sich in aktueller Form im Internet.

14.6 Literatur

1. Abresch J. Zähneknirschen – Zähnepressen – Kiefer- und Kopfschmerzen. Ratgeber für Betroffene, Ärzte und Therapeuten. Pohlheim: Mondstein; 2003.
2. Adler RH. Schmerz bei Tumorpatienten. Schweiz Rundsch Med Prax 1983;72:1301-6.
3. Banyai E, Hilgard ER. A comparison of aktive alert induction with traditional relaxation induction. J Abnorm Psychol 1976, 85, 218-24.
4. Bongartz W. Der Einfluß von Hypnose und Streß auf das Blutbild. Göttingen: Hogrefe; 1997.
5. Freesmeyer WB. Funktionstherapie in der zahnärztlichen Praxis. München: Hanser; 1993.

6. Fromm E, Hurt SW. Ego-psychological parameters of hypnosis. In: Burrows GD, Dennerstein L. Handbook of hypnosis and psychosomatic medicine. Amsterdam: Elsevier; 1980. p. 13-27.
7. Hermes D, Rauch C. Hypnose in der Zahnarztpraxis. In: Deutsche Zeitschrift für zahnärztliche Hypnose, 2009:15-21, www.dgzh.de
8. Erickson MH. Eine hypnotische Technik für Patienten mit Widerstand. In: Rossi EI, editor. Gesammelte Schriften von Milton H. Erickson, Band I. Heidelberg: Auer; 1995. p. 416-61.
9. Erickson MH. Exploration in Hypnosis Research. In: Rossi EL, editor. The collected papers of M. H. Erickson on Hypnosis. New York: Irvington; 1980.
10. Gruzelier JH. Redefining hypnosis. Theory, methods and integration. In: Contempory Hypnosis 2000;17:51-70.
11. Kossak HC. Hypnose. Ein Lehrbuch. München: Psychologie Verlags-Union; 1989.
12. Maquet P, Faymonville ME, Degueldre C, et al. Functional neuroanatomy of hypnotic state. Biol Psychiatry 1999;45:327-333.
13. Mehrstedt, M. Zahnärztliche Hypnose. München: MEG-Stiftung; 1999.
14. Montgomery GH, DuHamel KN, Redd WH. A meta-analysis of hypnotically induced analgesia: How effective is hypnosis? Int J Clin Exp Hypn 2000;48:138-53.
15. Peter B. Hypnotische Hypermnesie und Amnesie. In: Revenstorf D, Peter B. Hypnose in Psychotherapie, Psychosomatik und Medizin. Manual für die Praxis. Berlin: Springer; 2001. p. 216-27.
16. Peter B. Hypnose. In: Basler HD, Franz C, Kröner-Herwig B, Rehfisch HP, Seemann H, editors. Psychologische Schmerztherapie. Heidelberg: Springer; 2003.
17. Revenstorf, D, editor. Klinische Hypnose. Berlin: Springer; 1996.
18. Revenstorf D. Expertise zur Beurteilung der wissenschaftlichen Evidenz des Psychotherapieverfahrens Hypnotherapie: entsprechend den Kriterien des wissenschaftlichen Beirats Psychotherapie (11 Psychotherapiegesetz). Tübingen: MEG; 2003. [http://www.meg-hypnose.de/uploads/media/expertise.pdf]
19. Revenstorf D, Peter B, editors. Hypnose in Psychotherapie, Psychosomatik und Medizin. Berlin: Springer; 2009.
20. Schmierer A, Schütz G. Zahnärztliche Hypnose. Erfolgreiche Hypnose und Kommunikation in der Zahnarztpraxis. Berlin: Quintessenz; 2007.
21. Stöcker T. Die Turboinduktion. Videodemonstration und Training auf dem Supervisionsseminar für Zahnärzte in Ochsenfurt/Würzburg, 1989, DGZH Stuttgart.
22. Yapko MD. Suggestions of abuse. New York: Simon and Schuster; 1994.

Kapitel 15

Allgemeinärztliche Differenzialdiagnose bei CMD

Falk Friedrich

15.1 Einleitung

Die Diagnose und Therapie der Craniomandibulären Dysfunktion stellen allein schon aus Sicht der Zahnmedizin ein komplexes Thema dar. Vielerorts werden sogar Diskussionen darüber geführt, ob dieses Krankheitsbild überhaupt existiert. Die Beschreibung des Krankheitsbildes, die benutzte Nomenklatur, die Diagnostik und die Therapie werden kontrovers beurteilt und es werden unterschiedliche Modelle zur Beherrschung dieser Funktionsstörung umgesetzt.

Ist die CMD schon im Fach Zahnmedizin umstritten, so stellt sie erst recht im Bereich der humanmedizinischen Betrachtung eines Patienten häufig eine Blackbox dar. Denn im Gegensatz zur Physiotherapie, der Manuellen Medizin oder der Osteopathie, die eine Sensibilität für die CMD entwickelt haben, ist den Ärzten diese Erkrankung oft unbekannt. Sie werden lernen müssen, in den alltäglichen Anamneseschemata und Untersuchungsabläufen über die notwendigen Instrumente zu verfügen, die betroffenen Patienten zu erkennen und damit eine adäquate Versorgung für den Patienten einzuleiten.

Die Trennung zwischen Medizin und Zahnmedizin hat den Zustand des gegenseitigen Nichtwissens lange unterstützt. Das hatte früher dafür gesorgt, dass letztendlich beide Fachbereiche die fachübergreifenden Zusammenhänge nicht genügend berücksichtigen konnten oder sich ihrer nicht bewusst waren. Dadurch wurde eine der CMD angemessene Diagnostik und Therapie für die betroffenen Patienten oft verhindert.

Nach den bislang vorliegenden Veröffentlichungen und den Ergebnissen verschiedener Arbeitsgruppen hat sich herauskristallisiert, dass Veränderungen der Körperstatik auch zu Veränderungen im Kausystem führen können. Die Fehlhaltung der Wirbelsäule, Fußprobleme sowie Haltungs- und Koordinationsstörungen wirken sich mittelbar auf die Funktionsfähigkeit der Kaumuskulatur aus und beeinflussen dadurch die Okklusion.

Auch psychische Faktoren beeinflussen das körperliche System nachhaltig. Psychischer Stress wirkt sich unterschiedlich auf das einzelne Individuum aus. Er kann sowohl auf die Körperhaltung und Körperkoordination als auch, wie das Beispiel Bruxismus belegt, auf die Kaumuskulatur direkten Einfluss nehmen.

Weiterhin zeigt die Praxis der Therapie des CMD-Patienten, dass Erkrankungen des hormonellen Systems und Infektionserkrankungen infolge der im Bindegewebe ablaufenden Reaktionen sowie Stoffwechselveränderungen durch Fehlernährung oder manifeste Erkrankungen eine Rolle bei der Behandlung spielen.

Aus der Sicht eines Zahnarztes kann diese Komplexität ungewohnt wirken. Aber auch der Arzt, der in seiner alltäglichen Sprechstunde mit einem CMD-Patienten konfrontiert wird, ist damit oft überfordert. Beide Fachgruppen müssen sich darum für einen interdisziplinären Dialog und eine interdisziplinäre Zusammenarbeit öffnen. Sie müssen die CMD als eine komplexe systemische Erkrankung verstehen und interpretieren lernen.

Heute muss das Verständnis der CMD in beiden Fachgruppen auf einen ganzheitlichen Ansatz gebracht werden. Das Verständnis der sichtbaren Symptome und Beschwerden, die von den Patienten geschildert werden, muss über die Betrachtung des Kiefergelenks oder der Zähne hinausgehen. Die Untersuchung der muskulären oder ligamentären Strukturen ist ebenso wichtig wie die psycho- vegetativen Einflüsse, die Einflüsse des Stoffwechsels in Bezug zur extrazellulären Matrix und die Veränderungen, die durch Infektionserkrankungen oder durch hormonelle Einflüsse in der Milieusteuerung der extrazellulären Matrix hervorgerufen werden.

Für den Allgemeinmediziner und den hausärztlichen Internisten erwächst aus diesen Gründen eine besondere Verantwortung. Sie sind für viele Patienten die erste Anlaufstation bei den verschiedensten Beschwerden oder für regelmäßige Gesundheits- und Vorsorgeuntersuchungen. Im Zuge dieser Konsultationen besteht für den Allgemeinmediziner

Falk Friedrich

Tab. 15-1 Anamnese.

Anamnese
• aktuelle Anamnese: Beschwerden, Dauer, Art, Charakter, Veränderungen, mögliche Ursache
• Krankengeschichte/Vorgeschichte des Patienten: Vorerkrankungen, Therapien, Unfälle, Operationen
• psychosoziale Anamnese: Familie, Beruf, Freizeit
• Schmerzanamnese: Intensität, Dokumentation nach visueller oder analoger Skala
• Medikamentenanamnese: Was?, Wie viel?, Wie lange?

und den hausärztlichen Internisten die Chance, den CMD-Patienten frühzeitig zu erkennen und mit einer adäquaten qualifizierten Therapie zu versorgen. Er verfügt auch über die diagnostischen Mittel und das Wissen um die Krankengeschichte des Patienten, die es ihm ermöglichen eine Risikoabschätzung möglicher Ko-Faktoren einer CMD vorzunehmen oder weiter abzuklären. Diese diagnostischen Überlegungen sind besonders dann wichtig, wenn eine ansonsten erfolgreiche Therapiestrategie zu keiner stabilen Symptomverbesserung bei einem Patienten führt.

In diesem Kapitel soll auf einige Aspekte dieser differenzialdiagnostischen Überlegungen eingegangen werden.

15.2 Diagnose und differenzialdiagnostische Überlegungen bei der CMD in der allgemeinmedizinischen Praxis

15.2.1 Anamnese und Untersuchung

Jeder Arzt oder Zahnarzt hat seine eigene Art, den ersten Kontakt zum Patienten herzustellen. Gleichbleibend ist immer, dass zum Erstkontakt die Aufnahme einer Anamese gehört. Dabei dient die Anamnese der Erhebung und Dokumentation der aktuellen gesundheitlichen Situation des Patienten, seiner Vorgeschichte mit den bisherigen Erkrankungen, möglichen Traumata, operativen Eingriffen, den bisher erfolgten diagnostischen Maßnahmen und den durchgeführten therapeutischen Konsequenzen. Es erfolgt eine soziale Anamnese, wie auch die Dokumentation von besonderen belastenden psychosozialen Stressfaktoren.

Bei der Strukturierung und der Durchführung der Anamnese werden die unterschiedlichen Fachdisziplinen verständlicherweise in den anamnestischen Fragen unterschiedliche Schwerpunkte setzen. Der strukturelle Aufbau der Anamnese ist dabei jedoch stets gleich (Tab. 15-1). Es geht also inhaltlich nicht darum, eine neue Anamnesestruktur zu entwickeln, sondern um die anamestische Zielsetzung.

Ein Patientenbeispiel soll dies veranschaulichen: In der Sprechstunde stellt sich ein Patient mit Schwindel vor. Der Patient ist bekannt und wird seit Jahren hausärztlich betreut. Bei der Erhebung der aktuellen Anamnese berichtet der Patient über plötzlich aufgetretenen Schwindel. Er habe so etwas noch niemals vorher erlebt. Der Schwindel sei besonders schlimm wenn er sich hinlege oder aufstehe. Er lasse sich durch nichts wirklich verbessern, nur beim ruhigen Liegen gebe es keine Probleme. An eine Verletzung könne er sich nicht erinnern. Schmerzen habe er nicht.

Tab. 15-2 Erweiterte Anamnese.

Zahnärztliche Fragen in der ärztlichen Anamnese
• Haben sie häufiger Zahnschmerzen, Kiefer- oder Kiefergelenkschmerzen?
• Schmerzen die Zähne bei heißen oder kalten Getränken oder Speisen?
• Schmerzen die Zähne oder der Knochen beim beißen oder kauen?
• Haben sie das Gefühl die Zähne passen nicht auf einander oder bekommen sie den Mund nicht richtig auf?
• Hören sie ein Knacken oder Reiben in den Kiefergelenken?
• Haben sie Füllungen, Inlays, Kronen, Brücken oder Implantate bekommen? Wenn ja, wann? Hat es dabei Probleme gegeben, musste häufiger nachgeschliffen werden? Hat sich etwas danach verändert?

Normalerweise würde in diesem Fall eine differenzialdiagnostische Abklärung durch einen HNO-Arzt und durch einen Internisten erfolgen, um mögliche pathologische Prozesse des Innenohres oder Gefäßprozesse auszuschließen. Würde bei der körperlichen Untersuchung des Patienten eine Blockierung der HWS oder der Kopfgelenke auffallen, erfolgte eine Manipulation oder die Überweisung zu einem Orthopäden.

Bei einer Anamnese-Erweiterung auf einen zahnärztlichen Aspekt und eine kurze daraufhin ausgerichtete Untersuchung könnte sich bei diesem Patienten aber noch ein anderer interessanter Aspekt ergeben. Möglicherweise ergäbe die Befragung, dass der Patient vor dem Auftreten des Schwindels eine Versorgung mit einer Kunststofffüllung erhalten hatte, sich kurze Zeit später im Nacken verspannt fühlte und es anschließend zum Schwindel gekommen war.

Zusätzlich zu den oben genannten differenzialdiagnostischen Überlegungen wird jetzt die Vorstellung beim Zahnarzt erwogen und der Patient könnte durch eine Korrektur der Füllung innerhalb von Stunden beschwerdefrei sein.

Die Erweiterung der anamnestischen Befragung wäre in diesem Fall der entscheidende Faktor, durch den eine schnelle Hilfe für den Patienten möglich würde. Hilfreich wäre in diesem Fall auch eine in die körperliche Untersuchung integrierte zahnärztliche Untersuchung, die z. B. eine auffällige Kaumuskulatur und eine beginnende Faszienkontraktur der ventralen Halsfaszien gezeigt haben könnte.

An diesem Beispiel lässt sich unschwer erkennen, dass zusätzlich zu einer Erweiterung der Anamnese um einen zahnärztlichen Aspekt auch die Untersuchung des Patienten angepasst und um diesen Aspekt erweitert werden muss (Tab. 15-2 und 15-3).

Da die vorangegangenen und nachfolgenden Kapitel vertiefend auf diese beiden Aspekte eingehen, werde ich im Folgenden gleich auf einige begleitende differenzialdiagnostische Überlegungen bei chronischen CMD-Patienten eingehen, die bei der CMD-Therapie Schwierigkeiten machen können.

15.2.2 Ko-Faktoren

Die Behandlung der CMD-Patienten ist komplex. Ärzte, Zahnärzte, Physiotherapeuten, Osteopathen, Psychologen und andere medizinische Fachgruppen, die häufiger mit CMD-Patienten arbeiten, bestätigen diese Beobachtung immer wieder. Es gibt kein allgemeingültiges Patentrezept, keine allgemein

Tab. 15-3 Erweiterte Untersuchung.

Untersuchung der Zähne
• Schlifffacetten, Abrasionen
• Abweichung des Unterkiefer aus der Mittellinie
• Dokumentation von Kronen, Brücken, Implantaten, fehlenden Zähnen, Parodontitiden
• Untersuchung der Muskulatur
• Palpation des M. Masseter, M. temporalis, infra- und suprahyoidale Muskulatur (Tonus und Druckdolenz)
• Untersuchung der Kiefergelenke
• Mundöffnung, Öffnungsbewegung, Kiefergelenkgeräusche, Druckdolenz des Kiefergelenkes
• Kompression des Kiefergelenkes

verbindlich von der medizinischen Lehre festgelegten diagnostischen Symptomkriterien wie bei anderen Erkrankungen im ärztlichen und zahnärztlichen Bereich. Die Beschreibung der CMD selbst ist uneinheitlich und die möglichen Symptome der CMD sind ein buntes Sammelsurium von allgemeinmedizinischen Gesundheitsstörungen, orthopädischen Symptomen, Symptomen aus dem Bereich der Hals-Nasen-Ohren-Heilkunde oder der Inneren Medizin und schließlich solchen aus dem weiten Feld der Psychologie und Psychiatrie.

Da die CMD eine zahnärztliches Krankheitsbild ist und im Wesentlichen auch in den Fachgebieten der Zahnmedizin diskutiert wird, ist es deshalb wichtig, sich zu fragen, warum zahnärztliche Behandlungsstrategien allein häufig nicht zum Erfolg in der Therapie der CMD-Patienten führen.

Bei genauerer Betrachtung der Gruppe der CMD-Patienten, fällt folgendes auf: CMD-Patienten weisen oft eine lange Krankheitsdauer auf und haben verschiedene erfolglose Behandlungsversuche hinter sich gebracht. Sie sind in der überwiegenden Zahl der Fälle weiblich. Einen deutlichen Altersgipfel gibt es nicht. CMD-Patienten sind wie Schmerzpatienten häufig psychovegetativ auffällig und belastet. Sie zeigen auffallend häufig muskuläre Verspannungen mit bindegewebigen Verhärtungen.

Diese Auffälligkeiten sollten bei differenzialdiagnostischen Überlegungen Berücksichtigung finden. In der allgemeinmedizinischen Differenzialdiagnostik haben sich einige Ko-Faktoren als wichtig erwiesen, die sich in drei große Gruppen unterteilen lassen:
1. Infektionserkrankungen,
2. hormonelle Defizite,
3. Stressbelastungen.

Im Folgenden soll nicht auf die Einzelheiten der Pathologie und Pathophysiologie der genannten Infektionserkrankungen oder der pathogenen Erreger eingegangen werden. Es geht vielmehr darum, die Bedeutung als Ko-Faktoren bei der CMD zu verdeutlichen.

Bei den Infektionserkrankungen sind vor allem diejenigen Erreger bedeutsam, die eine strukturelle Belastung des Bindegewebes des Menschen darstellen bzw. entweder über eine kurze Extrembelastung oder eine dauerhafte Belastung des Immunsystems für die CMD eine Bedeutung haben.

In der biologischen Medizin wird von einer Balance der verschiedenen menschlichen Organe und Regulationssysteme ausgegangen. Diese Balance kann durch diverse auf die unterschiedlichen Gewebe einwirkende Prozesse und Faktoren empfindlich gestört werden und letztendlich zu pathologischen

Veränderungen führen, die eine Umkehr des abgelaufenen Prozesses nicht mehr zulassen.

Mit diesem Problem haben sich verschiedene Autoren beschäftigt.[2,4] Bei allen Autoren wird das Bindegewebe als ein zentraler Ort der Regulation in unserem Körper angesehen. Der Bindegewebige Raum wird als eine Matrix verstanden, in der Nährstoffe gelöst sind, Stoffwechselprodukte und Signalstoffe ihre Transitstrecke zu den Zellen oder zu den Blutgefäßen haben, die Nerven ihre Informationen vermitteln und die Elastizität und Homöostase des Körpers aufrecht erhalten wird. In diesem Raum der extrazellulären Matrix werden die Bedingungen für den Sauerstoffverbrauch unseres Körpers festgelegt. Die Sauerstoffversorgung unserer Zellen wird nicht direkt durch das Blut gewährleistet. Vielmehr müssen die im Blut gelösten Substrate und Gase die Blutgefäße durch die Kapillarwände verlassen und anschließend die extrazelluläre Matrix als Transitstrecke passieren. Erst nach diesem Transit erreichen sie die Zelle. Gleiches gilt umgekehrt auch für die Produkte des Zellstoffwechsels. Die extrazellulären Transitstrecken sind unterschiedlich lang und unterscheiden sich nach den jeweiligen Geweben. Sind sie in ihrer Struktur verändert, ergeben sich daraus Schwierigkeiten bei der Versorgung der Gewebe und Organe.

Die Transitstrecke ist dabei aber kein Hohlraum. Der extrazelluläre Raum wird von einer Grundsubstanz ausgefüllt, von Gefäßen, dem Lymphsystem, terminalen vegetativen Axonen und den Bindegewebszellen (Mastzellen, Abwehrzellen, Fibroblasten etc.). In diesem Raum findet die Wirkung der pathogenen Erreger und ihrer Toxine statt. Die Wirkung der Erreger selbst und ihrer Toxine oder Stoffwechselprodukte bewirken Veränderungen der Struktur der extrazellulären Matrix. Damit ändern sich auch ihre Form und Funktion, oder genauer: Bedingt durch eine Formveränderung findet eine Funktionsveränderung statt.

Bei den Infektionen ist besonders die Gruppe derjenigen Erreger interessant, die Entzündungsreaktion im Mund-, Nasen- und Rachenraum hervorrufen. Weiterhin von Interesse sind das Pfeiffersche Drüsenfieber sowie die Erreger, die bei den rheumatischen Erkrankungen eine Rolle spielen (Yersinien, Chlamydien, Shigella und viele andere).

Streptokokken sind ein gutes Beispiel für Erreger, die eine pathologische Wirkung auf die Schleimhäute und tieferen Bindegewebe der Luftwege entfalten. Sie können nach lokaler Besiedelung typische Krankheitsbilder verursachen (Tonsillitis, Pharyngitis, Sinusitis, Otitis media, Erysipel, Scharlach), Ursache einer Sepsis sein und immunologisch bedingte Nacherkrankungen auslösen.

Bei den Streptokokken ist zwischen A- und B-Streptokokken zu unterscheiden. Für die Infektionen im Mund- und Rachenraum sind β-hämolysierende A-Streptokokken verantwortlich. Die meisten Symptome werden durch die von den Bakterien freigesetzten Toxine hervorgerufen. Streptokokken der Gruppe B führen zu dem bekanten Erysipel. Die Eintrittspforte sind häufig Ekzeme, kleine Hautverletzungen, Nagelmykosen oder auch eine Stauungsdermatitis. Häufig ist aber keine Eintrittspforte bei einer Infektion zu finden.

Patienten die eine Infektion mit diesen Erregern durchlaufen zeigen typische Entzündungssymptome (Rubor, Tumor, Calor, Dolor, Functio laesa). Diese Entzündung findet in der extrazellulären Matrix statt. Von entscheidender Bedeutung für die Heilung und die anschließende Restitutio ad integrum ist die Intensität und die Dauer der Entzündungsreaktion.

Bei einer kurzen Infektion, also einer akuten Entzündung stellt dies in den seltensten Fällen ein Problem dar. Bei Infektionen, die häufiger auftreten, wird das Gewebe dagegen in relativ kurzen Abständen mit Entzündungsreaktionen belastet. In diesem Fall kommt es auf molekularer Ebene zu Reaktionen, die eine Veränderung der Struktur des extrazellulären Raumes und damit auch der Funktionsbereitschaft und Funktionsfähigkeit bewirken. Bei Kontakt mit der Blutbahn werden Immunreaktionen ausgelöst, die in der Zukunft unspezifische Immunreaktionen an den Geweben auslösen können.

Dabei unterscheidet man bei den chronischen rezidivierenden Entzündungen zwei Formen:
1. chronische Entzündungen, die sich aus akuten Entzündungen entwickeln und bei denen die allgemeine Abwehrlage nicht für eine Beseitigung der Gewebeschädigungen sorgt und diese damit anhalten, sowie
2. primär chronische Entzündungen, die sich von Anfang an langsam entwickeln und lange andauern.

Beide Formen belasten das Regulationssystem in nachhaltiger Weise und führen in der Regel immer zu Funktionsveränderungen, die sich über die lokal betroffene Region hinaus bemerkbar machen können.

Ob diese Entzündungsreaktionen jetzt im Bereich des Mund- und Rachenraumes ablaufen wie bei den Streptokokken der Gruppe A oder aber im Unterhautgewebe wie bei den Streptokokken der Gruppe B ist letztendlich nicht entscheidend. Entscheidend ist die Wirkung auf den extrazellulären Raum und auf die Regulationsfähigkeit des Organismus.

Bei den Erregern aus der Gruppe der Streptokokken zeigt sich dabei ein besonderes Problem: Diese Erreger neigen zur Chronifizierung im Bereich der Nasennebenhöhlen und damit zu einer besonderen Belastung für die Regulationsfähigkeit des Körpers. Die Nasennebenhöhlen stellen einen ständigen Herd für Infektionen der sich anschließenden Luftwege dar und wirken als Beschleuniger bei unspezifischen Überempfindlichkeitsreaktionen der Luftwege ohne nachgewiesene Pollenallergie.

Eine andere Problematik der Streptokokken liegt in der Tatsache begründet, dass diese Gruppe auch als Besiedelungsflora der Schleimhäute beim Menschen vorkommt. So konnte in Tierexperimenten an Ratten gezeigt werden, dass isolierte Zellwandbestandteile (Peptidglykan-Polysaccharide) als Auslöser degenerativer Gelenkerkrankungen wirkten, die mit der menschlichen Arthritis vergleichbar sind.

Diese Beobachtung gilt auch für andere Mikroben, die deshalb in den rheumatologischen Serumuntersuchungen eine Rolle spielen. Als Beispiele seien Yersinien, Chlamydien und Shigellen genannt, deren Stoffwechselprodukte zu immunologischen Entzündungsreaktionen in der Synovia der Gelenke führen.

Die Lyme-Borreliose nimmt eine Sonderstellung ein. Sie wird durch das von der Zecke übertragene Bakterium *Borrelia burgdorferi* aus der Gruppe der Spirochäten ausgelöst. Diese Bakterien haben die Möglichkeit der Bewegung durch einen am Bakterienkörper befindlichen Anhang, der eine Fortbewegung und eine Steuerung ermöglicht. Dadurch sind die Erreger in der Lage in den Geweben zu wandern und sich an den verschiedensten Orten im Körper zu bewegen. Sie durchdringen dabei die faszialen Strukturen und gelangen in die extrazellulären Räume und in die Gelenkhöhlen. An den verschiedenen Infektionsorten sorgen sie für eine chronisch entzündliche Belastung und letztendlich für einen morphologischen Gewebeumbau mit der Konsequenz einer Funktionseinschränkung der betroffenen Strukturen. Der Ort der Wirkung ist wieder die extrazelluläre Matrix und ihre Funktion. Die Wirkung ist deswegen nicht lokal begrenzt.

Lokale Funktionsstörungen wirken aber über den Ort ihrer Präsenz hinaus und induzieren an anderen Orten Reaktionen, die sich wiederum als unspezifische Symptome und Funktionsveränderungen darstellen. Genau diese Auswirkungen einer Borrelieninfektion haben in der Vergangenheit die Betrachtung und Bewertung einer Infektion mit dem Erreger geprägt. Letztendlich wurde die Infektion über lange Jahre unterschätzt oder für selten erachtet. Im Hinblick auf schwere Komplikationen der Borreliose trifft dies sicherlich auch zu, nicht jedoch auf die lokalen Wirkungen und ihre Folgen.

Für den Patienten bedeutet das in der Konsequenz eine Odyssee durch verschiedene Arztpraxen und das Ausprobieren von verschiedenen Therapien. Im besten Fall führt die Behandlung dann nicht zu einer weiteren Schädigung des Organismus.

Die Infektion mit dem Epstein-Barr-Virus, das Pfeiffersche Drüsenfieber (Mononucleosis infectiosa), ist eine sehr häufige Viruserkrankung. Bei ihr werden primär die Lymphknoten befallen, aber auch die Milz, die Leber und das Herz können betroffen sein. Ältere Kinder und junge Erwachsene werden am häufigsten von der Krankheit befallen. Dabei verläuft die Erkrankung bei Kindern, die das 10. Lebensjahr noch nicht erreicht haben, nahezu symptomfrei, dagegen bei Erwachsenen in der Erstmanifestation mit grippeähnlichen Krankheitsanzeichen. Komplikationen treten dabei selten auf. Schätzungen gehen davon aus, dass sich 95 % aller Menschen bis zum 30. Lebensjahr mit dem Epstein-Barr-Virus infiziert haben. Wie bei allen Herpesviren sind wiederholte Infektionen (Re-Infektionen) möglich. Langgezogene Krankheitsverläufe, die sich in einer abgeschwächten Form zeigen, dauern unter Umständen Monate und Jahre.

Das Problem bei dieser Virusinfektion ist die heftige Belastung des Immunsystems während der Infektionsphase. Vor allem bei Re-Infektionen treten kleine Entzündungsherde auf, die für sich selbst keine ernste Bedrohung der vitalen Lebensfunktionen darstellen, jedoch durch die Entzündungsreaktion lokal zu Veränderungen im Bindegewebe oder in den Lymphknoten selbst führen. In der Folge kommt es zu regional begrenzten Verklebungen im Lymphsystem und im Bindegewebe, die zu einer veränderten Gewebespannung führen. Diese veränderte Gewebespannung findet in einer verminderten Belastungsfähigkeit der betroffenen Gewebe ihren Ausdruck.

Der Ort der Wirkung ist wieder die extrazelluläre Matrix und ihre Funktion. Auch hier ist die Wirkung nicht lokal begrenzt.

Bei Re-Infektionen werden über das immunologische Gedächtnis sofort Immunantworten ausgelöst, die sich vor allem in unspezifischen Symptomen wie Abgeschlagenheit, Müdigkeit, Erschöpfungsgefühlen und verminderter Leistungsfähigkeit äußern. Die Lymphknoten schwellen an. In der sonografischen Untersuchung des Abdomen findet sich häufig eine leicht vergrößerte Milz und vergrößerte Lymphknoten.

In der Gesamtheit werden die Symptome häufig als Überlastungssymptome bei psychosozialen Belastungen interpretiert – dies insbesondere wegen der begleitenden bindegewebigen Reaktionen, die sich in unspezifischen Muskel- und Weichteilschmerzen äußern und vom Patienten auch so benannt werden. Infolgedessen werden Patienten häufig in eine Ecke gestellt, in die sie nicht gehören. Ist die Einordnung in eine psychosomatische Kategorie erfolgt, wird die weitere Patientenführung und Behandlungsstrategie negativ beeinflusst. Zu Recht fehlen dem Patienten die Krankheitseinsicht und damit auch die Motivation zur Mitarbeit und Kooperation bei der Therapie.

Weitere Beispiel könnten die gleichen pathologischen Muster aufzeigen und die gleichen für die extrazelluläre Matrix negativen Folgen beschreiben.

Hormonelle Störungen

Bei den hormonellen Störungen sind drei Hormone besonders zu beachten:
- Schilddrüsenhormon,
- Insulin,
- Östrogen.

Die Nebennierenhormone oder die zentralen Releasinghormone spielen auch eine Rolle, jedoch eher im Sinne einer Regulationsstörung auf Stress, der auf den menschlichen Körper oder Geist einwirkt.

Die primären Erkrankungen der Hormone der Nebennierenrinde und der zentralen Hormone des ZNS wie ACTH (Adrenokortikotropes Hormon), ADH (Antidiuretisches Hormon), CRH (Corticotropin-releasing Hormone) sind selten. Hingegen sind die Dysfunktionen der Schilddrüse und des Pankreas häufiger klinisch relevant. Klinisch besonders relevant ist die Hypothyreose. Wie stark die Beschwerden eines Betroffenen sind, hängt vom Schweregrad und der Dauer des Hormonmangels, vom Alter des Betroffenen bei Krankheitsbeginn und von eventuellen Begleiterkrankungen ab. Nicht jeder Betroffene muss alle diese Symptome entwickeln. Dabei können folgende Leitsymptome vorkommen: leichte Ermüdbarkeit, allgemeine Schwäche, ständiges Frieren, Kälteintoleranz, Unvermögen zu schwitzen, Desinteresse und Konzentrationsschwäche, Angina-pectoris-Beschwerden, Durchblutungsstörungen, Kopfschmerzen, Haarausfall, rheumatische Beschwerden. Diese Symptome erscheinen also nicht in ihrer Gesamtheit, sondern vereinzelt.

Dadurch werden in der täglichen Praxis immer wieder Symptome einer latenten oder manifesten Hyperthyreose falsch eingeordnet. Symptome wie Ermüdung, Konzentrationsschwäche oder Stimmungsschwankungen führen im Zusammenhang mit gleichzeitig positiv untersuchten Fibromyalgiedruckpunkten immer wieder zu der Fehldiagnose einer Fibromyalgie. Ist die Anzahl der Kontrollpunkte der Fibromyalgie nicht ausreichend, können unspezifische rheumaähnliche Beschwerden zur verfrühten Diagnose einer psychovegetativen Überbelastung führen, im Extremfall sogar zu der einer somatoformen Schmerzstörung.

Die Wirkungen der Schilddrüsenhormone sind auf vielen Ebenen des Körpers wirksam. Die Wirkung auf die extrazelluläre Matrix ist dabei ebenso wichtig wie die direkte zelluläre Wirkung. Die Wirkungen auf die extrazelluläre Matrix werden durch einen direkten und einen indirekten Einfluss vermittelt. Der direkte Einfluss wird durch die Hormonwirkungen auf die Stoffwechselsynthese der Zelle ausgeübt.

Damit wird die Produktion von Proteoglykanen der Bindegewebszellen gesteuert. Zelluläre Wirkungen auf die Muskelzelle führen zu einer Veränderung der Spannung des Muskels insgesamt und damit auch zu einer Veränderung der Drucksituation der extrazellulären Räume. Wirkungen auf das ZNS und auf die Stressmodulation wirken über die freien Axone direkt auf die extrazelluläre Matrix. Hierüber werden auch Reaktionen des Immunsystems moduliert und die Aktivitäten der Entzündungszellen beeinflusst.

Die Wirkungen sind besonders bedeutsam, denn sie lösen kaum wahrnehmbare Funktionsveränderungen in den Körpergeweben aus. Solche Veränderungen sind wiederum ein Mosaiksteinchen im Gesamtbild der Funktionsstörungen und können unter Umständen der berühmte Tropfen sein, der das Fass der Kompensation zum Überlaufen bringt. Die autochtone Muskulatur, die an der Wirbelsäule für die feinmotorische Bewegung verantwortlich ist, kann über die Veränderungen der muskulären Erregungsschwelle in einen veränderten Grundspannungszustand gebracht werden. Diese Veränderung bestimmt ihre Kraftfunktion und die Reaktionsfunktion. Es kommt durch die Veränderung der Reizschwelle der Muskulatur zu unphysiologischen muskulären Reaktionen, die in letzter Konsequenz zu einer Fehlfunktion führen und starke Belastungen der Facettengelenke der Wirbelsäule auslösen. Schmerzen sind regelmäßig die spürbare Folge der Fehlfunktion. Eine verminderte Funktion der Wirbelsäule selbst zieht weitere Reaktionen nach sich, die letztendlich zu einer akuten Wirbelkörperblockierung, zu einer Zervikobrachialgie oder zu einer Lumboischialgie führen können.

Bei einer latenten Hypothyreose, bei der der TSH-Spiegel erhöht ist und die peripheren Schilddrüsenhormone T3 und T4 im Normbereich liegen, ist besondere Vorsicht geboten. In diesen Fällen können die negativen Wirkungen der Hypothyreose beginnen, ohne dass ein wirkliches Hormondefizit gemessen werden kann.

Eine andere Bedeutung hat die Volumenveränderung der Schilddrüse. Bei einer Struma sind die Zugwirkungen, die in der vorderen Faszienloge der HWS wirken von Bedeutung. Die durch eine Struma nodosa ausgelösten Faszienkontrakturen führen unweigerlich zu einer Spannungserhöhung der oberflächlichen und mittleren Halsfaszie. Hierdurch werden Kraft und Spannungswirkungen auf die Muskulatur, die Wirbelsäule, den Schädel und die extrazelluläre Matrix ausgelöst. Diese Wirkungen zusammen und eine Einschränkung der Lymphflüssigkeitszirkulation lösen Fehlhaltungen und in weiterer Konsequenz Dysfunktionen in der Bewegung der Wirbelsäule und Dyskoordinationen in der muskulären Kraftübertragung aus. Die Folgen sind klinisch in unklaren Schmerzsyndromen, muskulärer Dysfunktionen und neuromuskulären Fehlsteuerungen zu sehen. Vegetative Symptome sind über die Beteiligung der zervikalen Ganglien bedingt.

In der Diagnostik sollte darum neben einer schilddrüsenspezifischen Anamnese auch die serologische Diagnostik ausreichend berücksichtigt werden. Die sonografische Untersuchung der Schilddrüse ist ebenfalls ein wichtiges diagnostisches Mittel, das Knoten oder Volumenveränderungen der Schilddrüse sichtbar macht (Tab. 15-4 und 15-5).

Bei der Betrachtung der Ko-Faktoren spielt neben den Schilddrüsenhormonen der Glukosestoffwechsel mit dem Hormon Insulin eine wichtige Rolle.

Die Wirkung von Insulin auf die extrazelluläre Matrix wird über die Glukose vermittelt. Eine Veränderung des Serumglukosespiegels führt zu verschiedenen Stoffwechselreaktionen der Zelle selbst und auch zu direkten Wirkungen auf die Grundsubstanz des extrazellulären Raumes. Im Folgenden sollen die wichtigsten Insulinwirkungen kurz zusammengefasst werden, ohne dass dabei jedoch im Detail auf den Glucosestoffwechsel und die Insulinwirkungen eingegangen werden kann (Abb. 15-1).

Der Blutzuckerspiegel steigt nach der Aufnahme von kohlenhydratreicher Nahrung an. Durch die Zufuhr von Kohlehydraten wird von den β-Zellen der Bauchspeicheldrüse Insulin in die Blutbahn ausgeschüttet. Die Hauptwirkung des Insulins besteht dabei in einer raschen Senkung der Blutzuckerkonzentration durch den Transport von Glukose aus dem Blutplasma und der Gewebeflüssigkeit in die Zelle. Vor allem die Zellen der Leber und der Muskulatur nehmen dabei in kürzester Zeit große Mengen von Glukose auf, und speichern diese entweder in Form von Glykogen oder sie wandeln Glucose in Energie um.

Zwar sind die Zellen des Muskel- und Fettgewebes auch in der Lage, Glukose ohne die Mitwirkung von Insulin aufzunehmen. Muskelzellen beispielsweise benötigen bei vermehrter Arbeit kein Insulin zur Glukoseaufnahme. In Ruhe jedoch, wenn die Muskulatur wenig Substrat verbrennt, ist Insulin für die Aufnahme von Glucose in die Muskelzellen erforderlich. Darüber hinaus hat Insulin Einfluss auf den Fett- und Aminosäurestoffwechsel sowie den Kaliumhaushalt und entfaltet damit auch eine Wirkung auf andere Zellen.

Eine Störung des Insulingleichgewichts hat unmittelbare Auswirkungen auf den Glucosegehalt des Körpers. Verschiedene Faktoren induzieren einen hohen Blutzuckerspiegel, darunter Bewegungsmangel, Stress, ein Überangebot an Fettsäuren und ein zu hoher Zuckerkonsum. Die Wirkungen zeigen sich in einer übermäßigen Laktatbildung sowie einer Verzuckerung des Hämoglobins und der Transportmoleküle für Mineralien. Die Triglyzeridsynthese wird

Tab. 15-4 Schilddrüsenanamnese.

Schilddrüsenanamnese
• Familienanamnese bezüglich Struma und anderen Schilddrüsenerkrankungen
• Fragen nach Ernährungsgewohnheiten bezüglich jodiertem Speisesalz, Fisch etc. (Jodzufuhr)
• Röntgenuntersuchungen mit Kontrastmittelapplikation
• Verlauf des Schilddrüsenwachstums
• Medikamentenanamnese

Tab. 15-5 Schilddrüsendiagnostik.

Schilddrüsendiagnostik
• Bestimmung des TSH-Spiegels
• Bestimmung des freien T3 und T4
• Bestimmung von Schilddrüsenautoantikörpern: MAK, TAK und TSH-Rezeptor-Antikörper
• Palpation und Ultraschalluntersuchung der Schilddrüse

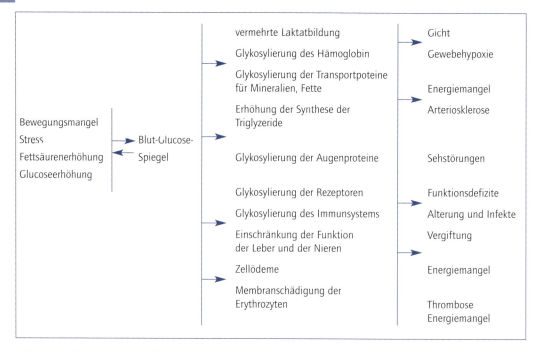

Abb. 15-1 Glucose und die Wirkungen auf den Körper.

verstärkt, Nervenmembranen degenerieren, Rezeptoren verzuckern und Zellödeme werden ausgelöst. In der Folge entstehen in den Geweben Bedingungen, die Dysfunktionen auslösen und nach einer Latenzzeit zu Krankheiten führen.

Bei der Dysfunktion ist besonders der partielle Sauerstoffmangel durch eine Hämoglobinverzuckerung, der Energiemangel der Zelle durch eine Verzuckerung der Transportmoleküle für Mineralien und Funktionsausfälle durch degenerierte Nervenaxone wichtig.

Diese beispielhaft genannten Veränderungen haben direkte Auswirkungen auf die extrazelluläre Matrix und ihre Grundsubstanz. Wieder zeigt sich eine Änderung der Form und Struktur des Gewebes, wieder resultiert eine Abnahme der Funktion und der Kompensationsfähigkeit der verschiedenen Strukturen.

Die Betrachtung der Hormone ist erst dann vollständig, wenn auch die weiblichen Hormone berücksichtigt werden. Die Wirkungen der weiblichen Hormone während der Zyklusphase haben Auswirkungen auf die Leistungsbereitschaft, auf die Befindlichkeit und auf die muskuläre Spannung im kleinen Becken und in der Lenden-Becken-Region.

Osteopathen kennen die Spannungsveränderungen, die sich in der Phase vor der Monatsblutung im kleinen Becken aufbauen. Die Veränderungen die während dieser Phase auf die Schleimhaut der Gebärmutter einwirken sowie die muskulären Reaktionen verstärken einerseits den Zug auf die Bänder des Uterus und der Adnexe. Andererseits nimmt die Spannung durch die bei Beginn der Menses einsetzenden muskulären Kontrakturen des Uterus zu. Patientinnen beispielsweise, die an rezidivierenden Lumbalgien leiden, sind in dieser Phase besonders sensibel und regieren häufig mit Schmerzen. Diese Schmerzen verändern die Körperhaltung, die Bewegung und die Koordination der Rückenmuskulatur und wirken indirekt in den Halte- und Bewegungsapparat ein. Ist die Gesamtkonstitution der Patientin geschwächt, reichen die Kompensationsfähigkeiten der Schulter- und Nackenmuskulatur in den meisten Fällen nicht aus. Es kommt zu einer sekundären Verspannung der Muskeln im Schulter- und Nackenbereich. In der weiteren Folge klagen solche Frauen sehr häufig über Spannungskopfschmerzen.

Während dieser Phase besteht aus funktioneller Sicht ein erhöhtes Risiko für die betroffenen Frauen bei einer Zahnversorgung. Die muskuläre Spannungszunahme überträgt sich auf den ventralen Bereich der HWS und führt zu einer Tonuserhöhung der ventralen HWS-Muskeln und damit auch der Kaumuskulatur. Wenn die Adaptationsfähigkeit des Kauorgans vermindert ist, kann es zu Abweichungen bei der Bissregistrierung im Rahmen einer zahnärztlichen Versorgung kommen. Schwierigkeiten mit der dann eingestellten Bisslage, die bis hin zu einer dadurch einsetzenden ausgeprägten CMD-Symptomatik reichen, können die Folge sein.

Diese jeden Monat wiederkehrenden körperlichen Reaktionen bei der Frau sind unter einer Hormontherapie ebenfalls wirksam. Auch sind die Symptome, die unter dem Begriff des „Menstruellen Syndroms" zusammengefasst werden, in der Regel nicht von pathologischen Hormonveränderungen begleitet, sodass eine Bestimmung der weiblichen Hormone keinen klinischen Nutzen bringt.

Neben der „geweblichen Wirkung" der weiblichen Hormone während des menstruellen Zyklus spielt die psychische Situation der Frauen ebenfalls eine Rolle, insbesondere während der prämenstruellen Phase. Das prämenstruelle Syndrom (PMS) umfasst dabei die verschiedensten vegetativen und psychischen Symptome: depressive Verstimmung, Angst und Anspannung, Affektlabilität, Appetitveränderungen sowie verschiedenste körperliche Symptome. Anspannung und auch Angstgefühle lösen Stressreaktionen aus, die eine Änderung der muskulären Vorspannung bewirken. In dieser Phase genügen dann geringfügige weitere Stressfaktoren, um eine adaptierte HWS-Steilstellung dekompensieren zu lassen und für Spannungsänderungen des faszialen und muskulären Systems der HWS zu sorgen. Auch der Tonus der Mundschließer wird verstärkt und Patientinnen, die sonst nachts nur wenig mit den Zähnen pressen, können in dieser Phase aktiv bruxieren. Aus funktioneller Sicht besteht in solchen Phasen ebenfalls ein erhöhtes Risiko für Fehler bei der Bissregistrierung im Rahmen von zahnärztlichen Versorgungen der betroffenen Frauen.

Stressbelastungen

Unser alltägliches Leben ist angefüllt mit Aufgaben die es zu meistern gilt. Neben diesen Alltagsaufgaben beeinflussen uns aber auch Faktoren, die nicht von uns geplant oder gesteuert werden. Umweltfaktoren wirken auf unseren Organismus ein und fordern Bewältigungsreaktionen heraus. Die Palette an Reaktionsmöglichkeiten, die uns zur Verfügung steht, ist individuell verschieden und variiert in Abhängigkeit von unserer Sozialisation, unserer kulturellen Herkunft und unserem körperlichen Zustand.

In entscheidenden Grundzügen reagieren wir jedoch alle gleich: Bei Angst beschleunigt sich der Puls, die Atmung wird intensiviert, unsere Sinne werden aufmerksamer, die Muskulatur spannt sich an. Diese Reaktionen werden durch ein feines System in unserem Körper gesteuert und sichern unser alltägliches soziales und biologisches Überleben.

Die Wirkungen von Stress auf unseren Organismus sind vielfältig und häufig auch sehr nachhaltig (vgl. Kap. 14). Sie gehen über die mittelbar zu fühlenden und wahrzunehmenden Effekte wie zuvor beschrieben hinaus. Auch auf der kleinsten Ebene, nämlich der der Zelle und der molekularen Strukturen des extrazellulären Raumes, werden durch das Stresssystem Reaktionen provoziert.

Im extrazellulären Raum, im Folgenden als extrazelluläre Matrix bezeichnet, findet eine unmittelbare und bei entsprechender Belastung stets vorhan-

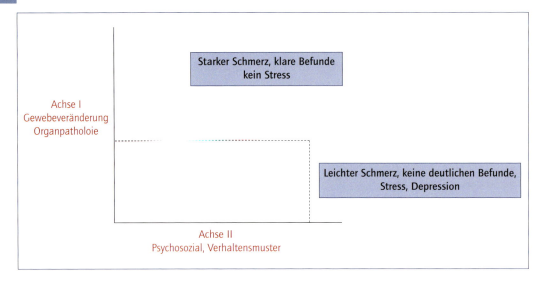

Abb. 15-2 Achsenmodel nach Dworking, Würzburg (ICCMO-Wintertagung 2006).

dene Stressreaktion statt. Nicht nur die von uns sicher als solche identifizierten Stressfaktoren (Arbeit, Zeitdruck, Leistungsanforderungen, Patnerschaftskonflikte usw.) wirken hier, sondern auch die Belastungen, die durch unser Essen, durch den Konsum von Genussgiften, durch latente Entzündungen oder durch hormonelle Dysbalancen ausgelöst werden.

Unter dem Einfluss der verschiedenen Stressoren verändert sich, sofern sie immer wieder einwirken, die molekulare Zusammensetzung der extrazellulären Matrix. Ihre Reaktionsbereitschaft nimmt ab oder wird gesteigert. Beide Veränderungen führen auf Dauer zu weiteren pathologischen Reaktionen. Die Transitstrecke vom Blutgefäß zur Zelle wird erheblich gestört und ein Energiedefizit ist die Folge.

Infolge der Veränderungen zeigen die Patienten typische Symptome, die die Medizin unter dem Oberbegriff der vegetativen Erschöpfung, der psychovegetativen Dysregulation oder der lavierten Depression zusammenfasst. Die aufgrund einer solchen Beurteilung verfolgten therapeutischen Strategien sind in diesen Fällen nicht in der Lage den Patienten zu helfen und ihn von seiner Missempfindung oder seinem Krankheitsgefühl zu befreien.

In dieser Situation ist ein veränderter Blickwinkel hilfreich. Die Betrachtung der Lebensumstände, der Ernährung, des Trinkverhaltens und der alltäglichen Bewegung sollte bei der Einschätzung des Patienten eine zentrale Rolle einnehmen. Beispielsweise kann die Messung des Urin-pH-Wertes Hinweise auf zellulären Stress geben. Die Analyse der Ernährungsgewohnheiten kann die Höhe der Kohlenhydratzufuhr aufdecken und eine Befragung nach der sportlichen Aktivität kann aufzeigen, ob dem Patienten Kompensationsmechanismen zum Abbau der verschiedenen Sressmediatoren fehlen.

Die bei latentem Stress in der Regel auftretenden Erschöpfungssymptome verlangen zu den oben genannten diagnostischen Erwägungen auch den Ausschluss einer stoffwechselbedingten Belastung. Ist diese Ursache ausgeschlossen, wird die Abklärung von bestehenden psychosozialen Stressbelastungen enorm wichtig (s. Kap. 13). Dieser Prozess geht über die normale Patientenaufklärung und Patientenschulung hinaus.

Die moderne Stressforschung zeigt, dass wir unterschiedlichen Stressoren ausgesetzt sind, die unsere psychische Stabilität negativ beeinflussen und auch somatisch wirksam sein können. Durch permanenten Stress werden im Körper verschiedene Stressreaktionen ausgelöst, die über eine Veränderung des Blutdrucks, des Herzschlages, des Grundstoffwechsels und der Reizschwelle des Nervensystems auf verschieden Regulationsebenen im Körper wirksam und mithilfe unserer diagnostischen Möglichkeiten auch messbar sind.

Die Auswirkungen sind schleichend und nicht sofort spürbar. Wenn die ersten Symptome auftreten, ist bereits eine längere Zeitspanne vergangen. Im Modell von Dworkin und LeResche ist der Stellwert auf der y-Achse nach rechts verschoben (Abb. 15-2). Der betroffene Mensch muss die auftretenden Symptome nicht ursächlich mit den auf ihn einwirkenden Ursachen in Verbindung bringen. Tatsächlich geschieht das auch in den wenigsten Fällen. Die Ursache bleibt unerkannt. Verändertes Schlaf- und Essverhalten sowie veränderte körperlich Aktivität sind sehr häufig die Folge dieser Stresseinwirkung. Die Lösungsmuster, die der betroffene Patient sucht, sind durch seine Erfahrungen in ähnlichen Situationen bestimmt. Kommt es nun zu einer Häufung von verschiedenen Stresssymptomen, greifen die bisherigen Lösungsmuster nicht mehr und es entwickelt sich eine Dauerbelastung, die sich in einer Symptomverschlechterung ausdrückt. Letztendlich ist keinerlei Zusammenhang zu den anfänglichen Ursachen und ihren Symptomen zu erkennen. In dieser Situation kommt es oft zu Resignation oder Depression. Es beginnt ein Circulus vitiosus und damit häufig auch das sogenannte „Ärztehopping".

Die oben angesprochenen Stressfolgen betreffen neben der psychischen Verfassung des Patienten aber auch seine Grundfunktionen und damit die Zellen. Die permanente einseitige Belastung, führt in letzter Konsequenz zu einer Anhäufung von Stoffwechselmetaboliten. Diese Metabolite verändern das Bindegewebe und damit die Spannung des Gewebes.

Der Patient entwickelt aufgrund dessen die bei chronischen Erkrankungen so häufig zu findenden Myogelosen oder die von den Osteopathen beschriebenen Faszienkontrakturen. Beide sind Ausdruck eines bindegewebigen Elastizitätsverlustes als Stressfolge (s. Kap. 1). Die Funktionen der Gewebe oder Organe werden beeinträchtigt. Der Patient berichtet in dieser Situation häufig über innere Anspannung und Unruhe oder die Unfähigkeit sich zu entspannen.

Hier ist eine Behandlung unter regulationsmedizinischen Aspekten sinnvoll und wichtig. Es gilt die verschiedenen Störungen auf zellulärer und bindegewebiger Ebene zu therapieren, um dem Patienten eine Perspektive zu eröffnen. Wird die Elastizität des Bindegewebes nicht wiederhergestellt und werden die zellulären Systeme nicht entlastet, ist es wahrscheinlich, dass der Patient erneut dekompensiert und die Symptome wiederkehren. Er zeigt entweder eine Instabilität im behandelten System oder entwickelt ein neues Symptom auf einer anderen körperlichen Ebene. Letztendlich wird er nicht mit nachhaltigem Erfolg zu behandeln sein.

In dieser Situation ist die interdisziplinäre Therapie für den Patienten extrem wichtig. Der Osteopath z. B. kann begleitend zu einer zahnärztlichen oder ärztlichen Therapie an den Spannungen des Fasziensystems arbeiten und regulatorisch in die Salutogenese eingreifen. Eine schnelle und effektive Anfangsbehandlung kann mithilfe verschiedener unspezifischer Methoden durch den Physiotherapeuten erfolgen.

Der Regulationsmediziner arbeitet mit verschieden Methoden um die Grundregulation der extrazellulären Matrix wiederherzustellen und um eine Adaptation des Gewebes zu erreichen. Schmerztherapeutische Verfahren können je nach der Situation mit sanften oder auch stärkeren allopathischen Pharmaka durchgeführt werden.

Der Psychotherapeut holt den Patienten in seiner gegenwärtigen Situation ab und erarbeitet mit ihm ein Lösungskonzept (s. Kap. 13 und 14). Dieser Prozess ist wichtig für die zukünftige Bewältigung der auf den Patienten einwirkenden Stressoren. Gleichzeitig findet in einer qualifizierten Psychotherapie auch der Prozess der Bewusstwerdung satt. Beide Faktoren, die Bewusstwerdung und die Erarbeitung von zukünftigen Lösungsstrategien stabilisieren den Patienten und sind ein wichtiger Bestandteil des oft schwierigen Weges in der CMD-Therapie. Der Patient wird unbedingt mit in die Verantwortung einbezogen. Um den Erfolg der komplexen Behandlung zu sichern sollte der Patient seinen Lebensweg gesundheitsbewusst fortsetzen. Mit dieser Salutogenese (Gesundheit ist kein Zustand, sondern muss als Prozess verstanden werden) sorgt er eigenverantwortlich für die nötige Prävention. Dabei geht es in erster Linie darum, Stressfaktoren zu reduzieren. Eine ausgewogene Ernährung, ausreichende Bewegung und ein ausgeglichener Lebensstil, in dem entspannende Aktionen mit fordernden Aktionen im Einklang stehen, sind unverzichtbar.

Durch eine interdisziplinäre Diagnostik und Therapie kann es gelingen dem schwierigen Krankheitsbild der CMD gerecht zu werden, eine für den Patienten gute und nachhaltige Behandlung zu planen und sie erfolgreich durchzuführen.

15.3 Anhang

Die folgenden Fragen für Patienten sollen die Entscheidung erleichtern, den Patienten einem Allgemeinarzt zuzuweisen:

1. Leiden Sie an Infektionserkrankungen?
2. Fühlen Sie sich häufig ohne für Sie ersichtlichen Grund abgeschlagen und müde?
3. Bei Frauen: Bestehen besonders starke körperliche oder psychische monatszyklische Reaktionen?

15.4 Weiterführende Literatur

1. Bauer J. Das Gedächtnis des Körpers. Frankfurt: Eichborn; 2002.
2. Heine H. Lehrbuch der biologischen Medizin. Stuttgart: Hippokrates Verlag; 1997.
3. Myers TW. Anatomy trains – Myofasziale Meridiane. München: Elsevier; 2004.
4. Pischinger A. Das System der Grundregulation. Heidelberg: Haug; 1975.
5. Rensing R, Koch M, Rippe B, Rippe V. Mensch im Stress. Psyche, Körper, Moleküle. München: Elsevier; 2006.
6. Riecher-Rössler A, Bitzer J, editors. Frauengesundheit. Ein Leitfaden für die ärztliche und psychotherapeutische Praxis. München: Elsevier; 2005.
7. Schwind P. Faszien- und Membrantechniken. München: Urban und Fischer; 2003.
8. Thews G, Mutschler E, Vaupel P. Anatomie, Physiologie, Pathophysiologie des Menschen. Stuttgart: Wissenschaftliche Verlagsgesellschaft; 1999.
9. Warnke U. Risiko Wohlstandsleiden. Syndrom X, Erschöpfungs-Syndrom, pathologisches Energiedefizit. Saarbrücken: Popular Academic Verlag; 1998.

Kapitel 16

Otalgie, Tinnitus und Gleichgewichtsstörungen in differenzialdiagnostischer Abgrenzung zur CMD

Norbert Büntemeyer

16.1 Einleitung

Naturgemäß hat der HNO-Arzt mit den Erscheinungen um das Kiefergelenk und den Kauapparat herum mehr zu tun, als mit der eigentlichen Craniomandibulären Dysfunktion. Deshalb sollen an dieser Stelle die angeführten drei Leitsymptome des Hals-Nasen-Ohren-ärztlichen Bereichs gegen den kieferchirurgischen und zahnärztlichen Bereich in ihrer Diagnostik und Therapie abgegrenzt werden.

Funktionsstörungen des Kauorgans verursachen nicht immer subjektive Beschwerden. Treten allerdings Beschwerden auf, so können sie sowohl Symptome im Bereich des gesamten Kauapparates als auch im Hals-Nasen-Ohren-Bereich in sehr unterschiedlicher Kombination verursachen. Stechende oder ziehende Schmerzen im äußeren Gehörgang, gelegentlich verstärkt bei oder nach Unterkieferbewegungen kommen dabei beispielsweise regelmäßig vor. Tinnitus, Hörverlust, akuter Hörsturz, Schwindelerscheinungen, Ohrphänomene wie hörbares Ticken oder die sogenannte „Velum-Tensor-tympani-Myoklonie" können Ausdruck von Störungen sowohl im HNO-Bereich als auch im kraniomandibulären Bereich sein. Nicht zu vergessen sind der diffuse Kopfschmerz, das häufig geklagte Globusgefühl und Schmerzen über dem Processus zygomaticus maxillae, die oft als Zahnschmerzen empfunden werden.

Im Rahmen der thematischen Eingrenzung soll im Folgenden auf Tinnitus, Ohrenschmerzen und Gleichgewichtsstörungen eingegangen werden. Diese Leitsymptome sollen anhand der Algorithmen der Hals-Nasen-Ohren-Heilkunde zur Erarbeitung verlässlicher Kriterien für Diagnostik und Therapie erläutert werden.

16.2 Die Hals-Nasen-Ohren-ärztliche Diagnostik

16.2.1 Otalgie

Da es sich um das wohl häufigste Symptom handelt, das HNO- und Zahnärzten gemeinsam geklagt wird, soll hier zunächst auf den Ohrenschmerz eingegangen werden.

Grundsätzlich kann jeder Schmerz in der Ohrregion als Otalgie bezeichnet werden, doch sollte der Begriff solchen Schmerzen im Bereich des Ohres vorbehalten bleiben, die nicht durch krankhafte Veränderungen erklärt werden können.

Definition der Otalgie:

Die Otalgie ist definiert als Ohrschmerz ohne pathologischen Befund am Ohr selbst mit häufiger Ausstrahlung:
- in die Halsseite,
- nach vorn zur Wange,
- in den Kieferbereich,
- zum Kehlkopf oder
- nach retro-aurikulär.

Für ein Verständnis der Otalgie ist die Kenntnis der sensiblen Innervation des äußeren Ohres und Mittelohres sowie des Trommelfells unabdingbar.[23]

Beteiligt sind der N. auriculotemporalis, der Ramus auricularis n. vagi und der N. auricularis magnus, der N. occipitalis minor und der N. tympanicus. Unter Zugrundelegung dieser sensiblen Innervation lässt sich die Entstehung von Schmerzen in der Ohrregion ohne Ohrerkrankung auf zwei Wegen erklären:

1. ist die lokale Irritation der sensiblen Nerven z. B. durch Kälte, Veränderungen der Halswirbelsäule oder Erkrankungen des Kiefergelenks möglich.
2. ist die Entstehung über Fortleitung von Schmerzen aus vom Ohr entfernten Regionen über die Hirnnerven V, IX und X (N. trigeminus, N. glossopharyngeus und N. vagus) möglich (sog. Irradiationsotalgie).

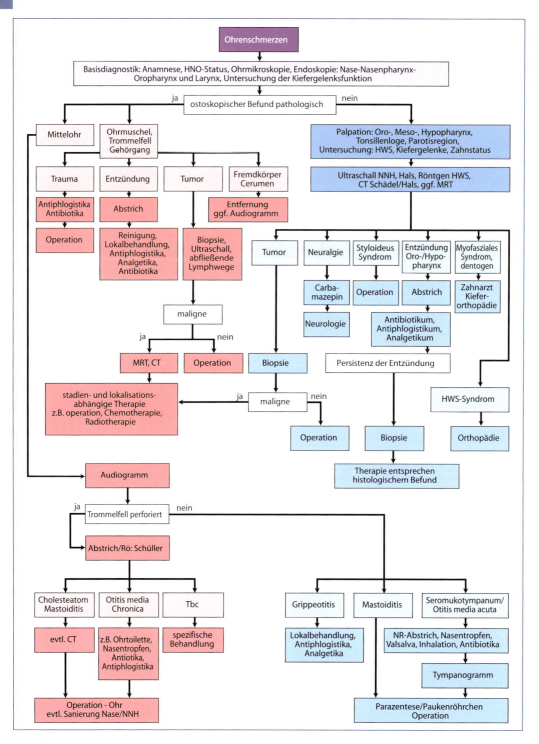

Abb. 16-1 Ohrenschmerzen.

Häufig beschrieben werden witterungsabhängig auftretende Ohrschmerzen, die vor allem bei Kälte und Wind heftige Beschwerden verursachen, denen jedoch kein auffälliger Ohrbefund zugrunde liegt.

Da dem äußeren Ohr das Kiefergelenk mit teilweise überlappender nervaler Versorgung benachbart ist, verursachen Beschwerden des Kiefergelenks im Allgemeinen Ohrschmerzen. Das Kiefergelenk ist besonders sensibel gegen Okklusionsstörungen. Dysfunktionen des Kiefergelenks führen fast zwangsläufig zu Irritation benachbarter Muskeln, der Mm. temporales und masseteres, pterygoidei mediales und laterales, aber auch der sekundären Kaumuskeln wie des M. trapezius und der supra- und infrahyoidalen Muskulatur.[24]

Basisdiagnostik und Therapieansätze:

Im Folgenden werden die Algorithmen der Deutschen Gesellschaft für Hals-Nasen-Ohren-Heilkunde vorgestellt und erläutert (Abb. 16-1).[1]

Zur Basisdiagnostik gehören immer die Anamnese, der gesamte HNO-Status und insbesondere die Ohrmikroskopie. Fakultativ kann eine Endoskopie von Nase, Nasopharynx, Oropharynx, Hypopharynx und Larynx zur Abklärung beitragen und natürlich die Untersuchung der Kiefergelenksfunktion.

Hierbei stellt sich die Frage, ob der otoskopische Befund pathologisch ist oder nicht. Fällt er pathologisch aus, dann ergibt sich mit hoher Wahrscheinlichkeit eine Beschwerdeursache im HNO-Bereich (Abb. 16-1, linke Seite).

Veränderungen am äußeren Ohr, an der Ohrmuschel, am Gehörgang, am Trommelfell sowie auch am Mittelohr können Ohrenschmerzen verursachen. Bei Mittelohrstörungen kommt es dann darauf an, ob das Trommelfell intakt ist oder nicht. Auch die audiometrische Untersuchung kann Aufschluss über die Ursache geben. Möglicherweise helfen bei Trommelfellperforation radiologische Untersuchungen, wie Röntgenaufnahmen des Felsenbeins, Computertomografie oder sogar Magnetresonanzdiagnostik bei der Abklärung weiter. Eventuell ergibt sich aus den Befunden die Notwendigkeit operativen Vorgehens.

Ist das Trommelfell nicht perforiert, kann eine Entzündung viraler oder bakterieller Genese vorliegen. Es kann sich aber auch um ein einfaches Seromukotympanon aufgrund von Belüftungsstörungen handeln. Hier helfen die ebenfalls dargestellten Maßnahmen bezüglich Abklärung und Therapie.

Pathologische Veränderungen des äußeren Ohres können bedingt sein durch Verletzung, Entzündung, Geschwülste jeder Art oder aber im einfachsten Fall durch Fremdkörper oder Cerumen, die zu entfernen sind. Im Falle von Geschwülsten wird die Diagnose durch Biopsie gesichert und entsprechend der Dignität die Sanierung eingeleitet. Entzündungen werden in erster Linie lokal behandelt, gelegentlich auch systemisch mit Antibiotika, Veränderungen durch Traumen, wenn die antiphlogistische Therapie unzureichend ist, operativ.

Im Falle eines unauffälligen otoskopischen Befundes besteht immer die Möglichkeit, dass ein fachübergreifendes Problem vorliegt, das in enger interdisziplinärer Zusammenarbeit abzuklären ist.

Zunächst sollte eine eingehende Untersuchung des gesamten Rachenraums einschließlich Palpation der Parotisregion sowie eine Untersuchung der Halswirbelsäule, der Kiefergelenke und des Zahnstatus erfolgen. Weiteren Aufschluss können Ultraschalluntersuchungen von Nasennebenhöhlen und Halsweichteilen bzw. die radiologische Diagnostik der Halswirbelsäule, ein CT des Schädels, gegebenenfalls auch die Magnetresonanzdiagnostik ergeben.

Im Falle eines durch obige Diagnostik festgestellten Tumors erfolgt die Abklärung durch Biopsie. Entzündungen sollen in ihrer Genese durch Abstrich geklärt und dann der entsprechenden antibiotisch/antiphlogistischen Therapie zugeleitet werden.

Neuralgieforme Schmerzen sind in Zusammenarbeit mit einem Neurologen abzuklären und möglichst von diesem zu therapieren.

Das sogenannte „Styloideus-Syndrom" ist ein relativ seltenes Krankheitsbild, das aber immer wieder unklare Beschwerden, üblicherweise einseitig in der Tiefe des Halses mit Ausstrahlung in die Ohr- und Kieferregion verursacht. Hier hilft im Allgemeinen nur die operative Behandlung mit drastischer Kürzung des Processus styloideus.

Andere Verkettungen von Dysfunktionen, die sich letztlich in Gestalt einer Otalgie äußern können, sind Kopfgelenkblockierungen, durch Fehlhaltung verursachte muskuläre Verspannungen und das „HWS-Syndrom" (s. Kap. 5.7).

Unter Umständen ergibt sich aus den dargelegten diagnostischen Überlegungen, dass bei Beschwerden, die durch eine Craniomandibuläre Dysfunktion hervorgerufen werden, zunächst zahnärztliche Hilfe anzustreben ist.

16.2.2 Tinnitus

Definiton des als Tinnitus bezeichneten Symptoms

Der Tinnitus wird heute als Symptom anderer Erkrankungen und nicht als eigenständige Erkrankung gesehen.[18] *Seifert* und *Mühlbrook* bezeichnen den Tinnitus als „Symptom einer Informationsverarbeitungsstörung im Gehirn mit individuell geprägter emotionaler Reaktion".[21] Es wird zwischen subjektivem (z. B. zervikalem) und objektivem Tinnitus unterschieden.[3] Für die Zahnmedizin relevant, weil gelegentlich im Rahmen einer CMD-Therapie beeinflussbar, ist der subjektive (nonauditorische) Tinnitus. Auch radiologische Auffälligkeiten im Sinne von „aberrierende(n) AICA-Schlingen am Kleinhirnbrückenwinkel konnten in Bezug zum Tinnitus [...] gesetzt werden".[11] „Die Behandlung [des Tinnitus] orientiert sich einerseits an der Ursache, andererseits am Zeitverlauf und dem Schweregrad. Bei objektiven Ohrgeräuschen steht eindeutig die exakte Ermittlung und gegebenenfalls Ausschaltung der körpereigenen physikalischen Schallquelle im Vordergrund. Bei subjektiven Ohrgeräuschen sind dagegen Zeitverlauf und Schweregrad für die Art der einzuschlagenden Therapie entscheidend. Hier muss nach akutem, subakutem und chronischem Tinnitus unterschieden werden. Richtet sich die Behandlung bei akutem Tinnitus im Wesentlichen auf die Möglichkeit einer vollständigen Beseitigung des Tinnitus oder einer deutlichen Minderung seiner Lautheit, ist bei chronischem Tinnitus dieses Ziel nur selten zu erreichen."[16] Diese Aussage verdeutlicht die Ohnmacht, mit der Zahnärzte häufig vor einem CMD-bedingten Tinnitus stehen, weil die Mehrzahl dieser Tinnitusträger einen bereits chronfizierten Tinnitus aufweist.[13] Generell gilt die Einstellung, dass der zahnärztlich-physiotherapeutischen Behandlung des Tinnitus mit Vorsicht begegnet werden sollte, da keine kontrollierten klinischen Studien vorliegen.[26]

Der Anteil der Tinnituspatienten an den CMD-Patienten wird im Schrifttum sehr uneinheitlich mit ca. 1- bis 5-fach gegenüber einer Kontrollgruppe erhöht angegeben.[2,4,14,18,20] Umgekehrt fand Morgan bei 95 % der in einer Studie untersuchten Patienten, die an dem Hauptsymptom „Tinnitus" litten, gleichzeitig zusätzlich Auffälligkeiten im Sinn einer CMD-Symptomatik.[17]

Generell gilt für die Zahnmedizin, dass Patienten, deren Tinnitus sich während einer zahnärztlichen Manuellen Funktionsdiagnostk in seiner Qualität verändert, Hoffnung auf Besserung durch eine CMD-Therapie haben dürfen. Die Komplette Eliminierung des Tinnitus bleibt jedoch im Rahmen der CMD-Therapie ein meist unerreichtes Ziel.[13]

Zur Häufigkeit des Tinnitus in Deutschland gibt die epidemiologische Studie von *Pilgram* und Mitarbeitern aus dem Jahre 1999 Aufschluss:[19] Sie fanden durch eine repräsentative Umfrage bei 2,7 Millionen Menschen, die älter als 10 Jahre waren, einen chronischen Tinnitus, d. h. einen Tinnitus, der länger als einen Monat bestand. 1,5 Millionen dieser 2,7 Millionen Probanden erklärten sich durch ihr Ohrgeräusch schwer und bis zur Unerträglichkeit beeinträchtigt. Diese stark Beeinträchtigten sind somit dem chronisch dekompensierten Tinnitus zuzuordnen.

Zugleich empfanden 53 % aller Betroffenen eine Hörminderung auf dem tinnitusbelasteten Ohr. als Ursache des Tinnitus wurden verschiedene subjektiv empfundene Gründe angegeben: medizinische Gründe in 36 %, Lärm am Arbeitsplatz in 17 %, Stress in 25 % der Fälle.

Tinnitushäufigkeit in Deutschland:[19]
- chronischer Tinnitus: 2,7 Mio.,
- dekompensierter chronischer Tinnitus: 1,5 Mio.,
- Hörminderung auf dem belasteten Ohr: 53 %.

Tinnitus-Ursache:[19]
- medizinische Gründe: 36 %,
- Lärm am Arbeitsplatz: 17 %,
- Stress: 25 %.

Der Begriff „Tinnitus" bezeichnet eine Beschwerdesymptomatik, mit der der HNO-Arzt tagtäglich konfrontiert wird und die in der täglichen Praxis einen hohen diagnostischen und zeitlichen Aufwand erfordert. Die Gespräche mit den Patienten sollen mit großem Einfühlungsvermögen und niemals unter Zeitdruck geführt werden. Die Äußerungen der Patienten sind dabei sehr aufmerksam zu verfolgen, da sich aus ihnen Ansätze für Diagnostik und Therapie ergeben.

Zum Erscheinungsbild des Tinnitus gilt: Wenn nicht der seltene objektive Tinnitus vorliegt, der fast immer somatische Ursachen hat, handelt es sich stets um eine rein subjektive Empfindung.

Zur Charakterisierung des Tinnitus gibt es lediglich den audiometrisch subjektiven Vergleich nach Frequenz, Lautstärke und Verdeckbarkeit. Ein objektiver Tinnitusnachweis ist bis heute nicht gelungen.

Die subjektive Einstellung zu sich und der Umwelt bestimmt die Filterleistung in Bezug auf den Tinnitus und ist abhängig von der Gesamtsituation des Menschen in seiner Umgebung. Hierzu ist anzumerken, dass jeder Mensch Geräusche im Ohr hat. Diese werden jedoch normalerweise nicht bewusst wahrgenommen, sondern zentral aus der Hörwahrnehmung herausgefiltert.

Gegenwärtig ist noch weitgehend unklar, wie äußere Einflüsse die verschiedenen Störungen im Innenohr oder an der Hörbahn auslösen.

Wie bereits gesagt wird zwischen objektivem und subjektivem Tinnitus unterschieden.[10] Objektiv ist ein Tinnitus, der auch vom Untersucher wahrgenommen werden kann und üblicherweise somatische Ursachen hat. Diese Wahrnehmung gelingt im Allgemeinen mit dem Stethoskop. Ursachen sind Muskelzuckungen oder Muskelfibrillieren, Reiben und ähnliche Geräuschbildung in und an Gelenken sowie Strömungsgeräusche im Schädel und Hals.

Dagegen besteht der subjektive Tinnitus nur für den Betroffenen. Er kann akut und ohne jeden Anlass auftreten und genauso akut wieder verschwinden. Diese Form des Tinnitus ist bei jedem Menschen normal. Er kann aber auch bestehen bleiben und somit zum chronischen Tinnitus werden. Diese Benennung erfolgt erst nach 3 Monaten, wobei anzumerken ist, dass ein Tinnitus, der einen Monat besteht, sich im Allgemeinen nur selten noch ändert.

Formen des Tinnitus

Objektiver Tinnitus

- Ursache üblicherweise somatisch
- kann auch vom Untersucher wahrgenommen werden
- Muskeln, Gelenke, Strömungsgeräusche

Subjektiver Tinnitus

- nur für den Betroffenen wahrnehmbar
- kann akut auftreten und ebenso verschwinden
- bei jedem Menschen möglich und normal

Der akut aufgetretene Tinnitus sollte, wenn er nicht sehr kurzfristig spontan zurück geht, behandelt werden wie ein Hörsturz, d. h. mit Infusionen, gegeben zur Hämodilution, eventuell mit Zusatz von sogenannten „durchblutungsfördernden" Medikamenten und/oder Kortison.

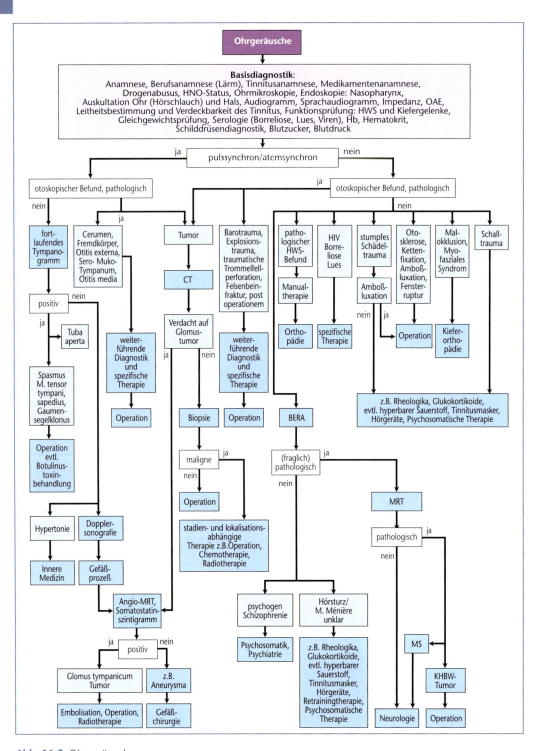

Abb. 16-2 Ohrgeräusche.

Chronifizierter Tinnitus zeigt Analogien zum chronischen Schmerz und Phantomschmerz und soll, wenn nötig, unter Entwicklung einer gemeinsamen Strategie zwischen Patient, Arzt und Psychotherapeut behandelt werden, gegebenenfalls unter Hinzuziehung eines Hörgeräteakustikers. Diese interdisziplinäre Behandlung wird als „Tinnitus-Retraining" bezeichnet, wenn mithilfe des Akustikers ein Noiser zur Verdeckung des Geräusches eingesetzt wird.

Basisdiagnostik und Therapieansätze

Im Folgenden wird eine Systematik dargestellt, die für den HNO-Arzt Grundlage bei der Vorgehensweise für die Beurteilung von Ohrgeräuschen ist (Abb. 16-2).[1]

Zur Basisdiagnostik gehört natürlich eine ausführliche Anamnese, die sowohl die berufliche, als auch die familiäre Situation beinhalten sollte. Eine spezielle Tinnitusanmanese bezüglich Art und Erscheinung der ersten Tinnitus-Wahrnehmung, die auch die Situation berücksichtigt, in der der Tinnitus zuerst aufgetreten ist bzw. als unangenehm empfunden wurde, ist obligatorisch. Weiterhin soll eine Medikamentenanamnese, auch im Hinblick auf eventuellen Drogenkonsum, erhoben werden.

Es folgt die HNO-ärztliche Untersuchung einschließlich Ohrmikroskopie und Audiometrie, gegebenenfalls Endoskopie. Eine Auskultation an Hals und Ohrregion hilft, den objektiven Tinnitus auszuschließen.

Die audiometrische Untersuchung beinhaltet das Ton- und gegebenenfalls auch das Sprachaudiogramm, die Impedanzmessung mit Tympanometrie, die Ableitung otoakustischer Emissionen, eventuell die Hirnstammaudiometrie und die vergleichende Audiometrie (Bestimmung von Lautheit und Verdeckbarkeit des Tinnitus).

Weiterhin ist die Funktionsprüfung von Halswirbelsäule und Kiefergelenken zu berücksichtigen sowie eine Prüfung der Vestibularorgane und zusätzliche Labordiagnostik durchzuführen, unter Umständen in Zusammenarbeit mit dem Hausarzt, um serologisch bestimmte Infektionen auszuschließen (Borreliose, Lues, Viren). Laborchemisch sind weiterhin Hb-, Hk-, Blutzucker- und Schilddrüsenwerte zu bestimmen. Zudem ist eine Blutdruckmessung vorzunehmen.

Grundsätzlich ist dann so vorzugehen, dass zwischen einem puls- oder atemsynchronen Tinnitus und einem solchen, der unabhängig von Puls oder Atmung auftritt, unterschieden wird. Besteht Abhängigkeit von Puls oder Atmung, ist dem linken Teil der schematischen Darstellung in Abbildung 16-3 zu folgen.

Bei unauffälligem otoskopischem Befund ist in diesem Fall eine Tympanometrie wichtig. Zeigt sie einen pathologischen Befund, das sogenannte „fortlaufende Tympanogramm", dann kann es sich um das Problem der offenen Tube handeln oder es können Spasmen verschiedener Muskeln vorliegen (Mm. tensor tympani, stapedius, levator veli palatini). Therapeutisch kommt hier ein operatives Vorgehen selten in Betracht, versucht wird in neuerer Zeit gelegentlich die Behandlung mit Botulinum-Toxin.

Ist das Tympanogramm unauffällig, sollte nach Kreislaufveränderungen geforscht werden, möglichst unter Hinzuziehung eines Internisten. Blutdruckbeurteilung, Doppler-Sonografie der Kopf-Hals-Gefäße und bei entsprechendem Befund weiter führende radiologische Diagnostik kann angezeigt sein. Therapeutisch können sich Konsequenzen bis hin zu operativen Methoden (bei Glomus-tympanicum-Tumor oder Aneurysma) und Radiotherapie ergeben.

Beim pathologischen Ohrbefund ist die häufigste und rasch behandelbare Ursache das obturierende Zerumen, das durch Spülung oder Extraktion entfernt wird. Außerdem sind die Otitis externa, das Seromukotympanon und die Otitis media zu nennen, die durch Verlegung des Schallwegs zum Innenohr Geräusche verursachen können. Diese Krankheitsbilder werden speziell abgeklärt und therapiert.

Lässt der otoskopische Befund den Verdacht auf einen Tumor aufkommen, dann sollte zunächst ein Computertomogramm angefertigt werden. Bei Verdacht auf einen Glomus-caroticum-Tumor wird die spezielle Angiografie und MRT-Darstellung eingeleitet. Erscheint bei Tumorverdacht der blutreiche Glomustumor nicht wahrscheinlich, dann sollte zunächst eine Biopsie vorgenommen werden. Bei malignem Tumor wird dann nach einem Staging die entsprechende Therapie geplant, bei benignem Geschehen üblicherweise durch Operation saniert.

Auch verschiedene traumatische Einflüsse können einen auffälligen otoskopischen Befund nach sich ziehen, wie sich im Allgemeinen bereits aus der Anamnese ergibt. Infrage kommen hier traumatische Trommelfellperforationen, Baro- oder Explosionstraumata, Felsenbeinfrakturen oder auch ein postoperativer Zustand. Die weiterführende Diagnostik kann in diesen Fällen zu operativer Therapie aber auch zu rein konservativer Vorgehensweise führen.

Bei pathologischem otoskopischem Befund (ausgenommen die „einfachen" Diagnosen Cerumen obturans, Otitis externa und Otitis media, wenn diese keine Schallempfindungshörstörung mit sich bringen) wird der Ohrenarzt folgendermaßen vorgehen:

Neben den entsprechenden audiometrischen Untersuchungen (Ton- und Sprachaudiometrie, Impedanzmessung, Messung otoakustischer Emissionen) wird üblicherweise eine Hirnstammaudiometrie durchgeführt, die bei pathologischem Ausfall zum Ausschluss eines Kleinhirnbrückenwinkeltumors (Akustikusneurinom) ein MRT erfordert. Im Falle eines positiven Befundes wird die operative Behandlung von ohrchirurgischer oder neurochirurgischer Seite empfohlen. Stellt sich das MRT unauffällig dar, schließt sich die neurologische Diagnostik an. Im MRT sind gelegentlich auch Zeichen einer Encephalitis disseminata zu finden, die als Ursache infrage kommt.

Wenn kein Verdacht auf ein retrokochleäres Geschehen besteht, die Hirnstammaudiometrie also einen Normbefund zeigt, bleibt abzuklären, ob sich aus der Anamnese ein Hörsturz oder ein Morbus *Menière* erkennen lässt. In diesen Fällen werden Maßnahmen zur Hämodilution vorgenommen (Medikamente, Infusionen). Allerdings bleibt festzustellen, dass nach aktuellen Erkenntnissen das Behandlungskonzept bei Hörsturz unklar ist. In den Zeiten evidenzbasierter Medizin fehlt es an einer etablierten Behandlung des plötzlichen Hörverlustes, obwohl positive Effekte für Steroide, Virostatika, Vitamine oder hyperbaren Sauerstoff berichtet wurden. Eine Datenbankrecherche in Medline nach randomisierten placebokontrollierten Studien, die zwischen Januar 1996 und Februar 2006 veröffentlicht wurden, identifizierte 21 Studien, in denen bei einem Hörsturz systemisch applizierte Kortikosteroide nicht wirksamer waren als ein Placebo. Gleiches galt für die anderen aufgeführten Therapiemodalitäten. Die ermittelten Spontanheilungsraten lagen zwischen 32 und 70 %.[5]

Daneben bietet der große Block psychischer Erkrankungen und Beeinträchtigungen ein weites Feld für die ärztlichen Maßnahmen bei Tinnitus. Festgestellte pathologische Befunde im Bereich der Halswirbelsäule und Halsmuskulatur müssen orthopädisch-manualtherapeutisch oder physiotherapeutisch behandelt werden. Im Falle des laborchemischen Nachweises einer spezifischen Infektion ist eine gezielte Behandlung einzuleiten.

Zeigt die Vorgeschichte ein stumpfes Schädeltrauma, muss an eine Ambossluxation gedacht werden, wobei eine operative Korrektur möglich ist. Ebenso sollten die Otosklerose, die Fixation der Gehörknöchelchenkette und die Ruptur der Membran des runden Fensters operativ behandelt werden.

Zeigt sich beim stumpfen Schädeltrauma eine unauffällige Mittelohrsituation, ist eine Behandlung mit Rheologika und Glukokortikoiden notwendig. Entsprechend wird auch das Schalltrauma behandelt.

Finden sich Okklusionsmissverhältnisse, offensichtliche Kiefergelenksprobleme oder Kiefermuskelbeschwerden, dann leitet der HNO-Arzt den Patienten dem Zahnarzt zu. Informationen zur Tinnitusentstehung über das stomatognathe System und die Halswirbelsäule bietet Kapitel 5 (Abschnitte 5.1 und 5.2).

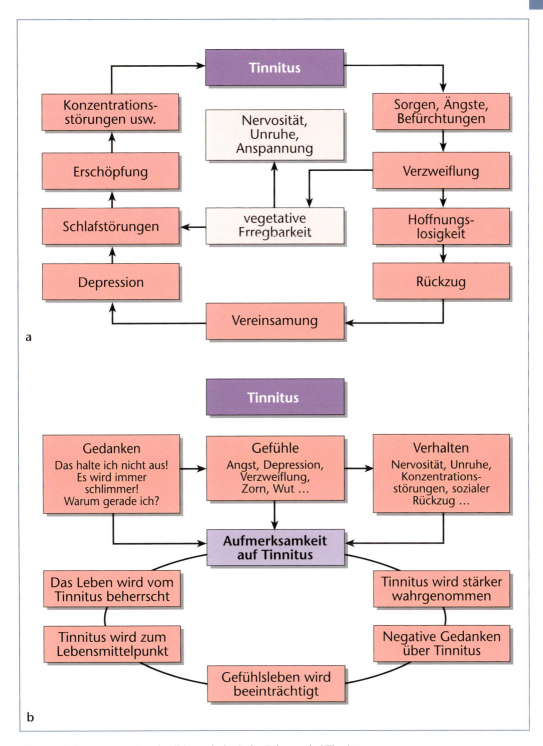

Abb. 16-3 *(a)* Tinnitus-Spirale, *(b)* psychologische Faktoren bei Tinnitus.

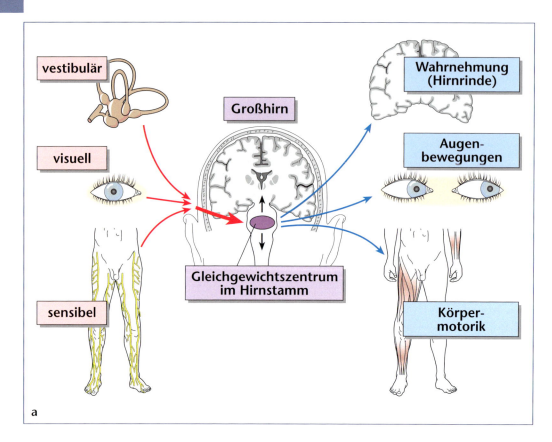
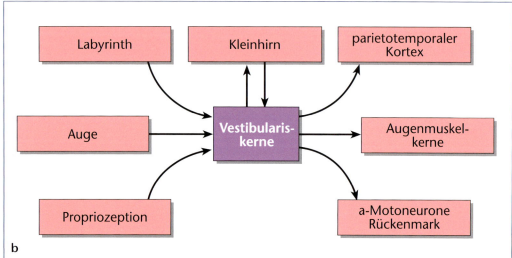

Abb. 16-4 (a) Das Gleichgewichtssystem: eingehende Information, Verrechnung im Gleichgewichtszentrum, ausgehende Information[5], (b) Darstellung der Hauptafferenzen und Hauptefferenzen der Vestibulariskerne[3].

Die moderne Therapie des Tinnitus

Wenn organische oder funktionelle Ursachen (auch CMD) ausgeschlossen sind, geht es darum, die zentrale Verarbeitung durch Nutzung der Plastizität unseres Gehirns zu verändern, eine Habituation oder Gewöhnung auszulösen und diese zu unterhalten.

Eine Möglichkeit stellt das Tinnitus-Retraining nach *Jastreboff* und *Hazell* dar.[12] Ziel der Behandlung ist es, die „nach innen geklappten" Ohren wieder „nach außen zu klappen" und „zu öffnen". In vielen Fällen ist dabei das Tragen eines Rauschgerätes, eines Maskers oder Noisers, indiziert. Das Geräusch soll hierbei nicht, wie dies früher beabsichtigt war, überdeckt, also maskiert werden, sondern der Patient soll angehalten werden, dieses definierte und leise Geräusch bewusst wahrzunehmen. Notwendig ist hierbei immer eine ganz intensive Aufklärung des Patienten über die Harmlosigkeit des Tinnitus. Der Patient soll sich von der Wahrnehmung des Tinnitus lösen und das Hören des Eigengeräusches gewollt verlernen. Die Methode wurde von *Jastreboff* und *Hazel* in den USA entwickelt. In Deutschland wird sie ergänzt durch die Einschaltung von Psychologen, was sich zur Verarbeitung der inneren Ursachen der Tinnitusentstehung und Tinnitusgewichtung als sinnvoll erwiesen hat. Dazu soll das Erlernen von Entspannungsmechanismen und Stressreduktion vermittelt werden (Abb. 16-3a-b).[9]

Schließlich soll noch ein moderner homöopathischer Therapieansatz erwähnt werden, der sich auf zwei Faktoren stützt: Einerseits den organischen Stoffwechselteufelskreis aus Übersäuerung, Minderdurchblutung und Minderversorgung, andererseits darauf, die emotional-psychische Stressreaktion zu mildern bzw. zu kompensieren. Es wird eine entsäuernde Therapie mit Förderung der Durchblutung verabreicht.[7]

16.2.3 Gleichgewichtsstörungen

Die Entstehung von Gleichgewichtsstörungen

Physikalisch gesehen befindet sich unser Körper bei aufrechter Haltung in einer ausgesprochen labilen Gleichgewichtslage, da dar Unterstützungspunkt weit unter dem Schwerpunkt liegt. Wir müssen durch ständige Muskelarbeit ein nicht unerhebliches Maß an Energie aufbringen, um auf beiden Füßen stehen zu können. Dass dies möglich ist, verdankt sich der Belastungsfähigkeit des Stütz- und Halteapparates sowie der Leistungsfähigkeit der regulierenden peripheren und zentralen Stationen (Abb. 16-4a-b).[10,15]

Die Wahrung des Gleichgewichts ist mit der Orientierung im Raum auf das Engste verbunden. An dieser Aufgabe sind mehrere Sinne beteiligt: Auge, Ohr, Propriozeptoren der Muskulatur und der Gelenke sowie Tast-, Schmerz- und Temperaturrezeptoren der Haut liefern ständig Informationen über die Position des Körpers und seiner Teile in Bezug auf die Umwelt und in Bezug auf seine Stellung im Raum. Die Gleichgewichtslage des Körpers orientiert sich an der Schwerkraft.

Schwerkraftsensoren sind Sacculus und Utriculus, das visuelle System und die Somatosensoren. Jede Körperbewegung bedingt eine veränderte Umweltbeziehung, die von den Sinnesorganen, die auf spezifische Reizantworten reagieren, wahrgenommen und mit dem Stand der erfolgten statischen Orientierung verglichen wird. Die aufgenommenen Impulse gelangen über verschiedene Bahnen an übergeordnete Zentren, wo eine allgemeine Koordination und Assoziation stattfindet.

Orientierung und Bewegungswahrnehmung im Raum beruhen auf der Integration multipler sensorischer Informationen. Wesentliche Teilinformationen liefern die paarigen Gleichgewichtsorgane, die über vestibulookuläre und vestibulospinale Reflexbögen die Blick-, Kopf- und Körperstabilisierung während Bewegungen in allen Freiheitsgraden des

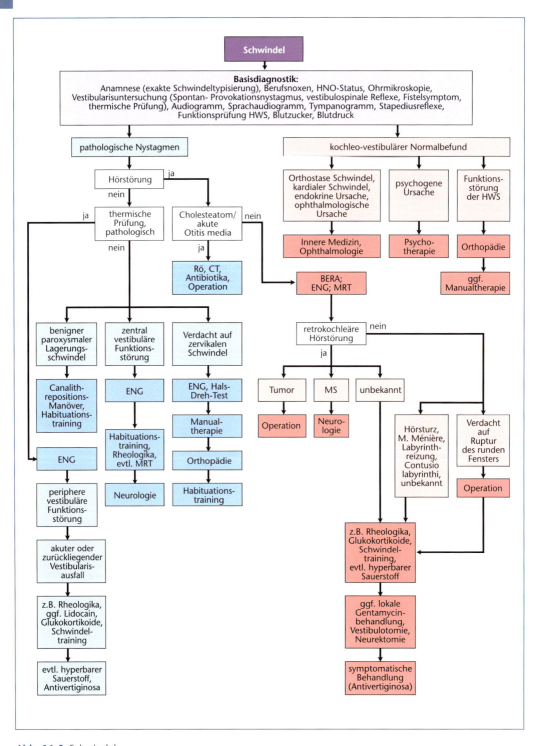

Abb. 16-5 Schwindel.

Raumes gewährleisten. Das vestibuläre Organ ist ein komplex aufgebauter Sensor, bestehend aus dreidimensionalen Winkel- (Bogengänge) und Linearbeschleunigungsmessern (Utriculus und Sacculus).[6]

An der Gleichgewichtserhaltung sind Fremd- und Eigenreflexe beteiligt und letztlich ermöglicht das Zusammenspiel aller gleichgewichtserhaltenden Stationen Automatismen, die eine Körperhaltung wie Stehen und Sitzen oder Bewegungsabläufe wie Gehen und Laufen mühelos ermöglichen. Dieser multifaktorielle Aufbau des Gleichgewichtssystems ist die physiologische Grundlage der Kompensationsmechanismen, die in Kraft treten, wenn einer oder mehrere Bausteine aus dem Gesamtgefüge herausgebrochen sind.

Kommt es zu kurzfristigen hämodynamischen oder vestibulären Krisen, dann tritt in der Regel relativ schnell wieder eine schwindelfreie Lage ein, sofern keine Defektheilung eine provozierbare Anfälligkeit zurück lässt.

Die motorischen Zentren des Hirnstamms sind im Rahmen der Stützmotorik die Schaltstellen für die Halte- und Stellreflexe, deren Funktion es ist, unwillkürlich die Körperhaltung bzw. das Gleichgewicht aufrecht zu erhalten. Haltereflexe dienen dabei der Tonusverteilung in der Muskulatur und der Augeneinstellung. Stellreflexe bringen den Körper immer wieder in seine Normalstellung.

Störungen im kraniomandibulären Bereich können zu einer erheblichen Irritation des Zusammenspiels der an der Erhaltung des Gleichgewichtssystems beteiligten Faktoren führen und somit das subjektive Symptom „Schwindel" auslösen. In der Regel ist das subjektive Schwindelgefühl also desto intensiver, je akuter eine entsprechende Läsion auftritt. Eine begleitende vegetative Symptomatik mit Übelkeit, Erbrechen, Schweißausbruch und Vasokonstriktion ist häufig.

Zu den wichtigsten Formen der Gleichgewichtsstörung zählen die folgenden:
- *peripher-vestibulär* (Störung im Bereich des Labyrinthes und des retrolabyrinthären Bereichs, richtungsbestimmter Nystagmus),
- *zentral-vestibulär* (Läsion oberhalb der Vestibulariskerne, Schwanken, wenig ausgeprägter Dauerschwindel),
- *nicht vestibulär* (z. B. jede internistische Erkrankung, die sekundär über zerebrale Hypoxie oder direkt über neuronale Membran Potentialstörungen das gewohnte synaptische Übertragungsmuster beeinflusst),
- *psychogen* (otologische, neurologische oder internistische Organstörungen fehlen),
- *zervikal* (durch Irritation im Bereich der Kopfgelenkmuskulatur hervorgerufene Gleichgewichtsstörungen, s. auch Kap. 5).

Der peripher-vestibuläre Schwindel wird bei einseitiger Erkrankung meist im Sinne eines systematischen Schwindels mit Richtungstendenz empfunden. Der zentral-vestibuläre Schwindel hat neben den anderen obigen Unterscheidungsmerkmalen meist weniger ausgeprägten Charakter als der peripher-vestibuläre Schwindel.

Der nicht vestibuläre Schwindel ist vielgestaltig und schließt multiple Empfindungen wie Taumel, Kopfleere, Kopfdruck, Benommenheit, Schwarzwerden vor Augen, Schwäche in den Beinen, Atemnot und intestinale Beschwerden ein.

Der psychogene Schwindel ist sicherlich eine sehr häufig auftretende Form und aus Sicht der somatisch orientierten Fächer der Medizin als ausschlussdiagnostisches Kriterium anzusehen. Der phobische Schwankschwindel wird nach dem benignen paroxysmalen peripheren Lagerungsschwindel sogar als die zweithäufigste Diagnose in einer Spezialambulanz für Schwindel gesehen.[25]

Basisdiagnostik und Therapieansätze

Im Folgenden wird dargelegt, wie beim Leitsymptom "Gleichgewichtsstörungen" diagnostisch, und in Ansätzen auch, wie therapeutisch vorzugehen ist (Abb. 16-5).[1]

Zunächst kommt es auch hier auf eine exakte Anamnese an, die die Typisierung der Gleichgewichtsstörungen ermöglicht. Dazu müssen selbstverständlich schädigende berufliche Einflüsse erfragt und der HNO-Status erhoben werden. Wie immer wird die Ohrmikroskopie durchgeführt. Es schließt sich eine eingehende Vestibularisprüfung an. Dazu gehört zunächst die Beobachtung unter der Frenzel-Brille in Ruhe und unter Provokation. Es gilt festzustellen, ob ein Spontan- oder Provokationsnystagmus vorliegt. Es folgt die Prüfung vestibulospinaler Reflexe, die Prüfung auf Fistelsymptom und die thermische Prüfung (kalorische Vestibularisprüfung oder Elektro- bzw. Videonystagmografie). Zur Untersuchung gehören die Audiometrie, die Tympanometrie, die Funktionsprüfung der Halswirbelsäule und die Abklärung der Blutdruck- und Blutzuckerwerte.

Liegen die Untersuchungsergebnisse der Schwindel-Basisdiagnostik vor, werden die Patienten für das weitere Verfahren auch hier zunächst wieder in 2 große Gruppen geteilt: auf der einen Seite die Patienten mit pathologischen Nystagmen, auf der anderen Seite die Patienten mit einem kochleovestibulären Normalbefund.

Liegen pathologische Nystagmen vor (auffälliger Befund im Elektronystagmogramm (ENG) oder Spontannystagmus), werden zunächst die audiometrischen Untersuchungen angesehen. Bestehen Hörstörungen, kann es sich durchaus um eine Mittelohrerkrankung handeln (z. B. Otitis media oder Cholesteatom). Eine Entsprechende Abklärung über darstellende Verfahren wie Röntgen oder Computertomografie sollte erfolgen. Therapeutisch ist zunächst an die Gabe von Antibiotika aber auch an operative Maßnahmen zu denken.

Zeigt das Mittelohr bei vorliegender Hörstörung Normalbefunde, führt die weitere Abklärung über die Ableitung otoakustischer Emissionen und die Hirnstammaudiometrie sowie im Falle pathologischer Ergebnisse zur Magnetresonanzdiagnostik.

Bei retrokochleärer Störung kann ein Tumor vorliegen, in erster Linie ein Akustikusneurinom, das in Abhängigkeit von seiner Größe vorrangig operativ angegangen wird. Auch neurologische Erkrankungen, wie die Encephalitis disseminata, kommen vor. Hier wird neurologischer Rat gesucht.

Gelegentlich begegnet jedoch auch ein unbekanntes Erscheinungsbild mit pathologischen Nystagmen, Hörstörung und retrokochleärer Störung, auf das keine der bisherigen Diagnosen zutrifft. Hier wird versucht, mit Rheologika, Glukokortikoiden und eventuell Sauerstoffdrucktherapie zu behandeln. In Betracht kommt auch die lokale Gentamicin-Instillation, die Vestibulotomie oder Neurektomie oder letztlich als ungezielte Maßnahme die symptomatische Behandlung mit Antivertiginosa.

Liegt keine retrokochleäre Störung, aber ein pathologischer Nystagmus sowie eine Hörstörung bei normalem Mittelohrbefund vor, besteht Verdacht auf Hörsturz, Morbus Menière, Labyrinthreizung oder Labyrinthschädigung (Commotio, Contusio) oder auch Verdacht auf Ruptur der Membran des runden Fensters. In all diesen Fällen wird bereits die Anamnese richtungsweisende Erkenntnisse bringen. Eine Ruptur der Membran des runden Fensters muss operativ durch Tympanotomie abgeklärt werden. Üblicherweise wird sie durch Einlegen eines kleinen Stückes Muskelfaszie wieder geschlossen. Bei Hörsturz, Morbus Menière und Labyrinthreizung kommen zunächst Infusionstherapie und Schwindeltraining in Betracht.

Bestehen pathologische Nystagmen ohne Hörstörung, kommt es für das weitere Vorgehen darauf an, ob die thermische Prüfung regulär oder pathologisch ausfällt. Bei pathologischem Ausfall lässt sich aus dem ENG üblicherweise eine periphere vestibuläre Funktionsstörung ersehen, die einem akuten oder zurückliegenden Vestibularisausfall entspricht. Therapeutisch werden auch hier Rheologika, gelegentlich Glukokortikoide und auch Lidocain gegeben. Schwindeltraining ist ein sehr wesentlicher Teil des Therapieprogramms, hyperbare Sauerstofftherapie und Antivertiginosa sind möglich.

Ergibt bei pathologischen Nystagmen ohne Hörstörung die thermische Prüfung keinen pathologischen Befund, kann es sich durchaus um einen benignen paroxysmalen Lagerungsschwindel handeln, der einem der verschiedenen Repositionsmanöver und anschließendem Habituationstraining zugeführt werden sollte.

Es kann sich jedoch auch um eine zentral-vestibuläre Funktionsstörung handeln, die sich im Elektronystagmogramm häufig durch hochfrequente oder auch sehr niederfrequente Reizantworten dokumentiert. Diese Patienten sollten immer einer weiterführenden neurologischen Diagnostik zugeleitet werden.

Der hier aufgeführte Begriff des „zervikalen Schwindels" ist sehr umstritten. Im ENG zeigen sich üblicherweise je nach Stellung der HWS völlig unterschiedlich gerichtete Nystagmen und in bestimmten Kopf-Körper-Haltungen Schwindelempfindungen, aufgrund deren die Verdachtsdiagnose gestellt wird. Orthopädische oder manualtherapeutische Manipulationen führen bei diesen Patienten häufig zu spontaner Erlösung vom Schwindel. Weiterführend ist dann ein Habituationstraining sinnvoll. Umstritten ist der Begriff des „zervikalen Schwindels" deshalb, weil rein anatomisch eine Verbindungen zwischen der Halswirbelsäule und den Labyrinthen nicht exakt nachgewiesen werden konnten. Die neuronalen Zusammenhänge sind jedoch inzwischen geklärt (s. auch Kap. 5).

Schließlich müssen diejenigen Fälle von Gleichgewichtsstörungen erwähnt werden, die bei der Untersuchung einen kochleovestibulären Normalbefund aufweisen. Hier ist zunächst die Gruppe der internistischen Erkrankungen mit orthostatischem kardialem Schwindel oder endokriner Gleichgewichtsstörungsgenese, aber auch aufgrund von ophthalmologischen Störungen zu nennen. Die weitere Diagnostik und Therapie erfolgt entsprechend der Fachrichtung. Schwindel aus psychischen Gründen bedarf einer Psychotherapie. Funktionsstörungen der Halswirbelsäule und des kraniomandibulären Bereichs können ebenfalls mit völlig normalen kochleovestibuläre Befunden einhergehen. Auch hier ist die jeweilige fachliche Abklärung anzustreben (Manualtherapie oder auf dem Gebiet der Zahn- und Kieferheilkunde die entsprechende funktionsgerechte Einstellung der einzelnen Parameter).

16.3 Anhang

Die folgenden Fragen für Patienten sollen die Entscheidung erleichtern, den Patienten einem HNO-Arzt zuzuweisen:

1. Leiden Sie unter Ohrenschmerzen, Tinnitus oder Schwindel?
2. Haben Sie häufig Entzündungen im Mund-Nasen-Rachen-Raum?
3. Leiden Sie unter Schwerhörigkeit oder hatten Sie einen Hörsturz?

16.4 Literatur

1. Arnold W, Ganzer U. Hals-Nasen-Ohren-Heilkunde, Stuttgart: Thieme; 1999.
2. Brookes GB, Maw AR, Coleman MJ. 'Costen's syndrome'—correlation or coincidence: a review of 45 patients with temporomandibular joint dysfunction, otalgia and other aural symptoms. Clin Otolaryngol Allied Sci 1980;5:23-36.
3. Chan SW, Reade PC. Tinnitus and temporomandibular pain-dysfunction disorder. Clin Otolaryngol Allied Sci 1994;19:370-80.
4. Chole RA, Parker WS.Tinnitus and vertigo in patients with temporomandibular disorder. Arch Otolaryngol Head Neck Surg 1992;118:817-21.
5. Conlin AE, Parnes LS. Treatment of sudden sensorineural hearing loss: II. A Meta-analysis. Arch Otolaryngol Head Neck Surg 2007;133:582-6.
6. Fetter M. Neue diagnostische Möglichkkeiten bei peripher vestibulärem Schwindel. HNO aktuell 2006;9:295-301.
7. Gabka-Heß E. Hörsturz und Tinnitus-ergänzende naturheilkundliche Behandlung. forum Hals-, Nasen-, Ohrenheilkunde 2007;5:206-8.
8. Gelb H, Gelb ML, Wagner ML. The relationship of tinnitus to craniocervical mandibular disorders. Cranio 1997;15:136-43.

9. Greimel K. Tinnitus aus psychologischer Sicht – psychologische Diagnostik, Beratung und Behandlung. forum Hals-, Nasen-, Ohrenheilkunde 2002;4:129.
10. Hamann KF. Training gegen Schwindel. Heidelberg: Springer; 1987.
11. Jäger L, Arnold B, Müller-Lisse U, Grevers G, Reiser M. Vaskuläre, entzündliche und tumoröse Läsionen des Os temporale und des Kleinhirnbrückenwinkels. Ein kernspintomografischer Ansatz. Laryngo-Rhino-Otol 1995;74:57-61.
12. Jastreboff PJ, Hazell JW. A neurophysiological approach to tinnitus: clinical implications. British Br J Audiol 1993;27:7-17.
13. Köneke C, editor. Die interdisziplinäre Therapie der Craniomandibulären Dysfunktion. Berlin: Quintessenz; 2004.
14. Lechtenberg R, Shulman A. The neurologic implications of tinnitus. Arch Neurol 1984;41:718-21.
15. Lempert T. Wirksame Hilfe bei Schwindel. Was dahintersteckt und wie Sie ihn wieder loswerden. Stuttgart: TRIAS; 1999.
16. Lenarz, T. Tinnitus. HNO 1999;47:14-8.
17. Morgan DH. Tinnitus of TMJ origin: a preliminary report. Cranio 1992;10:124-9.
18. Peroz I. Otalgie und Tinnitus bei Patienten mit kraniomandibulären Dysfunktionen. HNO 2001;49:713-8.
19. Pilgramm M, Rychlik R, Lebisch H, Siedentopf H, Goebel G, Kirchhoff D. Tinnitus in der Bundesrepublik Deutschland – eine repräsentative epidemiologische Studie. HNO aktuell 1999;7:261.
20. Rubinstein B, Axelsson A, Carlsson GE. Prevalence of signs and symptoms of craniomandibular disorders in tinnitus patients. J Craniomandib Disord 1990;4:186-92.
21. Seifert K. Tinnitus und Kauapparat. Manuelle Medizin 2002;40:306-9.
22. Seifert K. Interdisziplinäre Aspekte der Zahnmedizin: Ätiologie, Diagnostik und Therapie des Tinnitus aus Sicht der HNO – Kaufunktionelle Faktoren? HNO-Mitteilungen 2002;52:92-7.
23. Becher H, editor. Sobotta-Becher: Atlas der Anatomie des Menschen, Bd. 3. München: Urban und Schwarzenberg; 1967.
24. Becher H, editor. Sobotta-Becher: Atlas der Anatomie des Menschen, Bd.1. München: Urban und Schwarzenberg; 1968.
25. Strupp M, Brandt T. Leitsymptom Schwindel: Diagnose und Therapie. Dtsch Arztebl 2008;105(10):173-80.
26. Türp JC. Zum Zusammenhang zwischen Myoarthropathien des Kausystems und Ohrenbeschwerden (Otalgie, Tinnitus), HNO 1998;46:303-10.

Kapitel 17

Schlaf, Schnarchen und schlafbezogene Atmungsstörungen

Martin Konermann

17.1 Der Schlaf

Von den Dichtern seit Jahrtausenden besungen, hat der Schlaf für die Medizin lange keine Bedeutung gehabt. Das Wort des griechischen Arztes Hippokrates, der Schlaf sei eine Pause des Lebens, wurde unkritisch geglaubt, und erst mit der Entdeckung des Elektroenzephalogramms durch den Neurologen Hans Berger in Jena (1924) erwachte das Interesse an diesem Zustand, der immerhin ein Drittel des menschlichen Lebens bestimmt. Dies war die Geburtsstunde der Schlafforschung, die uns seitdem eine Fülle von Erkenntnissen und noch mehr Fragen beschert hat.

Abb. 17-1 Der Neurologe Prof. Dr. med. Hans Berger entdeckte 1924 in Jena das Elektroenzephalogramm.

17.1.1 Struktur des Schlafes

Schon bald erkannte man, dass der Schlaf kein uniformes Gebilde ist, sondern aus unterschiedlichen Stadien besteht. 1953 entdeckten *Aserinski* und *Kleitmann* den REM(Rapid Eye Movement)-Schlaf, der auch paradoxer Schlaf genannt wird, weil das Gehirn hochaktiv (Phase des Träumens) und der Körper maximal atonisch ist. Bis vor Kurzem unterschied man fünf Schlafstadien: Die Leichtschlafstadien I und II, die Tiefschlafstadien III und IV (alle zusammen auch Non-REM-Schlaf genannt) und den REM-Schlaf. In einer neuen Klassifikation der AASM (*American Academy of Sleep Medicine*) sind die Tiefschlafstadien zusammengefasst worden, sodass nunmehr 3 Non-REM-Stadien (I, II und III) und der REM-Schlaf unterschieden werden.

Diese Stadien folgen im Schlaf nicht regellos aufeinander, sondern beim gesunden Schlafenden einem bestimmten Muster: einem 90-Minuten-Rhythmus aus Leicht-, Tief- und REM-Phasen. Eine solche Abfolge nennt man einen Schlafzyklus, die Darstellung des Schlafverlaufes wird Hypnogramm genannt.

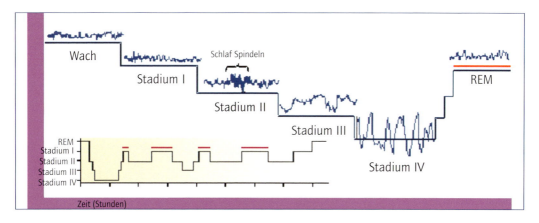

Abb. 17-2 Normales Hypnogramm. Der Schlaf folgt einem 90-Minuten-Rhythmus aus Leicht-, Tief- und REM-Schlaf, die sich aufgrund typischer EEG-, EOG- und EMG-Muster klassifizieren lassen.

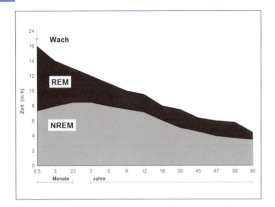
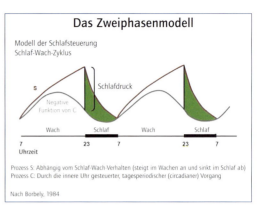

Abb. 17-3 Schlaf im Lebensverlauf. Während Säuglinge etwa 16 Stunden des Tages in Etappen schlafen und einen hohen REM-Schlaf-Anteil aufweisen, schläft der gesunde Erwachsene im Schnitt 7 h 14 min mit etwa 20 % REM-Schlaf. Im Alter geht die Schlafmenge und der REM-Anteil zurück, und der Schlaf verteilt sich wieder auf mehrere Etappen.

Abb. 17-4 Das Zwei-Phasen-Modell der Schlaf-Wach-Steuerung nach Borbely. Die natürliche zirkadiane Rhythmik der Vigilanz (Prozess C) läuft unabhängig vom Schlafdruck (Prozess S), der durch Schlafen abgebaut wird.

Nicht nur über den Verlauf einer Nacht, sondern auch über den Verlauf des Lebens betrachtet, stellt sich der Schlaf als sehr heterogen dar. Schläft der Säugling noch etwa 16 Stunden des Tages in etlichen Episoden, so schläft der gesunde Erwachsene im statistischen Mittel 7 Stunden und 14 Minuten, der gesunde Greis aber nur noch etwa 5 bis 6 Stunden, und dies nicht mehr wie im mittleren Lebensalter überwiegend in der Nacht, sondern in mehreren Episoden im Laufe eines Tages.

Das individuelle Schlafbedürfnis ist von Mensch zu Mensch sehr verschieden. Es gibt extreme Kurzschläfer, die mit wenigen Stunden auskommen. Bekannte Beispiele sind Napoleon oder Churchill. Andere Menschen sind extreme Langschläfer, z. B. Albert Einstein. Dies sind Varianten eines normalen Schlafes. Eine Kernschlafzeit von etwa 4,5 Stunden, entsprechend drei Schlafzyklen, kann aber auf Dauer ohne krankhafte Symptome nicht unterschritten werden.

17.1.1 Funktionen des Schlafes

Warum findet sich das Phänomen Schlaf, wenn auch in unterschiedlicher Form und Ausprägung, in der gesamten belebten Natur? Eigentlich ist der Zustand des Schlafes existenzbedrohend, da der Organismus sein kontrolliertes Bewusstsein vorübergehend aufgibt und nicht auf gefährdende Umweltbedingungen wie Feuer, Kälte oder Feinde reagieren kann. Wasserbewohnende Säuger schlafen jeweils nur mit einer Hirnhälfte und steuern ihren Organismus mit der anderen, da sie bei bilateralem Schlaf ertrinken würden. Amphibische Säuger wie Robben können alternativ im Wasser mit einer und am Lande mit beiden Hirnhälften schlafen, Land und Luft bewohnende Tiere beherrschen nur den bilateralen Schlaf und begeben sich so zwangsläufig in Gefahr. Doch ohne Schlaf ist ein Fortbestehen des Individuums nicht möglich. Anhaltender Schlafentzug führt zum Tode, der Schlaf ist neben Atmung und Nahrung eine der drei Säulen der Existenz.

Der Schlaf ist kein Selbstzweck. Er ist nicht der süße Luxus, den wir uns leisten, sondern erfüllt

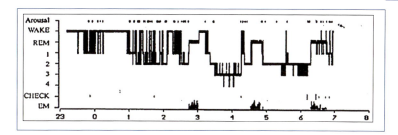

Abb. 17-5 Pathologisches Hypnogramm eines Hyposomnikers. Die Schlafstruktur ist destruiert, der REM- und Tiefschlafanteil herabgesetzt, der Schlaf insgesamt reduziert, fragmentiert und durch ständige Weckreaktionen unterbrochen.

eine Fülle wesentlicher Aufgaben für die Existenz und die Gesundheit. Die vordergründige Aufgabe des Schlafes ist die Entmüdung und Erholung. Nach dem Zwei-Phasen-Modell von *Borbely*[2] wird der Schlaf-Wach-Rhythmus durch zwei Prozesse gesteuert: Der eine (Prozess C) ist die fortlaufende zirkadiane Schwankung der Vigilanz (innere Uhr), der andere (Prozess S) der sich erhöhende Schlafdruck, der durch Wachheit und Anstrengung generiert wird. Der Schlafdruck wird durch Schlaf abgebaut, das Erwachen erfolgt, wenn S unter C abfällt.

Neben der Entmüdung erfüllt der Schlaf weitere existenzielle Aufgaben. Im Schlaf entfalten sich genetisch determinierte Programme, die vorgeburtlich und in der Kindheit für den Aufbau und später für die Regeneration des Organismus von Bedeutung sind. So finden beispielsweise Wachstum und Geweberegeneration zum großen Teil im Tiefschlaf statt, während die neuronalen Netzwerke, die Synapsen, sich in der frühen Entwicklung überwiegend im REM-Schlaf bilden. Der REM-Schlaf dient darüber hinaus der Verarbeitung von Tageserlebnissen im Traume, der Konsolidierung von Gedächtnisinhalten und dem gefahrlosen Abreagieren von Urtrieben, die am Tage nicht ausgelebt werden können, wie Aggression, Sexualität oder Angst. Mit diesem Wissen steckt die Schlafforschung aber zweifellos auch heute noch in den Kinderschuhen beim Verständnis des komplexen Gebildes Schlaf, der alles andere ist als eine Pause des Lebens.

17.2 Schlafstörungen

Die wissenschaftliche Beschäftigung mit dem Schlaf führte sehr bald zu der Erkenntnis, dass das Ziel der Entmüdung nicht bei jedem erreicht wird, und dass bei vielen Schlafenden das Schlafprofil destruiert ist.

Ein solcher fragmentierter Schlaf mit erheblichen Defiziten an Tief- und REM-Schlaf kann das Ziel der Entmüdung nicht erreichen, und wer häufig so schläft, wird müde und krank. Diese Beobachtungen der Schlafforscher führten zur Entwicklung der Schlafmedizin, die seit der Mitte des letzten Jahrhunderts zunehmend systematisch betrieben wird. Nach epidemiologischen Untersuchungen leiden 20–30 % der Menschen unter Störungen des Schlafes, wobei die Störungen mit dem Alter zunehmen.

Im Jahre 1990 wurden die bis dato bekannten Störungen und Erkrankungen des Schlafes (88 an der Zahl) unter Federführung der *American Sleep Disorders Association* (ASDA) katalogisiert (*International Classification of Sleep Disorders*, ICSD) und in verschiedene Gruppen eingeteilt. Unterschieden werden Dyssomnien, Parasomnien und Schlaf-Wach-Störungen bei Kindern. In der Zwischenzeit ist die ICSD zweimal revidiert und dem neuen Kenntnisstand angepasst worden.

17.2.1 Dyssomnien

Dyssomnien sind Störungen und Erkrankungen des Schlafes, die seine Qualität und damit den Erholungseffekt destruieren.[12] Das Schlafprofil eines Dyssomnikers entspricht dem in Abbildung 17-5 gezeigten. Der Schlaf ist fragmentiert und durch ständige Weckreaktionen (Arousals) unterbrochen. Dyssomniker sind am Tage müde, in ihrer Leistungsfähigkeit eingeschränkt und aufgrund der Müdigkeit vermehrt unfallgefährdet. In der Gruppe der Dyssomnien unterscheidet man Erkrankungen mit Tagesmüdigkeit oder -schläfrigkeit aufgrund zu geringer Schlafmenge (Hyposomnien) und Tagesmüdigkeit oder -schläfrigkeit trotz ausreichenden oder sogar verlängerten Schlafes (Hypersomnien). Hierbei ist zwischen Müdigkeit und Schläfrigkeit zu unterscheiden: Müdigkeit bezeichnet mangelnde Frische und Vigilanz am Tage, muss aber nicht von der Fähigkeit zum Tagesschlaf begleitet sein; Schläfrigkeit bezeichnet die (ungewollte) Einschlafneigung am Tage.

Eine besondere Gruppe von Dyssomnien sind die Störungen des zirkadianen Schlaf-Wach-Rhythmus (Abb. 17-4). Am bekanntesten ist der Jetlag, d. h. die Desynchronisation des eigenen und des äußeren Rhythmus durch rasches Überwinden mehrerer Zeitzonen. Auch Verschiebungen des individuellen Schlaf-Wach-Rhythmus nach hinten (Syndrom der verzögerten Schlafphase) oder in den Tag (Syndrom der vorverlagerten Schlafphase) kommen vor. Am häufigsten und bedeutsamsten sind Störungen des Schlaf-Wach-Rhythmus durch Schichtarbeit, die als Schichtarbeiter-Syndrom bezeichnet werden.

Hyposomnien

Im Volksmund und auch in der Schlafmedizin hat sich hierfür der Begriff der Insomnie eingebürgert, der ethymologisch eigentlich falsch ist. Insomnie bedeutet völlige Schlaflosigkeit und ist mit dem Leben nicht vereinbar. Hyposomnie bedeutet eine längerfristig im Verhältnis zum individuellen Schlafbedürfnis zu geringe Schlafzeit mit der Folge der Müdigkeit am Tage. Hierfür gibt es eine Fülle an Möglichkeiten. Am häufigsten sind psychologische Gründe wie Konflikte oder Neurosen. Heinrich Heine hat dies im Pariser Exil im Gedicht „Nachtgedanken" treffend beschrieben:

Denk ich an Deutschland in der Nacht,
dann bin ich um den Schlaf gebracht.
Ich kann nicht mehr die Augen schließen,
und meine heißen Tränen fließen.

Sind die Auslöser noch vorhanden, spricht man von einer psychoreaktiven Hyposomnie. Bei Persistenz der Schlafstörung trotz Wegfalls des Auslösers wird daraus die psychophysiologische oder erlernte Hyposomnie, die über Jahre und Jahrzehnte andauern kann. Selten sind angeborene (idiopathische) Formen der Hyposomnie, sehr selten die autosomal-dominant vererbte familiäre Schlaflosigkeit, eine zum Tode führende Zerstörung der Schlafzentren im Neurokranium durch Prionen, d. h. krankhafte, das gesunde Nervengewebe destruierende Proteine.[11]

Eine „unechte" Hyposomnie ist die Schlafwahrnehmungsstörung, eine besonders im Alter, wenn die Schlafmenge sich verringert, auftretende Fehleinschätzung des eigenen Schlafverhaltens, das als inadäquat empfunden wird. Hier ist eine psychologische Intervention angezeigt.[12]

Neben den mannigfachen psychologischen Gründen gibt es auch einige organisch bedingte Hyposomnien. Ein leicht nachvollziehbarer Grund kann eine chronische schmerzhafte Erkrankung sein, wie z. B. die Fibromyalgie.[15] Auch skelettale Beschwerden, beispielsweise als Folge einer Craniomandibulären Dysfunktion, können den Schlaf zerstören.

Eine sehr häufige organisch bedingte Hyposomnie ist das *Restless Legs*-Syndrom (RLS), das zwischen 5 und 15 % der Bevölkerung betrifft. Hervorgerufen durch einen Dopaminmangel in bestimmten zentralnervösen Zentren, kommt es in Ruhe zu Missempfindungen, Bewegungsdrang und unwillkürlichen Zuckungen der Extremitäten, zumeist der Beine. Wenn dies beim Zubettgehen geschieht, ist ein Einschlafen unmöglich, und durch

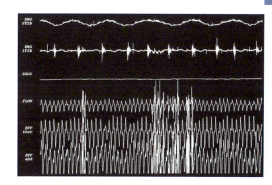

Abb. 17-6 Schlaflaboraufzeichnung eines Restless-Legs-Patienten mit periodischen Beinbewegungen. In der 2. Zeile erkennt man die regelmäßigen Muskelzuckungen des M. tibialis anterior links. O_2-Sättigung und Atemkurven sind intakt, erkennbar sind aber als Artefakte die motorisch bedingten Weckreaktionen.

nächtliche Muskelzuckungen können die Betroffenen erwachen. Das RLS wird häufig übersehen oder fehldiagnostiziert. Bei korrekter Diagnosestellung kann man den Betroffenen durch eine pharmakologische Therapie sehr gut helfen.[5]

Hypersomnien

Hypersomnien sind Erkrankungen, bei denen die Betroffenen trotz einer ausreichenden Schlafdauer am Tage müde und schläfrig sind.[12] Dies kann angeboren sein, manifestiert sich in diesen Fällen oft schon in der Jugend und wird dann idiopathische Hypersomnie genannt. Nach Schädel-Hirn-Traumen kommt es nicht selten zur posttraumatischen Hypersomnie. Zwei Formen rezidivierender Hypersomnien sind bekannt: Die zyklusabhängige Hypersomnie junger Mädchen, die meist kurz nach der Menarche in der prämenstruellen Woche eine Überschläfrigkeit zeigen, die mit dem Einsatz der Blutungen verschwindet. Im Laufe der Jahre verliert sich dieses Phänomen. Die zweite rekurrierende Hypersomnie ist das Kleine-Levin-Syndrom, das meist junge Männer befällt, die alle paar Monate eine Tage bis Wochen dauernde Phase der Überschläfrigkeit (Schlafdauer 12-16 Stunden) mit psychiatrischen Auffälligkeiten (Fressattacken, Hypersexualität) befällt. Nach Abklingen haben die Patienten hierfür eine retrograde Amnesie. Die Ursachen sind nicht bekannt, die Erkrankung verliert sich im späteren Leben.[15]

Eine sehr seltene, aber für die Betroffenen bedeutsame Hypersomnie ist die Narkolepsie. Diese Erkrankung, die ca. 0,1 ‰ der Bevölkerung betrifft, zeichnet sich durch vier Kardinalsymptome aus, die sogenannte „narkoleptische Tetrade":
1. exzessive Schläfrigkeit am Tage mit imperativem Einschlafen in denkbar ungeeigneten Situationen,
2. Kataplexien, d. h. Tonusverlust der Muskeln mit der Gefahr des Hinstürzens, ausgelöst durch emotionale Erregung („Lachschlag"),
3. dissoziiertes Erwachen, d. h. Erwachen mit Bewegungsunfähigkeit, weil der Geist wach ist, der Körper aber noch in der REM-Schlaf-Atonie verharrt,
4. hypnagoge und hypnopompe Halluzinationen, d. h. in Einschlaf- oder Aufwachphase auftretende, als sehr real empfundene Träume, oft mit Angst oder Aggression einhergehend.

Die Narkolepsie ist somit gekennzeichnet durch dissoziierende Phänomene des REM-Schlafes (zentralnervöse Aktivität, periphere Atonie) und wird als REM-Schlaf-Schrankenstörung bezeichnet. Sie hat für die Betroffenen erhebliche Auswirkungen auf das Privat- und Berufsleben, ist aber recht gut behandelbar.[12]

Eine häufigere Hypersomnie ist das *Periodic Limb Movement in Sleep*-Syndrom (PLMS), gekennzeichnet durch motorische Aktivität der Beine und/oder der Arme, die jedoch – anders als beim *Restless Legs*-Syndrom – nur im Schlaf auftritt, wobei die motorisch bedingten Arousals den Schlaf fragmentieren, sodass er seine Erholungsfunktion verliert. RLS und PLMS sind verwandte Erkrankungen, das erste ist aber eine Hyposomnie (Einschlafstörung), das zweite eine Hypersomnie (Fragmentierung des Schlafes). Inwieweit Querverbindungen zu anderen motorischen Störungen im Schlaf wie beispielsweise dem Bruxismus bestehen, ist bis dato nicht bekannt.

Die häufigsten Hypersomnien sind die schlafbezogenen Atmungsstörungen, zu denen die wohl bekannteste Schlaferkrankung, die obstruktive Schlafapnoe, zählt. Auf diese Erkrankungen wird später ausführlich eingegangen.

17.2.2 Parasomnien

Parasomnien sind Phänomene, die im Schlaf oder in der Einschlaf- oder Aufwachphase auftreten, ohne den Schlaf selbst wesentlich zu beeinflussen. Im Gegensatz zu den Dyssomnien ist die Schlafqualität bei Patienten mit Parasomnien nicht grundlegend gestört, d. h. sie sind am Tage nicht müde und schläfrig. Unterschieden werden Wach-Schlaf-Übergangsstörungen, Aufwachstörungen und REM-assoziierte Parasomnien.[12]

Zur ersten Gruppe gehören z. B. Einschlafzuckungen, die jedem Menschen bekannt sind, Sprechen im Schlaf und – als wichtigster Vertreter – stereotype Bewegungen im Schlaf, die sich z. B. in Form einer Jactatio capitis nocturna bemerkbar machen und bei kleinen Kindern nicht selten sind. Bei diesen im Grundsatz harmlosen Störungen gilt es in erster Linie, die Eltern zu beruhigen und die Kinder vor möglichen Verletzungen zu schützen.

Der wichtigste Vertreter der Aufwachstörungen und zugleich die dem Volke bekannteste Schlafstörung ist das Schlafwandeln.[12] Schlafwandeln ist häufig, etwa 10 % der Kinder und 1 % der Erwachsenen zeigen diese Parasomnie, die aus dem Tiefschlaf heraus auftritt und für die bei den Betroffenen eine Amnesie besteht. Das Problem des Somnambulismus ist die Verletzungsgefahr. Es sind Todesfälle durch Fenstersturz beschrieben, die „schlafwandlerische Sicherheit" ist nicht existent! Allerdings verlässt nur ein Bruchteil der Schlafwandler tatsächlich das Bett, die meisten zeigen Abortivformen mit Aufsetzen im Bett oder Lautäußerungen. Wenn man einem Schlafwandler außerhalb des Bettes begegnet, soll man ihn wegen der Verletzungsgefahr wecken, wobei allerdings Vorsicht geboten ist, da viele Schlafwandler, mögen sie auch sonst die freundlichsten Menschen sein, in dieser Situation sehr aggressiv reagieren können. Zur Verhinderung des Schlafwandelns können bestimmte Hypnotika eingesetzt werden.

Im REM-Schlaf kommen ebenfalls Parasomnien vor, z. B. Albträume oder Störungen der Erektion, die bei gesunden Männern regelhaft zum REM-Schlaf gehört. Auch das dissoziierte Erwachen, das uns als ein Teil der narkoleptischen Tetrade bereits begegnet ist, kommt in isolierter Form als REM-Parasomnie vor. Am bedeutsamsten sind die Verhaltensstörungen (*REM Sleep Behaviour Disorder*, Schenck-Syndrom), d. h. das Ausleben von Träumen, die oft aggressive Inhalte aufweisen. Diese Störung, hervorgerufen durch einen Verlust der physiologischen muskulären Atonie im REM-Schlaf, betrifft vornehmlich ältere Männer und ist aus zwei Gründen bedeutsam: Zum einen besteht die Gefahr der Eigen- oder Fremdgefährdung durch das Ausleben aggressiver Träume (es sind Partnertötungen beschrieben!), zum anderen ist die Erkrankung oft Vorbote einer degenerativen Hirnerkrankung wie Morbus Parkinson oder bestimmter Demenzen, sodass die Betroffenen sorgfältig observiert werden müssen. Behandelt werden kann die Störung mit Clonazepam (Rivotril®).[15]

17.2.3 Schlaf-Wach-Störungen bei Kindern

Auch Schlaf-Wach-Störungen bei Kindern lassen sich in Dyssomnien und Parasomnien einteilen, werden aber in der ICSD gesondert behandelt. Man findet hier einige Schlafstörungen, die auch Erwachsene betreffen können, daneben spezifisch kindliche wie „Fehlen des gewohnten Einschlafrituals" oder das „Undines-Fluch"-Syndrom, eine seltene, angeborene Störung der CO_2-Rezeptoren im Atemzentrum mit nächtlicher Hypoventilation.

Die bedeutsamste schlafbezogene Erkrankung im Kindesalter ist zweifellos der plötzliche Kindstod (Krippentod bzw. *Sudden Infant Death Syndrome*, SIDS). Diese Krankheitsentität beschreibt den ohne Prodrome im Schlaf eintretenden Exitus kleiner Kinder, meist im ersten, seltener im zweiten Lebensjahr. Bei aller nach wie vor bestehenden Dramatik dieser Ereignisse, insbesondere für die betroffenen Familien, ist SIDS doch eine Erfolgsgeschichte der pädiatrischen Schlafmedizin der letzten Jahre: Betrug noch vor zehn Jahren die Inzidenz des plötzlichen Kindstods in Deutschland 1:500, ist es inzwischen gelungen, sie auf etwa 1:2000 zu senken, wenngleich die exakte zugrunde liegende Pathophysiologie nach wie vor nicht geklärt ist. Gelungen ist aber eine Risikogruppenanalyse, und breit angelegte Kampagnen zur Erfassung gefährdeter Kinder und sorgfältigen Beratung und Betreuung betroffener Familien haben Erfolge gebracht.[12]

Weit häufiger als bis vor Kurzem angenommen sind auch in der Kindheit Schnarchen und schlafbezogene Atmungsstörungen; nach einer kürzlich publizierten regionalen Erhebung sind bis zu 10 % der Kinder betroffen. Bei Erwachsenen sind Störungen der nächtlichen Atmung noch häufiger, und sie können mit einer deutlichen Verschlechterung der Lebenserwartung einhergehen.[12]

17.3 Schlafbezogene Atmungsstörungen

Als schlafbezogene Atmungsstörungen (SBAS) werden Störungen der Respiration bezeichnet, die entweder nur im Schlaf auftreten oder im Schlaf eine erhebliche Verschlechterung erfahren. Nach großen epidemiologischen Untersuchungen sind bis zu 10 % der Bevölkerung in relevanter Form betroffen. Über ein Drittel der Menschen sind Schnarcher.

17.3.1 Formen schlafbezogener Atmungsstörungen

Unterschieden werden SBAS ohne und mit Obstruktion der extrathorakalen Atemwege. Die ersten sind die „leisen" Formen ohne begleitende Geräusche, die zweiten die „lauten", d. h. sie demaskieren sich durch Schnarchen.

Bei den Formen ohne Obstruktion der oberen Atemwege kann eine Störung des Atemantriebs, der Atempumpe (nervale Überleitung des Atemimpulses und Atemmuskulatur) oder des Atmungsorgans (Thorax, Pleura, Bronchien, Lunge) vorliegen. Störungen des Atemantriebs, d. h. des Atemzentrums in der Formatio reticularis, kommen in angeborener und erworbener Form vor. Neugeborene und Säuglinge mit mangelnder Ausreifung der Atmung können im Schlaf zentrale Atmungsstörungen zeigen. Erwähnt wurde schon das „Undines-Fluch"-Syndrom, dem eine nächtliche Sollwertverstellung der CO_2-Rezeptoren im Atemzentrum zugrunde liegt und das meist angeboren, selten im höheren Lebensalter Folge entzündlicher oder degenerativer Hirnerkrankungen ist. Auch die zentrale Schlafapnoe ist eine Störung des Atemzentrums; sie geht mit intermittierendem Sistieren (Stottern) des Atemimpulses unterschiedlichster Genese einher. Es können ischämische, entzündliche oder degenerative Prozesse zugrunde liegen.

Nervale Störungen der Atemimpulsüberleitung auf die Atemmuskulatur können vielfältiger Genese sein. Am bekanntesten sind die amyotrophe Lateralsklerose (ALS) und das Post-Polio-Syndrom. Diese und einige andere Nervenerkrankungen führen zu einer alveolären Hypoventilation aufgrund einer reduzierten Stimulation der Atemmuskulatur, die auch im Wachzustand besteht, im Schlaf aufgrund der physiologischen Reduktion der Muskelspannung aber besonders zum Tragen kommt. Die

Tab. 17-1 Die verschiedenen Formen der schlafbezogenen Atmungsstörungen.

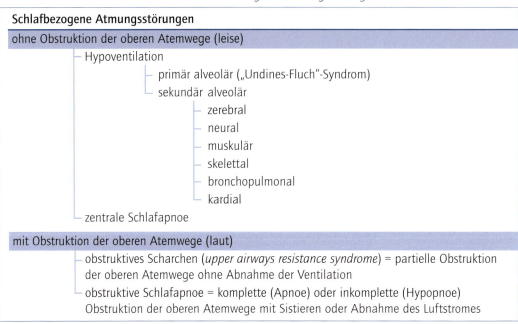

Schlafbezogene Atmungsstörungen
ohne Obstruktion der oberen Atemwege (leise)
— Hypoventilation
— primär alveolär („Undines-Fluch"-Syndrom)
— sekundär alveolär
— zerebral
— neural
— muskulär
— skelettal
— bronchopulmonal
— kardial
— zentrale Schlafapnoe
mit Obstruktion der oberen Atemwege (laut)
— obstruktives Schnarchen (*upper airways resistance syndrome*) = partielle Obstruktion der oberen Atemwege ohne Abnahme der Ventilation
— obstruktive Schlafapnoe = komplette (Apnoe) oder inkomplette (Hypopnoe) Obstruktion der oberen Atemwege mit Sistieren oder Abnahme des Luftstromes

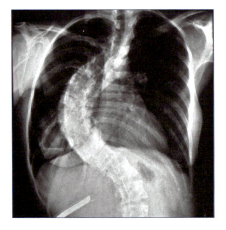

Abb. 17-7 Schwere Kyphoskoliose der Brustwirbelsäule, die zu einer chronischen Erschöpfung der Atemmuskulatur aufgrund ständiger Überbeanspruchung geführt hat. Die Patientin wird nachts über eine Nasenmaske beatmet.

Atemmuskulatur selbst kann im Rahmen muskulärer Systemerkrankungen wie Muskeldystrophien oder Myositiden mitbetroffen sein und besonders im Schlaf ihrer Funktion nicht genügen.

Das Atemorgan selbst kann ebenfalls Ursache einer im Schlaf aggravierten alveolären Hypoventilation sein. Eine schwere Kyphoskoliose kann die Dehnbarkeit des Thorax und damit die Ventilation behindern. Pleurale Verschwielungen, beispielsweise nach einer Tuberkulose, können denselben Effekt haben. Erkrankungen der Bronchien, vor allem die chronisch obstruktive Bronchitis, die überwiegend Folge des Zigarettenrauchens ist, führen zu einer chronischen Überlastung der Atemmuskulatur und machen den Löwenanteil der nächtlichen alveolären Hypoventilationssyndrome aus. Erkrankungen der Lunge selbst, wie die Lungenfibrose oder das Lungenemphysem, schränken den Gasaustausch ein. All diese Störungen machen sich auch am Tage bemerkbar, sind aber im Schlaf, wenn die Muskelspannung physiologisch reduziert ist, besonders relevant.

Eine besondere Form der alveolären Hypoventilation ist die Cheyne-Stokes-Atmung, die z. B. bei Patienten mit fortgeschrittenen Herzerkrankungen häufig vorkommt und die Prognose verschlechtert. Dieses undulierende, durch einen Wechsel von Hypo- und Hyperventilation bestimmte Atemmuster hat eine komplexe Pathophysiologie. Neben einer Verlängerung der Kreislaufzeit bei Herzinsuffizienz mit einer konsekutiven Desynchronisation von Steuerungsorgan (Atemzentrum) und Funktionsorgan (Atemmuskulatur) ist die Ursache insbesondere eine Änderung des Verhaltens des CO_2-Rezeptors im Atemzentrum mit einer übersteigerten Atemantwort auf CO_2-Anstieg und konsekutiver Hyperventilation. Die durch die Hyperventilation eintretende Hypokapnie löst dann die Apnoe aus.

Die obstruktiven SBAS haben eine völlig andere Ursache, allerdings kommen nicht selten auch Mischformen vor. Bei den obstruktiven SBAS sind Atemantrieb, Atempumpe und Atemorgan völlig intakt, es kommt aber zu einem Kollaps der extrathorakalen Atemwege, sodass trotz Fortgangs der Atemanstrengung keine oder eine zu geringe Ventilation der Lunge erfolgt. Der Kollaps der oberen Atemwege, dessen hörbare Folge das Schnarchen ist, kann auf unterschiedlichen Ebenen vorliegen: Bei einem geringen Teil der Schnarcher sind die intranasalen Atemwege eingeengt (instabile Vela nasi, Septumdeviation, Rhonchopathie, Adenoide). Meistens liegt die Ebene der Obstruktion im Pharynx und Larynx, wo Zungengrund, Tonsillen, Velum, Uvula, laterale Pharynxwände und Epiglottis beteiligt sein können.[7]

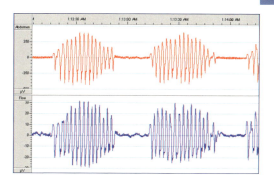

Abb. 17-8 Klassisches Muster einer Cheyne-Stokes-Atmung mit undulierendem Wechsel zwischen Hyper- und Hypoventilation, wie sie häufig bei schwerer Herzinsuffizienz vorkommt.

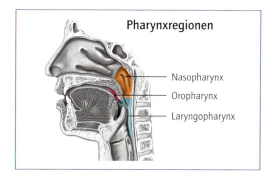

Abb. 17-9 Anatomie des Pharynx. Die nächtlichen Obstruktionen können im Naso-, Oro- oder Laryngopharynx auftreten.

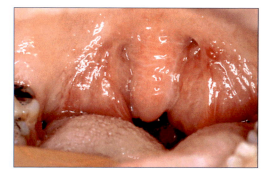

Abb. 17-10 Blick in den Mund eines Mannes mit schwerer obstruktiver Schlafapnoe. Deutlich zu erkennen ist die Einengung des Luftweges durch Hyperplasie von Uvula, Velum, Tonsillen und Zungengrund.

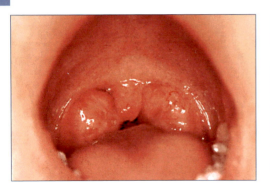

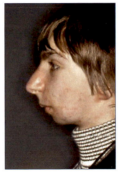

Abb. 17-12 Mädchen mit schwerer obstruktiver Schlafapnoe aufgrund ausgeprägter Hypoplasie der Mandibula mit erheblich eingeengten extrathorakalen Atemwegen.

Abb. 17-11 Blick in den Mund eines Kindes mit schwerer obstruktiver Schlafapnoe. Ursächlich ist die massive Hyperplasie der Tonsillen. Eine Tonsillotomie kann hier heilen.

17.3.2 Ursachen und Formen obstruktiver schlafbezogener Atmungsstörungen

Die extrathorakalen Atemwege sind ein kollabiles Segment, das durch Muskelspannung offengehalten wird. Die Ursachen der nächtlichen Obstruktionen liegen in der physiologischen nächtlichen Reduktion der muskulären Spannung auf der Basis prädisponierender anatomischer und physiologischer Faktoren. Eine familiäre Disposition wird postuliert. Mit zunehmendem Alter werden die obstruktiven SBAS aufgrund der Erschlaffung der Gewebe häufiger. Männer sind sehr viel häufiger betroffen, da Östrogene die Gewebespannung erhöhen; nach dem Klimakterium werden die Obstruktionen dann auch bei Frauen häufiger. Anomalien des Gesichtsschädels oder der Weichteile mit Einengung der extrathorakalen Atemwege begünstigen obstruktive SBAS. Substanzen, die die Muskelspannung reduzieren, wie Alkohol und bestimmte Medikamente (z. B. Hypnotika), können Schnarchen induzieren oder aggravieren. Die Schlafposition spielt eine Rolle: In Rückenlage ist die Obstruktion infolge des Einflusses der Gravitation am ausgeprägtesten. Endokrine Erkrankungen (Struma, Hypothyreose, Akromegalie, Morbus Cushing) können Ursache obstruktiver SBAS sein. Eine zentrale Rolle spielt die Adipositas, insbesondere in der männlichen Fettverteilungsform, bei der mehr Adeps im Bereich von Hals und Nacken eingelagert wird, wo er die oberen Atemwege einengen kann: Für Männer ist sehr gut untersucht, dass die Kragenweite 43 die Grenze zwischen harmlosem und krankhaftem Schnarchen markiert.

Eine wesentliche Rolle spielt auch der Gesichtsschädel, Varianten und Störungen der maxillären und insbesondere der mandibulären Anatomie und Funktion können das Schnarchen begünstigen. Rassisch bedingte Unterschiede der Gesichtsform führen zu einer unterschiedlichen Prävalenz des Schnarchens in den verschiedenen Völkern. Es ist gut untersucht, dass die dolichofaziale Entwicklung des Gesichtsschädels und das Klasse-II-Gebiss zum Schnarchen prädisponieren, und es gibt erste Hinweise darauf, dass eine Beeinflussung der Kieferentwicklung in der Kindheit einen deutlichen Einfluss auf die Intensität obstruktiver SBAS im Erwachsenenalter haben kann. Allerdings fehlen hierzu noch größere langfristige beweisende Untersuchungen.

Die obstruktiven SBAS weisen Graduierungen und Entwicklungen ihres Schweregrades auf. In den meisten Fällen ist die Maximalvariante, die obstruktive Schlafapnoe, nicht angeboren, sondern entwickelt sich im Laufe des Lebens. Am Anfang steht das harmlose (primäre, habituelle) Schnarchen, das keinen Krankheitswert für den Betroffenen besitzt, da es weder zur Minderventilation der Lunge noch zur Beeinträchtigung der Schlafqualität führt. Das habituelle Schnarchen ist eine Parasomnie, sie kann aber für den Schlafpartner enorme Bedeutung haben und Basis seiner Hyposomnie werden. Daher besteht durchaus auch eine (sozialmedizinische) Indikation zur Behandlung eines harmlosen Schnarchers. Schnarchen ist weit verbreitet, es betrifft bei der kaukasischen Rasse bis zu 30 % der Bevölkerung mit altersabhängiger Progression. Bei den 50-jährigen Männern schnarchen bereits mehr als die Hälfte regelmäßig.

Im Laufe der Jahre und in Abhängigkeit von der Gewichtsentwicklung wird dann aus dem habituellen Schnarchen das obstruktive Schnarchen. Hier ist die Obstruktion der oberen Atemwege so gravierend, dass für eine suffiziente Ventilation der Lunge bereits mehr Atemarbeit aufgewandt werden muss, was zu vermehrten intrathorakalen Druckschwankungen und konsekutiven Weckreaktionen mit Fragmentierung des Schlafes führt. Das obstruktive Schnarchen ist eine Dyssomnie, die Betroffenen sind am Tage müde. Dieses behandlungsbedürftige Krankheitsbild betrifft bis zu 10 % der Bevölkerung.[7]

Im weiteren Verlauf kann dann die Maximalvariante der Schnarchkaskade, die obstruktive Schlafapnoe (OSA) entstehen. Hier sind die extrathorakalen Atemwege so eng, dass es zu einem deutlichen Rückgang (Hypopnoe) oder zum Sistieren (Apnoe) der Ventilation kommt, mit der Folge von intrathorakalen Druckschwankungen, Sauerstoffentsättigungen des Blutes und Weckreaktionen, die den Schlaf fragmentieren. Hiervon sind nach großen epidemiologischen Studien 1 % der Kinder, 2 % der Frauen und 4 % der Männer betroffen.

Von einer Apnoe spricht man beim Erwachsenen, wenn der Atemluftstrom durch Mund und Nase für mindestens 10 Sekunden stillsteht, wobei

Tab. 17-2 *Schweregrade und Häufigkeit der nächtlichen extrathorakalen Atemwegsobstruktionen.*

Schnarchkaskade	
primäres (habituelles) Schnarchen	
Definition:	Schnarchen ohne intrathorakale Druckschwankungen und Weckreaktionen
Häufigkeit:	> 50 % der 50-jährigen Männer
obstruktives Schnarchen	
Definition:	Schnarchen mit intrathorakalen Druckschwankungen und Weckreaktionen ohne Apnoen
Häufigkeit:	ca. 10 % der Bevölkerung
obstruktive Schlafapnoe	
Definition:	Schnarchen mit Atempausen > 10 Sek., intrathorakale Druckschwankungen, Sauerstoffentsättigungen und Weckreaktionen
Häufigkeit:	2 % der Frauen, 4 % der Männer

auch Apnoen von bis zu 3 Minuten bei der schweren Schlafapnoe beobachtet werden. Eine Hypopnoe definiert sich als Rückgang des Atemluftstroms um mindestens 50 % für mindestens 10 Sekunden, verbunden mit einem arteriellen Sauerstoffsättigungsabfall von mindestens 4 %. Die durchschnittliche Anzahl dieser Ereignisse pro Stunde Schlaf bildet den Apnoe-Hypopnoe-Index (AHI), der bis zu einem Wert von 5/h normal ist, da auch der Gesunde einige Apnoen im Schlaf aufweisen kann, insbesondere im REM-Schlaf und beim Schlafstadienwechsel. Ab einem AHI von 35/h spricht man von einer schweren Schlafapnoe. Die prognostische Relevanz der Erkrankung hängt aber nicht nur vom AHI, sondern ebenso von der Länge der Apnoen, dem Ausmaß der O_2-Desaturationen und begleitenden Herz-Kreislauferkrankungen ab.[10]

Tab. 17-3 Definition und Schweregrad der Schlafapnoe.

Definition der Schlafapnoe
Apnoe = Sistieren des Luftstromes über Mund und Nase für > 10 Sek.
Hypopnoe = 50 % Rückgang des Luftstromes über Mund und Nase für > 10 Sek. + O_2-Desaturation = 4 %
Apnoe-Hypopnoe-Index (AHI) = Anzahl der Apnoen und Hypopnoen pro Stunde Schlaf
Schweregrad der Schlafapnoe nach respiratorischen Kriterien: 　AHI　< 5/h　　= Normalbefund 　AHI　5–9/h　　= Grauzone 　AHI　13–34/h= manifeste Schlafapnoe 　AHI　> 35/h　 = schwere Schlafapnoe

17.3.3 Pathophysiologie und Prognose der schlafbezogenen Atmungsstörungen

Die schlafbezogenen Atmungsstörungen weisen drei zentrale Pathomechanismen auf:
1. die Obstruktion der extrathorakalen Atemwege,
2. die alveoläre Hypoventilation und
3. die Fragmentierung des Schlafes.

Die Obstruktion der oberen Atemwege führt bei erhaltener Atemmechanik zu vermehrten intrathorakalen Druckschwankungen mit einem inspiratorischen Unterdruck, der zu einem Ansaugen von Blut aus der unteren Körperhälfte und von Mageninhalt in den Ösophagus führen kann. Letzteres führt zu nächtlichem gastroösophagealem Reflux, ersteres zu einer mechanischen Belastung des Herzens und vermehrten Scherkräften, die die Gefäße belasten. Durch die Dehnung der Herzvorhöfe wird vermehrt atriales natriuretisches Peptid ausgeschüttet, was zur Nykturie führt. Je enger die Atemwege, desto stärker sind die intrathorakalen Druckunterschiede, wobei die Beschleunigung des Atemflusses durch die Reduktion des Atemwegsquerschnitts dessen Kollaps noch verstärkt, da die kollabilen Wände durch den hohen Luftstrom zusammengezogen werden (Funktion eines Starling-Resistors).

Die alveoläre Hypoventilation aktiviert den Euler-Liljestrand-Reflex, der zu einer pulmonalen Vasokonstriktion und damit einem Druckanstieg im kleinen Kreislauf führt. Dieser Druckanstieg in der Pulmonalarterie und im rechten Herzen lässt sich regelhaft während der Apnoen messen. Die Minderbelüftung der Lunge führt zu einer Gasaustauschstörung mit Hypoxämie und Hyperkapnie, letztere zu einer Azidose des Blutes mit konsekutiver Elektrolytverschiebung, die Herzrhythmusstörungen begünstigt. Die parallel zu den Apnoen undulierende Hypoxämie stellt einen erheblichen Stressfaktor für das Gefäßendothel dar. Vor Kurzem konnte nachgewiesen werden, dass hierdurch vermehrt Sauerstoffsuperoxide und freie Radikale entstehen, die das vaskuläre Mikromilieu stören und so der Arteriosklerose Vorschub leisten.[12]

Durch die Hypoxämien und die mechanische Belastung des Thorax kommt es zu Weckreaktionen (Arousals). Diese sind eigentlich eine sinnvolle Schutzeinrichtung des Organismus, da sie bei nächtlichen gefährdenden Situationen, wie Störungen der Atmung, das Leben erhalten. Bei gehäuftem Auftreten fragmentieren sie jedoch den Schlaf, der damit seine Erholungsfunktion verliert. Die Arousals sind die pathophysiologische Basis für die subjektiven Symptome der Hypersomnie, die Müdigkeit und Schläfrigkeit am Tage sowie den Rückgang der Leistungsfähigkeit. Sie sind aber auch mitverursachend für die kardiovaskuläre Belastung der Patienten, da sie eine Aktivierung des sympathischen Nervensystems bewirken, und da durch die Fragmentierung des Schlafes die Erholung körpereigener Rezeptoren gestört sein kann, die so eine Änderung ihrer Reizantwort entwickeln können (Rezeptor-

Tab. 17-4 Derzeit bewiesene ätiologische Zusammenhänge zwischen der obstruktiven Schlafapnoe und der Arterioskleroseentwicklung.

Schlafapnoe und Atherosklerose
bewiesene Zusammenhänge
• OSA Ursache der arteriellen Hypertonie (*Peppard* 2000, *Becker* 2003)
• Verdickung der Karotiswand bei OSA (*Silvestrini* 2002)
• Gefäßelastizität bei OSA erniedrigt (*Duchna* 2000)
• Endotheldysfunktion bei OSA (*Kraiczi* 2001)
• erhöhte Superoxidproduktion bei OSA (*Schulz* 2000)
• hohe Expression von Adhäsionsmolekülen bei OSA (*El-Soth* 2002)
• Gefäßwachstumsfaktoren bei OSA erhöht (*Schulz* 2002)
• hsCRP bei OSA erhöht (*Shamasuzzaman* 2002)
• Serumamyloid bei OSA erhöht (*Svatikova* 2003)
• erhöhte Insulinresistenz bei OSA (*Punjabi* 2004)
• oxLDL bei OSA erhöht (*Lavie* 2004)
• freie Radikale bei OSA erhöht (*Paschoula* 2003)
• Adrenomedullin bei OSA erhöht (*Paschoula* 2003)
• Adiponektin bei OSA erniedrigt, Endocannabinoide erhöht (*Blüher* 2006)

Downregulation). All dies hat erhebliche Auswirkungen auf das kardiovaskuläre System und ist mitverantwortlich für die hohe Inzidenz kardiovaskulärer Erkrankungen bei Patienten mit SBAS. Man spricht von der Schlafapnoe als einem „Brandbeschleuniger" der Arteriosklerose, da viele arterioskleroseförderende Faktoren bei Schlafapnoepatienten vermehrt nachgewiesen werden können.

Es ist kaum verwunderlich, dass Patienten mit SBAS eine Fülle kardiovaskulärer Erkrankungen aufweisen, die als Begleit- oder Folgeerkrankungen der nächtlichen Atmungsstörungen anzusehen sind:

- Arterielle Hypertonie findet sich bei 50 % der Schlafapnoe-Patienten. Inzwischen ist die obstruktive Schlafapnoe als unabhängige Ursache des Bluthochdrucks nachgewiesen worden, und Hypertonie bei OSA wird als sekundäre Hypertonie bezeichnet.
- Pulmonale Hypertonie findet sich belastungsabhängig bei 60 % und in Ruhe bei 20 % der OSA-Patienten. Hierbei zeigen 70 % auch eine Erhöhung des pulmonalvenösen Drucks als Hinweis auf eine diastolische Funktionsstörung des linken Ventrikels.
- Dilatation und Hypertrophie des rechten Ventrikels zeigen etwa 20–30 % der OSA-Patienten, entsprechend dem Befund eines Cor pulmonale bei Patienten mit Hypoxämien im Wachzustand.
- Hypertrophie des linken Ventrikels findet sich bei mehr als der Hälfte der Schlafapnoepatienten, auch schon in der Kindheit.
- Herzrhythmusstörungen zeigen bis zu 50 % der OSA-Patienten. Gerade in letzter Zeit sind enge Zusammenhänge zum Entstehen und zur Behandlungsfähigkeit des Vorhofflimmerns nachgewiesen worden.
- Arteriosklerotische Erkrankungen sind bei OSA gehäuft. So findet sich bis zu 5-mal häufiger als in der Gesamtbevölkerung eine koronare Herzkrankheit, und Schlaganfälle sind etwa 4-mal so häufig.
- Von einer Herzinsuffizienz sind im Laufe der Jahre etwa 25 % der Schlafapnoe-Patienten betroffen.

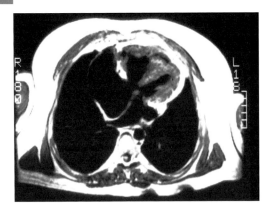

Abb. 17-13 *MRT-Abbildung eines typischen Schlafapnoe-Herzens. Man erkennt die massive Hypertrophie des linken, die Dilatation und Hypertrophie des rechten Ventrikels sowie die ausgeprägte Dilatation des rechten Vorhofs.*

Es verwundert nicht, dass diese Fülle kardiovaskulärer Erkrankungen die Prognose von OSA-Patienten einschränkt. Bereits 1988 wies der amerikanische HNO-Arzt *He* eine 8-Jahres-Mortalität von 38,5 % bei der schweren Schlafapnoe (AI > 20/h) bei Männern nach.[6] Diese wegen des Studiendesigns oft infrage gestellten Ergebnisse konnten in der Zwischenzeit nahezu bestätigt werden, wobei die beste Studie von *Marin* aus Spanien ein doppelt erhöhtes kardiovaskuläres Risiko der mittelgradigen und 4-fach erhöhtes Risiko der hochgradigen Schlafapnoe über 10 Jahre nachweist, das durch eine adäquate Therapie normalisiert werden kann.[10] Interessant ist, dass Daten von Frauen fehlen. Alle Studien wurden nur bei Männern durchgeführt, und bei Nachweis der OSA jenseits des 65. Lebensjahres konnte die Therapie die Überlebensprognose nicht mehr beeinflussen, wohl aber die Befindlichkeit der Patienten.

Neben den kardiovaskulären Folge- und Begleiterkrankungen gefährden auch müdigkeitsbedingte Unfälle die OSA-Patienten. In einer Studie des HUK-Verbandes in Bayern konnte bereits 1991 gezeigt werden, dass 25 % der tödlichen Unfälle auf bayerischen Autobahnen durch Einschlafen hinter dem Steuer verursacht wurden.[16] Ähnliche Ergebnisse fand der Marburger Psychologe *Cassel* bei hessischen LKW-Fahrern, bei denen schlafapnoebedingtes Einschlafen hinter dem Steuer massiv gehäuft vorkam.[4] Die OSA kommt bei LKW-Fahrern deutlich häufiger vor als in der Allgemeinbevölkerung, sicher als Folge der erhöhten Adipositas-Prävalenz dieser Berufsgruppe bei überwiegend sitzender Tätigkeit und überwiegend schlechten Ernährungsbedingungen. Aus den USA liegen Daten vor, dass 36–54 % der Autounfälle und 52,5 % der Arbeitsunfälle auf ungewolltes Einschlafen zurückgehen, was zum großen Teil auf eine Schlafapnoe zurückzuführen ist. Das Unfallrisiko unbehandelter OSA-Patienten ist 3-fach höher als das der Allgemeinbevölkerung.[1]

Die prognostische Bedeutung der anderen schlafbezogenen Atmungsstörungen ist bei Weitem nicht so gut dokumentiert. Aus der Studie von *Marin* wissen wir aber, dass das habituelle und das obstruktive Schnarchen wohl nicht mit einer Verschlechterung der Lebenserwartung einhergehen.[10] Dennoch stellt auch die symptomatische Beeinflussung der Lebensqualität nicht nur des Betroffenen, sondern auch des Schlafpartners zweifellos eine Indikation zur Diagnostik und Therapie der SBAS dar. Hierunter fallen auch die anderen typischen Folgeerkrankungen der SBAS: gastroösophageale Refluxkrankheit als Folge der nächtlichen Übersäuerung aufgrund der intrathorakalen Druckschwankungen und der Weckreaktionen, erektile Dysfunktion bei Männern als Folge der kardiovaskulären Prozesse und der libidostörenden Müdigkeit sowie depressive Verstimmungen als Folge der Hypoxämien, der Tagesmüdigkeit und des Leistungsabfalls.

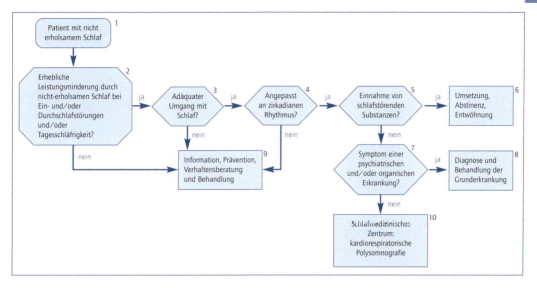

Abb. 17-14 S2-Leitlinie zur Diagnostik von Patienten mit nicht erholsamem Schlaf der Deutschen Gesellschaft für Schlafforschung und Schlafmedizin.

17.4 Diagnostik der schlafbezogenen Atmungsstörungen

Die Indikation zur Diagnostik und Therapie der SBAS ergibt sich aus der subjektiven Symptomatik, der Unfallgefährdung und der möglichen Einschränkung der Lebenserwartung durch konsekutive kardiovaskuläre Erkrankungen. Auch die Einschränkung der Schlafqualität des Bettpartners kann eine Indikation zur Abklärung und Therapie sein, wobei man hier über den Kostenträger zweifellos diskutieren kann. Vielen Schnarchern ist aber erfahrungsgemäß der „häusliche Friede" eine überschaubare eigene Investition wert.

Wie immer sollte die Diagnostik einem Stufenschema folgen. Am Anfang stehen Anamnese und körperliche Untersuchung, dann folgt die Suche nach Begleiterkankungen und organischen Ursachen. Anschließend kann eine ambulante Screeninguntersuchung, die kardiorespiratorische Polygrafie, durchgeführt werden. Erst dann folgt gegebenenfalls die Untersuchung im Schlaflabor, die kardiorespiratorische Polysomnografie. Ohne diese Stufendiagnostik wird eine Schlaflaboruntersuchung bei SBAS in Deutschland von den Kostenträgern zu Recht nicht erstattet, da die Polysomnografie aufwendig und kostspielig ist und angesichts begrenzter Schlaflabor-Kapazitäten nicht jeder Schnarcher primär im Schlaflabor landen sollte. Bei anderen schlafbezogenen Erkrankungen ist das anders, einige werden primär gar nicht im Schlaflabor diagnostiziert (so z. B. einige Hyposomnien), andere erfordern primär die polysomnografische Diagnostik (so z. B. einige Hypersomnien). Die Deutsche Gesellschaft für Schlafforschung und Schlafmedizin (DGSM) hat eine S2-Leitlinie zur Stufendiagnostik von Patienten mit nicht erholsamem Schlaf herausgegeben.

Eine andere Empfehlung stammt von der Arbeitsgemeinschaft der Schlaflabore der Ruhr-Universität Bochum.

Es gibt durchaus medizinische Therapieformen, die eine Schlafapnoe auslösen oder verstärken können. Dies gilt z. B. für einige Medikamente (Hypnotika, Muskelrelaxantien, einige Antihypertensiva),

Martin Konermann

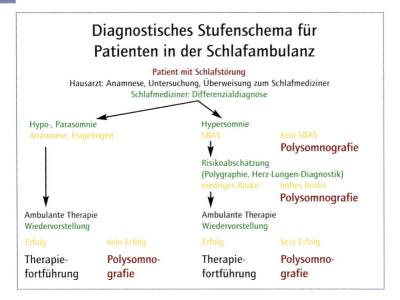

Abb. 17-15 Diagnostisches Stufenschema für schlafmedizinische Patienten der Arbeitsgemeinschaft der Schlaflabore der Ruhr-Universität Bochum 1993 (nach Konermann et al. 1993).

aber auch für mechanische Behandlungen wie z. B. die Therapie einer Craniomandibulären Dysfunktion mit monomaxillären Geräten. Daher ist vor Beginn einer solchen Therapie der Ausschluss einer SBAS, gegebenenfalls unter Beteiligung eines Schlafmediziners, besonders wichtig. Bei gleichzeitigem Vorliegen einer CMD und SBAS sollte eine Behandlung gewählt werden, die beidem gerecht wird, z. B. ein intraorales Schnarchtherapiegerät (s. Abschnitt 17.5.3).

17.4.1 Stufe 1: Anamnese und körperliche Untersuchung bei schlafbezogenen Atmungsstörungen

Das Kardinalsymptom ist die exzessive Tagesmüdigkeit und die Einschlafneigung am Tage. Die Patienten berichten oft, dass sie bereits beim Frühstück wieder einschlafen, obwohl sie nachts lange geschlafen haben. Viele klagen über morgendliche Kopfschmerzen, was ein Hinweis auf den nächtlichen CO_2-Anstieg ist. Auch der Leistungsrückgang und bei Männern die Potenzstörungen werden oft angegeben.

Häufig wird eine Nykturie berichtet. Ganz wesentlich – wie bei allen schlafbezogenen Erkrankungen – ist die Partneranamnese, da die Betroffenen ihre nächtlichen Atmungsstörungen und das Schnarchen nur sehr selten selbst bemerken, sondern darüber hinwegschlafen. Ebenfalls eher vom Partner bemerkt werden Änderungen der Persönlichkeit wie aufbrausendes Wesen und depressive Verstimmungen.

Schwierig ist die Diagnosestellung aus der Anamnese bei Frauen. Während Männer meist die typische oben beschriebene Hypersomnie-symptomatik aufweisen, klagen Frauen häufiger die Symptome einer Hyposomnie mit Durchschlafstörungen, da Frauen von ihren nächtlichen Atmungsstörungen und dem Schnarchen oft erwachen. Der Grund liegt darin, dass Frauen von Natur aus eine geringere Arousal-Schwelle haben als Männer, was aus ihrer Rolle bei der Brutpflege zu erklären ist. Außerdem gilt Schnarchen als unweiblich und wird ungern berichtet, und die Partneranamnese bei Schlafapnoepatientinnen ist unergiebiger, da Männer ihre Partnerinnen weniger intensiv beobachten als umgekehrt. Daher muss auch bei Frauen mit den vordergründigen Symptomen einer Durchschlafstörung an SBAS gedacht und entsprechend geforscht werden.

Bei Kindern ist die Diagnosestellung aus der Anamnese ebenfalls schwierig, da Kinder oft nicht die typische Tagesmüdigkeit zeigen, sondern im Gegenteil mit Hyperaktivität reagieren können. Gedeih- und Wachstumsstörungen, das sogenannte „Aufmerksamkeitsdefizit-Hyperaktivitäts-Syndrom" (ADHS), Konzentrationsprobleme, Rückgang der schulischen Leistungen und Bettnässen sind häufige Symptome einer kindlichen Schlafapnoe. Oft zeigen die Kinder eine auffällige Schlafposition, da sie intuitiv versuchen, im Schlaf ihre Atemwege offenzuhalten. Schlafapnoe ist mit einer Prävalenz von 1 % auch bei Kindern keine seltene Erkrankung, und ständiges Schnarchen bei Kindern ist immer abklärungsbedürftig. Oft liegen Gaumenmandelhyperplasien oder Adenoide vor, die leicht behandelt werden können, seltener Anomalien des Gesichtsschädels, die aber ebenfalls in der Kindheit noch gut (z. B. kieferorthopädisch) therapierbar sind. Hiermit kann dann gegebenenfalls eine schwere schlafbezogene Atmungsstörung im Erwachsenenalter vermieden werden.

In der Schlafmedizin werden zur Erfassung der typischen Symptome häufig Fragebögen angewandt. Diese können, insbesondere für Ärzte mit begrenzter Erfahrung, eine wertvolle Hilfe sein, sollten die persönliche Anamnese im Gespräch mit dem Patienten und dem Schlafpartner aber niemals ersetzen. Ein wichtiger und regelmäßig angewandter Fragebogen ist die *Epworth Sleepiness Scale* (ESS), die mit 8 Fragen die subjektive Tagesschläfrigkeit zu erfassen versucht.

Anamnese und physischer Status bei SBAS müssen ebenfalls nach typischen Begleiterkrankungen wie Adipositas, Herz-Kreislauferkrankungen und Refluxkrankheit fahnden. Bei der obligaten körperlichen Untersuchung ist neben einer allgemeinen internistischen und neurologischen Untersuchung insbesondere das kardiorespiratorische System zu beurteilen. Besonderes Augenmerk sollte auf das Gesicht und den Rachen gerichtet werden, um kraniofaziale Dysproportionen und anatomische Einengungen der extrathorakalen Atemwege sorgfältig erfassen zu können. Dies gilt insbesondere für die 20–40 % der Schlafapnoepatienten, die kein wesentliches Übergewicht aufweisen.

17.4.2 Stufe 2: Zusatzuntersuchungen

Neben Anamnese und körperlicher Untersuchung sind einige Zusatzuntersuchungen obligat. Hierzu gehört eine Vorstellung beim Hals-Nasen-Ohrenarzt (s. Kap. 16), um anatomische Obstruktionen der extrathorakalen Atemwege aufzuspüren oder auszuschließen: Inspektion und Spiegelung der Nase, gegebenenfalls eine Rhinomanometrie zur funktionellen Beurteilung des nasalen Luftstromes, Spiegelung des Naso- und Oropharynx sowie Beurteilung von Velum, Uvula, Tonsillen und Zungengrund sind Standard. Diese Basisuntersuchung kann gegebenenfalls ergänzt werden durch bildgebende Verfahren wie Nasennebenhöhlensonografie sowie Röntgen, CT oder MRT des Gesichtsskeletts und der Weichteile (s. Kap. 11).

Die laborchemische Basisdiagnostik umfasst ein Blutbild, eine Blutgasanalyse, den Blutzucker und das TSH basal. Ergibt die körperliche Untersuchung Verdachtsmomente für das Vorliegen einer Akromegalie oder eines Morbus Cushing, sind entsprechende Hormonanalysen notwendig (Wachstumshormon, Kortisol). Weitere Laboranalysen sind abhängig von vorhandenen oder vermuteten Begleiterkrankungen wie Diabetes, Fettstoffwechselstörungen oder kardiovaskulären Krankheiten.

Letzteren gilt auch die verstärkte Aufmerksamkeit der internistischen Zusatzdiagnostik. Die hohe Prävalenz kardiovaskulärer Erkrankungen bei SBAS erfordert ein umfassendes kardiologisches Screening. Ein EKG ist obligat, ebenso ein Belastungs-EKG und eine Echokardiografie. Ein Langzeit-EKG ist bei Verdacht auf Herzrhythmusstörungen, z. B. das häufige intermittierende Vorhofflimmern, sinnvoll, Gefäß-Doppleruntersuchungen bei Hinweisen auf arteriosklerotische Erkrankungen. Weiterführende

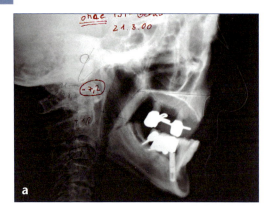 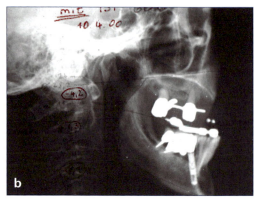

Abb. 17-16a, b Kephalometrie eines Patienten mit leichter obstruktiver Schlafapnoe. Links ist die erhebliche Einengung des posterior airway space auf Höhe des Zungengrundes bei dolichofazialem Gesichtstyp zu erkennen, rechts die Erweiterung durch ein intraorales Schnarch-Therapie-Gerät.

kardiologische Untersuchungen, wie z. B. ein Herzkatheter, sind nur bei begründetem Verdacht notwendig.

Röntgenuntersuchungen gehören nicht zur Basisdiagnostik bei SBAS, können aber sinnvoll sein, z. B. Röntgen des Thorax bei Verdacht auf begleitende Lungenerkrankungen. Bei Patienten mit klinischen Auffälligkeiten des Gesichtes oder des Rachens sollte eine Kephalometrie, d. h. eine seitliche Schädelfernaufnahme mit Darstellung der Weichteile, angefertigt werden, um Anomalien des Gesichtsschädel oder der Gesichtsweichteile zu erkennen. Es ist sinnvoll, diese Untersuchung bei nicht übergewichtigen OSA-Patienten grundsätzlich durchzuführen, da bei diesen der Verdacht einer anatomischen Prädisposition naheliegt. Vor Anfertigung eines intraoralen Schnarchtherapiegerätes oder zur Planung einer operativen Therapie ist die Kephalometrie sowie die Manuelle Strukturanalyse des stomatognathen Systems (s. Kap. 2) obligat.

Denkt man an eine der beiden letzteren Therapieoptionen, ist die Vorstellung beim Zahnarzt, Kieferorthopäden oder Kieferchirurgen notwendig (s. Kap. 2), ebenso bei Verdacht auf Kieferanomalien oder Zahnfehlstellungen, die eine Obstruktion der oberen Atemwege begünstigen.

17.4.3 Stufe 3: Kardiorespiratorische Polygrafie

Hat sich durch die Untersuchungen der Stufen 1 und 2 der Verdacht einer SBAS erhärtet, wird eine ambulante Aufzeichnung der Respiration, der Herzfrequenz und der Körperposition im Schlaf, die sogenannte „kardiorespiratorische Polygrafie", durchgeführt. Diese Untersuchung erfasst mindestens sechs Parameter: Atemflow über Mund und Nase, Atemexkursionen von Brust und Bauch, Schnarchgeräusche, arterielle Sauerstoffsättigung, Herzfrequenz und Körperlage. Mit dieser Methode, die inzwischen qualitativ ausgereift ist, lassen sich schlafbezogene Atmungsstörungen bereits sehr exakt erkennen und differenzieren. Nach den BUB-Richtlinien, die seit November 2004 Diagnostik und Therapie von SBAS in Deutschland regeln sollen, ist sie die Methode der Wahl zur Differenzialdiagnostik der nächtlichen Atmungsstörungen, und nur in Zweifelsfällen soll noch eine Polysomnografie durchgeführt werden. Allerdings erfasst die kardiorespiratorische Polygrafie nicht die Schlafqualität, da sie nicht den Schlaf misst, sodass die Gefahr falsch negativer Befunde besteht. Im Zweifelsfall sollte ein nach der Anamnese begründeter Verdacht auf eine SBAS immer im Schlaflabor verifiziert werden.[12]

Schlaf, Schnarchen und schlafbezogene Atmungsstörungen

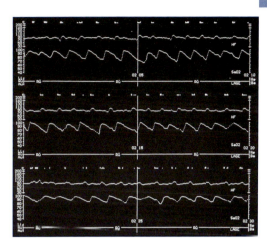

Abb. 17-17 Kardiorespiratorische Polygrafie, hier ein Vierkanalschreiber mit Aufzeichnung der Schnarchgeräusche, der Herzfrequenz, der Sauerstoffsättigung und der Körperlage. Zu erkennen sind das Schnarchen, die schnarchfreien Intervalle (Apnoen), die konsekutiven O_2-Desaturationen und der Herzfrequenzanstieg nach den Apnoen als Zeichen der Adrenalinausschüttung (all dies in Rückenlage).

17.4.4 Stufe 4: Kardiorespiratorische Polysomnografie

Hat die Diagnostik nach Stufe 1 bis 3 eine höhergradige, behandlungsbedürftige SBAS ergeben, oder bleibt die Differenzialdiagnose unklar, muss der Patient ins Schlaflabor. Hier wird mit hohem personellem und apparativem Aufwand eine vollständige Analyse aller schlafrelevanten Parameter durchgeführt, die kardiorespiratorische Polysomnografie, die den Goldstandard der schlafmedizinischen Diagnostik darstellt. Daneben können im Schlaflabor gegebenenfalls Untersuchungen der Vigilanz und der Einschlafneigung am Tage durchgeführt werden. Diese sind relevant für die Therapieentscheidung und -kontrolle, aber auch für gutachterliche Fragestellungen. Ein Berufskraftfahrer mit einer unbehandelten höhergradigen SBAS und entsprechender Tagesmüdigkeit ist berufsunfähig, bis durch eine adäquate Therapie seine Tagesbefindlichkeit nachweislich normalisiert ist. Dasselbe gilt für SBAS-Pateinen mit gefährlichen Berufen. Zur Beurteilung von Tagesschläfrigkeit und Vigilanz dienen, neben der *Epworth Sleepiness Scale*, verschiedene Vigilanztests (Pupillometrie, Fahrsimulator etc.) und die Messung der Einschlafneigung am Tage mit polysomnografischen Methoden.[15]

Tab. 17-5 Möglichkeiten polysomnografischer Ableitungen im Schlaflabor (Standardableitungen kursiv).

Stufe 4: Polysomnografie stationäre Untersuchung schlafrelevanter Parameter im ständig überwachten Schlaflabor, z. B.
Elektroenzephalogramm
Elektrookulogramm
Elektromyogramm (Kinn, Unterschenkel)
Blutsauerstoffsättigung
Blutkohlendioxidgehalt
Ausatemluftkohlendioxidgehalt
Körperlage
Elektrokardiogramm
Rektaltemperatur
Schnarchgeräusche
Nasen-Mund-Luftstrom
Thoraxexkursionen
Videografie
Ösophagusdruck
Ösophagus-pH-Wert
Blutdruck
nCPAP-Maskendruck
Phallometrie

Martin Konermann

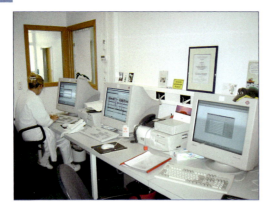

Abb. 17-18 Überwachungsraum eines modernen Schlaflabors.

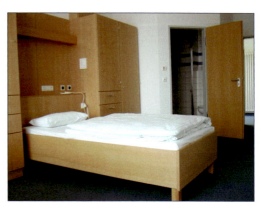

Abb. 17-19 Patientenzimmer und Messplatz eines modernen Schlaflabors.

Eine Untersuchung im Schlaflabor dauert in der Regel mindestens zwei Nächte, bei bestimmten Fragestellungen, z. B. Parasomnien, auch deutlich länger. Auch die Anpassung von Hilfsmitteln bei schlafbezogenen Atmungsstörungen muss im Schlaflabor erfolgen, wobei bei eindeutigen Befunden in der vorausgegangenen kardiorespiratorischen Polygrafie gegebenenfalls auf eine diagnostische Polysomnografie verzichtet und unmittelbar die Geräteanpassung durchgeführt werden kann. Die Aufzeichnung der Polysomnografie erfolgt EDV-gestützt, die Patienten werden in komfortablen Einzelzimmern untersucht, deren Mindestanforderungen von den schlafmedizinischen Fachgesellschaften festgelegt worden sind.

Neben der Erfüllung räumlicher und apparativer Standards muss ein Schlaflabor auch über eine entsprechende personelle Ausstattung verfügen. Der Leiter soll ein erfahrener Schlafmediziner mit der Zusatzbezeichnung Somnologie oder Schlafmedizin sein. Ihm zur Seite muss mindestens ein weiterer Arzt, eine Sekretärin und eine MTA/Krankenschwester zur Erfüllung der Tagesaufgaben stehen: Büroaufgaben, Geräteanpassungen und Patientenschulungen, Untersuchungen am Tage und Analyse der Polysomnografien. Deren Auswertung muss visuell erfolgen, eine vom EDV-System erstellte automatische Analyse genügt nicht, da bis heute keine zuverlässige Software zur EEG-Analyse zur Verfügung steht. In der Nacht muss für jeweils zwei Messplätze eine erfahrene MTA oder Krankenschwester zur Verfügung stehen, ein Arzt muss jederzeit unmittelbar erreichbar sein. All dies erfordert einen hohen Aufwand, sodass die meisten Schlaflabore in Kliniken untergebracht sind, auf deren Logistik sie zurückgreifen können. Auch die meisten der in den letzten Jahren entstandenen sogenannten „ambulanten" Schlaflabore sind an Kliniken angesiedelt.

17.5 Therapie der schlafbezogenen Atmungsstörungen

Ist mithilfe der Stufendiagnostik eine schlafbezogene Atmungsstörung diagnostiziert worden, wird bei entsprechender Indikation die Therapie eingeleitet. Auch diese folgt einem Stufenschema in Abhängigkeit von der Schwere der SBAS und den begleitenden Erkrankungen. So stehen auf der Stufe 1 die Allgemeinmaßnahmen, Stufe 2 beinhaltet pharmakologische Therapieansätze, Stufe 3 die apparativen und Stufe 4 die operativen Therapieoptionen.

17.5.1 Stufe 1: Allgemeinmaßnahmen

Zu den Allgemeinmaßnahmen gehört auch die selbstverständlich notwendige Sanierung der extrathorakalen Atemwege durch den HNO-Arzt, so beispielsweise die Behandlung einer Rhonchopathie oder relevanten Septumdeviation, die operative Therapie von Adenoiden oder Tonsillenhyperplasien sowie gegebenenfalls eine vorsichtige Weichteilreduktion im Pharynx. Auch die Stabilisierung einer laxen Epiglottis kann sinnvoll sein. Auf die Notwendigkeit einer HNO-ärztlichen Inspektion der oberen Atemwege wurde bereits hingewiesen. Selbstverständlich müssen auch begleitende pulmonale und kardiale Erkrankungen konsequent behandelt werden. Bei leichten Fällen von SBAS kann hierdurch bereits ein Verschwinden der nächtlichen Atmungsstörungen erreicht werden. So kann z. B. eine gute pharmakologische Behandlung der Herzinsuffizienz eine Cheyne-Stokes-Atmung kurieren, und auch eine leichte obstruktive Schlafapnoe kann durch eine hydropische Kongestion der Halsweichteile bei einer Herzmuskelschwäche entstehen und durch deren Behandlung verschwinden.

Eine ganz wesentliche Allgemeinmaßnahme ist die Gewichtsreduktion. Auf die enge Korrelation von Körpergewicht und Ausmaß der SBAS wurde schon hingewiesen. Durch eine ausreichende Gewichtsreduktion kann ein Patient eventuell von seiner SBAS geheilt werden, wohingegen die meisten anderen Therapieoptionen nur symptomatisch wirksam werden. Jedes Kilogramm zählt, da die Fettdepots im Bereich der Halsweichteile, die für die extrathorakale Obstruktion der Atemwege relevant sein können, beim Fasten recht früh reduziert werden. Männern sollte man raten, ihre Kragenweite auf unter 43 cm zu reduzieren. Leider misslingt diese Therapieoption in den meisten Fällen, was ihren Wert jedoch nicht mindert.

Schlafhygienische Maßnahmen sind bei allen Schlafstörungen sinnvoll. Hierzu gehören einige einfache, aber wichtige Dinge wie der Verzicht auf opulente Spätmahlzeiten und größeren abendlichen Alkoholkonsum. Auch Schlafmittel aus der Benzodiazepingruppe sollten wegen ihrer muskelrelaxierenden Wirkung von SBAS-Patienten gemieden werden. Dass das Schlafzimmer gut belüftet und nicht überheizt sein sollte, ist selbstverständlich.

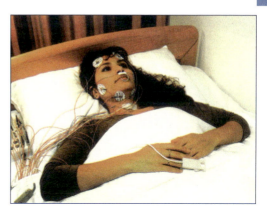

Abb. 17-20 Patientin im Schlaflabor mit EEG-, EOG- und EMG-Elektroden, Pulsoxymetrie, EKG- und Atmungsregistrierung.

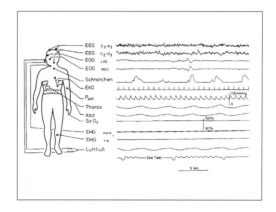

Abb. 17-21 Standard-Polysomnografie: 2 Elektroenzephalogramm-Ableitungen, 2 Elektrookulogramm-Ableitungen, Elektromyogramm-Ableitungen vom Kinn und beiden Beinen, Luftstrom über Nase und Mund, Kehlkopfmikrofon, Atemexkursionen von Brustkorb und Bauch, Elektrokardiogramm, Pulsoxymetrie. Nicht gezeigt wird die obligate Videoaufzeichnung der Messnacht. Die arterielle Blutdruckmessung ist fakultativ.

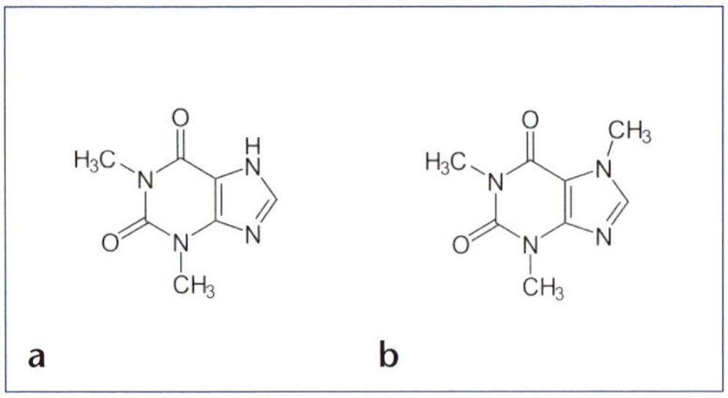

Martin Konermann

Abb. 17-22a, b *Strukturformeln von Theophyllin und Coffein, die sich in einer einzigen Methylgruppe unterscheiden.*

Auch ein zu kaltes Schlafzimmer ist ungünstig, ideal sind 16–18 °C. Sport ist zweifellos eine gute Sache, aber in den letzten 2 Stunden vor dem Schlafengehen der Schlafqualität abträglich. Und die Qualität der Matratze spielt ebenfalls eine wichtige Rolle für die Schlafqualität. Alle Matratzen haben eine Höchstlebenserwartung von 8 bis 10 Jahren, danach müssen sie ausgetauscht werden. Die Ausnahme bildet hier das Wasserbett, das dem Nutzer die Notwendigkeit des Austausches durch eine Pfütze verdeutlicht.

Ein großes Problem für Patienten mit schlafbezogenen Erkrankungen ist die Schichtarbeit. Hat der Gesunde bereits etwa ab dem 40. Lebensjahr Schwierigkeiten mit der zeitgerechten Resynchronisation seines Tagesrhythmus bei Wechselschichten, so ist dies für den Patienten mit Schlafstörungen völlig unmöglich und führt zu einer zunehmenden Verschlechterung seiner Vigilanz und seiner Gesundheit. Daher sollten Patienten mit Schlafstörungen möglichst aus dem Schichtdienst ausscheiden. Dies gilt auch für SBAS.

So banal die Regeln der Schlafhygiene sein mögen, so wichtig ist es, sie mit den Patienten zu besprechen. Diese Regeln gelten nicht nur bei schlafbezogenen Atmungsstörungen, sondern generell für alle schlafbezogenen Erkrankungen, und eigentlich sollte jeder Mensch sie im Interesse eines guten, gesunden Schlafes befolgen.

17.5.2 Stufe 2: Medikamentöse Therapie

Es hat viele Versuche gegeben, die SBAS medikamentös zu behandeln. Die meisten pharmakologischen Ansätze sind gescheitert. Erfolgreich ist die Therapie leichter postklimakterischer obstruktiver SBAS bei Frauen mit Östrogen-Gestagen-Kombinationen, die den Tonus der Muskulatur steigern und damit die Atemwege offenhalten. Allerdings ist diese Option leichten Fällen vorbehalten und erfordert eine sorgfältige Überwachung der Patientinnen aufgrund der höheren Inzidenz hormonabhängiger gynäkologischer Tumoren unter postklimakterischer Hormonersatztherapie, weshalb diese Behandlung auch von vielen Therapeuten abgelehnt wird.

In schlafmedizinischen Lehrbüchern immer noch empfohlen wird der Einsatz retardierten Theophyllins bei Schnarchen und leichter Schlafapnoe. Theophyllin ist bekannt aus der Therapie von Bronchialobstruktionen, z. B. der spastischen Bronchitis. Der Wirkungsmechanismus bei extrathorakalen nächtlichen Atemwegsobstruktionen ist letztlich nicht geklärt, postuliert wird ein muskeltonisierender Effekt. Mit Theophyllin lässt sich der AHI um etwa 25 % reduzieren, was seinen Einsatz auf leichte Formen von SBAS beschränkt. Bekannt ist ein Wirkungsverlust nach 1 bis 2 Jahren Anwendungsdauer.

Dieser Effekt dürfte auf die zentral stimulierende Wirkung des Theophyllins zurückzuführen sein. Theophyllin ist ein Xanthinderivat, das sich in einer einzigen Methylgruppe vom Coffein unterscheidet und ähnliche zentralnervöse Wirkungen entfaltet. Somit ist die Reduktion des Schnarchens durch eine Reduktion der Schlaftiefe erkauft und der erschöpfliche Effekt durch Gewöhnung zu erklären, wie man sich auch an abendlichen Kaffeekonsum gewöhnen kann. Zudem hat Theophyllin einige unangenehme Nebenwirkungen: Herzrhythmusstörungen, Reduktion der zentralnervösen Krampfschwelle und saluretische Wirkungen mit Elektrolytverschiebungen; darüber hinaus ist die therapeutische Breite gering.

Theophyllin hat in der Behandlung von SBAS heute keinen Stellenwert mehr.

Bei etwa 10 % der Patienten muss man trotz sorgfältigster Behandlung der SBAS mit einer Persistenz der Tagesmüdigkeit rechnen. Die Ursachen sind noch nicht abschließend erforscht, am ehesten liegt dies an einer infolge der langjährigen SBAS eingetretenen zentralnervösen Schädigung, die dem Patienten das Erreichen des prämorbiden Vigilanzniveaus trotz optimaler Therapie nicht mehr erlaubt. Hier besteht die Möglichkeit der Behandlung mit vigilanzsteigernden Pharmaka. Standen hierzu bis vor wenigen Jahren nur die Amphetamine zur Verfügung, die alle aufgrund erheblicher Nebenwirkungen und Suchtpotentials bedenklich sind, verfügen wir nun mit dem Modafinil (Vigil®) über eine Substanz, die gezielt die zentralnervösen Vigilanzzentren stimuliert und keine intolerablen Nebenwirkungen aufweist. In einer Dosis von 100–400 mg täglich ist sie zur Behandlung der persistierenden Müdigkeit trotz optimaler Therapie einer SBAS zugelassen, daneben zur Behandlung der Narkolepsie und des Schichtarbeitersyndroms.

17.5.3 Stufe 3: Apparative Therapie

Die apparative Therapie der SBAS unterteilt sich in intraorale Geräte zur Erweiterung der extrathorakalen Atemwege, die naturgemäß nur bei den obstruktiven SBAS zum Einsatz kommen, sowie die maschinelle Atemhilfstherapie, die den therapeutischen Goldstandard darstellt. Hier kann zwischen nCPAP, nBiLevel (nBiPAP) und NIPPV unterschieden werden.

Intraorale Schnarchtherapiegeräte

Bereits 1934 versuchte *Pierre Robin*, das nach ihm benannte Krankheitsbild mit einer intraoralen Monoblockapparatur zu behandeln.[13] Die eigentliche Geschichte der intraoralen Geräte begann 1982 mit dem Zungenretainer von *Cartwright*.[3]

Tab. 17-6 Historische Entwicklung der intraoralen Schnarchtherapiegeräte.

Entwicklung der intraoralen Schnarchtherapiegeräte		
• 1934	*Pierre Robin*	Monoblockapparatur
• 1982	*Cartwright*	Zungenretainer
• 1984	*Mayer-Ewert*	ESMARCH-Orthese
• 1990	*Lowe* et al.	Klearway-Apparatur
• 1994	*Lyon*	Silikongerät
• 1995	*Debomed®*	SnorEx®-Gerät
• 1996	*Hinz*	Zwei-Schienen-System
• 1998	*Hinz*	IST®-Gerät
• 1999	*Thornton*	TAB®-Gerät
• 2004	*Hinz*	IST*plus*®
• 2005	*Hinz*	IST*pelotte*®

Das Prinzip jeder intraoralen Apparatur ist die Öffnung des Luftraumes im Oropharynx, der hierzu versuchte Weg unterschiedlich. Es wurden Zungenretainer entwickelt, die die Zunge nach vorn verlagern sollten (Abb. 17-23), sowie Geräte mit Pelotten, die die Zunge in eine Zwangsposition zu bringen versprachen (Abb. 17-24). All dies hat sich nicht bewährt. Der Durchbruch gelang 1984 dem Neurologen *Meyer-Ewert*, der mit der Hilfe eines befreundeten Zahnarztes ein Gerät entwickelte, das nach der Idee des aus der Notfallmedizin (zur Öffnung der Atemwege beim Bewusstlosen) bekannten Esmarch-Heidberg'schen Handgriffs den Unterkiefer protrahiert und damit die pharyngealen Atemwege öffnet (Abb. 17-25). Diese Idee ist kontinuierlich modifiziert und verfeinert worden. Abbildung 17-26 zeigt die *Klearway-Appliance* aus den USA (1990), Abbildung 17-27 verschiedene Nachbauten. Allen gemeinsam ist die Monoblock-Konstruktion, die erhebliche Nachteile bezüglich der Belastung der Kiefergelenke und des Tragekomforts mit sich bringt. Die zweiteiligen Acrylat-Tiefziehschienen, die variabel miteinander verbunden sind, vermeiden diese Probleme. Die ersten Entwicklungen wurden von dem Kieferorthopäden *Hinz* in Herne 1996 vorge-

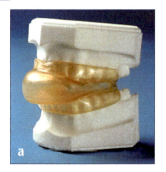
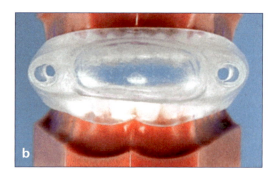
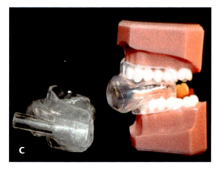

Abb. 17-23a–c Zungenretainer nach Cartwright (1982). Die Zunge sollte den vordersten Punkt der Bissöffnung suchen und so den Oropharynx freigeben.

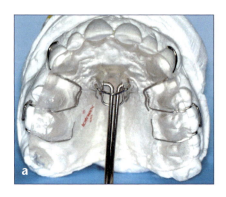
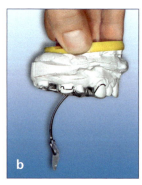

Abb. 17-24a, b SnorEx®-Gerät der Fa. Debomed® (1995): Die Pelotte drückt den Zungengrund nach vorn – effektiv, aber von kaum einem Patienten toleriert.

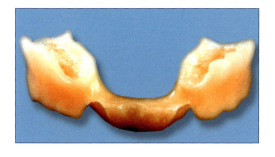

Abb. 17-25 Esmarch-Orthese nach Mayer-Ewert (1984): erstes effektives orales Anti-Schnarch-Gerät.

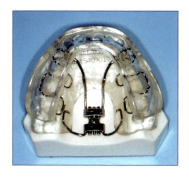
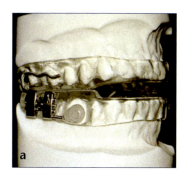
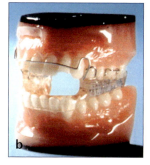

Abb. 17-26 Klearway-Appliance nach Lowe (1990): effektiv, aber unkomfortabel.

Abb. 17-27a, b Monoblock-Apparaturen aus den USA. Allen gemeinsam ist eine Belastung de Kiefergelenke und geringer Tragekomfort.

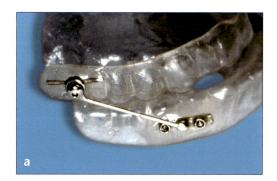
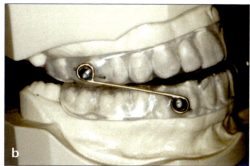
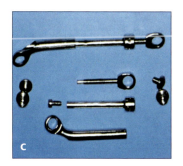
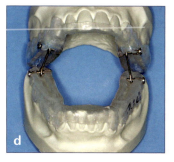
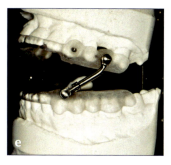

Abb. 17-28a–e Entwicklung des Herner IST-Gerätes nach Hinz, des ersten effektiven Zwei-Schienen-Systems.

stellt (Abb. 17-28) und seitdem ständig verfeinert (Abb. 17-29 bis 17-31). Das zweiteilige Acrylatgerät aus Schweden, das mit Magneten fixiert wird (Abb. 17-32), war eine nette Idee, hat sich aber in der Praxis nicht bewährt (Korrosion, mangelnder Komfort). Aus den USA stammt der sehr wirkungsvolle Thornton Adjustable Positioner (TAP-Gerät) (Abb 17-33 und 17-34). Heute sind die IST-Geräte nach *Hinz* und das TAP-Gerät am weitesten verbreitet. Das Wirkungsprinzip beider Systeme ist eine Pro-

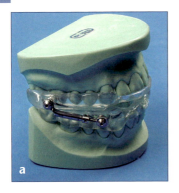 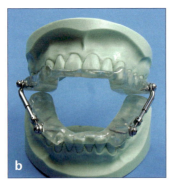 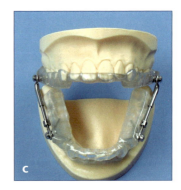

Abb. 17-29a–c IST®-classic nach Hinz. Geschiebeführung von hinten oben nach vorn unten. Bei Mundöffnung kann der Unterkiefer nach hinten verschoben werden.

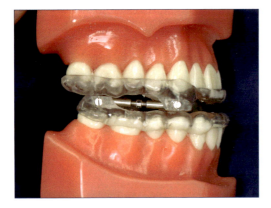

Abb. 17-30 IST®-plus nach Hinz. Die Geschiebeverbindung ist zwischen die Kauflächen und von hinten unten nach vorn oben verlagert, bei Mundöffnung wird der Unterkiefer nach vorn bewegt.

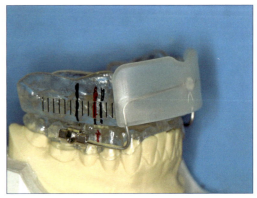

Abb. 17-31 IST®-pelotte nach Hinz. Der mandibuläre Vorschub wird nicht durch ein Geschiebe, sondern durch eine Pelotte erreicht, die vor der Oberlippe liegt.

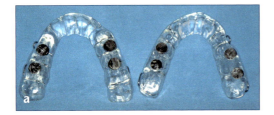 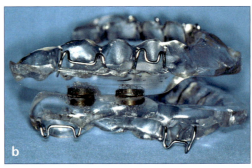

Abb. 17-32a, b Zwei-Schienen-System mit Magneten (Schweden 1999): korrosionsanfällig, geringer Tragekomfort.

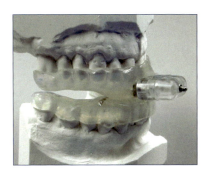

Abb. 17-33 Thornton Adjustable Positioner (TAP): Der mandibuläre Vorschub wird durch Einhaken der Oberkiefer- in die Unterkieferschiene erreicht.

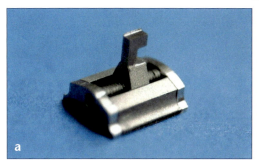
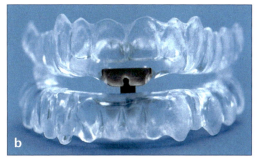
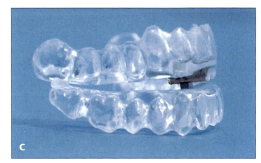

Abb. 17-34a–c TAP 2 mit Haken aus Titan und Weichsilikonauskleidung der Acrylatschienen: guter Tragekomfort.

trusion des Unterkiefers um etwa 60–70 % des maximal Möglichen, verbunden mit einer Bissöffnung von 4–5 mm.[7] Zur Vermeidung von ungewollten Nebenwirkungen bezüglich der Bisslage ist eine Manuelle Strukturanalyse vor Anfertigung eines intraoralen Schnarchtherapiegerätes obligat (s. Kap. 2)

Nach inzwischen 20 Jahren Anwendung haben die intraoralen Geräte heute immer noch mit zwei grundsätzlichen Problemen zu kämpfen: Der schlechten Datenlage und der schlechten Vorhersagbarkeit der Wirksamkeit. Leider liegen zur Wirksamkeit nur unzureichende und zur prognostischen Bedeutung keinerlei Studien vor. Die meisten der Daten stammen aus den USA: Wie von *Schmidt-Nowarra* 1995 in einer retrospektiven Metaanalyse publiziert, erreichten die Geräte übereinstimmend eine Reduktion des AHI um etwa 50 %.[14] Das Problem aller Studien war, dass Patienten aller Schweregrade einer OSA eingeschleust wurden; ein Patient mit einem Ausgangs-AHI von 60/h, bei dem der Wert mithilfe einer intraoralen Apparatur auf ca. 30/h gesenkt wird, bleibt aber schwer krank und profitiert nicht von dieser Therapie. Studien, bei denen IST-Geräte systematisch sinnvoll, d. h. bei minder schweren Fällen, eingesetzt wurden, fehlen nahezu ganz. Aus diesem Grunde sind die Geräte zum 1. Januar 2006 (zu Recht) aus dem Hilfsmittelkatalog der Krankenkassen gestrichen worden. Es ist an der Zeit, eine große prospektive Studie zur Effizienz der Geräte an einem geeigneten Patientengut mit minder schwerer Schlafapnoe durchzuführen.

Das zweite Problem ist die schlechte Vorhersagbarkeit der Wirkung. Die Ansprechquote liegt trotz sorgfältiger Indikationsstellung bei etwa 60 %, der Grund hierfür ist darin zu suchen, dass der Ort der Obstruktion der oberen Atemwege unterschiedlich sein kann. Es gibt experimentelle Ansätze zur Erken-

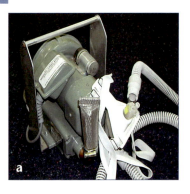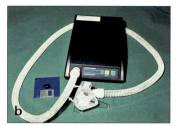

Abb. 17-35a, b nCPAP-Geräte, Vergleich des Entwicklungstandes 1983 und 2003.

nung des Ortes der Obstruktion mit Hilfe der Somnoskopie (Endoskopie des Pharynx im induzierten Schlaf) oder der MRT, beides ist aber für die Routine zu aufwendig und zu teuer. Seit einiger Zeit stehen nun thermoplastische Geräte (*boil and bite devices*) zur Verfügung, mit deren Hilfe in einer Testnacht das Ansprechen auf ein intraorales Gerät geprüft werden kann. Für diese Geräte konnte in einer polysomnografischen Studie bei Patienten mit einem AHI von bis zu 25/h eine positive Vorhersagequalität von 90 % demonstriert werden,[17] sodass nun eine recht preisgünstige Möglichkeit der Prädiktion der Wirksamkeit zur Verfügung steht. Für die Dauerversorgung sollten die thermoplastischen Geräte aber nicht genutzt werden, da hierzu zum einen kaum Daten zur Verfügung stehen, zum anderen eine Änderung der Zahnstellung nicht ausgeschlossen werden kann.

Die Anwendung der intraoralen Geräte sollte sich also auf reine Schnarcher und leichte Schlafapnoefälle beschränken. Nur in seltenen Fällen ist ein Therapieversuch bei der schweren Schlafapnoe gerechtfertigt, wenn ein Patient ein Atemhilfsgerät partout nicht akzeptieren, oder additiv zum Atemhilfsgerät, wenn damit allein eine Atemwegsobstruktion nicht beherrscht werden kann.

Vor der Applikation ist neben der schlafmedizinischen Diagnostik auch eine gründliche zahnärztliche Untersuchung unabdingbar. Zur Darstellung der Schädel- und Weichteilanatomie muss eine Kephalometrie, zum Ausschluss einer Kiefergelenkserkrankung mindestens ein Orthopantomogramm (OPG) durchgeführt werden. Den Goldstandard zur Beurteilung der Kiefergelenke stellt die Manuelle Strukturanalyse (s. Kap. 2) oder bildgebend die Magnetresonanztomografie (s. Kap. 11) dar. Ein halbwegs intaktes Gebiss mit mindestens vier Pfeilern (oder Implantaten) pro Kiefer ist Voraussetzung. Allgemeine Kontraindikationen sind ein Gewicht über 150 % des normalen, eine Epilepsie und zu geringe Mundöffnung (z. B. bei Sklerodermie). Schwere Kiefergelenkserkrankungen, ein sanierungsbedürftiges Gebiss, eine schwere Parodontitis oder zahnlose Kiefer sind weitere Gegenanzeigen. Nebenwirkungen sind selten und meist passager, wie vermehrter Speichelfluss und morgendliche Kieferklemme. Echte, schwere Nebenwirkungen wie Änderungen der Zahnstellung oder Zahnfleischprobleme sind beschrieben, aber insgesamt selten.

Viele Schnarcher leiden zusätzlich an einer Craniomandibulären Dysfunktion. Hier sind Nebenwirkungen der Schienen, beispielsweise eine Änderung der Unterkieferposition, dauerhaft und erwünscht. Der Patient ist natürlich über das Vorliegen einer CMD aufzuklären, und es muss das für beide Krankheitsbilder geeignete Therapiegerät ausgewählt werden. Infrage kommt hier insbesondere das IST-Gerät bei regelmäßiger Korrektur der Okklusionsverhältnisse der Schienen, ggf. bei gleichzeitiger Eingliederung einer CMD-Schiene für den Tag (s. Kap. 2).

Selbstverständlich muss die Wirkung eines intraoralen Gerätes schlafmedizinisch überprüft und ebenso wie die eines Atemhilfsgerätes regelmäßig nachuntersucht werden, außer bei der sozialmedizinischen Indikation des rein habituellen Schnarchens, bei dem die Geräte gut wirksam sind und den Frieden im Schlafzimmer wiederherstellen können.

Bei richtiger, kritischer Anwendung steht mit den intraoralen Schnarchtherapiegeräten eine gute und zudem preiswertere Behandlungsmöglichkeit für minder schwere Fälle zur Verfügung, bei denen ein nächtliches Atemhilfsgerät noch nicht eindeutig indiziert ist. Es ist zu hoffen, dass bald aussagekräftige Studien die Wiederaufnahme der Geräte in den Erstattungsbereich der Krankenkassen ermöglichen.

Atemhilfsgeräte

Im Jahr 1981 wurde von dem Australier *Sullivan* die nCPAP-Therapie zur Behandlung der obstruktiven Schlafapnoe erstmals vorgestellt. nCPAP steht für *nasal Continuous Positive Airways Pressure* und bedeutet eine Überdruckinsufflation in die oberen Atemwege mit Hilfe einer Nasenmaske. Dieses Verfahren ist auch heute noch der Goldstandard bei der Therapie obstruktiver SBAS. Waren die Geräte zu Anfang der 80er-Jahre noch so groß wie ein großer Kühlschrank und entfalteten die Geräuschkulisse eines starken Staubsaugers, sind sie heute klein wie eine Damenhandtasche und kaum noch zu hören (Abb. 17-35). Das Prinzip der nCPAP-Therapie ist nicht die Beatmung, sondern die pneumatische Schienung der oberen Atemwege, also vom Effekt dasselbe wie bei der trachealen Intubation (Abb. 17-36). Bei den obstruktiven Formen der SBAS ist dies gut wirksam, da die Atemmechanik ja intakt ist. Bei zentralen SBAS ist nCPAP wenig hilfreich. Hier ist vielmehr eine richtige Beatmungstherapie indiziert: die NIPPV (*Non Invasive Positive Pressure Ventilation*), die in etwa der auf Intensivstationen üblichen künstlichen Beatmung entspricht und heute ebenfalls über Nasenmasken erfolgen kann.

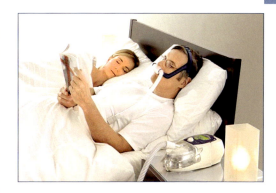

Abb. 17-36 Patient mit nCPAP-Gerät. Die Nasenmaske wird mit Klettbändern am Gesicht fixiert.

Die Wirkung der nCPAP-Therapie ist wissenschaftlich gut untersucht. nCPAP unterdrückt nicht nur die nächtlichen Atmungsstörungen, sondern stellt auch die Schlafqualität wieder her, sodass die Tagesbefindlichkeitsstörung der Patienten verschwindet. In den prognostischen Studien von *He* (1988) und *Marin* (2005) normalisierte nCPAP zudem die Lebenserwartung und das kardiovaskuläre Risiko der Patienten. Die verwandten Maskendrücke bewegen sich zwischen 4 und 14 cm H_2O, bei einem höheren Druckbedarf sowie bei Patienten mit schweren pulmonalen oder kardialen Erkrankungen sollte ein nBiLevel-Gerät zum Einsatz kommen (der Name BiPAP® ist von einem Hersteller geschützt und darf daher nicht als Sammelbezeichnung verwandt werden). Dieses kann über einen Pneumotachygrafen erkennen, ob der Patient ein- oder ausatmet, und senkt in der Ausatemphase den Maskendruck ab. Damit wird einerseits der Komfort des Gerätes erhöht, da der Patient nicht gegen den hohen Druck ausatmen muss, und andererseits das Herz und das Bronchialsystem entlastet.

Kontraindikationen gegen nCPAP und nBiLevel sind Tumoren im Nasen-Rachen-Raum, eine nicht operativ sanierte laxe Epiglottis und mangelnde Kooperation des Patienten, da die Geräte zu teuer sind, um ungenutzt zu verstauben. Nebenwirkungen kommen vor, am häufigsten Schleimhautprobleme im Nasen-Mund-Bereich durch die trockene einge-

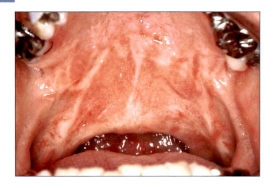

Abb. 17-37 Blick in den Mund nach radikaler Uvulopalatopharyngoplastik. Tonsillen, Gaumensegel und Uvula fehlen, der Zungengrund ist reseziert, das Pharynxdach durch Vernarbungen gestrafft.

blasene Luft, denen mit einem Warmluftbefeuchter begegnet werden kann. Andere Komplikationen sind selten. Anwendung und Einstellungsqualität müssen regelmäßig – üblicherweise jährlich – mit der ambulanten kardiorespiratorischen Polygrafie, bei Auffälligkeiten mit der Polysomnografie überprüft werden.

17.5.4 Stufe 4: Operative Therapie

Operative Therapieansätze kommen nur bei obstruktiven SBAS in Betracht. Sie können unterteilt werden in Weichteiloperationen und Eingriffe am Skelett. Daneben besteht noch die heute in dieser Indikation weitgehend obsolete Möglichkeit der Tracheotomie, die die krankhaft veränderten oberen Atemwege einfach ausschaltet. Diese Methode stellte 1969 in Freiburg die erste erfolgreiche Therapie einer schweren obstruktiven Schlafapnoe dar, die damals, 9 Jahre vor ihrer Erstbeschreibung durch *Guilleminault*, allerdings noch als Pickwick-Syndrom verkannt wurde.[9] Heute wird bei obstruktiven SBAS die Indikation für eine Tracheotomie kaum mehr gestellt.

Grundsätzlich gilt: Je jünger und je weniger übergewichtig ein Patient mit obstruktiven SBAS ist, desto eher kann über eine operative Behandlung nachgedacht werden.

Weichteiloperationen

Die Weichteiloperationen werden in der Regel von HNO-Ärzten angeboten. Die operative Öffnung anatomisch enger extrathorakaler Atemwege ist zweifellos sinnvoll. Sie kann in leichteren Fällen das Problem beheben, in schweren Fällen die Voraussetzung für eine erfolgreiche nCPAP-Therapie schaffen. In Frage kommen Nasenmuschelresektionen, Adenotomien, Tonsillotomien oder Tonsillektomien, Zungengrundresektionen, Uvularesektionen und Velumresektionen. Bei dem seltenen Krankheitsbild der laxen Epiglottis ist eine Epiglottisplastik sinnvoll, um den inspiratorischen Verschluss des Kehldeckels zu verhindern.

1981 wurde aus Japan eine radikale Operationsmethode gegen das Schnarchen in Europa eingeführt, die Uvulopalatopharyngoplastik (UPPP). Hierbei wurden Gaumensegel, Uvula, Tonsillen und Zungengrund radikal reseziert und so ein freier Luftkanal geschaffen (Abb. 17-37).

Später wurde diese initial mit dem Skalpell durchgeführte Operation mit lasergestützten Verfahren modifiziert (LAUPPP). Beide Methoden sind – zumindest in der ursprünglichen Radikalität – inzwischen obsolet, da sie mit erheblichen Stimm- und Schluckstörungen einhergehen können, eine hohe Rezidivquote aufweisen, und das Velum eine wichtige Struktur darstellt, die zum einen über Barorezeptoren mit dem Atemzentrum kommuniziert, zum

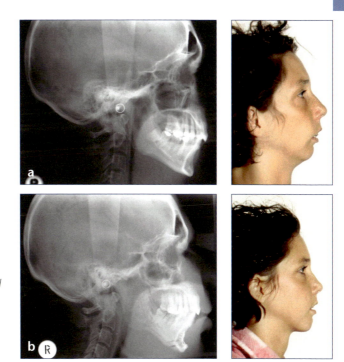

Abb. 17-38a, b Kephalogramme und Profilfotos einer jungen Patientin mit obstruktiver Schlafapnoe vor und nach mandibulärer Umstellungsosteotomie. Der AHI betrug vorher 43/h, nachher 0/h.

anderen als Abdichtung zwischen Naso- und Oropharynx bei einer späteren Nasenmaskenversorgung von enormer Bedeutung ist. Eine radikale UPPP kann eine nCPAP-Therapie unmöglich machen!

Schonendere Weichgaumen-Operationsmethoden, von denen es eine Fülle gibt, können ihre Berechtigung haben, allerdings sind sie nur bei leichteren Formen obstruktiver SBAS erfolgversprechend. Die Indikation entspricht in etwa der eines intraoralen Schnarchtherapiegerätes. Das größte Manko aller Weichgaumenoperationen ist die schlechte Datenlage bezüglich des postoperativen Langzeitverlaufes. Die meisten Studien beobachten maximal 24 Monate, die einzige Verlaufsbeobachtung über 48 Monate aus Schweden zeigte eine Rezidivquote von 70 %.

Skelettoperationen

Das therapeutische Prinzip der intraoralen Schienen, die Öffnung der extrathorakalen Atemwege durch Unterkiefervorverlagerung, ist auch auf operativem Wege möglich. Die von *Hochban* in Marburg entwickelte Methode der mandibulären oder maxillomandibulären Umstellungsosteotomie ist inzwischen etabliert. Sie kann auch bei schwereren Formen obstruktiver SBAS und entsprechenden Gesichtsschädelanomalien diskutiert werden, ist aber eher etwas für jüngere Patienten (Abb. 17-38), und bei erheblichem Übergewicht nicht erfolgversprechend.

Im Gegensatz zu den Weichgaumenoperationen sind die Umstellungsosteotomien auch langfristig wirksam. Die Abbildung 17-39 zeigt die 5-Jahres-Daten des Kollektivs von Hochban,[8] inzwischen liegen auch die 10-Jahres-Daten mit vergleichbar guten Resultaten vor.

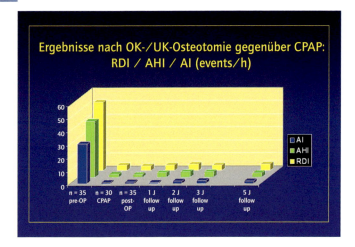

Abb. 17-39 5-Jahres-Follow-up nach Umstellungsosteotomie bei obstruktiver Schlafapnoe (n = 35): Man erkennt die respiratorischen Daten (AI = Apnoe-Index, AHI = Apnoe-Hypopnoe-Index, RDI = Respiratory Disturbance Index) vor Therapie, unter nCPAP und im Verlauf nach der Operation. Der Behandlungserfolg gleicht dem unter nCPAP und hält über 5 Jahre an. Nach Hochban et al. 2005.

Eine Umstellungsosteotomie ist kein kleiner operativer Eingriff. Solche Operationen erfordern vielmehr eine sorgfältige Indikationsstellung, Planung und umfassende kieferorthopädische Mitbehandlung, um erfolgreich zu sein. Dennoch sind sie, gerade für jüngere Patienten, eine gute Option, da sie das Vermeiden einer lebenslangen Maskennutzung versprechen und im Gegensatz zur rein symptomatischen nCPAP-Behandlung eine kurative Therapie darstellen.

17.5.5 Alternative Therapieangebote bei SBAS

In den letzten 20 Jahren sind viele Therapieansätze bei obstruktiven SBAS erprobt worden, unter dem Strich ist dabei jedoch nicht viel herausgekommen. In den 90er-Jahren wurde in Marburg eine Therapie der obstruktiven Schlafapnoe mit einem Hypoglossusschrittmacher erprobt. Diese an und für sich hochinteressante und auch erfolgreiche Therapieoption wurde aus Kostengründen aufgegeben. Versuche der Behandlung obstruktiver SBAS mit Herzschrittmachern scheiterten.

Prinzipiell erfolgversprechend ist bei leichten Formen extrathorakaler Atemwegsobstruktionen die Straffung der Larynxmuskulatur durch gymnastische Übungen. Eine in Zürich durchgeführte Studie zeigte den positiven Effekt des Didgeridoo-Spielens (ein traditionelles australisches Blasinstrument). Andere Trainingsansätze, beispielsweise mit einem Faceformer oder mit TENS-Geräten waren letztlich nicht erfolgreich. Es ist jedoch bekannt, dass auch die passive Dehnung der Larynxmuskulatur durch intraorale Schienen oder die nCPAP-Therapie einen kurzen Effekt hat: In den ersten 1 bis 2 Nächten nach deren längerer Anwendung bleibt das Schnarchen erheblich reduziert, dann geht der Effekt allerdings wieder verloren. Systematische gymnastische Trainingsprogramme für die Larynxmuskulatur existieren bislang nicht.

Viele andere Behandlungsoptionen der obstruktiven SBAS sind versucht worden und werden zum Teil auch vermarktet. So gibt es Nasenpflaster, Nasenklammern, Anti-Schnarch-Sprays und -Tropfen, Schnarcher-Brillen und -Kopfkissen. Der marktschreierisch Erfolg versprechenden Phantasie geschickter Marketingstrategen, die eher das Geschäft mit den Patienten als deren Gesundheit im Blick haben, ist hier offensichtlich keine Grenze gesetzt. All dies ist unseriös und allenfalls geeignet, dem Ansehen der noch jungen Schlafmedizin zu schaden.

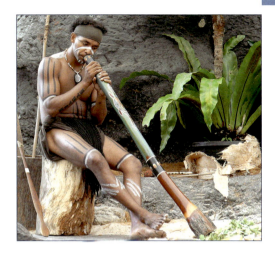

Abb. 17-40 Australischer Ureinwohner mit dem traditionellen Blasinstrument, dem Didgeridoo. Spielen dieses Instrumentes für 20 Minuten täglich hat einen positiven Einfluss auf das Schnarchen.

17.6 Fazit und Ausblick

Die Schlafmedizin ist eine junge Wissenschaft, die trotz des enormen Wissenszuwachses und der Erfolge der letzten Jahrzehnte noch in den Kinderschuhen steckt und die dennoch aus dem Spektrum der medizinischen Fächer nicht mehr wegzudenken ist. Das Faszinierende an der Schlafmedizin ist, dass sie alle anderen Fächer der Medizin berührt und somit die ideale Plattform für den Blick über den Tellerrand des eigenen Fachs darstellt, ein Blick, der in einer Zeit zunehmender Spezialisierung immer größere Wichtigkeit erlangt, um das Ganze nicht aus den Augen zu verlieren. Viele Krankheitsbilder sind nur interdisziplinär zu erkennen und zu behandeln, nicht nur, aber ganz besonders in der Schlafmedizin, und so seien Kollegen aller Disziplinen eingeladen, sich auf diesem hochinteressanten, zukunftsweisenden und befriedigenden Fachgebiet zum Wohle der Patienten zu betätigen.

17.7 Anhang

Die folgenden Fragen für Patienten sollen die Entscheidung erleichtern, den Patienten einem Schlafmediziner zuzuweisen:

1. Leiden Sie unter einer ständigen oder häufigen Tagesmüdigkeit oder Einschlafneigung am Tage?
2. Bemerkt Ihr Schlafpartner ein intensives Schnarchen oder Atemaussetzer?
3. Leiden Sie unter nächtlichem Wasserlassen (mehr als einmal), morgendlichen Kopfschmerzen oder Rückgang Ihrer Leistungsfähigkeit?

17.8 Literatur

1. American Thoracic society. Sleep Apnea, Sleepiness, and Driving Risk. Am J Respir Crit Care Med 1994;150:1463-73.
2. Borbely AA. Principles of sleep regulation. Internist 1984;25:519-22
3. Cartwright RD, Samelson CF. The effects of a nonsurgical treatment for obstructive sleep apnea. The tongue-retaining device. JAMA 1982;248: 705-9.
4. Cassel W. Hypersomnie und Unfälle bei Obstruktiver Schlafapnoe. In: Peter H, Penzel T, Peter JH. Enzyklopädie der Schlafmedizin. Springer Verlag 2007: 527-32.
5. Clarenbach P, Benes H. Das Restless Legs Syndrom. Klinik – Diagnostik – Therapie. Bremen: Uni-med; 2006.
6. He J, Kryger MH, Zorick FJ, Conway W, Roth T. Mortality and apnea index in obstructive sleep apnea. Experience in 385 male patients. Chest 1988;94: 9-14.

7. Hinz R, Rose EC, Sanner B, editors. Schlafmedizin: Kompendium für Zahnärzte. Herne: Zahnärztlicher Fach-Verlag; 2005.
8. Hochban W. Kiefer-Gesichts-chirurgische Diagnostik und Therapie schlafbezogener Atmungsstörungen. MKG-Chirurg 2008;1:111-118.
9. Kuhlo W, Doll E, Franck MC. Erfolgreiche Behandlung eines Pickwick-Syndroms durch eine Dauertrachealkanüle. Dtsch Med Wochenschr 1969;94:1286–90.
10. Marin JM, Carrizo SJ, Vicente E, Agusti AG. Long-term cardiovascular outcomes in men with obstructive sleep apnoea-hypopnoea with or without treatment with continuous positive airway pressure: an observational study. Lancet 2005;365:1046-53.
11. Montagna P, Gambetti P, Cortelli P, Lugaresi E. Familial and sporadic fatal insomnia. Lancet Neurol 2003 Mar;2:167-76.
12. Peter H, Penzel T, Peter JH, editors. Enzyklopädie der Schlafmedizin. Heidelberg: Springer; 2007.
13. Robin P. Glossoptosis due to atresia and hypotrophy of the mandible. J Dis Child 1934;48:541-7.
14. Schmidt-Nawara W, Lowe AA, Wiegand L, Cartwright R, Perezguerra F, Menn S. Oral appliances for the treatment of snoring and obstructive sleep apnea: a review. Sleep 1995;18:501-10.
15. Schulz, H, editor. Kompendium der Schlafmedizin für Ausbildung, Klinik und Praxis. Landsberg/Lech: Ecomed; 2006.
16. Struktur der Unfälle mit Getöteten auf Autobahnen im Freistaat Bayern im Jahr 1991. HUK-Verband, Büro für Kfz-Technik München.
17. Wiegand T, Verlaan S, Niemann A, Konermann M. Thermoplastische intraorale Testgeräte: Prädiktoren der Wirksamkeit endgültiger oraler Schnarchtherapiegeräte? SomnoJournal 2005;1:10-2

Kapitel 18

Okulärer Einfluss bei CMD-Patienten

Ihab El-Bably, Swantje Gerbatsch

18.1 Einleitung[4]

Gibt es eine Verbindung zwischen den Augen und den Kiefergelenken, gibt es CMD aufgrund von Augenproblemen? Zur Beantwortung dieser Frage soll zunächst das Bild eines typischen CMD-Patienten gezeichnet werden. Anamnestisch typisch ist ein langer Leidensweg, der seine Ursache darin hat, dass die Schmerzen nicht ausschließlich oder gar nicht im Kieferbereich liegen, sondern in andere Körperregionen projiziert werden. Damit ist der Zahnarzt nicht zwangsläufig erster Ansprechpartner für die Betroffenen, die unter klassischen Symptomen wie Schmerzen im Nacken-, Schulter- und HWS-Bereich, Kopfschmerzen oder auch Ohrenschmerzen leiden und Linderung ihrer Beschwerden bei den verschiedenen Fachdisziplinen suchen.

Aus der Sicht der Augenheilkunde stellt sich die Problematik ähnlich dar, denn Symptome wie Kopfschmerzen und HWS-Probleme werden auch durch Fehlhaltungen des Kopfes, sogenannte Kopfzwangshaltungen (KZH) verursacht, zunächst jedoch oft damit nicht in Verbindung gebracht. Der HWS-Bereich ist Schauplatz der Symptome und es muss in übergreifender Diagnostik und interdisziplinärer Zusammenarbeit zwischen CMD-Spezialisten und Augenärzten möglichst in der ersten Phase der Diagnostik klar zwischen CMD und okulärer KZH differenziert werden.

Ein weiterer gemeinsamer Aspekt betrifft Fehlregulationen bzw. Fehlinnervationen, die als mögliche Ursachen sowohl für CMD als auch für Krankheitsbilder in der Augenheilkunde infrage kommen. Beispielhaft soll das kongenitale Marcus-Gunn-Phänomen angeführt werden, dass durch eine Fehlregulation bzw. Fehlinnervation von zwei Hirnkernen verursacht wird. Der Patient hat einseitig ein mehr oder weniger stark herabhängendes Oberlid (Ptosis), das sich bei Öffnung des Mundes oder Verschiebung des Unterkiefers öffnet. Die Ursachenforschung ist noch nicht vollständig abgeschlossen, sicher ist lediglich, dass entweder eine funktionelle supranukleäre Synkinese zwischen dem Okulomotoriuskern und dem Trigeminuskern oder eine angeborene Fehlsprossung eines motorischen Trigeminusastes zum Lidheber M. levator palpebrae vorliegt.

Zum besseren Verständnis der okulären KZH und ihrer Folgen, sollen hier zunächst einige grundlegende Ausführungen zur Anatomie und Physiologie des Auges folgen.

18.2 Anatomische und funktionelle Aspekte des Auges[1,2]

Für die Beweglichkeit der Augen sind pro Augapfel (Bulbus) sechs quergestreifte Augenmuskeln verantwortlich, die in vier gerade und zwei schräge Augenmuskeln unterteilt werden. Diese Augenmuskeln unterscheiden sich in faszinierender Weise von allen anderen Muskeln im menschlichen Körper durch ihre Kombination aus Ausdauer und Schnelligkeit. Es werden allgemein zwei Fasertypen unterschieden: Die dicken Fasern ermöglichen vor allem die schnellen Augenbewegungen, die dünnen sind für tonische und Haltearbeiten zuständig. Die vier geraden Augenmuskeln sind die Mm. rectus internus (medialis), rectus externus (lateralis), rectus inferior und rectus superior. Bei den schrägen Muskeln unterscheidet man zwischen dem M. obliquus superior und dem M. obliquus inferior.

Der M. rectus internus ist der kräftigste Augenmuskel und weist am seltensten Anomalien auf. Seine Hauptfunktion ist die Adduktion, d. h. er zieht das Auge zur Nase hin. Der Gegenspieler M. rectus externus ist für die Abduktion verantwortlich und zieht das Auge zur äußeren Seite, also nach temporal.

Der M. rectus superior hat seine Hauptfunktion in der Hebung des Bulbus und erfüllt noch mehrere Teilfunktionen. Die hebende Wirkung dieses Muskels ist in Abduktion am größten. Im Gegensatz dazu liegt die Hauptfunktion des M. rectus inferior in der Senkung des Bulbus, die Wirkung des Muskels ist wiederum in Abduktion am größten. Teilfunktionen dieses Muskels sind das Rollen des Bulbus nach außen, die sogenannte Exzyklorotation, die ihre größte Wirkung in Adduktion hat. Zudem kann dieser Muskel adduktorisch wirken.

Der M. obliquus superior ist der Augenmuskel, der am häufigsten Anomalien zeigt. Zudem ist er mit 30 mm (inkl. Sehne) der längste Augenmuskel. Er rollt den Bulbus nach innen und bewirkt damit die sogenannte Inzyklorotation. Seine stärkste Wirkung hat er in Abduktion. Weitere Teilfunktionen sind die senkende Wirkung in Adduktion und eine abduktorische Komponente.

Beim M. obliquus inferior ist antagonistisch die Hauptfunktion die Exzyklorotation mit der stärksten Wirkung in Abduktion. Teilkomponente ist zudem eine hebende Wirkung in Adduktion und eine adduktorische Komponente.

Die Blutversorgung des Bulbus verläuft im Wesentlichen über die Äste der A. opthalmica.

„Der Augapfel ist ein nahezu kugelförmiger Körper, der sich innerhalb bestimmter Grenzen um beliebig viele Achsen drehen kann, aber seinen Ort innerhalb der Augenhöhle nicht verlässt."[2] Um eine optimale Drehung zu ermöglichen, müssen alle Augenmuskeln perfekt miteinander arbeiten. Wenn sich ein innervierter Augenmuskel kontrahiert, wird dadurch der Augapfel in einer ganz bestimmten Richtung gedreht. Gleichzeitig werden andere Augenmuskeln gedehnt, die eine elastische Spannung entgegensetzen. Im klinischen Beispiel heißt das: Um mit den Augen nach rechts schauen zu können, wird am rechten Auge der M. rectus externus und am linken Auge der M. rectus internus kontrahiert. Gleichzeitig werden am rechten Auge der M. rectus internus und am linken Auge der M. rectus externus gedehnt.

Das beidäugige Sehen, das sogenannte „Binokularsehen",[1,2] wird in drei Stufen unterteilt, die insgesamt zu den Binokularfunktionen zusammengefasst werden. Auf der ersten Stufe, dem Simultansehen, wird das Gesehene gleichzeitig vom rechten und vom linken Auge wahrgenommen. Die zweite Stufe, die der Fusion, entspricht der Fähigkeit, die beiden getrennt wahrgenommenen Bilder zu einem einzigen verschmelzen zu lassen. Die dritte und zugleich höchste Stufe des Binokularsehens ist die Kombination aus den beiden anderen Stufen, die Stereopsis oder auch das räumliche Sehen.

18.3 Okuläre Kopfzwangshaltung (KZH) und ihre Ursachen[15]

Eine okuläre KZH ist eine abnormale Kopfhaltung, die dazu dient, eine augenbedingte Störung zu kompensieren. Die KZH hat dabei für den betroffenen Patienten den Effekt, dass Doppelbildsehen (Diplopie) vermieden, ein höherwertigeres Binokularsehen erreicht oder eine Visusverbesserung ermöglicht wird.

Die Ursachen für okuläre Kopfzwangshaltungen unterteilt man in fünf große Kategorien:
- fehlerhafte Brillen,
- Paresen,
- Restriktionen,
- Strabismus im engeren Sinne und
- Nystagmus.

18.3.1 Brillenbedingte KZH

Die brillenbedingten Kopfzwangshaltungen sollen hier an erster Stelle genannt werden, weil falsch getragene Brillengläser derzeit der häufigste Grund dafür sind, das Patienten gewollt oder ungewollt eine KZH einnehmen. Da dieses Thema sehr umfassend und individuell ist, sollen im Folgenden einige repräsentative Beispiele aufgeführt werden:
- Bei Gleitsichtbrillen kommt es häufig zu einer Kinnhebung wenn das Fernteil bei Weitsichtigen zu schwach oder bei Kurzsichtigen zu stark ist. Durch die Kinnhebung blicken die Augen relativ

zur Brille abwärts und die Patienten können durch ihr Nahteil in die Ferne schauen.
- Manche Patienten mit falscher oder fehlender Zylinderkorrektur bevorzugen den Blick durch einen peripheren Teil ihres Brillenglases. Sie nutzen damit den Abbildungsfehler, der bei jedem Brillenglas auftritt, wenn das Auge weit vom Mittelpunkt entfernt hindurchblickt. Es handelt sich um den sogenannten „Astigmatismus schiefer Bündel". Dieser Fehler tritt auf, wenn Lichtstrahlen schräg auf ein sphärisches Glas auftreffen, wobei in diesem Fall die optische Wirkung überall gleich ist. Es entsteht dann eine zylindrische Wirkung. Trägt ein Patient mit Hornhautverkrümmung eine Brille, die den Astigmatismus nicht adäquat ausgleicht, so ist es ihm unter Umständen möglich, durch eine veränderte Kopfhaltung einen Durchblickpunkt im Brillenglas zu finden, an dem der Astigmatismus schiefer Bündel den Fehler korrigiert.
- Eine falsche Zylinderachse kann ebenso zu einer Kopfzwangshaltung in Form einer Neigung führen. Trägt ein Patient beispielsweise eine Brille, in der die Zylinderachse im rechten Glas 10° statt 0° beträgt, muss er zur Korrektur des Fehlers den Kopf nach links neigen. Bei einer entsprechenden Kopfneigung tritt schließlich ein kompensatorisches Gegenrollen der Augen ein.
- Verschiedene Kopfzwangshaltungen in Form einer Drehung, Senkung oder Hebung können auch durch dezentrierte Brillengläser entstehen. Bei diesen Patienten ist der optische Mittelpunkt eines Brillenglases vom Optiker falsch eingeschliffen oder die Pupillendistanz falsch ausgemessen worden.

18.3.2 Paretische Ursachen[1,2]

Im paretischen Ursachenkomplex sind einer oder mehrere Augenmuskelnerven (z. B. durch Druck eines Tumors oder Durchblutungsstörungen) geschädigt, sodass beim Augenmuskel nicht mehr genug Impulse ankommen. Die entstehenden Schielstellungen mit Doppelbildern werden durch Kopfzwangshaltung ausgeglichen. Entsprechend der Innervation der Augenmuskeln können drei verschiedene Paresen auftreten, die einseitig wie beidseitig möglich sind: Abduzensparese, Trochlearisparese und Okkulomotoriusparese.

Zur Therapie aller Paresen wird zunächst versucht, die Doppelbilder durch eine Prismenfolie auszugleichen (vgl. auch Abschnitt 18.3.4). Eine definitive Schieloperation ist erst nach einem Jahr mit stabilen Befunden möglich, da der anfängliche Erfolg gerade bei Vorliegen vaskulärer Ursachen komplett rückläufig sein kann.

Die Abduzensparese (N.-VI-Parese)

Die drei häufigsten Ursachen für eine Abduzensparese sind Raumforderung durch Blutungen oder Tumore, vaskuläre Ursachen und Schädel-Hirn-Traumata. Symptomatisch ist ein Innenschielen auffällig, das je nach Ausprägung der Lähmung zu einem deutlichen Fern-Nahwinkel-Unterschied führt. So entstehen Doppelbilder, die in Zugrichtung des paretischen Muskels zunehmen. Zur Kompensation wird eine Kopfzwangshaltung im Sinne einer Kopfdrehung eingenommen. Liegt beispielsweise eine Abduzensparese am rechten Auge vor, klagt der Patient über Doppelbilder im Rechtsblick und kompensiert über eine Rechtsdrehung des Kopfes. Damit sind die Augen im Linksblick (Abb. 18-1a und b).

Die Trochlearisparese (N.-IV-Parese)

Aufgrund des ausgefallenen M. obliquus superior entsteht bei der Trochlearisparese eine Exzyklorotation, die in Abduktion und Abwärtsblick am stärksten ist, zudem eine vertikale Abweichung die am stärksten in Adduktion und Abwärtsblick ist sowie ein Innenschielen, das im Abwärtsblick am deutlichsten ist. Um die entstehenden Doppelbilder kom-

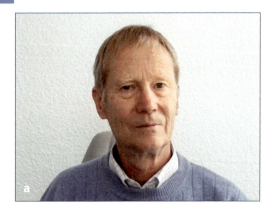 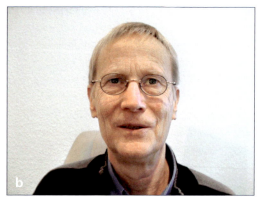

Abb. 18-1 Abduzensparese: **(a)** präoperativ, **(b)** Zustand nach der Operation.

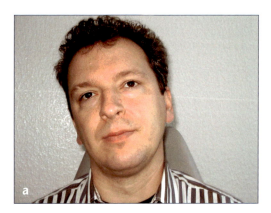 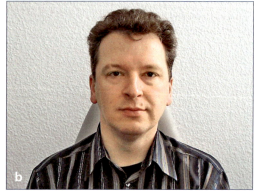

Abb. 18-2 Trochlearisparese: **(a)** präoperativ, **(b)** Zustand nach der Operation.

pensieren zu können, wird eine Kopfzwangshaltung in Form einer Kinnsenkung, Kopfneigung und Drehung zur Gegenseite eingenommen. Beispielhaft soll hier eine Trochlearisparese am rechten Auge erläutert werden, die eine vertikale Abweichung nach oben und dementsprechend eine Hypertropie zur Folge hat (s. Abschnitt 18.3.4). Für die KZH sind drei Kompensationen auffällig: eine Kinnsenkung (Augen sind im Aufwärtsblick), eine Kopflinksdrehung (Augen sind im Rechtsblick) und eine Kopflinksneigung (zur Kompensation der Exzyklorotation) (Abb. 18-2a und b).

Die Okulomotoriusparese (N.-III-Parese)

Da der N. oculomotorius den größten Teil der Augenmuskeln versorgt, kann eine Okulomotoriusparese je nach Lokalisation und Ausmaß die Augenbeweglichkeit und die Wahrnehmungsfähigkeit teils sehr schwerwiegend beeinträchtigen. Es werden vier Unterformen unterschieden:

Bei der kompletten N.-III-Parese sind alle Muskeln betroffen. Es entsteht ein nach innen verrollter, nach außen und unten abgewichener Bulbus

(Exzyklorotation, Hebung, Senkung und Adduktion eingeschränkt). Zusätzlich imponiert eine weite und lichtstarre Pupille bei erhaltener indirekter Reaktion am Gegenauge (Abb. 18-3a–d). Bei der inkompletten N.-III-Parese ist mindestens ein innervierter Muskel, meist jedoch sind mehrere betroffen.

Bei der isolierten äußeren N.-III-Parese ist nur die Augenbeweglichkeit eingeschränkt (betroffen sind die Mm. rectus superior, rectus inferior, rectus medialis, obliquus inferior und levator palpebrae superioris). Lichtreaktion und Akkommodation sind intakt. Die isolierte innere N.-III-Parese verhält sich genau umgekehrt zur isolierten äußeren. Betroffen sind die Mm. sphincter pupillae und ciliaris, sodass die Augenbeweglichkeit intakt bleibt, Lichtreaktion und Akkommodation jedoch eingeschränkt sind.

18.3.3 Restriktive Ursachen[4]

Im restriktiven Ursachenkomplex sind die Augenmuskeln mechanisch eingeschränkt. Beim Erwachsenen ist die endokrine Orbitopathie die häufigste Ursache, bei den Kindern dominiert eher das Retraktionssyndrom. Das Fribrosesyndrom, die Orbitafrakturen und das Brown-Syndrom sind weitere Krankheitsbilder, die diesem Komplex zuzuordnen sind, hier aber nicht ausführlicher behandelt werden sollen.

Die endokrine Orbitopathie (EO)

Unter der endokrinen Orbitopathie versteht man eine entzündliche Erkrankung der Augenhöhle, die meist im Zusammenhang mit einer autoimmunen Schilddrüsenerkrankung vom Typ Morbus Basedow auftritt, in der Regel bedingt durch eine Überfunktion der Schilddrüse. Die EO wird durch Rauchen und Stress beeinflusst. Bei fast allen Patienten entsteht ein sehr charakteristisches Krankheitsbild mit teils sehr unterschiedlicher Ausprägung der einzelnen Symptome. Der typische Symptomkomplex besteht aus den folgenden Einzelsymptomen:

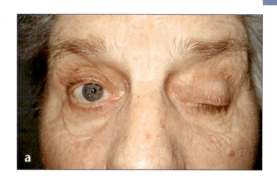
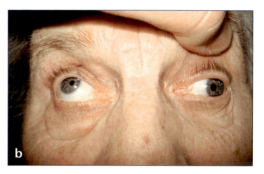
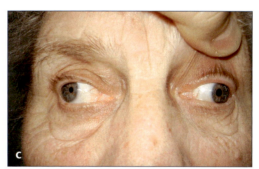
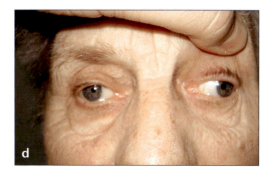

Abb. 18-3a–d Okulomotoriusparese. **(a)** Ptosis, **(b)** Blick nach oben, **(c)** Blick nach rechts, **(d)** Blick geradeaus.

Bei der Lidretraktion, dem mit 90 % häufigsten Symptom, unterscheidet man zwei Formen. Beim Dalrymple-Zeichen bleibt das Oberlid im Geradeausblick zurück, während beim Graefe-Zeichen das Oberlid im Abwärtsblick zurückbleibt. Das Auftreten einer Lidretraktion kann funktionell, durch eine verstärkte Innervation des M. tarsalis, durch eine fibrotische Verkürzung der Lidretraktoren oder durch eine erweiterte Lidspalte bei starkem Exophthalmus bedingt sein.

Bei ca. 80 % der Patienten treten Weichteilschwellungen auf und variieren als entzündliche Weichteilsymptome wie Lidödeme und Lidrötung, Bindehautinfektion oder auch Bindehautchemosis und Limbuskeratitis.

Zwischen 50 und 60 % der Patienten leiden unter einem Exophthalmus, dem Hervortreten eines oder beider Augen. Seine Entstehung geht auf die Zunahme des Fettgewebes und die Verdickung der Muskeln in der Augenhöhle zurück.

Unter Bewegungsstörungen leiden circa 40 % derjenigen Patienten, die eine Muskelverdickung aufweisen. In der Folge ergibt sich eine Einschränkung der Augenbeweglichkeit mit Doppelbildsehen. Die am häufigsten betroffenen Muskeln sind die Mm. recti inferiores. Aufgrund der eingeschränkten Dehnbarkeit der jeweiligen verdickten Muskeln kommt es zum ein- oder beidseitigen Hebungsdefizit. Aus diesem Hebungsdefizit resultiert dann eine Kinnhebung als kompensatorische Kopfzwangshaltung. Durch diese Kinnhebung erreichen die Augen einen Abwärtsblick. In dieser Position muss sich der M. rectus inferior nicht dehnen und es werden keine Doppelbilder verursacht. Die Mm. recti mediales sind ebenfalls sehr häufig betroffen und die Patienten entwickeln bei stärkerer Verkürzung ein Innenschielen.

Sehstörungen entstehen erst dann, wenn durch die deutlich verdickten Augenmuskeln und das Fettgewebe ein starker Druck auf den Sehnerven ausgeübt wird. Der Patient bemerkt dies als Minderung der Sehschärfe und der Farbsättigung. Klinisch imponiert ein rotes Auge und ein starker Anstieg des Augeninnendrucks infolge einer Stauung des abfließenden Blutes.

Das Retraktionssyndrom oder Duane-Syndrom[1,2]

Das angeborene Retraktionssyndrom tritt in familiärer Häufung auf. Bei diesem Krankheitsbild wird der M. rectus externus nicht vom N. abducens innerviert sondern vom N. oculomotorius, da entweder der Abduzenskern nicht ausreichend angelegt ist (Hypoplasie) oder der Nerv selbst fehlt. Klinisch imposant kommt es bei einer beabsichtigten Bewegung des betroffenen Auges zur Nase hin (Adduktion) zu einem charakteristischen Zurückziehen des Augapfels in die Augenhöhle (Retraktion) mit sekundärer Verengung der Lidspalte. Horizontale Blickbewegungen, auch die Bewegung des betroffenen Auges in Richtung Schläfe (Abduktion), sind je nach Typ mehr oder weniger massiv eingeschränkt. Der Augeninnendruck kann erhöht sein. Beim Blick geradeaus ist häufig eine Schielstellung vorhanden, die vom Patienten in der Regel durch eine Kopfzwangshaltung ausgeglichen werden kann, sodass binokulares Einfachsehen möglich ist (Abb. 18-4a–c). Das Retraktionssyndrom wird in drei Typen unterteilt, wobei Typ I wesentlich häufiger vorkommt als Typ II und Typ III.

Typ I
- ausgeprägte Einschränkung der Abduktion (keine Bewegung über die Mittellinie möglich)
- geringgradige Einschränkung der Adduktion
- geringes Innenschielen beim Blick geradeaus
- mäßige Retraktion und Lidspaltenverengung bei zunehmendem Versuch der Adduktion

Typ II
- geringe Einschränkung der Abduktion
- ausgeprägte Einschränkung der Adduktion
- deutliche Retraktion und Lidspaltenverengung bei Adduktion
- Hebung oder Senkung des Auges in Adduktion möglich

Typ III
- ausgeprägte Einschränkung sowohl der Adduktion, als auch der Abduktion
- Retraktion erfolgt bereits ohne erkennbare Adduktionsbewegung

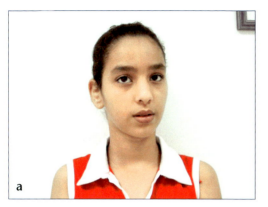
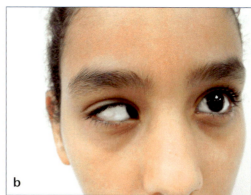
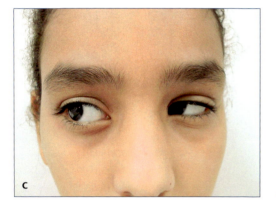

Abb. 18-4a–c Duane-Syndrom.

18.3.4 Schielen (Strabismus)

Mit dem Ausdruck Schielen (Strabismus) bezeichnet man im Unterschied zur Heterophorie eine Augenmuskelgleichgewichtsstörung bzw. eine fehlerhafte motorische Koordination beider Augen. Die Gesichtslinien beider Augen (die gedachten Linien zwischen dem fixierten Objekt und der Fovea) weichen dauerhaft ab. Diese Abweichung des Auges kann in verschiedene Richtungen geschehen. In der Nomenklatur wird Strabismus anhand der Richtung dieser Abweichung beschrieben (Tab. 18-1, Abb. 18-5).
Durch das Abweichen eines Auges entstehen im Gehirn zwei unterschiedliche Bilder. Der Unterschied zwischen diesen beiden Bildern ist jedoch durch die Fehlstellung zu groß, um im Gehirn zur Deckung gebracht werden zu können, sodass störende Doppelbilder entstehen. Das kindliche Gehirn kann sich gegen Doppelbilder wehren, indem es das vom schielenden Auge übermittelte Bild einfach unterdrückt. Doch dieser scheinbar nützliche Vorgang hat meist verhängnisvolle Folgen, denn das nicht benutzte Auge wird nach einiger Zeit sehschwach (amblyop). Unter Amblyopie versteht man eine Sehschwäche eines oder beider Augen die weder organische Ursachen hat noch mit Brillen auskorrigiert werden kann. Ohne Behandlung entwickeln nahezu 90 % aller Schielkinder eine einseitige Amblyopie. Wird diese Schielschwachsichtigkeit nicht rechtzeitig entdeckt und behandelt, bleibt sie lebenslang bestehen.

Ihab El-Bably, Swantje Gerbatsch

Richtung der Abweichung	Bezeichnung
nach innen	Esotropie oder Strabismus convergens
nach außen	Exotropie oder Strabismus divergens
nach oben	Hypertropie (immer vom rechten Auge ausgehend)
nach unten	Hypotropie (idem)
nach innen verrollt	Inzyklotropie
nach außen verrollt	Exzyklotropie

Tab. 18-1 Nomenklatur des Strabismus.

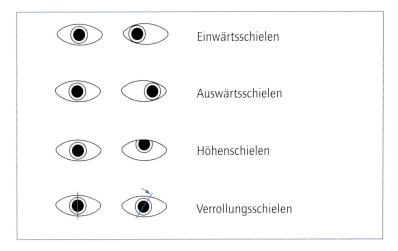

Abb. 18-5 Strabismusformen.

Auf dem komplexen Gebiet des Strabismus gibt es zwei Krankheitsbilder die zu einer KZH führen: das frühkindliche Schielsyndrom und das Buchstabenphänomen. Letzterem Krankheitsbild liegt eine Heterophorie im Sinne einer Exo- oder Esophorie zu Grunde, die nicht mehr fusioniert werden konnte, sodass es zu manifestem Schielen kommt. Die Phorie ist also dekompensiert. Der Schielwinkel wird entweder im Aufwärtsblick oder im Abwärtsblick so gering, dass es dem Gehirn wieder möglich ist die Bilder zu fusionieren und räumliches Sehen möglich wird. Infolge dessen besteht die resultierende KZH entweder in einer Kinnhebung oder einer Kinnsenkung.

18.3.5 Nystagmus

Unter den verschiedenen Formen des Nystagmus (Augenzittern) führt in der Regel nur der angeborene Fixationsnystagmus zur Einnahme einer KZH. Er fällt in den ersten 2 bis 3 Lebensmonaten auf, in denen sich eigentlich eine ruhige Fixation einstellt. Ursache ist ein beidseitiger prägenikulärer Sehbahndefekt. Das bedeutet, es liegt ein genetischer oder erworbener Schaden zwischen der Netzhaut und dem Corpus geniculatum laterale (CGL) vor. Schäden nach diesem Bereich führen nicht zum kongenitalen Fixationsnystagmus. Beobachtet man das Augenzittern genau, so sieht man bei dieser Form eine Mischung aus Pendel und Ruckelementen die in der Regel horizontal schlagen. Wie der Name bereits impliziert, beruhigt sich der Fixationsnystagmus nicht, wenn die Personen etwas mit den Augen fixieren bzw. einen Gegenstand anschauen, ja er kann sich in einzelnen Fällen sogar verstärken.

Ein typisches Charakteristikum des Fixationsnystagmus ist das Vorliegen einer Neutralzone, in der die Nystagmusintensität deutlich reduziert und die Sehschärfe verbessert ist. Die Lage der Neutralzone bedingt für den Patienten oftmals eine sehr auffällige Kopfzwangshaltung, die besonders deutlich bei konzentrierter Fixation eines unbewegten Objektes, z. B. einer Sehzeichentafel, auftritt (Abb. 18-6). Die KZH ist in der Regel der Richtung der Neutralzone entgegengesetzt. Eine Neutralzone beim Blick nach links führt also zu einer kompensatorischen Rechtswendung des Kopfes.

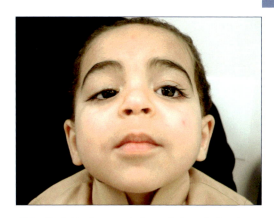

Abb. 18-6 Kopfzwangshaltung bei vertikalem kongenitalem Fixationsnystagmus mit Neutralzone im Abblick.

18.4 Heterophorien[1,2,3,5,11,13,16]

Heterophorien werden auch als latentes Schielen (Phorie) bezeichnet und kommen bei ca. 80 % der Bevölkerung vor. Klinisch weichen die Augen, wenn die Fusion z. B. durch einen Abdecktest unterbrochen wird, in eine Ruhelage ab. Diese Abweichung kann auf drei Arten geschehen:
- Exophorie (Abweichung nach außen) (Abb. 18-7a–b),
- Esophorie (Abweichung nach innen),
- phorische Vertikaldivergenz (Abweichung nach oben oder unten in Bezug auf das rechte Auge).

Wird das binokulare Sehen wieder gefordert, ist das Gehirn in der Lage, die Augen wieder parallel zu stellen. In den meisten Fällen macht das Aufrechterhalten des beidäugigen Sehens keine Beschwerden, diese Normophorie benötigt auch keine Behandlung. Treten dennoch Beschwerden im Sinne von Doppelbildern, Verschwommensehen und Kopfschmerzen auf, deutet dies darauf hin, dass das Gehirn die Abweichung der Augen nicht mehr vollständig oder nur noch unter Beschwerden kompen-

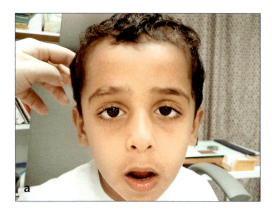

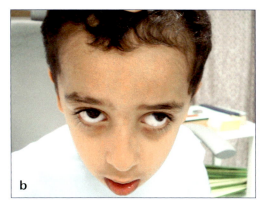

Abb. 18-7 Dekompensierte Exophorie: *(a)* Blick geradeaus, *(b)* V-Phänomen bei Blick nach oben.

sieren kann. Die Therapie besteht dann darin, die Richtung und Größe der Phorie auszumessen und sie mit Prismen (Prismenfolie, Prismenbrille) so auszugleichen, dass eine Entspannung im beidäugigen Sehen erreicht wird.

In der englischsprachigen Literatur, die für die Heterophorie den Begriff der *fixation disparity* verwendet, wird zusätzlich zwischen der klassischen Messung in der traditionellen Sehschulpraxis unter Ausschluss der Fusion (dissoziierte Heterophorie)[13,16] und der Messung mit polarisierten Bildern bei erhaltener Fusion (assoziierte Heterophorie) unterschieden. Letztere erfolgt mit dem Polatest®-Gerät, das bis 1953 von dem Augenoptiker Haase entwickelt wurde. Die assoziierte Heterophorie wird im deutschen Sprachgebrauch von Laien meist auch als „Winkelfehlsichtigkeit" bezeichnet, was jedoch nicht den Schluss zulässt, dass sie immer korrigiert werden kann.

In jedem Fall handelt es sich um eine Beeinträchtigung des binokularen und damit des räumlichen Sehens. Bei bestehenden asthenopischen Beschwerden können Fehler unabhängig von ihrer Größenordnung (die in Prismendioptrien angegeben wird) durch entsprechende prismatische Augengläser ausgeglichen werden.

18.4.1 Formen der Heterophorie

Entsprechend der Richtung der Phorie werden die Heterophorien in fünf Typen unterteilt:
- Exophorie (Abweichung nach außen)
- Esophorie (Abweichung nach innen)
- Hyperphorie (Das rechte Auge steht über dem linken Auge.)
- Hypophorie (Das linke Auge steht über dem rechten Auge.)
- Zyklophorie (Verrollung des Auges nach innen oder außen.)

Liegt keine Abweichung der Augen bei Unterbrechung der Fusion vor nennt man das Orthophorie.

18.4.2 Diagnostik/Messmethoden

Winkelfehlsichtigkeit

Die Winkelfehlsichtigkeit wird mit der Mess- und Korrektionsmethode nach *Haase* (MKH) am Polatest®-Gerät ermittelt und ausgemessen. Bei diesem binokularen Verfahren findet die Vermessung unter erhaltener und erzwungener Fusion bei gleichbleibendem Dissoziationsgrad statt. Man misst also im Gegensatz zum „Sehschulverfahren" die assoziierte Heterophorie.

Das Polatest®-Sehprüfgerät enthält alle erforderlichen MKH-Tests. Zusätzlich kann hier eine Refraktions- und Sehschärfenbestimmung durchgeführt werden. Liegt nun im Sinne einer Winkelfehlsichtigkeit eine Abweichung vor, so kann diese direkt durch Prismengläser in der Probierbrille ausgeglichen werden. Alle Ergebnisse der Untersuchungen beruhen auf subjektiven Angaben des Patienten. Differenzialdiagnostische Untersuchungen, um Kombinationsstörungen oder andere Störungen des binokularen Sehaktes aufzudecken, sind mit dem Polatest® nicht möglich.

Heterophorie

Bei der Methode, eine dissoziierte Heterophorie zu ermitteln und auszumessen, wird eine vollständige Unterbrechung der Fusion (beidäugiges Sehen) vorgenommen. Dies geschieht z. B. durch eine Abdeckscheibe oder ein Hell- oder Dunkelrotglas (unterschiedlicher Dissoziationsgrad). Von „dissoziierter Heterophorie" spricht man wegen der Trennung des beidäugigen Seheindrucks.

Die Vermessung findet in verschiedenen Fixationsentfernungen im freien Raum oder an Geräten statt. Anders als bei der Mess- und Korrektionsmethode nach Haase werden hierbei zusätzlich differenzialdiagnostische Untersuchungen vorgenommen, um andere Krankheitsbilder auszuschließen. Zu diesen gehören:
- die Untersuchung der Augenbeweglichkeit, um eine Lähmung der Augenmuskeln auszuschließen,

- die Untersuchung der Qualität des räumlichen Sehens, aufgeteilt in Simultansehen, Fusion (Fusionsbreitenmessung) und Stereosehen, sowie
- das Tragen eines Marlow-Verbandes zur Abklärung, ob die asthenopische Störung binokularen Ursprungs ist. Bei dieser Untersuchung wird dem Patienten ein Auge für bis zu 3 Tage abgedeckt (i. d. R. durch ein Okklusionspflaster). Sind die Beschwerden unter dem Verband immer noch vorhanden, liegt der Verdacht nahe, dass die Problematik nicht durch eine Störung des räumlichen Sehens verursacht wird.

Die Ergebnisse dieser Untersuchungen beruhen zwar z. T. ebenfalls auf subjektiven Angaben, aber auch auf objektiven Messungen.

18.4.3 Ursachen der Heterophorien

Die entspannte Fusion kann durch mehrere Faktoren negativ beeinflusst werden und damit zu Phorien oder sogar manifestem Schielen führen.

Einige dieser Faktoren sind optischer/optometrischer Natur:
- Abbildungsfehler in den Brillen, Trübungen der optischen Medien.
- Hochgradige Anisometropien und einseitige Aphakien bewirken einen Bildgrößenunterschied, hochgradige Fehlsichtigkeiten eine Verschlechterung der Abbildungsqualität und somit eine Schwächung der Fusion.
- Durch eine vermehrte Beanspruchung der Akkommodation bei Weitsichtigen (Hyperopen) kommt es zu einer vermehrten Konvergenz und somit zu einer Esophorie. Bei verminderter Beanspruchung der Akkommodation kommt es zu einer Konvergenzschwäche und damit zu einer Exophorie.

Auch kann die Fusionskraft durch einen schlechten physischen und psychischen Allgemeinzustand, durch Ermüdung und Herabsetzung der Aufmerksamkeit vermindert werden. Typische Ursachen für eine verminderte Fusionsfähigkeit sind: Encephalomyelitis disseminata (sog. multiple Sklerose), Zustand nach Schädel-Hirn-Trauma, Einnahme von Psychopharmaka.

Trotz dieser Vielzahl negativer Einflüsse kann der größte Teil der Bevölkerung die Fusion aufrechterhalten und häufig sogar relativ große Phorien kompensieren. Treten bei dieser Kompensation keine Beschwerden auf, spricht man von Normophorie.

18.4.4 Beschwerdebild[8,9,10,12,14]

Ist die Aufrechterhaltung der Fusion für das räumliche binokulare Sehen nicht oder nur mit Mühe möglich so nennt man dies Pathophorie. Die Fusionsarbeit erfordert in diesem Fall eine besondere muskuläre Leistung, die eine asymmetrische Innervation mindestens eines, meist aber mehrerer Augenmuskeln bedingt. Für die Steuerung der Augenmuskeln, die über die drei bereits beschriebenen Hirnnerven erfolgt, ist hierzu im Bereich der Hirnnervenkerne eine besondere, nämlich asymmetrische Aktivität gefordert. Die Kerne des N. oculomotorius (N. III) und des N. trochlearis (N. IV) liegen direkt neben dem mesenzephalen Trigeminuskern, der Kern des N. abducens (N. VI) dicht neben dem zentralen (afferenten) dienzephalen sowie dem motorischen Trigeminuskern. Dabei erfolgt die sensorische Steuerung für diese motorischen Kerne über den Nucleus geniculatus lateralis als thalamische Steuerungsebene.[5] *Lemke* und *El-Bably* berichteten über eine posttraumatische Verbindung zwischen den Nn. facialis (N. VII) und oculomotorius (N. III). Sie beobachteten bei einem Patienten mit posttraumatischer Okulomotoriusparese mit Fehlregeneration eine Hebung des ptotischen Lides (M. levator palpebrae superioris, N. III), wenn eine Kontraktion des Platysma (N. VII) stattfand.[14]

Diese zerebrale Organisation der sensorischen und motorischen Elemente des binokularen Sehens kann als Grundlage für eine sogenannte „Konvergenzreaktion" im Bereich der Medulla oblongata angesehen werden. Wie bereits in anderen Kapiteln erläutert, stehen alle Konvergenzreaktionen des Stammhirns in engem Zusammenhang mit dem N. trigeminus, und damit auch mit dem kraniomandibulären System.[10] In solchen Fällen einer nicht oder nicht richtig korrigierten Heterophorie kommt es zu Interaktionen zwischen der optischen Steuerung einerseits und den Steuerungen der Kiefergelenke, der Raumorientierung sowie der Wirbelsäule andererseits. Für diese Verknüpfungen spielt der Vestibulariskern-Komplex eine herausragende Rolle.[2]

Eine durch Störung des binokularen Sehens bei erhaltener Fusion erzwungene asymmetrische Muskelarbeit der Augen führt zu sogenannten „asthenopischen Beschwerden". Dazu gehören: Doppelbilder, Verschwommensehen, Kopfschmerzen, Augenbrennen, Schwindel, Nackensteifigkeit, Kopfzwangshaltungen, Gesichtsschmerzen, Müdigkeit (besonders beim Lesen) und Konzentrationsschwäche. Ein Blick auf diese Symptompalette macht schnell deutlich, dass eine nicht hinreichend kompensierte Heterophorie eine Craniomandibuläre Dysfunktion vortäuschen und den sich damit beschäftigenden Zahnarzt ganz erheblich in die Irre führen kann. Wird dies übersehen, ist eine frustrane CMD-Behandlung mit zunehmenden Problemen des Patienten die Folge.

Das völlige Verschwinden aller Symptome einer mutmaßlichen CMD nach binokularer Vollkorrektur ist in Einzelfalldokumentationen vielfach belegt. Ähnliche Beobachtungen werden auch bei anderen Stammhirnreaktionen, wie HWS-Syndrom, Störungen der Raumorientierung, Störungen der der Grob- und Feinmotorik, psychische Probleme mit sozialer Isolation, Aufmerksamkeitsdefizit-Hyperaktivitäts-Syndrom (ADHS) sowie Legasthenie (LRS) gemacht.

18.5.5 Therapie

Winkelfehlsichtigkeit

Die Anwender sind der Auffassung, dass die einzige Therapie bei durch Winkelfehlsichtigkeit bedingten Beschwerdebildern eine Korrektur mit Prismen darstellt, die direkt in das Brillenglas eingeschliffen werden. Die Kosten dafür werden nur von der Kasse übernommen, wenn ein Augenarzt die Brille verordnet (Absatz 60.4 der Heil- und Hilfsmittelrichtlinien vom 1. Januar 2004).

Die Stärke der Prismen wird nach der Mess- und Korrektionsmethode nach *Haase* ermittelt. Von den sehschulmäßig ermittelten Werten weicht sie häufig erheblich in Richtung einer stärkeren Esophorie ab. In der Regel muss die Prismenstärke nach einiger Zeit angehoben werden, weil bei der ersten Vermessung die muskuläre Zentrik der Augenmuskeln – ähnlich wie bei der Kaumuskulatur – noch nicht erwartet werden kann. Eine Minderung der Prismenstärke ist hingegen nicht zu erwarten.

Die Verstärkung geschieht solange, bis
- die Beschwerden beseitigt sind,
- feststeht, dass die Beschwerden weder gelindert noch beseitigt werden können, oder
- die maximale Prismenstärke ereicht ist, sodass nur noch eine Augenmuskeloperation zur Beschwerdefreiheit führen kann.

Bei höheren Prismenwerten werden die Gläser immer schwerer, verursachen unscharfe Bilder und sind kosmetisch entstellend.

Heterophorien

Bei der sehschulüblichen Therapie der Heterophorien stehen mehrere Behandlungsoptionen zur Verfügung. Die Behandlung wird aber in jedem Fall erst dann begonnen, wenn festgestellt wurde, dass die Heterophorie wirklich die Ursache für die Beschwerden ist.

Eine dieser Behandlungsmöglichkeiten stellen die orthoptischen Schulungen (Fusionsschulungen) dar, die aber in den letzten Jahren immer mehr an Bedeutung verloren haben. Ein Grund dafür ist, dass sie bei Esophorien und Vertikalphorien nur selten Erfolg zeigen. Eine Variante bei Exophorien wären Schulungsprismen (Inversprismen), d. h. Prismen mit der Basis nach außen, die die Fusion fördern.

Auch in der Sehschule erfolgt die dauerhafte Behandlung der Heterophorien mithilfe von Prismen. Der Unterschied liegt aber darin, dass zunächst ein Prismentrageversuch voraus geht. Diese Prismen werden nicht direkt in die Gläser eingeschliffen, sondern bis zu einem stabilen Befund mit Prismenfolien ausgeglichen, die zwar sichtbar sind und mit steigender Stärke eine schlechtere Abbildungsqualität bieten, aber jederzeit vom Brillenglas abnehmbar und auswechselbar sind. Außerdem werden die Kosten bei augenärztlicher Verordnung von den Kassen übernommen.

Auch bei dieser Methode kann es immer wieder zu einer so erheblichen Prismenverstärkung mit dauerhafter Dekompensation kommen, dass sich der Winkel nur durch eine Augenmuskeloperation ausgleichen lässt. Dies geschieht jedoch bei augenärztlicher Behandlung viel seltener, da hier immer noch die Maxime gilt: „so viele Prismen wie nötig, aber so wenige wie möglich".[11] Operationen sollten möglichst vermieden werden.

Vor jeder Art der Prismenbehandlung werden die Patienten über die möglichen Risiken aufgeklärt.

18.4 Abschließende Betrachtung

Kein Behandler, der mit CMD-Patienten arbeitet, kann ohne ein ausgeprägtes Gefühl für Symmetrie erfolgreich sein. Während das menschliche Auge unsymmetrische Formen oft als unästhetisch empfindet, werden unsymmetrische Körperhaltungen nicht immer mit der gleichen Deutlichkeit wahrgenommen und eingeordnet. Gerade diese Symmetriestörungen machen jedoch den größten Teil unserer Arbeit aus, in der die Augen als zentraler Schnittpunkt zugleich Wahrnehmungsorgan des Behandlers aber auch Ursache für ein komplexes Problem des Patienten sein können. Dementsprechend gilt es, in der interdisziplinären Zusammenarbeit differenziert zu diagnostizieren und gezielt zu behandeln.

18.6 Anhang

Die folgenden Fragen für Patienten sollen die Entscheidung erleichtern, den Patienten einem Augenarzt zuzuweisen:
1. Leiden Sie unter Kopfschmerzen?
   a. Bessern sich diese mit geschlossenen Augen?
   b. Treten sie verstärkt bei Anstrengung der Augen auf?
2. Haben Sie binokulare Doppelbilder, sind also beim Schließen eines Auges die Doppelbilder verschwunden?
3. Bringt eine andere Kopfhaltung eine Verbesserung oder eine Verschlechterung?
4. Sehen Sie verschwommen?
5. Haben Sie Probleme beim Wechsel von Fernsicht auf Nahsicht oder umgekehrt?

18.7 Literatur

1. Flom BC, Freid AN, Jampolsky A. Fixation dispary in relation to heterophoria. Am J Ophthalmol 1957;43:97-106.
2. Han YH, Kumar AN, Reschke MF, Somers JT, Dell'Osso LF, Leigh RJ. Vestibular and non-vestibular contributions to eye movements that compensate for head rotations during viewing of near targets. Exp Brain Res 2005;165:294–304.
3. Höfling E, Mühlendyck H. Vom Umgang mit MKH und Winkelfehlsichtigkeit. Vortrag auf der AAD 2008 Düsseldorf.
4. Huber A, Kömpf D. Klinische Neuroophtalmologie. Stuttgart: Thieme; 1998.
5. Kastner S, Schneider KA, Wunderlich K. Beyond a relay nucleus: neuroimaging views on the human LGN. Prog Brain Res 2006;155:125-43.
6. Kaufmann H. Strabismus. Stuttgart: Enke; 1995.
7. Lang J. Strabismus: Diagnostik, Schielformen, Therapie. Bern: Huber; 1986.
8. Lemke C, El-Bably I. Synkinesis between facial nerve and oculomotor nerve. A case report. Ann Anat 1998;180:339-42.
9. London R, Crelier RS. Fixation disparity analysis: sensory and motor approaches. Optometry 2006;77:590-608.

10. Neuhuber W (2004) Hirnstamm. In: Benninghoff A, Drenckhahn D, editors. Anatomie, Band 2. München: Elsevier, Urban und Fischer: 2004. p. 326-83.
11. von Noorden GK, Maumenee AE. Atlas of Strabismus. St. Louis: Mosby; 1967.
12. Parks MM. Ocular motility and strabismus. Hagerstown, Md: Harper and Row; 1975.
13. Rüssmann W, von Eyser, C. Fixation disparity and the interaction of foveal and non-foveal fusion. In: van Balen ATM, Houtmann WA, editors. Strabismus symposium, Amsterdam 1981. Doc Ophthalmol Proc Ser 1982;32. p. 11.
14. Sachsenweger R. Augenmuskellähmungen. Handbuch für Ophthalmologen, Neurologen und Internisten. Leipzig: Thieme; 1966.
15. Schittkowski M. Differenzialdiagnose der okulären Kopfzwanghaltung. Klin Monatsbl Augenheilkd 2005; 222. http://www.thieme-connect.com/ejournals/abstract/klimo/doi/10.1055/s-2005-871644.
16. Scobee RG. The Oculorotary Muscles. St. Louis: Mosby; 1952.
17. Worrel BE jr, Hirsch MJ, Morgan MW. An evaluation of prism prescribed by Sheard`s criterion. Am J Optom Arch Am Acad Optom 1971;48:373-6.

Kapitel 19

Genetische Variabilität bei zahnmedizinischen Erkrankungen unter besonderer Berücksichtigung der CMD

Eckart Schnakenberg

19.1 Einleitung

Während bei monogen bedingten Erkrankungen, d. h. Krankheiten, die auf Veränderung eines einzelnen Gens zurückzuführen sind, der genetische Einfluss hoch ist, liegt bei multifaktoriellen Erkrankungen der genetische Einfluss, der zur Disposition für eine Krankheit und gegebenenfalls zu ihrem Ausbruch führt, in der Regel deutlich niedriger. Vielfach werden in diesem Zusammenhang signifikante Chancenverhältnisse (*Odds Ratio*) bei multifaktoriellen Krankheiten in der Größenordnung von nur 1,0 bis 2,0 beschrieben. Das Chancenverhältnis gibt die Wahrscheinlichkeit dafür an, aus genetischen Gründen an einer multifaktoriellen Krankheit zu erkranken. Das Risiko dafür liegt also oft nur zwischen 10 und 20 %.

Demgegenüber ist beispielsweise das Erkrankungsrisiko für die neurodegenerative Krankheit Chorea major (Chorea Huntington) bei Anlageträgern größer als 90 %. Aufgrund einer erblichen dominanten Mutation im Huntington-Gen (OMIM 143100) bilden sich Symptome, wie hyperkinetische Bewegungsstörungen, Gang- und Sprachstörungen, Wesensveränderungen, Psychosen und Demenz, im Alter zwischen 26 und 60 Jahren aus. Die Mutation tritt mit einer Häufigkeit von etwa 1:10.000 auf. Gegenwärtig existiert keine Therapie und das Vorliegen der genetischen Mutation führt fast unweigerlich zum Ausbruch der Krankheit. Unbekannt ist lediglich der Zeitpunkt.

Demgegenüber ist an der Entstehung komplexer Erkrankungen, wie beispielsweise Infektionen, Entzündungen, Krebs und möglicherweise auch Craniomandibulären Dysfunktionen, neben exogenen Faktoren eine Vielzahl unterschiedlicher Gene beteiligt. Die Beteiligung von Genen an der Pathogenese von Krankheiten ist komplex und kann nur mit aufwendigen Verfahren sichtbar gemacht werden (Abb. 19-1). Zum einen können Gene angeborene Sequenzvariationen tragen, zum anderen kann die Expression eines Gens variieren, je nachdem welche endogenen und/oder exogenen Faktoren auf die Genexpression einwirken. Zu den exogenen Noxen zählen unter anderem Nahrungsbestandteile und Schadstoffe, wie beispielsweise Benzpyren aus dem Zigarettenrauch. Ob es einen genetischen Einfluss auf die Pathogenese der Craniomandibulären Dysfunktion (CMD) gibt und wie groß dieser ist, kann nach dem heutigen Stand der Literatur nicht mit Sicherheit beantwortet werden. Die Erkenntnis, dass in der Pathogenese vieler chronischer Krankheiten, wie z. B. Osteoporose, Diabetes mellitus Typ II, rheumatische Erkrankungen, aber auch zahnmedizinischer Krankheiten, wie Parodontose, eine genetische Beteiligung beschrieben wird, lässt vermuten, dass auch die Suszeptibilität für eine Craniomandibuläre Dysfunktion (CMD) eine genetische (Mit-)Ursache haben kann.

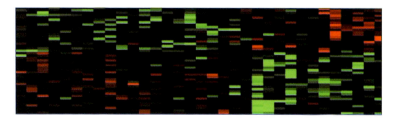

Abb. 19-1 Ausschnitt einer Darstellung normal exprimierter (grün) und überexprimierter (rot) Gene mithilfe eines Chipverfahrens.

19.2 Gene und genetische Variabilität

Die Tatsache, dass Gene einen Einfluss auf den Ausbruch einer Krankheit haben bzw. die Schwere und den Verlauf einer Erkrankung modifizieren können, ist seit Langem bekannt. Dies gilt im Prinzip auch für zahnmedizinische Erkrankungen, wobei der Zusammenhang zwischen einzelnen Genen und deren Bedeutung bei zahnmedizinischen Erkrankungen nach dem heutigen Stand der Literatur nur wenig untersucht ist.

Das menschliche Erbgut besteht aus etwa 28.000 Genen. Teilweise ist die physiologische Funktion dieser Gene bekannt. Jedes Gen kodiert für ein Genprodukt, d. h. für ein katalytisch wichtiges Enzym oder anderes Protein. Dieses Genprodukt hat nachfolgend Einfluss auf den Stoffwechsel einer Zelle, eines Gewebes oder Organs. Unter der Annahme, dass der Einfluss genetischer Ursachen für die Craniomandibuläre Dysmorphie (CMD) eine Rolle spielt, kann vermutet werden, dass genetisch bedingte individuelle Unterschiede, z. B. solche des Knochenstoffwechsels im kraniofazialen Bereich, die Pathogenese entscheidend beeinflussen können.

Gene sind an definierten Stellen des Genoms auf den Chromosomen angeordnet. Jeder Mensch trägt die gleiche Anzahl von Genen, vorausgesetzt dass nicht eine erbliche Variante zum Verlust oder Zugewinn eines Gens oder gar eines genetischen Abschnitts führt, wie dies beispielsweise beim Down-Syndrom, der Trisomie 21, mit dem überzähligen Chromosom 21 der Fall ist. Sowohl hereditär erworbene genetische Veränderungen als auch solche infolge einer somatischen Mutation können Ursache von Erkrankungen sein. Somatische Mutationen gehen am Ende eines Lebens verloren, Keimbahnmutationen hingegen werden an die Nachfolgegeneration vererbt. Jedes Chromosom besteht aus der sogenannten „DNS(Desoxyribonukleinsäure)-Doppelhelix". Die DNS befindet sich in stark komprimierter Form in jedem Zellkern des menschlichen Organismus mit Ausnahme der kernlosen Erythrozyten. Jedes Gen wird über den Prozess der Transkription (Ablesen der genetischen Information im Zellkern) und Translation (Umwandlung der abgelesenen Information in ein funktionsfähiges Genprodukt) in ein Eiweißmolekül (Protein) umgewandelt. Die Zellen sind in der Regel größeren Zellverbänden bzw. Geweben zugeordnet, wobei die Gene gewebespezifisch transkribiert werden, d. h. es sind niemals alle Gene gleichzeitig aktiv, sondern nur die im jeweiligen Gewebe benötigten. So werden auch im kraniofazialen Bereich vorzugsweise Gene exprimiert, die zur Bewältigung der physiologischen Anforderungen und Stoffwechselleistungen in diesem Bereich erforderlich sind. Ein entscheidender Transkriptionsfaktor ist dabei NFκB (nukleärer Faktor kappa B), der durch Wachstumsfaktoren, Zytokine, bakterielle und virale Antigene und chemisch-physikalische Noxen (z. B. freie Radikale) aktiviert werden kann. Eine derartige Stimulation bewirkt eine Änderung der Aktivität zellulärer Signalwege. Eine Aktivierung von NFκB ist assoziiert mit der Entwicklung des Immunsystems und kann bei der Entstehung entzündlicher Prozesse von Bedeutung sein, wie beispielsweise im Zusammenhang mit der Parodontitis oder bei einer entzündlichen Form von Kiefergelenkerkrankungen.

Die Homologie des menschlichen Erbguts ist interindividuell sehr hoch; sie beträgt etwa 99,9 %, d. h. der Großteil der etwa 3×10^{12} Basenpaare, deren Abfolge den genetischen Code ausmachen, ist von Mensch zu Mensch identisch. Von besonderem Interesse, gerade im Hinblick auf die genetisch bedingte Suszeptibilität der CMD, ist der Sequenzunterschied von 0,1 %. Diese 0,1 % stehen für etwa 3 Millionen Basenpaare (SNP's), in denen sich die Nukleinsäuresequenzen der Menschen voneinander unterscheiden. Für die Beurteilung einer genetisch bedingt erhöhten Suszeptibilität kommen in erster Linie genetische Varianten in Frage, die einen funktionellen Einfluss haben.

So wirken beispielsweise Medikamente von Mensch zu Mensch unterschiedlich. Gibt man einer Zahl von Menschen ein und dasselbe Medikament in derselben Dosierung, lässt sich beobachten, dass nicht alle in gleicher Weise darauf reagieren. Der größere Teil der Probanden wird das Arzneimittel tolerieren. Etwa ein Drittel der Probanden reagiert mit unerwünschten Arzneimittelwirkungen (UAW) bzw. spricht nicht auf die Einnahme des Wirkstoffes an (sog. *non-responder*). Neben Faktoren wie Alter, Geschlecht, Ko-Medikation und Rauchen kommen auch genetische Ursachen für dieses Phänomen infrage. Es ist anzunehmen, dass auch zahnmedizinische Erkrankungen bzw. Suszeptibilitäten in analoger Weise unter genetischer Kontrolle stehen. Neben der genetischen Disposition für eine zahnmedizinische Krankheit wie die CMD spielen andere Faktoren wie Alter, Geschlecht und äußere Einflüsse (z. B. Rauchen und Ernährung) mit großer Wahrscheinlichkeit eine wichtige Rolle. Da Fälle der CMD altersabhängig beschrieben werden, kann dem Alter und den dem Einfluss des Alters unterliegende Stoffwechselveränderungen eine gewisse Bedeutung zugemessen werden. Nach dem gegenwärtigen Stand der Literatur findet sich der Altersgipfel zwischen dem 25. und dem 44. Lebensjahr, wobei Frauen etwa doppelt so häufig erkranken wie Männer.[16] Obwohl der Altersgipfel für beide Geschlechter eher im mittleren Alter liegt, muss – wie bei anderen chronischen Krankheiten auch – davon ausgegangen werden, dass der pathogenetische Verlauf wesentlich früher beginnt. Die alltägliche Praxis zeigt, dass Patienten mit einer CMD-Symptomatik auch im jugendlichen Alter nicht selten sind. In diesem Zusammenhang scheint eine Stratifizierung der CMD-Patienten hinsichtlich psychischer und entzündlich-degenerativer Ursachen notwendig.

Weniger bekannt ist, dass Gene und deren kleinste Varianten (sog. *single nucleotide polymorphisms*, SNP's) (Abb. 19-2) Einfluss auf den individuellen Stoffwechsel haben, also auch auf den Stoffwechsel zahlreicher pharmakologischer Wirkstoffe. Es wird geschätzt, dass etwa 20–30 % der in Deutschland erhältlichen Arzneimittel so metabolisiert werden, dass genetisch bedingte Arzneimittelnebenwirkungen auftreten können. Diese und andere genetischen Varianten haben aber ebenfalls Einfluss auf den Knochenstoffwechsel, beispielsweise im kraniofazialen Bereich. Es ist bekannt, dass die Entstehung von Knochenerkrankungen wie beispielsweise der Osteoporose durch genetische Einflüsse begünstigt wird. Für eine genetische Beteiligung bei Knochenerkrankungen spricht auch das familiär gehäufte Auftreten der Osteoporose. Im Zusammenhang mit der CMD liegen bislang keine Dokumentationen vor, die über ein familiär gehäuftes Auftreten berichten. Multifaktorielle Erkrankungen des Mund-Kiefer-Bereiches, wie z. B. kongenitale Lippen-Kiefer-Gaumen-Spalten, lassen vermuten, dass neben einer genetischen Beteiligung exogene Auslöser von Bedeutung sind. So wird Beispielsweise für die Bildung von Organspalten während der Embryonalentwicklung eine Beteiligung des Folsäurestoffwechsels in Form von Folsäuremangel beschrieben. Der Folsäuremangel wiederum kann durch eine insuffiziente Zufuhr dieses Spurenelements, aber auch durch genetische Varianten des Enzyms Methylentetrahydrofolat-Reduktase (MTHFR) hervorgerufen werden.

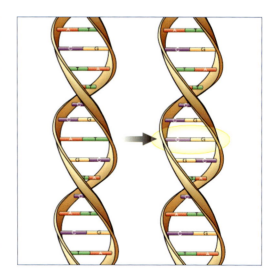

Abb. 19-2 Sequenzvariation: Ein Basenpaar (A/T) wird durch ein anderes Basenpaar (C/G) ausgetauscht.

Eckart Schnakenberg

19.3 Zähne und Gene

Die Entstehung der Zähne beginnt in der 6. Embryonalwoche. Nach Entstehen der primären Zahnleiste und der sekundären Schmelzleiste, kommt es durch weitere Zellproliferation zur Ausbildung der glockenförmigen Zahnpapille. Wie die gesamte embryonale Entwicklung steht auch die Morphogenese der Zähne unter strenger genetischer Kontrolle. Mittlerweile sind mehr als 300 regulatorische Gene für die Odontogenese erfasst. Dazu zählen Signalmoleküle und Wachstumsfaktoren, wobei Transkriptionsfaktoren die Expression der Zielgene modulieren. Mutationen in einigen dieser Gene wurden als Ursache bestimmter Zahnanomalien nachgewiesen.

Lokalisation, Größe und Form der Zähne werden in den ersten Entwicklungsstadien festgelegt. Vitamin A und Retinsäuren sind wichtige Signalmoleküle, die an der kraniofazialen und dentalen Entwicklung beteiligt sind. Dabei produzieren Säugetiere Retinsäure aus dem mit der Nahrung zugeführten Retinol. Die Anwesenheit von endogenen Retinoiden in der Mandibula ist für verschiedenste biologische Prozesse im Laufe der Zahnentwicklung unabdingbar. Die Odontoblasten sezernieren wichtige Proteine für die Dentinmatrix (Kollagene, Osteonektin, Osteokalzin, Osteopontin und weitere Proteine und Proteoglykane) sowie Schmelzproteine (Amelogenine, Metalloproteasen, Kathepsin und Phospholipide). Ameloblasten beteiligen sich während ihrer Reifung abwechselnd an der Mineralisierung und der Resorption organischer Grundsubstanz. Sowohl die Odontoblasten als auch die Ameloblasten, sind Zielzellen für Vitamin D. Der Vitamin-D-Rezeptor, wichtig für die Bindung von Calcitriol, liegt in verschiedenen Allelen vor und wird seit Langem im Zusammenhang mit einer reduzierten Knochendichte diskutiert.

Anomalien der Zahnentwicklung können isoliert oder gemeinsam mit anderen Symptomen im Zusammenhang mit Syndromen auftreten. Sie können genetisch bedingt sein oder als Folge einer Gen-Umwelt-Interaktion (z. B. teratogene Effekte als Folge einer embryotoxischen Wirkung nach Einnahme von Tetrazyklin in der Schwangerschaft) auftreten. Strukturanomalien der Zähne können durch Mutationen in Genen, die an der Dentin- und Schmelzbildung beteiligt sind, verursacht werden. Die entsprechenden Genprodukte sind beispielsweise Strukturproteine, welche am Aufbau der Extrazellulärmatrix teilnehmen, oder Proteasen, die diese Matrix degradieren. Die Dentinogenesis imperfecta, die mit der Osteogenesis imperfecta assoziiert ist, wird durch Mutationen in den für Kollagen Typ I und Typ II kodierenden Genen COL1A1 und COL1A2 verursacht. Seit Abschluss des Human-Genom-Projektes werden vermehrt wichtige Gene für die kraniofaziale Entwicklung beschrieben. Das Wissen um den genetischen Anteil in der Ätiologie der Zahnentwicklung kann helfen, die Pathogenese angeborener oder erworbener Zahnerkrankungen besser zu verstehen.

19.3.1 Gene in der Zahnmedizin

Es wird angenommen, dass zahnmedizinisch relevante Krankheiten denselben molekular-pathophysiologischen Einflüssen unterliegen wie andere organische Erkrankungen. Außerdem ist in besonderem Maße zu berücksichtigen, dass zahnmedizinische Krankheiten wie die Craniomandibuläre Dysfunktion häufig von chronischen Entzündungs- und/oder Schmerzprozessen sowie psychischen Störungen begleitet werden.

Inwieweit genetische Faktoren den Ausbruch und Verlauf multifaktorieller Krankheiten des Zahnapparates beeinflussen, ist bislang nur in geringem Umfang beschrieben. Eines der ersten Gene, das im Zusammenhang mit einer häufigen zahnmedizinischen Erkrankung, der Parodontitis, erwähnt wurde, ist das Gen für Interleukin-1β (IL-1β).

Neben den bekannten Risikofaktoren, wie mangelnde Zahnhygiene und Rauchen, die den Ausbruch und Verlauf der Parodontitis beeinflussen,

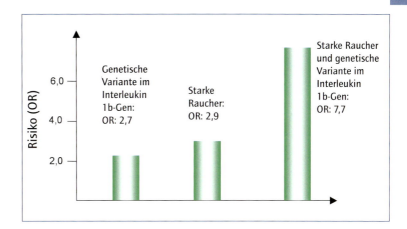

Abb. 19-3 Erhöhung des Risikos an einer Parodontitis zu erkranken in Abhängigkeit von den Rauchgewohnheiten oder/und von der genetischen Variante des IL-1β-Gens (nach Kornman et al.[12]).

werden genetisch bedingte proinflammatorische Prozesse in der Pathogenese vermutet. IL-1β wurde im Zusammenhang mit an Parodontitis erkrankten Patienten bereits 1989 erstmalig erwähnt. Zu diesem Zeitpunkt beschrieben *Hönig* et al. mithilfe eines biochemischen Verfahrens signifikant erhöhte Konzentrationen von IL-1β im Zahnfleischgewebe von Patienten mit Parodontitis im Vergleich mit gesunden Kontrollen.[7] Dieses Ergebnis wurde von verschiedenen Arbeitsgruppen bestätigt.[10,17,18,28] Eine Haupteigenschaft von IL-1β ist seine Fähigkeit, in besonderem Maße die Aktivität von Kollagenasen zu induzieren, die ihrerseits die Peptidbrücken des knochenerhaltenden Kollagens zerstören können. Dies führt zu vermehrter Knochenresorption. Auch die Abnahme der IL-1β-Konzentration im Zahnfleischgewebe nach erfolgreicher therapeutischer Intervention bestätigt eine Beteiligung dieses Zytokins an der Parodontose.[8] Darüber hinaus gab es 1996 Hinweise, dass außer der Parodontose auch implantologische Frühverluste durch erhöhte IL-1β-Konzentrationen ausgelöst werden können.[23]

Die physiologische Funktion des IL-1β-Gens ist darüber hinaus vielfältig: Beispielsweise wird durch Entzündungen eine komplexe Signalkaskade in Gang gesetzt, die zunächst eine Induktion von COX 2 (Cyclooxygenase 2 oder Prostaglandin-Endoperoxidsynthase 2) bewirkt. Dadurch werden vermehrt Prostaglandine in umliegende Zellen ausgeschüttet, was eine Schmerzsensibilisierung des betroffenen Gewebes zur Folge hat. Die Überexpression von COX 2 führt im nächsten Schritt zur verstärkten Ausschüttung von IL-1β. Weitere Induktionen verschiedener Gene folgen als Resultat der IL-1β-Überexpression: Nuclear-Receptor-Corepressor – Änderung der Genregulation verschiedener NF-κB (Nuclear-Faktor-Kappa B)-Gene usw.

Interleukin-1, das hauptsächlich von Monozyten im Blut produziert wird, hat entsprechend seiner zellulären Schlüsselfunktion auch bei verschiedenen anderen Erkrankungen eine wichtige Bedeutung. So wird es mit der Angiogenese und Invasivität von Tumorzellen in Zusammenhang gebracht, aber auch mit gastrointestinalen Krankheiten und Schizophrenie.

Als genetische Ursache einer erhöhten IL-1β-Konzentration werden Varianten innerhalb des IL-1β-Gens beschrieben. *Kornman et al.* beschrieben 1997 die wichtige Bedeutung einer genetischen Variante des IL-1β-Gens bei der Entstehung der Parodontose und ihren Einfluss auf den Verlauf.[12] Im Rahmen dieser Untersuchung konnte bei 86 % der Patienten mit einer schweren Parodontose entweder das Rauchen oder die genetische Variante des

IL-1β-Gens als Ursache der Erkrankung identifiziert werden. Abbildung 19-3 zeigt die Einzel- sowie die kombinierte Wirkung der genetischen Variante des IL-1β-Gens bei der Parodontose. In weiteren Untersuchungen konnte die Bedeutung der genetischen Variante im IL-1β-Gen für das *bleeding on probing*[14] und den periimplantären Knochenrückgang[4] beobachtet werden. Eine systematische Übersicht der erschienen Publikationen zur Rolle des IL-1β-Gens bei der Parodontose bestätigt eine Beteiligung der genetischen Variante des Gens nicht, allerdings werden die Ergebnisse aufgrund der Heterogenität der Studien von den Autoren infrage gestellt.[9]

19.3.1 Gene und CMD

Zum gegenwärtigen Zeitpunkt ist unklar, ob und wenn ja, welche Gene an der Pathogenese der Craniomandibulären Dysfunktion (CMD) beteiligt sind. Erste Spekulationen auf einen genetischen Hintergrund der CMD wurden Mitte der 90er-Jahre publiziert. Ähnlich wie bei anderen Schmerzerkrankungen wurde diskutiert, dass die Expression von Zytokinen, der Arachidonsäure-Stoffwechsel, Zelladhäsionsstörungen als Folge einer Entzündung, freie Radikale und Hitzeschockproteine degenerative Schmerzerkrankungen wie die CMD initiieren und zur Progression beitragen.[5] In einem kleinen Kollektiv von Patienten mit CMD konnte in hypertrophen Synovialmembranen, die Entzündungs- und Proliferationszeichen zeigten, die Expression von Tenascin nachgewiesen werden.[29] Tenascin ist ein Protein der extrazellulären Matrix. Es gibt Hinweise darauf, dass Tenascin insbesondere während der Embryonalentwicklung exprimiert wird und Fehlregulationen der Genexpression mit kardialen Anomalien einhergehen. Allerdings zeigten in der Arbeit von *Yoshida* et al. auch Fibroblasten und endotheliale Zellen Zeichen einer Tenascin-Expression, sodass unklar ist, inwieweit sich hieraus ein spezifischer Hinweise für die CMD-Pathogenese ergibt.

Tierexperimentell konnte gezeigt werden, dass eine persistierende Fos-Protein-Expression an orofazialen Dysmorphien beteiligt ist.[30] Das Fos-Protein ist ein wichtiger Trankriptionsfaktor, der bei der Regulation von Zellen des Knochenskeletts eine Rolle spielt. Unter der Annahme, dass an der CMD Störungen des Knochenwachstums beteiligt sind, könnte das Fos-Protein einen wichtigen Marker in der Pathogenese darstellen. Auch dieses Gen wird vorzugsweise während der Embryonal- und Fetalphase hochreguliert. Im Tierversuch konnte gezeigt werden, dass die Suppression des überexprimierten Fos-Proteins mit normalem Knochenwachstum assoziiert ist.[25] In einem kleinen Kollektiv von 8 Patienten mit einer fibrösen Dysplasie konnten *Candeliere* et al. im Jahr 1995 zeigen, dass dieser Transkriptionsfaktor in Knochenläsionen im Vergleich zu Biopsiematerial aus Knochen von Patienten mit anderen Knochenerkrankungen stark überexprimiert vorliegt.[2] Darüber hinaus konnte gezeigt werden, dass die Gabe von Morphium die Expression des Fos-Transkriptionsfaktors unterdrückt,[1] was eine Option in der Therapie der CMD darstellt. Ebenso stellen COX2-Inhibitoren eine mögliche Therapieoption dar. Der geschwindigkeitsbestimmende Schritt im Metabolismus von Arachidonsäure zu Prostaglandin sind die Prostaglandin-Endoperoxidsynthasen (PTGS oder COX). Während COX1 insbesondere in der Prostaglandinsynthese beteiligt ist, spielt COX2 eine wichtige Rolle bei Verletzungen, Entzündungen und Proliferationsprozessen. Antiinflammatorische Wirkstoffe wie Glukokortikoide sind wirksame Inhibitoren von COX2. *Quinn* et al. untersuchten die COX2-Expression an 17 Patienten mit CMD im Synovialgewebe.[24] In 94 % der Fälle (n = 16) konnte die COX2-Expression im Synovialgewebe nachgewiesen werden. Diese Ergebnisse unterstützen die These, dass COX2-Antagonisten in der Therapie der CMD wirksam sein könnten.

In-vitro-Daten an Synovialzellen zeigen, dass IL-1β nicht nur bei der Periodontits sondern auch bei CMD als Triggerfaktor wirken könnte. Wird IL-1β der

Zellkultur zugesetzt, findet eine Interleukin-8-Stimulation statt.[26] Interleukin-8 ist ein Peptid, das als Folge inflammatorischer Stimuli ausgeschüttet wird und ebenfalls durch Glukokortikoide wie Dexamethason supprimiert werden kann. Mithilfe eines Genchips konnte nach Zugabe von IL-1β ein Chemokin als Auslöser entzündlicher Prozesse und der Progression der Synovitis bei CMD identifiziert werden: Ogura et al. beschrieben mit Verfahren der Genexpression (RT-PCR) und Protein-basierter Methodik (ELISA) die Induktion von RANTES(*regulated upon activation, T-cell expressed and secreted*) durch IL-1β in Synovialzellen.[21] 2007 konnte die Arbeitsgruppe von Ogura et al. mithilfe eines weiteren Genchip-Verfahrens insgesamt 121 überexprimierte Gene an Synovialzellen von Patienten mit CMD identifizieren, deren Überexpression auf die Stimulation durch IL-1β zurückzuführen war. Unter den 10 am stärksten exprimierten Genen fanden sich allein 5 Chemokine, darunter das *Chemokine (CC motif) ligand 20* (CCL20[20]). Chemokine sind chemotaktisch wirkende Zytokine, deren Hauptfunktion in der Chemotaxis von Immunzellen besteht, d. h. es sind kleine Signalproteine, die bei Zellen eine Migration auslösen. Chemokine werden von Immunzellen und vielen Gewebezellen produziert und können unter anderem an der Organentwicklung und Angiogenese beteiligt sein.

Mithilfe eines Provokationstests zeigten Okamoto et al. im Tierversuch, dass Serotoninrezeptoren an kraniomandibulären Entzündungsprozessen beteiligt sind.[22] Als wichtiger Neurotransmitter steuert Serotonin sowohl zahlreiche Funktionen des Nervensystems als auch den Tonus verschiedener Gefäße. Insgesamt sind gegenwärtig 19 Serotoninrezeptoren beschrieben, die therapeutisch durch Agonisten bzw. Antagonisten beeinflussbar sind. Wichtigstes Ergebnis dieser Untersuchung war die Identifizierung der Serotoninrezeptoren 5-HT2A und 5-HT3 bei kraniomandibulären Entzündungsprozessen. Dieses Ergebnis ist umso interessanter, da auch *Herken* et al. Untersuchungen zu Polymorphismen im Serotonin-Transportergen (5-HTT) durchführten.[6] Auch wenn der Vergleich von 48 CMD-Patienten mit 111 Kontrollen keinen unmittelbaren Hinweis darauf ergab, dass das Gen selbst an der Suszeptibilität der CMD beteiligt ist, konnte gezeigt werden, dass ein Intron-spezifischer VNTR(*variable number of tandem repeats*)-Polymorphismus signifikant häufiger in der Patientengruppe zu beobachten war. Untersuchungen von *Mutlu* et al. stützen die These, dass der Neurotransmitter Serotonin an der Pathogenese der CMD beteiligt ist.[19] Sie untersuchten eine genetische Variante des Serotoninrezeptors 5-HT2A bei 36 Patienten mit CMD und beobachteten eine signifikante Überrepresentation ($p < 0{,}05$) dieses Polymorphismus (T102C) im Patientenkollektiv. Obwohl die funktionelle Bedeutung dieser genetischen Variante nicht vollständig erklärt ist, werden zahlreiche weitere Krankheiten unterschiedlicher Entitäten, insbesondere aber psychiatrische Krankheitsbilder, mit diesem Polymorphismus in Zusammenhang gebracht. Darüber hinaus gibt es Hinweise darauf, dass Träger dieser Genvariante unterschiedlich auf die Therapie mit dem Serotoninantagonisten Risperidon ansprechen.[13] Die Tatsache, dass Serotonin an der Entstehung bzw. am Verlauf der CMD beteiligt ist, legt die Vermutung nahe, dass auch andere Monoamine die Pathogenese der CMD beeinflussen. *Diatchenko* et al. untersuchten dazu genetische Varianten der Catechol-O-Methyltransferase (COMT).[3] Die COMT ist maßgeblich in den Stoffwechsel von Catecholaminen involviert und katalysiert insbesondere den Abbau von Dopamin, Noradrenalin und Adrenalin. Das Vorliegen mindestens eines veränderten Haplotypen des COMT-Gens war in dieser Studie bei CMD-Patienten mit einer Reduzierung um den Faktor 2,3 hinsichtlich des Schmerzempfindens assoziiert.

Ein weiteres Gen, das hinsichtlich des Einflusses individueller Sequenzvariationen bei CMD-Patienten untersucht wurde, ist der Östrogenrezeptor. Der Östrogenrezeptor ist ein wichtiger Transkriptionsfaktor mit Domänen, die für die Bindung von Hormonen von großer Bedeutung sind. Dieser Rezeptor ist mit verschiedenen Erkrankungen assoziiert.

Unter anderem hat er – neben dem Vitamin-D-Rezeptor – einen Einfluss auf die Knochendichte. In einem asiatischen Patientenkollektiv von Frauen mit CMD fanden *Lee* et al. Hinweise darauf, dass eine genetische Variante des Östrogenrezeptorgens mit signifikant kleineren Gesichtsachsenwinkeln und kürzeren Unterkieferknochen einhergeht.[15] *Kang* et al. beobachteten in einem asiatischen CMD-Kollektiv an Frauen, dass eine genetische Variante des Östrogenrezeptors mit dem Schmerzempfinden dieser Patienten assoziiert ist.[11]

19.4 Fazit: Craniomandibuläre Dysfunktion (CMD) aus genetischer Sicht

Die Craniomandibuläre Dysfunktion (CMD) weist unterschiedlichsten Ursachen auf, darunter solche struktureller (Knochen, Muskeln, Faszien, Bänder etc.), biochemischer (Hormone, Elektrolyte etc.) und psychischer Natur. Diese Fehlregulationen können schmerzhaft sein und interindividuell sehr unterschiedlich verlaufen.

Die Tatsache, dass die Knochen- und Zahnentwicklung einer genetischen Kontrolle unterliegt, unterstützt die Annahme, dass genetische Einflüsse bei der Entstehung und dem Verlauf der CMD eine Rolle spielen können. Ebenso wird eine genetische Beteiligung an der Pathogenese der CMD durch Analysen mithilfe von Genchips unterstützt. Wie bei anderen multifaktoriellen Krankheiten muss auch bei der CMD angenommen werden, dass daneben andere exogene Noxen den Krankheitsverlauf maßgeblich beeinflussen. Die bislang vorliegenden Ergebnisse lassen annehmen, dass osteolytische sowie Entzündungsprozesse von Bedeutung sind. Offensichtlich können diese, wie dies auch für zahlreiche andere multifaktorielle Erkankungen beschrieben wird, im Kontext mit genetisch disponierenden Eigenschaften das Krankheitsbild beeinflussen. Weitere nützliche Hinweise auf eine Beteiligung genetischer Einflüsse auf die CMD könnten Zwillingsstudien bzw. Familienanalysen liefern. Zu beiden bietet der heutige Stand der Literatur jedoch keine Informationen. Insbesondere die Heterogenität des Krankheitsbildes sowie die daraus folgende Schwierigkeit eines standardisierten Studiendesigns machen es gegenwärtig nicht wahrscheinlich, dass in naher Zukunft ein prognostischer, diagnostischer oder therapeutischer Ansatz auf genetischer Ebene zu erwarten ist.

Im Rahmen einer in Zusammenarbeit zwischen der „Partnerschaft für interdisziplinäre Zahnmedizin" und dem „Institut für Pharmakogenetik und Genetische Disposition" durchgeführten Pilotstudie wurde erstmalig in einem Kollektiv von 50 CMD-Patienten und 26 zahnmedizinischen Patienten ohne CMD eine genetische Variante des Enzyms Superoxiddismutase 2 (SOD2) untersucht. Das SOD2-Enzym (OMIM147460) ist ein intramitochondriales Radikalfängerenzym. Als Abfallprodukt der mitochondrialen oxidativen Phosphorylierung entstehen in hohem Maße freie Radikale (Superoxide), deren zytotoxisches Potenzial durch die SOD2 reduziert wird. Freie Radikale werden mit der Pathogenese verschiedener Krankheiten in Zusammenhang gebracht: amyotrophe Lateralsklerose, Alzheimer, Parkinson sowie Alterungsprozesse allgemein. Eine genetische Variante des SOD2-Enzyms wird im Zusammenhang mit einer um bis zu 40 % reduzierten SOD2 Aktivität beschrieben.[27] Aufgrund der aus statistischer Sicht unzureichenden Größe des rekrutierten Kontrollkollektives wurden die beobachteten Genotypfrequenzen des Patientenkollektives mit den in der Literatur beschriebenen Frequenzen des SOD2-Gens verglichen. Diese Vorgehensweise birgt zwar das Risiko, dass die in der Literatur beschriebenen Kollektive der SOD2-Genotypfrequenzen nicht hinsichtlich des Vorliegens einer CMD stratifiziert sind, doch kann der statistische Fehler bei einer geschätzten CMD-Prävalenz von 10 % in größeren Kollektiven vernachlässigt werden. Das Vorliegen der genetischen SOD2-Variante wurde hinsichtlich des heterozygoten bzw. homozygoten Genotypes ausgewertet: SOD2 wt („Wildtyp", genetisch unverändert), SOD2 het (auf einem Allel verändert) und SOD2 var (auf beiden Allelen verändert). Mithilfe der *Odds Ratio* (OR) wurde die Wahrscheinlichkeit dafür berechnet, bei Vorliegen der jeweiligen Variante an einer CMD zu erkranken:

- SOD2 wt: OR 0,6 (95 %CI 0,3-1,2),
- SOD2 het: OR 1,3 (95 % 0,6-2,6) und
- SOD2 var: OR 2,3 (95 % 0,7-7,8).

Obwohl keiner der berechneten Genotypen Signifikanzniveau erreicht, ist eindeutig erkennbar, dass Träger der genetischen Variante, die für einen erhöhten oxidativen Stress repräsentativ ist (SOD2 var), ein erhöhtes Risiko für eine CMD tragen. Umgekehrt waren Träger der genetischen Variante mit reduziertem oxidativen Stress (SOD2 wt) in dem hier untersuchten CMD-Kollektiv seltener. Nach demselben Prinzip wurden sechs genetische Varianten des Vitamin-D-Rezeptors untersucht. Wie bereits in Abschnitt 19.3 beschrieben, werden genetische Varianten dieses Rezeptors mit einer veränderten Knochendichte in Zusammenhang gebracht. Zwei der sechs untersuchten genetischen Varianten wurden signifikant häufiger im CMD-Kollektiv beobachtet:

- VDR SNP2 wt: OR 2,5; p = 0,002 und
- VDR SNP5 var: OR 2,8; p < 0,001.

Dieses Ergebnis gibt erstmalig Hinweise auf die Beteiligung des Vitamin-D-Rezeptors an der Pathogenese der CMD.

Insgesamt ergeben sich nach der Literaturlage sowie anhand eigener Untersuchungen im Rahmen einer Pilotstudie erste Hinweise auf eine Beteiligung genetischer Einflüsse in der Pathogenese der CMD. Diese Ergebnisse erfordern eine Prüfung in größeren CMD-Kollektiven sowie in einem Kontrollkollektiv nach Ausschluss der CMD. Für den Fall einer Bestätigung der vorläufigen Ergebnisse kann gegebenenfalls ein therapeutischer Ansatz für die Behandlung der CMD abgeleitet werden.

19.5 Literatur

1. Bereiter DA, Bereiter DF. Morphine and NMDA receptor antagonism reduce c-fos expression in spinal trigeminal nucleus produced by acute injury to the TMJ region. Pain 2000;85:65-77.
2. Candeliere GA, Glorieux FH, Prud'homme J, St.-Arnaud R. Increased expression of the c-fos proto-oncogene in bone from patients with fibrous dysplasia. New Eng J Med 1995;332:1546-51.
3. Diatchenko L, Slade GD, Nackley AG, et al. Genetic basis for individual variations in pain perception and the development of a chronic pain condition. Hum Mol Genet 2005;14:135-43.
4. Feloutzis A, Lang NP, Tonetti MS. IL-1 gene polymorphism and smoking as risk factors for peri-implant bone loss in a well-maintained population. Clin Oral Implants Res 2003;14:10-7.
5. Haskin CL, Milam SB, Cameron IL. Pathogenesis of degenerative joint disease in the human temporomandibular joint. Crit Rev Oral Biol Med 1995;6:248-77.
6. Herken H, Erdal E, Mutlu N, et al. Possible association of temporomandibular joint pain and dysfunction with a polymorphism in the serotonin transporter gene. Am J Orthod Dentofacial Orthop 2001;120:308-13.
7. Hönig J, Rordorf-Adam C, Siegmund C, Wiedemann W, Erard F. Increased interleukin-1 beta (IL-1 beta) concentration in gingival tissue from periodontitis patients. J Periodontal Res 1989;24:362-7.
8. Hou LT, Liu CM, Rossomando EF. Crevicular interleukin-1 beta in moderate and severe periodontitis patients and the effect of phase I periodontal treatment. J Clin Periodontol 1995;22:162-7.
9. Huynh-Ba G, Lang NP, Tonetti MS, Salvi GE. The association of the composite IL-1 genotype with periodontitis progression and/or treatment outcomes: a systematic review. J Clin Periodontol. 2007;34:305-17.
10. Jandinski JJ, Stashenko P, Feder LS, et al. Localization of interleukin-1 beta in human periodontal tissue. J Periodontol 1991;62:36-43.
11. Kang SC, Lee DG, Choi JH, Kim ST, Kim YK, Ahn HJ. Association between estrogen receptor polymorphism and pain susceptibility in female temporomandibular joint osteoarthritis patients. Int J Oral Maxillofac Surg 2007;36:391-4.
12. Kornman KS, Crane A, Wang HY, et al. The interleukin-1 genotype as a severity factor in adult periodontal disease. J Clin Periodontol 1997;24:72-7.

13. Lane HY, Chang YC, Chiu CC, Chen ML, Hsieh MH, Chang WH. Association of risperidone treatment response with a polymorphism in the 5-HT(2A) receptor gene. Am J Psychiatry 2002;159: 1593-5.
14. Lang NP, Tonetti MS, Suter J, Sorrell J, Duff GW, Kornman KS. Effect of interleukin-1 gene polymorphisms on gingival inflammation assessed by bleeding on probing in a periodontal maintenance population. J Periodontal Res 2000;35:102-7.
15. Lee DG, Kim TW, Kang SC, Kim ST. Estrogen receptor gene polymorphism and craniofacial morphology in female TMJ osteoarthritis patients. Int J Oral Maxillofac Surg 2006;35:165-9.
16. LeResche L. Epidemiology of temporomandibular disorders: implications for the investigation of etiologic factors. Crit Rev Oral Biol Med 1997;8:291-305.
17. Masada MP, Persson R, Kenney JS, Lee SW, Page RC, Allison AC. Measurement of interleukin-1 alpha and -1 beta in gingival crevicular fluid: implications for the pathogenesis of periodontal disease. J Periodontal Res 1990;25:156-63.
18. McFarlane CG, Reynolds JJ, Meikle MC. The release of interleukin-1 beta, tumor necrosis factor-alpha and interferon-gamma by cultured peripheral blood mononuclear cells from patients with periodontitis. J Periodontal Res 1990;25:207-14.
19. Mutlu N, Erdal ME, Herken H, Oz G, Bayazit YA. T102C polymorphism of the 5-HT2A receptor gene may be associated with temporomandibular dysfunction. Oral Dis 2004;10:349-52.
20. Ogura N, Akutsu M, Tobe M, Sakamaki H, Abiko Y, Kondoh T. Microarray analysis of IL-1beta-stimulated chemokine genes in synovial fibroblasts from human TMJ. J Oral Pathol Med 2007;36:223-8.
21. Ogura N, Tobe M, Sakamaki H, et al. Interleukin-1beta increases RANTES gene expression and production in synovial fibroblasts from human temporomandibular joint. J Oral Pathol Med 2004;33:629-33.
22. Okamoto K, Kimura A, Donishi T, et al. Contribution of peripheral 5-HT2A or 5-HT3 receptors to Fos expression in the trigeminal spinal nucleus produced by acute injury to the masseter muscle during persistent temporomandibular joint inflammation in rats. Neuroscience 2006;143:597-606.
23. Panagakos FS, Aboyoussef H, Dondero R, Jandinski JJ. Detection and measurement of inflammatory cytokines in implant crevicular fluid: a pilot study. Int J Oral Maxillofac Implants 1996;11:794-9.
24. Quinn JH, Kent JH, Moise A, Lukiw WJ. Cyclooxygenase-2 in synovial tissue and fluid of dysfunctional temporomandibular joints with internal derangement. J Oral Maxillofac Surg 2000;58:1229-32.
25. Ruther U, Garber C, Komitowski D, Muller R, Wagner EF. Deregulated c-fos expression interferes with normal bone development in transgenic mice. Nature 1987;325:412-6.
26. Tobe M, Ogura N, Abiko Y, Nagura H. Interleukin-1beta stimulates interleukin-8 production and gene expression in synovial cells from human temporomandibular joint. J Oral Maxillofac Surg 2002;60:741-7.
27. Valenti L, Conte D, Piperno A, et al. The mitochondrial superoxide dismutase A16V polymorphism in the cardiomyopathy associated with hereditary haemochromatosis. J Med Genet 2004;41:946-50.
28. Wilton JM, Bampton JL, Griffiths GS, et al. Interleukin-1 beta (IL-1 beta) levels in gingival crevicular fluid from adults with previous evidence of destructive periodontitis. A cross sectional study. J Clin Periodontol 1992;19:53-7.
29. Yoshida H, Yoshida T, Iizuka T, Sakakura T, Fujita S. An immunohistochemical and in situ hybridization study of the expression of tenascin in synovial membranes from human temporomandibular joints with internal derangement. Arch Oral Biol 1996;41:1081-5.
30. Zhou Q, Imbe H, Dubner R, Ren K. Persistent Fos protein expression after orofacial deep or cutaneous tissue inflammation in rats: implications for persistent orofacial pain. J Comp Neurol 1999;412:276-91.

Kapitel 20

Anhang

Fragen für einen Patientenfragebogen, die eine Hilfestellung zur interdisziplinären Diagnostik und Überweisung eines CMD-Patienten geben

MKG-Chirurg:

1. Bestehen Beschwerden im Mund-, Kiefer- und Gesichtsbereich, die trotz sorgfältiger Untersuchung der Zähne, der Kiefergelenke und der Kaumuskulatur bisher nicht erklärbar waren?
2. Besteht eine „ungewöhnliche", auffällige Schmerzsymptomatik, z. B. blitzartig einschießend, nicht an anatomische Grenzen gebunden, Brennschmerz etc.? Bestehen Gefühlsausfälle im Kopf-/Gesichtsbereich?
3. Sind die Schmerzen mit weiteren Symptomen wie Schwellung, Kieferklemme, Schluckbeschwerden, Atemnot, Sprachstörungen verbunden?
4. Bestehen neurologische Symptome im Mund-, Kiefer- und Gesichtsbereich wie Sensibilitätsausfälle „Allodynie (Schmerz auf Berührungsreiz), Hyperalgesie (starke Schmerzempfindung bei geringem Schmerzreiz)? Beobachten Sie Schwellungen im Kopf-/Gesichtsbereich?

Orthopäde:

1. Haben Sie häufig das Gefühl, den Kopf nicht frei drehen zu können?
2. Haben Sie häufig Beschwerden im Bewegungsapparat oder im Rücken?
3. Leiden Sie unter Tinnitus, Schwindel, Übelkeit oder haben Sie häufig Kopfschmerzen?

Physiotherapeut/Osteopath zur Abklärung KISS/KIDD:

1. Bestand unmittelbar nach der Geburt für einige Monate intensives, scheinbar unbegründetes Schreien?
2. Bestand in den Monaten nach der Geburt ein asymmetrisches Liegen (ggf. auf Fotos nachsehen)
3. Besteht eine Aufmerksamkeitsdefizit-Störung/Hyperaktivität?

Logopäde (zum Schluck- und Sprachtraining):

1. Liegt Ihre Zunge beim Schlucken zwischen den Schneidezähnen?
2. Bestehen Sprachstörungen (z. B. Lispeln)?
3. Sind Sie oft heiser oder haben Sie oft das Gefühl, dass Ihre Stimme versagt?

Logopäde (zur Abklärung von Ersatz-Motorik-Mustern und Störungen im neuromotorischen Aufrichtungsprozess):

1. Lagen Bei den Patienten in der Jugend Aufmerksamkeits- oder Konzentrationsstörungen vor? Liegen diese evtl. noch heute vor?
2. Bestand oder besteht eine Lese-Rechtschreib-Schwäche, die bei den Eltern nicht vorkommt?
3. Ist der Bereich um den Mund sehr über- oder unterempfindlich?

Schmerztherapeut:

1. Nimmt Ihr Gesichtsschmerz eine immer größer werdende Rolle in Ihrem Leben ein?
2. Hat Ihr Gesichtsschmerz Sie zu verschiedenen Ärzten und Zahnärzten geführt, ohne dass eine ausreichende Linderung Ihres Beschwerdebildes erreicht werden konnte?
3. Müssen Sie zur Linderung Ihrer Beschwerden eine steigende Anzahl von Medikamenten einnehmen?

HNO-Arzt:

1. Leiden Sie unter Ohrenschmerzen, Tinnitus oder Schwindel?
2. Haben Sie häufig Entzündungen im Mund-Nasen-Rachen-Raum?
3. Leiden Sie unter Schwerhörigkeit oder hatten Sie einen Hörsturz?

Schlafmediziner:

1. Leiden Sie unter einer ständigen oder häufigen Tagesmüdigkeit oder Einschlafneigung am Tage?
2. Bemerkt Ihr Schlafpartner ein intensives Schnarchen oder Atemaussetzer?
3. Leiden Sie unter nächtlichem Wasserlassen (mehr als einmal), morgendlichen Kopfschmerzen oder Rückgang Ihrer Leistungfähigkeit?

Augenarzt:

1. Leiden Sie unter Kopfschmerzen?
   a. Bessern sich diese mit geschlossenen Augen?
   b. Treten sie verstärkt bei Anstrengung der Augen auf?
2. Haben Sie binokulare Doppelbilder, sind also beim Schließen eines Auges die Doppelbilder verschwunden?
3. Bringt eine andere Kopfhaltung eine Verbesserung oder eine Verschlechterung?
4. Sehen Sie verschwommen?
5. Haben Sie Probleme beim Wechsel von Fernsicht auf Nahsicht oder umgekehrt?

Allgemeinarzt:

1. Leiden Sie an Infektionserkrankungen?
2. Fühlen Sie sich häufig ohne für Sie ersichtlichen Grund abgeschlagen und müde?
3. Bei Frauen: Bestehen besonders starke körperliche oder psychische monatszyklische Reaktionen?

Psychologischer Psychotherapeut:

1. Wie hoch ist Ihre private oder berufliche Stressbelastung?
2. Gibt es besondere Vorkommnisse in Ihrem privaten oder beruflichen Umfeld?
3. Knirschen Sie nachts mit den Zähnen oder pressen Sie diese stark aufeinander?

Sachregister

A

Abduzensparese 397
Abstützung, posteriore 106
Acceptance-Commitment-Therapie (ACT) 304
Achillodynie 139
Acrylat-Tiefziehschiene 381
A‰-Fasern 279
Adenoide 375, 379
Adrenokortikotropes Hormon (ΛCTH) 331
Afferenzen im Stammhirn 202
Afferenzen, zervikale 133
Aktivatortherapie 108
Aktualitätsstadien 20
aktuelle zentrische Kontaktposition (aZKP) 34 f., 71 ff., 119
aktueller maximaler Vielpunktkontakt (aMVP) 34, 36
Akustikusneurinom 354
Allodynie 279
Amblyopie 401
Ameloblastom 264
Amygdala 87
Amyotrophe Lateralsklerose (ALS) 365
Anamnese 42, 43, 74, 90
Anforderungen
    allgemeine 26
    an den Patienten 25
    an den Therapeuten 24 f.
Angle-Klasse I 119
Angle-Klasse-III-Patienten 116
Angst 291
Ansatz, psycho-physiologischer 300
Anspannungstechniken, isometrische 16
Anteroposition des Kopfes 161
Antidepressiva, trizyklische 280

Antidiuretisches Hormon (ADH) 331
Antivertiginosa 354
Apnoe-Hypopnoe-Index (AHI) 369
Arachidonsäure 416
Arachidonsäure-Stoffwechsel 416
Arousals 362, 370
Arthralgie 92, 97
Arthritis 92, 97
Arthritis, rheumatoide 98
Arthrose 92, 97
    aktivierte 97
Arthrosis deformans 176
Arzneimittelwirkungen 413
asymmetrisch-tonischer Nackenreflex (ATNR) 203, 227
    Muster 222, 227
    Test 228, 229
Atemhilfsgeräte 387
Atemzentrum 365
Atlantookzipitalgelenk 224
Atmungsstörungen, schlafbezogene 357, 365
atypischer Gesichtsschmerz 91
Audiometrie 354
Aufbauten 110, 120
    frontale 113
Aufklärung/Wahrnehmung/ Selbstreflexion 21 f.
Aufmerksamkeitsdefizit-Hyperaktivitäts-Syndrom (ADHS) 375
Aufrichtungsprozess, neuromotorischer 217, 219 f., 226, 233
Augenmuskelkern 135
Augenmuskeln 136

B

Babkin-Reflex 225
Bänder, iliolumbale 189
Becken 163
Beckenbewegungsstörungen 189
Befinden 11
Befund 11
    dentaler 44, 74
Befunderhebung 13
Begg-Technik 116
Begleittherapie, medikamentöse 269, 280
Benzodiazepin 282
Bewegungsapparat 159
Bewegungseinschränkung 98
Bewegungsstörung 201
    im Kreuzbein 191
Bewegungstests
    aktive 45
    passive 47
Beziehung, hypnotische 315
bilaminäre Zone 95
Bindegewebe 329
Binokularsehen 396
Biofeedback 300
Biofeedbackverfahren 301
Bionatoren 110
bio-psycho-soziales Modell 8 f.
birds beaking 98
Biss
    frontal offener 98
    offener 106, 111
    seitlich offener 124
Bisshebung, kieferorthopädische 118
Bissregistrierung 335
Bisssperrung 117
Blockierung 150
Borreliose 330

Bradykinin 278
Brustwirbelsäule 195
Bruxismus 67, 73, 89, 108, 364

C

Catecholamine 417
C-Fasern 279
CGRP 279
Chemokine 417
Cheyne-Stokes-Atmung 367, 379
Chirurgie-Splints 116
Chlamydien 329
Cholesteatom 354
Chondrometaplasie 88
Chronifikationsstadien (der CMD) 20
    akut–subakut 20 f.
    chronifiziert 20
    hoch–akut 20
    subakut–chronisch 20, 22
Cingulum 87
Clonazepam 364
Clusterkopfschmerz 88
CMD
    psychisch assoziierte 73
    psychische Faktoren 291
Cochleariskern 135
Commotio 354
Computertomografie (CT) 251
Contusio 354
Coping 300
Cortex 133
Corticotropin-releasing Hormone (CRH) 331
COX 416
COX2-Expression 416
COX2-Inhibitoren 416
Crozat-Geräte 122
Cyclooxygenase 2 415

D

Deckbiss 106
Deckbisspatienten 116
deep friction-Methode 153
Defekt, myogener 16
Deflexion 45
Dehnung der verkürzten Muskulatur 171
Dental-CT 259
Dentinogenesis imperfecta 414
Depression 176, 291
Deprogrammierung 67
Derbolowsky-Test 145
Detonisierung 153
Deviationen 46
Diagnostik 12, 18
    kinesiologische 148
    ergänzende 74
Differenzialdiagnose 99
    allgemeinärztliche 323
Differenzialdiagnostik 12, 16
    radiologische 249
    computertomografische 259
Dimension
    horizontale 110, 113
    vertikale 110
Discus articularis 37, 92, 95
Diskoordination, muskuläre 174
Diskopathien 88
Diskus-Kondylus-Repositionierung 110, 114
Diskusläsionen, Darstellung 256
Diskusrepositionierung 113
Diskusverlagerung 96
    anteriore 176
Disposition, genetische 413
Dopaminmangel 362
Dorsalprotektion 67, 114
Dreh-Gleitgelenk 95
Dreimonatskoliken 204
Druckausgleichsstörungen 39
Duane-Syndrom 400
Dysfunktion(en)
    kraniosakrale 178
    orofaziale 237, 240
    im orofazialen Trakt 233
    limbische 8
    sekundäre 202
Dysgnathie-Operation 115
Dysgnosie 205
Dyspraxie 205
Dyssomnien 361, 362

E

easy C.M.D. 33, 40, 42 f., 50, 55, 63, 74 f.
Einverständniserklärung 76
Einzelzahnbewegungen 110
Elektronystagmografie 354
Embryonalentwicklung 414
Encephalitis disseminata 348, 354
Endgefühle 40, 47
Entspannungstraining 300
Entwicklungsstörungen, motorische 204
Epstein-Barr-Virus 331
Epworth Sleepiness Scale (ESS) 375
Erkrankungen, kardiovaskuläre 371
Ernährung 338
Ersatzmotorikmuster 227
Euler-Liljestrand-Reflex 370
Extremität, untere 163

F

Faszienkontrakturen 337
Fasziensystem 195, 337
Fechter-Reaktion 222, 227
Fehlbelastungen 10
Fehlbildungen und Anomalien, Darstellung 262
Fettsuppression 257
Fibrom, ossifizierendes 265
Fibromyalgie 332
Fibröse Dysplasie 266
Finishing, kieferorthopädisches 118
Fistelsymptom 354
fixation disparity 404
Formatio reticularis 133, 135, 136, 140, 187, 279, 365
Fos-Protein 416

Functional Mandibular Advancer 114
Funktions- und Strukturanalyse des stomatognathen Systems 42
    EDV-gestützte 74
Funktionsanalyse 31
Funktionsdisparation (Winkelfehlsichtigkeit) 148
Funktionskieferorthopädie 108
Funktionsmassagen 167
Funktionsprüfung der Halswirbelsäule 354
Funktionsstörungen
    segmentale 71
    vertebrale 202
Funktionsuntersuchung Becken/Wirbelsäule 164

G

Ganglion cervicale medium 280
ganglionäre lokale Opioid-Analgesie (GLOA) 280
Ganzkörperschmerz (Panalgesie) 273
Gaumenmandelhyperplasien 375
Gehirn 279
Gelenkbahn-Okklusionsebenen-Winkel 106, 108, 110
Gelenkbefund
    intraartikulärer 55
    periartikulärer 50
Gelenkerkrankungen, degenerative 88, 330
Gelenkgeräusche 14, 37 f., 87
    Differenzierung der 55
Gelenkkapsel 39, 95
Gelenkschmerzen 98
Gelenkspalterweiterung 67
Gelenktechniken 172
Gen(e)
    für Interleukin-1, (IL-1,) 414
    COL1A1 und COL1A2 414
    und CMD 416

Genschips 418
Gentamicin 354
Geräte, herausnehmbare 108
Gesichtsschmerz(en) 87, 90
    idiopatischer 91
    chronische 100
Gewebetrophik 21
Gingivarezessionen 44
Gleichgewicht 353
Gleichgewichtsorgan 223, 351
Gleichgewichtsstörungen 136, 339, 351, 353
Gleitmobilisation 167
Glukokortikoide 348, 354
Glukosestoffwechsel 333
Glutamat 279
Grau, periaquäduktales 135
Gyrus postcentralis 133

H

habituelle Interkuspidationsposition (HIKP) 34
Halswirbelsäule (HWS) 133, 136, 159, 160, 335, 347
    HWS-Syndrom 344
Haltereflex 353
Headgear-Aktivator 109
Heimübungen 23
Hemmsysteme, deszendierende 87
Herbst-Apparat 108, 113 f.
Herbst-Scharnier 114
Herbst-Therapie 116
Herzrhythmusstörungen 370
Heterophorie 401, 403 f., 406
Hirnentwicklungsstörung, sekundäre 201
Hirnnerven 202
Hirnrinde 279
Hirnstamm 136, 148, 279, 350, 353
Hirnstammaudiometrie 348
Hirnstamm-Sensitisierungs-Syndrom 34
Hohlfuß 193

Hörstörungen 176
Hörsturz 135, 138, 348, 354
    akuter 341
Hörverlust 341
Hyperaktivität 201, 375
Hyperaktivität/Hypertonie 21
Hyperalgesie
    primäre 279
    sekundäre 279
Hypersensibilisierungen 12
Hypersomnien 363
Hyperthyreose 332
Hypertrophie 94
Hypnogramm 359
Hypnose 304
    klinische 311
Hypnotherapie 304
Hypophyse 279
Hyposomnien 362
Hypothalamus 133, 135
Hypothyreose 331
Hypoventilation, alveoläre 365

I

Ilium anterior 190
Ilium posterior 190
Immunsystem 412
Implantate 118
    enossale 114
Implantationsplanung 260
Infektionen 329
Innenrotationstest der Hüften (leg turn in-Test) 147
INPP 232
Insulin 331, 333
Intervention, kieferchirurgische 115
Intrusion 111
Irritationspunktdiagnostik (nach Sell) 142
Ischialgie 139
Isocortex 133
Isometrietests 62
IST-Geräte 121, 383

J

Jaspar Jumper 114
Jumpers-knee 139

K

Kapsulitis der Kiefergelenkkapsel 176
kardiorespiratorische Polygrafie 373, 376
kardiorespiratorische Polysomnografie 377
Kaumechanismus 240
Kaumuster 227
Kausalität 6, 11, 17, 107
Kernspintomografie (MRT) 79, 210, 251
    Kontraindikation 258
Kette, kinematische 136 f.
Kettentendinosen 139
Kiefergelenke 95
Kiefergelenkerkrankungen 88, 412
Kiefergelenkhypermobilität 175
Kiefergelenkhypomobilität 175
Kiefergelenkknacken 37, 89, 105
Kiefergelenkluxation 94
Kiefergelenkprozesse,
   degenerative, Darstellung 255
Kiefergelenkstörungen, interne 95
Kieferklemme 89
Kiefermuskulatur 92
Kieferorthopädie, präprothetische 117
Kieler Kopfschmerztagebuch 276
kinematisch induzierte Dysgnosie und Dyspraxie (KIDD) 199 f., 205
Kinematografie 253
Klasse-II-Elastics 113, 121
Klasse-II-Mechaniken 110, 113
Kleine-Levin-Syndrom 363
Kleinhirnbrückenwinkeltumor (Akustikusneurinom) 348
Knacken 55, 87
Knackgeräusch 37, 54
Knochendichtebestimmung 260
Knochenqualität 260
Kollagen Typ I und Typ II 414
Konditionierung
    klassische 302
    operante 302
Kondylen
    Remodellation der 116
    Resorption der 98
Kondylenfehlposition 38, 95, 176
Kondylenposition,
  Stabilisierung der 69
Kondylenverlagerung 38
Kontinuitätsverlust, traumatischer 7
Kontrastmittel 257
Konvergenz
    zerviko-trigeminale 133, 137, 141, 147
    zerviko-vestibuläre 135, 137
Koordination, intra- und intermuskuläre 21 f.
Kopf- oder Kreuzbisse, anteriore 116
Kopfgelenk(e) 138
    oberstes 136
    Motorik der 136
Kopfgelenk-induzierte Symmetrie-Störungen (KISS) 138, 199 f., 203, 226
Kopfgelenkmuskulatur 135 f.
Kopfschmerz 88, 199, 136, 374
    okulärer 396
    zervikogener 201
Kopfzwangshaltung (KZH) 395
Körperhaltung 159
Körperstatik 164
Kortex, somatosensorischer 87
Kortikosteroide 348
kraniosakraler Rhythmus (CSR) 176
Krepitation 55, 89, 98
Kreuzbissüberstellung 122
Kurzbefund(e) 33
    Kaumuskulatur 40
    Kiefergelenke 37
    Okklusion 34

L

Labyrinthreizung 354
Labyrinthschädigung 354
Labyrinth-Stellreaktion 207
Lagerungsschwindel 355
Leading 312
Lernschwäche 201
Logopädie 235
Lokalanästhetikaapplikation 280
Lumboischialgie 332

M

Mainzer Stadienmodell der Schmerz-Chronifizierung 272
Manipulation 151
Manuelle Strukturanalyse 34, 40
MARA 114
Massage 169
Maßnahmen
    aktive 23 f.
    passive 23, 24
Matrix, extrazelluläre 325, 329, 331 ff., 336 f.
Maxilla 177
Mediotrusion 46, 48
Medulla oblongata
Medulla oblongata 136
    ventrale 135
    ventrolaterale 135
Meersseman-Test 147, 187
Menstruelles Syndrom 335
Metabolite 337
Methocarbamol 282
Migräne 88, 138, 176
Miniimplantate 110
Mittellinien 44, 119
Mittellinienkorrektur 67
Mittellinienvergleich 36
Mobilisation 151
    aktive 167
    passive 167
Modell, muskelmechanisches 8, 9
Molarenaufbauten 111

Molarenbewegungen 111
Molarenverankerung,
    intermaxilläre 111
Monarthritis 88
Monoblock-Konstruktion 381
Mononucleosis infectiosa 330
Morbus Menière 348, 354
Moro-Reflex 221, 231
Morphium 416
Motokybernetischer Test (MKT) 205
Mucobiofeedback 120
multiaxiale Schmerzklassifikation
    (MASK) 277
Multibracketbehandlung 110
Mundboden 42
Mundöffnung 45
    aktive 53
Musculus
    masseter 41
    psoas major 193
    temporalis anterior 40
Muskelenergietechniken 167
Muskelfunktionsstörung 8
Muskelpalpation 57
Muskelrelaxantien 282
Muskelspindeln, propriozeptive 137
Muskulatur, prävertebrale 224
Myoarthropathie (MAP) VII, 5 f.,
    11, 16, 87
Myofunktionelle Therapie nach
    Anita M. Kittel 243
Myogelosen 337
Myopathien 95, 174, 282
Myositis ossificans progressiva 95

N

Nackenmuskeln, kurze 223
Nackenmuskulatur, hintere 137
Narbenkontraktion 117
Narkolepsie 363
nasal Continuous Positive Airways
    Pressure (nCPAP) 381, 387
Nasennebenhöhlen 330

Natriumkanal 279
nBiLevel 381
nBiLevel-Gerät 387
nBiPAP 381, 387
nCPAP-Geräte 386
Nervus vagus 195
Neurektomie 354
Neurofunktionelle Reorganisation
    nach Beatriz Padovan 232 f., 243
Neurokinin 279
Neurolinguistisches Programmieren
    (NLP) 304
Neuroplastizität 279
Neurotransmitter 279
Nicht-Opioid-Analgetika 281
nichtsteroidale Antiphlogistika
    (NSAR) 281
NMDA-Rezeptorkanäle 279
Non Invasive Positive Pressure
    Ventilation (NIPPV) 381, 387
Nozizeptoren 279
Nucleus cervicalis centralis 223
Nucleus spinalis 87
Nukleärer Faktor kappa B (NFκB)
    412
numerische Analogskala (NAS) 275
numerische Ratingskala (NRS) 91,
    92
Nykturie 370, 374
Nystagmus 354, 402

O

Oberkiefer-Okklusionsebene 108
obstruktive SBAS 367 f.
obstruktive Schlafapnoe (OSA)
    364, 367, 369
Ohrenschmerzen 342
Ohrgeräusche 346
Okulomotoriusparese 398
OP-Splint 116
Orbitopathie, endokrine 399
Orofaziale Regulationstherapie nach
    Rodolfo Castillo Morales 244

Os
    palatinum 177
    sphenoidale 177
    temporale 177
Osteoarthritis 97
Osteoarthrose 97
Osteogenesis imperfecta 414
Osteopathiesitzung 72
Östrogen 331
Östrogenrezeptor 417
Otalgie 339, 341
Otitis media 354

P

Pacing 312
Padovan 232
Palpation 16
Palpationsbefunde 74
PäPKi® 205, 232
Parafunktion 36, 105, 123, 174, 233
Parasomnien 361, 364
Parodontitis 412
Patientenführung 31, 292
Patientenführung,
    interdisziplinäre 74
Pepridglykan-Polysaccharide 330
Periarthritis humeroscapularis
    (PHS) 139
Perikard 195
Pfeiffersches Drüsenfieber 329 f.
Pfeilerzahnaufrichtung,
    orthodontische 117
Phallometrie 377
Phospholipase A 278
Phrenikus-Syndrom 94
physiotherapeutische Behandlung
    des kraniomandibulären Systems
    167
Physiotherapiesitzung 72
Polyarthritis 88, 98
Polysomnografie 373
posthypnotische Suggestion und
    Selbsthypnose 319

postisometrische Relaxation (PIR) 153, 167, 169
Post-Polio-Syndrom 365
Potenzstörungen 374
Prämenstruelles Syndrom (PMS) 335
Priener Abduktionstest (PAT) 147, 188
Prismenbrille 404
Prismenfolie 404
Processus muscularis 95
Prognose 65, 74
Progressive Muskelentspannung nach Jacobsen 300, 301
Projektionsneuron, spino-thalamisches 150
Prostaglandin 278, 415 f.
Prostaglandin-Endoperoxidsynthase 2 415 f.
Prostaglandinsynthese 281
Proteoglykanen 332
Protonengewichtung, fettunterdrückte 253
Protrusion 69
pseudoradikuläre Syndrome 138
pseudoradikuläres Beinschmerz-Syndrom 139
Psyche 285 f.
Psychogenese 289
Psychosomatik 289
Psychotherapie 298 f.
PTGS 416

Q
Quer- und Längsdehnungen der Muskulatur 167

R
Raphe-Kern 135
referred pain 136
Reflex, vestibulospinaler 354
Reflexbögen
 vestibulookuläre 351
 vestibulospinale 351

Reflexe 224
Regulationsmedizin 337
Rehabilitation
 kieferorthopädische 103
 orthodontische 105
Reibegeräusch 37, 98
Reiben 87
Relaxierung 67
REM Sleep Behaviour Disorder 364
REM-Schlaf 359
Research Diagnostic Criteria (RDC) 92, 94, 96
Research Diagnostic Criteria for Temporomandibular Disorders RDC/TMD 294
Restauration, okklusale 40
Restitutio ad integrum 119
Restless Legs-Syndrom (RLS) 362 f.
Retainer 119
Retardation, sensomotorische 201
Retention 118
Retentionsgerät 108
Retentionsphase 119
Retentionsplatten 121
Retraktionssyndrom 400
retrale Kontaktposition (RKP) 35
Retrusion 50
Rezidiv 106, 117
Rezidivprophylaxe 153
Rheologika 348, 354
Ricketts-Retainer 121
Rooting-Reflex 224
Rückenmark 279

S
Sabbagh Universal Spring 114
Sacculus 351
Sakroiliakalgelenke 143
Sauerstoffdrucktherapie 354
Sauerstofftherapie 348
Sauerstoffversorgung 329
Saugreflex 225
Schädelbeweglichkeit 176

Schalf-Wach-Störungen bei Kindern 361, 364
Schenk-Syndrom 364
Schetismus 225
Schielen (Stabismus) 401
Schielschwachsichtigkeit 401
Schienen
 Aufgaben von 67
 bimaxilläre 67
 monomaxilläre 67
Schienentherapie 31, 65, 69
Schilddrüsendiagnostik 333
Schilddrüsenhormon 331
Schilddrüsennanamnese 333
Schlaf 357, 359
Schlafapnoe 370
schlafende Neurone 279
Schlaflabor 376 f.
Schlafstadien 359
Schlafstörungen 361
Schlafzyklus 359
Schluckablauf
 pathologischer 239
 physiologischer 238
Schluckmuster 224
Schmerz(en) 269, 285, 286
 akuter 271
 Chronifizierung 269, 271
 chronischer 271, 285, 289, 347
 myofaszialer 90, 93
 neuropathische 279
 projizierter (referred pain) 89
Schmerzanamnese 90
Schmerzbewältigungstraining 297 f.
Schmerzchronifizierung 280
Schmerzdiagnostik, psychologische 296 f.
Schmerzgedächtnis 99
Schmerzphysiologie 278
Schmerzsensibilisierung 415
Schmerztagebuch 293

Schmerztherapie,
  psychologische 298 f.
Schmerzverständnis,
  bio-psycho-soziales 293
Schnarchen 357, 365, 367, 369
Schnarchtherapiegerät,
  intraorales 374
Schnelltests 33 f.
Schreikinder 226
Schultergürtel 162
Schwindel 135, 138, 341, 352 f.
  peripher-vestibuläre 353
  zentral-vestibulärer 353
  zervikaler 355
Schwindeltraining 354
Sehstörung 176
Selbstbeobachtung 293
Selbsthypnose 320
Senk-Platt-Fuß 192
Sensibilisierung 278
Sensibilisierungsprozesse,
  zentrale 279
sensomotorische Dyskybernese
  (SMD) 199 f.
Serotonin 417
Serotoninrezeptor(en) 417
  5-HT2A 417
Shigella 329
Sigmatismus 225
Spannungskopfschmerzen 335
Sperrung, vertikale 69
Spikes 120, 122, 124
Spine-Test 143 f.
Stellreaktionen der Kopfgelenke
  135
Stellreflex 353
Still- und Schluckstörungen 204
Stilman-Clefts 44
Stoffwechsel 413
Stoffwechselprodukte 329
Störungen
  der Mandibula 179
  der Maxilla 179

der Synchondrosis sphenoba-
  silaris (SSB) 180
des Os temporale 178
hormonelle 331
innerer Organe 194
myofunktionelle 225
myogene 92
Straight-Wire-Appliance 108
Straight-Wire-Kurse 119
Streptokokken 329
Stress 290
  psychosozialer 287
Stressbelastungen 335
Stressfolgen 337
Strukturanalyse 31
  instrumentelle 65
Styloideus-Syndrom 344
Substanz P 279
Suggestion 315
Superoxiddismutase 2 (SOD2)
  418
Suturen 177
Symmetriestörungen 197, 202
  kindliche 199
  sekundäre 204
Symptomatik 87
  vegetative 353
Symptome 13
System
  limbisches 133, 279
  nozizeptives 281
  orofaziales 237
  visuelles 351

T
T1-Gewichtung 252 ff.
T2-Gewichtung 252 ff.
TAP-Gerät 383
Techniken, myofasziale 170
Temporary Anchorage Devices
  (TAD) 110 f., 113 f., 117 f.
Tenascin 416
Tennisellenbogen 139

Test der variablen
  Beinlängendifferenz 145
Tests, neurologische 63
Thalamus 87, 279
  Thalamus ventroposteriorer
    133
Theophyllin 380
Therapie 18, 24, 37, 64
  interdisziplinäre 77
  einer orofazialen Störung
    242
  interdisziplinäre 37
  orthopädisch-manualmedizi-
    nische 149
  systemische medikamentöse
    280
Therapiekontrolle 12
Therapieplanung 12
Therapieresistenz 73
Therapievorschlag 74
Tibialis-anterior-Syndrom 139
Tiefziehschienen 120
Tinnitus 135, 138 f., 341, 344
  chronifizierter 347
  objektiver 345
  psychologische Faktoren 349
  subjektiver 345
  Therapie 351
Tinnitus-Retraining 351
Tinnitus-Spirale 349
Tinnitus-Ursache 345
Tolperisonhydrochlorid 282
tonischer Labyrinth-Reflex (TLR)
  TLR-Muster 229
  TLR-Muster-Test 230
Tonsillen 375
Tonsillenhyperplasien 123, 379
Tonusasymmetrie 138
Tonusasymmetrie-Syndrom (TAS)
  199, 200, 226 ff., 233
Toxine 329
Traktion(en) 167
  manuelle 172

Trance 309
    hypnotische 313
Tranceinduktion 325
    in der Zahnmedizin 315
    Rapport 312
Translation
    manuelle 172
    mediale 53
Transpalatinalbögen 122
Trauma 88, 106
Trigeminusdruckpunkt-Tests 63
Trigeminuskern
    motorischer 133
    spinaler 133
Trigeminusneuralgie 88, 91
Triggerpunkte 280
Triggerpunktschmerz 39, 41, 61
Tripodisierung 111, 113
Trochlearisparese 397
Trommelfellperforation 348
Trophik 21
Tuberositas masseterica 94
Tumor(en) 88
    Darstellung 262
    maligne odontogene 265
Twin Force Bite Corrector 114
Tympanometrie 347, 354

U

Übungsbehandlung, aktive 173
Übungsprogramm, häusliches 174
Umstellungsosteotomie, maxillo-mandibuläre 389 f.
Undines-Fluch-Syndrom 365
Unterkieferbewegungen
    aktive 46
    passive 47
    passive: Öffnung 48
Unterkieferdeflexion 96

Unterkiefervorverlagerung 111, 114
Untersuchung(en)
    audiometrische 347
    der Halswirbelsäule 141
    manualtherapeutische 63
    manuelle 45
    neurologische 63
    physiotherapeutische 164
Ursachen-Folge-Ketten, aufsteigende 185
Utilisation 312
Utriculus 351
Uvulopalatopharyngoplastik (UPPP) 388

V

Variabilität, genetische 409
Veränderungen, arthrotische 38
Verankerungsbögen, passive 112
Verhaltenstherapie 302
Verkettungen 12
Verklebungen/Verkürzungen 21 f.
Verstimmungen, depressive 90
Vertikal-Elastics 111
Vertikalentest nach Barre 187
Vestibulaorgan 223, 347
Vestibularisausfall 354
Vestibulariskern 135 f., 350
Vestibularisprüfung, kalorische 354
Vestibulotomie 354
Videonystagmografie 354
visuelle Analogskala (VAS) 91 f., 207, 275
Vitamin D 414
Vitamin-D-Rezeptor 418 f.
Vorderhorn, motorisches 133
Vorderhornwurzel, ventrale 139
Vorlauf-Phänomen 143
Vorschubdoppelplatten 109

W

Wachstumstyp
    brachyfazialer 106
    dolichofazialer 106
Wahrnehmungsstörung 201
WDR-Neuron 150
Weichgewebedruck 123
Weichteilaspekte 123
Weichteiltechniken 167
Winkelfehlsichtigkeit 404, 406
Wirbelsäule 133
    kyphotische Haltung der 162

Y

Yersinien 329

Z

Zahnstellungskorrektur 107
Zementom 265
zentrische Kondylenposition (ZKP) 35
Zervikobrachialgie 332
Zungenruhelage 238
Zusammenhang
    assoziierter 10
    induzierter 10
    unabhängiger 10
Zwangsbiss 106
Zyklooxygenase 278, 281
Zyste, odontogene 263
    radikuläre 264
Zytokine 416

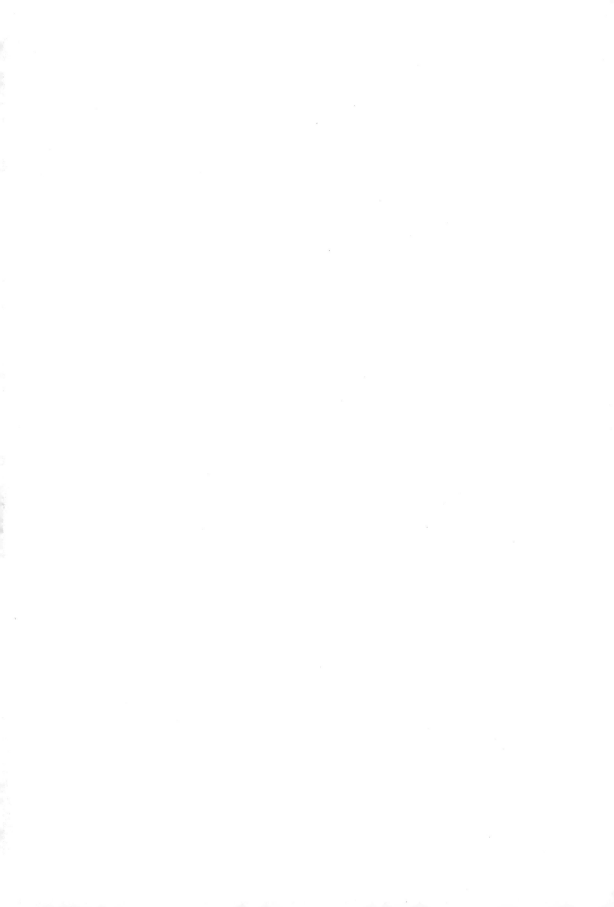